全国高职高专临床医学专业"器官系统化课程"规划教材

（供临床医学、预防医学及口腔医学等专业用）

妊娠与生殖系统疾病

主　　编　张爱荣　谭　丽

副 主 编　付秀虹　王　娟

编　　者　（以姓氏笔画为序）

马　丽（安庆医药高等专科学校附属医院）

王　娟（安庆医药高等专科学校）

付秀虹（漯河医学高等专科学校第一附属医院）

朱兰兰（重庆医药高等专科学校）

李雪涛（重庆医药高等专科学校）

宋文嘉（楚雄医药高等专科学校）

张爱荣（安庆医药高等专科学校）

张　琴（重庆医药高等专科学校）

陈菊霞（安庆医药高等专科学校）

谭　丽（重庆医药高等专科学校）

中国健康传媒集团

中国医药科技出版社 ·北京

内容提要

本教材是"全国高职高专临床医学专业'器官系统化课程'规划教材"之一，内容包括女性生殖系统解剖与生理、妊娠生理、妊娠诊断、正常分娩和异常分娩、正常产褥和异常产褥、妇科病史与检查、乳房疾病、不孕症及辅助生殖技术、计划生育、妇产科常用手术等重要组成部分，从全新的视角解读疾病、诊治疾病。

本教材为书网融合教材，即纸质教材有机融合电子教材、教学配套资源（PPT 等），题库系统、数字化教学服务（在线教学、在线作业、在线考试）。

本教材可供高职高专院校临床医学、预防医学及口腔医学等专业教学使用。

图书在版编目（CIP）数据

妊娠与生殖系统疾病/张爱荣，谭丽主编. —北京：中国医药科技出版社，2019.1（2025.8 重印）.

全国高职高专临床医学专业"器官系统化课程"规划教材

ISBN 978 - 7 - 5214 - 0616 - 0

Ⅰ.①妊… Ⅱ.①张… ②谭 Ⅲ.①妊娠期 – 妇幼保健 – 高等职业教育 – 教材 ②泌尿生殖系统 – 泌尿系统疾病 – 诊疗 – 高等职业教育 – 教材 Ⅳ.①R715.3 ②R691

中国版本图书馆 CIP 数据核字（2018）第 275992 号

美术编辑 陈君杞
版式设计 友全图文

出版 **中国健康传媒集团** | 中国医药科技出版社
地址 北京市海淀区文慧园北路甲 22 号
邮编 100082
电话 发行：010 – 62227427 邮购：010 – 62236938
网址 www. cmstp. com
规格 889×1194mm ¹⁄₁₆
印张 25 ½
字数 546 千字
版次 2019 年 1 月第 1 版
印次 2025 年 8 月第 3 次印刷
印刷 北京印刷集团有限责任公司
经销 全国各地新华书店
书号 ISBN 978 - 7 - 5214 - 0616 - 0
定价 66.00 元

获取新书信息、投稿、为图书纠错，请扫码联系我们。

出版说明

为深入贯彻落实国务院办公厅《关于深化医教协同进一步推进医学教育改革与发展的意见》（﹝2017﹞63号）《国家中长期教育改革和发展规划纲要（2010－2020年)》和《教育部关于全面提高高等职业教育教学质量的若干意见》等文件精神，推动整合医学器官系统化课程改革，推进信息技术与职业教育融合，对接岗位需求，使教材内容与形式及呈现方式更加切合现代职业教育需求，以培养高素质技术技能型人才，在教育部、国家药品监督管理局的支持下，中国医药科技出版社组织全国十余所高职高专院校近100名专家、教师历时1年精心编撰了"全国高职高专临床医学专业'器官系统化课程'规划教材"，该套教材即将付梓出版。

本套教材按器官系统化纵向整合，全套共计13门，主要供临床医学、预防医学、口腔医学等专业教学使用。

本套教材定位清晰、特色鲜明，主要体现在以下方面。

一、整合课程，强调医学知识的整体性

本套教材为"器官系统化课程"规划教材，即人文社科与专业有机衔接，基础与临床结合，临床与预防结合。在内容设置上，实现基础医学知识与临床医学知识纵向贯通，在保持器官系统基础医学与临床医学完整性与科学性的基础上，减少低效的知识重复，培养学生从基础到临床的综合知识结构和以器官系统为主线的综合临床思维，实现医学生"早临床、多临床、反复临床"的目标。

二、定位准确，体现教改精神及职教特色

教材编写专业定位准确，职教特色鲜明，各学科的知识系统、实用。以高职高专临床医学专业的人才培养目标为导向，以职业能力的培养为根本，突出了"能力本位"和"就业导向"的特色，以满足岗位需要、学教需要、社会需要，满足培养高素质综合型人才的需要。

三、适应行业发展，与时俱进构建教材内容

教材内容紧密结合新时代行业要求和社会用人需求，与国家执业助理医师资格考试紧密对接，吸收临床医学发展的新知识、新技术、新方法，适当拓展知识面，为学生后续发展奠定了必要的基础。

四、遵循教材规律，注重"三基""五性"

遵循教材编写的规律，坚持理论知识"必需、够用"为度的原则，体现"三基""五性""三特

定"。结合高职高专教育模式发展中的多样性，在充分体现科学性、思想性、先进性的基础上，体现教材的器官系统化整合特色。

五、创新编写模式，增强教材可读性

体现"器官系统化整合"特色，编写模式上以案例导入引出正文内容，章下设置"学习目标""知识链接""考点提示"等模块，以培养学生理论联系实际以及分析问题和解决问题的能力，增强了教材的实用性和可读性，从而培养学生学习的积极性和主动性。

六、书网融合，使教与学更便捷、更轻松

全套教材为书网融合教材，即纸质教材与数字教材、配套教学资源、题库系统、数字化教学服务有机融合。通过"一书一码"的强关联，为读者提供全免费增值服务。按教材封底的提示激活教材后，读者可通过电脑、手机阅读电子教材和配套课程资源（PPT等），并可在线进行同步练习，实时反馈答案和解析。同时，读者也可以直接扫描书中二维码，阅读与教材内容关联的课程资源（"扫码学一学"，轻松学习PPT课件；"扫码练一练"，随时做题检测学习效果），从而丰富学习体验，使学习更便捷。教师可通过电脑在线创建课程，与学生互动，开展布置和批改作业、在线组织考试、讨论与答疑等教学活动，学生通过电脑、手机均可实现在线作业、在线考试，提升学习效率，使教与学更轻松。

编写出版本套高质量教材，得到了全国知名专家的精心指导和各有关院校领导与编者的大力支持，重庆医药高等专科学校在器官系统化课程改革实践中所积累的宝贵经验对本套教材的编写出版做出了重要的贡献，在此一并表示衷心感谢。出版发行本套教材，希望受到广大师生欢迎，并在教学中积极使用本套教材和提出宝贵意见，以便修订完善，共同打造精品教材，为促进我国高职高专临床医学专业教育教学改革和人才培养做出积极贡献。

中国医药科技出版社
2019 年 1 月

数字化教材编委会

主　编　张爱荣　谭　丽

副主编　付秀红　王　娟

编　者　（以姓氏笔画为序）

马　丽（安庆医药高等专科学校附属医院）

王　娟（安庆医药高等专科学校）

付秀虹（漯河医学高等专科学校第一附属医院）

朱兰兰（重庆医药高等专科学校）

李雪涛（重庆医药高等专科学校）

宋文嘉（楚雄医药高等专科学校）

张爱荣（安庆医药高等专科学校）

张　琴（重庆医药高等专科学校）

陈菊霞（安庆医药高等专科学校）

谭　丽（重庆医药高等专科学校）

前　言

在 2017 年国办发〔2017〕63 号文件中强调要大力推进人文社科与专业有机衔接，基础与临床结合，临床与预防结合。全国多所高职高专院校在"器官系统化课程"改革方面进行了积极的探索和实践，并取得了比较丰硕的成果。

本教材为系列教改教材之一。打破了传统模式，适应"器官系统化课程改革"要求，编写力求简明扼要、系统科学，内容安排合理，包括女性生殖系统解剖与生理、妊娠生理、妊娠诊断、正常分娩和异常分娩、正常产褥和异常产褥、妇科病史与检查、乳房疾病、不孕症及辅助生殖技术、计划生育、妇产科常用手术等。教材遵循教材编写基本规律"三基、五性、三特定"，以"必需、够用"为度，满足培养目标和技能要求以高职高专临床医学专业培养目标为导向，以职业技能的培养为根本，满足 3 个需要（岗位需要、学教需要、社会需要），体现了临床医学专业特色，着重强调符合基层岗位需求及全科医生培养需求。

本教材编写过程中查阅和收集了大量有关教材内容的文献资料与临床经验，编写中注重与国家执业助理医师资格考试相接轨并引用"案例导入"模块提高学生临床思维能力，以更好地适应岗位需求。

本教材在编写过程中得到全体编委及其所在单位的大力支持，在此谨表诚挚谢意！但由于编写时间仓促、编者水平有限，在内容和编排上难免有不妥之处，请使用本教材的专家和广大师生批评指正。

编　者
2018 年 11 月

目　录

第一章　绪　　论

一、女性生殖系统的组成与主要功能

女性生殖系统分为内生殖器官和外生殖器官两部分。女性内生殖器官包括阴道、子宫、输卵管及卵巢，后二者称子宫附件。阴道为性交器官，也是经血排出及胎儿娩出的通道。子宫为孕育胚胎、胎儿的场所，青春期后受性激素影响，子宫内膜发生周期性改变并产生月经。输卵管为卵子与精子相遇的场所，也是向宫腔运送受精卵的管道。卵巢为女性生殖腺，能产生和排出卵子并分泌性激素。外生殖器官包括阴阜、大阴唇、小阴唇、阴蒂和阴道前庭。

二、妊娠及生殖系统疾病的内容及特点

妊娠及生殖系统疾病主要包括产科学、妇科学、计划生育、乳腺疾病四部分。产科学是一门关系到妇女妊娠、分娩、产褥全过程，并对该过程中孕产妇及胎儿和新生儿的生理、心理、病理改变进行诊断、处理，协助新生命诞生的临床医学科学，通常包括产科学基础、生理产科学、病理产科学、胎儿及早期新生儿学四大部分。妇科学是一门研究妇女非妊娠期生殖系统的一切病理改变并对其进行诊断、治疗的医学科学，包括妇科学基础、女性生殖器炎症、妇科肿瘤、妊娠滋养细胞疾病、生殖内分泌疾病、子宫内膜异位症、不孕症等。计划生育主要研究女性的生育调控，包括避孕、绝育、优生等内容。本系统还包括了乳腺疾病，主要介绍乳腺解剖、乳房检查及乳腺常见病、多发病的诊断及治疗。

妊娠及生殖系统是人体的一部分，和人体其他系统均密切相关。如妇女月经来潮不只是子宫内膜发生变化，而是大脑皮层-下丘脑-垂体-卵巢等一系列神经内分泌调节的结果，其中任何一个环节出现异常，均会影响正常月经。妊娠及生殖系统虽人为的分为产科学、妇科学、计划生育、乳腺疾病四部分，但其有共同的基础，且相互联系。如分娩损伤可致子宫脱垂，产后大出血休克可致希恩综合征，输卵管慢性炎症可致输卵管妊娠，子宫内膜损伤可致前置胎盘等。

妊娠及生殖系统疾病既属于临床医学，又属于预防医学。定期产前检查可预防和及早发现妊娠并发症；正确处理产程能预防难产和产伤；认真开展产前诊断可早期发现先天畸形与遗传性疾病；普查可发现早期宫颈癌等，这些预防措施均是妊娠及生殖系统疾病的重要组成部分。

三、妊娠及生殖系统疾病新进展

1. 产科学理论体系的转变　以母亲为中心的理论体系转化为以母子统一管理为中心的理论体系，这一新理论体系的出现，导致围生医学、新生儿学等分支学科的诞生。目前国内已广泛开展围生期监护技术并使用电子仪器，分娩时产科医生与新生儿科医生合作，显著降低了围生期母儿死亡率。

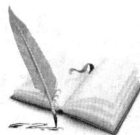

2. 产前诊断技术不断创新 目前，已经能够通过产前一些特殊检查，如绒毛活检、羊水检查、血液检查、系统彩超等技术，在妊娠早、中期确诊出多种遗传性疾病和先天畸形，极大地减少了家庭与社会负担。由于遗传学新技术的应用，出现了遗传咨询门诊，开展遗传咨询及遗传筛查，从而减少不良人口的出生，提高人群遗传素质和人口质量。

3. 辅助生殖技术的迅速发展 包括控制性超排卵、宫腔内人工授精、体外受精–胚胎移植技术、卵母细胞单精子显微注射、胚胎植入前遗传学诊断、赠卵技术等。随着辅助生殖技术的大力开展，也促进了生殖生理学的迅速发展。

4. 女性内分泌学的飞速发展 近年来，女性生殖内分泌疾病的临床研究已经从器官水平进入到分子水平。随着许多新药的问世，妇女月经失调和生殖功能失调的临床诊疗效果得到明显提高，绝经期后的性激素替代治疗的推广应用，也推动了女性生殖内分泌学的发展。

5. 妇科肿瘤学发展迅速 妇科肿瘤学是近年发展最快的一门专科学科，如妊娠滋养细胞肿瘤，特别是绒毛膜癌的化学药物治疗，已取得了近乎根治的效果。女性生殖器官恶性肿瘤根治术，不少医院已在腹腔镜、宫腔镜下进行。

6. 妇女保健学的建立 妇女保健学是根据女性生殖生理特征，以女性群体为对象，以保健为中心，以维护和促进女性健康为目的的一门学科。我国已建立了的健全妇女保健三级网，在女性的生殖健康方面取得了显著成效。

四、妊娠及生殖系统疾病的学习方法

妊娠及生殖系统疾病是临床医学专业的一门主干课程，其学习可分为两个阶段：理论学习和临床实习。理论学习应按照教学大纲的要求，学习妊娠及生殖系统疾病的基本理论、基本知识、基本技能，同时参加临床见习，加深感性认识；临床实习阶段应在上级医师具体指导下参加妇产科临床诊疗实践，培养临床实际工作能力及临床思维能力。二者缺一不可。同时，还要有高尚的医德和良好的医风，应继续学习新知识、新技术，与时俱进，这样才能成为一名合格的医师。

（谭 丽）

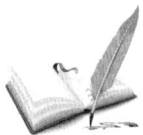

第二章 女性生殖系统解剖与生理

第一节 女性生殖系统解剖

女性生殖系统包括外生殖器、内生殖器及相关组织。内生殖器位于骨盆内，且骨盆的大小、形状直接影响分娩，因此一并介绍。

一、外生殖器

女性外生殖器（external genitalia）指生殖器官的外露部分，又称外阴。位于两股内侧之间，前为耻骨联合，后为会阴。包括阴阜、大阴唇、小阴唇、阴蒂和阴道前庭（图2-1）。

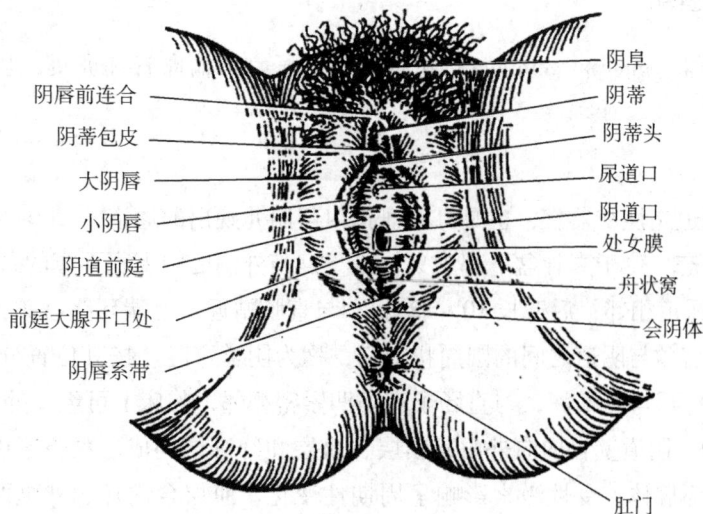

图2-1 女性外生殖器

1. 阴阜 为耻骨联合前方的皮肤隆起，皮下有丰富的脂肪组织。青春期该部位皮肤开始生长呈倒三角形分布的阴毛，阴毛的色泽和疏密有种族和个体差异。

扫码"学一学"

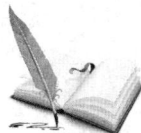

2. 大阴唇 为两股内侧的一对纵长隆起的皮肤皱襞，起自阴阜，止于会阴。大阴唇外侧面为皮肤，含有皮脂腺与汗腺，有色素沉着并长有阴毛；内侧面湿润似黏膜。皮下为疏松结缔组织和脂肪组织，含丰富的血管、神经和淋巴管，外伤后易形成血肿。

3. 小阴唇 为位于大阴唇内侧的一对较薄的皮肤皱襞。两侧小阴唇前端相互融合，再分为两叶包绕阴蒂，前叶形成阴蒂包皮，后叶形成阴蒂系带。小阴唇后端与大阴唇后端相会合，在正中线形成阴唇系带。小阴唇表面湿润、淡褐色、无阴毛，富含神经末梢。

4. 阴蒂 位于两小阴唇顶端下方，为与男性阴茎相似的海绵样组织，具有勃起性，分为头、体、脚三个部分。前端为阴蒂头，暴露于外阴部，富含神经末梢，极敏感；中为阴蒂体；后为两个阴蒂脚，附着于两侧的耻骨支上。

5. 阴道前庭 为两侧小阴唇之间的菱形区域，前端为阴蒂，后端为阴唇系带。阴道口与阴唇系带之间有一浅窝，称舟状窝（又称阴道前庭窝），经产妇此窝受分娩影响而消失。阴道前庭区域内有以下结构。

（1）前庭球 又称球海绵体，由具有勃起性的静脉丛组成，位于前庭两侧，前端与阴蒂相接，后端与前庭大腺相邻，表面被球海绵体肌覆盖。

（2）前庭大腺 又称巴氏腺，位于大阴唇后部，被球海绵体肌所覆盖，左右各一，如黄豆大小，腺管细长，向内侧开口于阴道前庭后方小阴唇与处女膜之间的沟内。正常情况下不能触及。性兴奋时，此腺体可分泌黏液起润滑作用。当腺管口堵塞后，可形成前庭大腺囊肿或脓肿。

（3）尿道外口 位于阴蒂头后下方，略呈圆形，边缘折叠而后合拢。后壁上有一对并列的腺体，称为尿道旁腺。尿道旁腺开口小，易有细菌潜伏而引发感染。

（4）阴道口及处女膜 阴道口位于尿道外口后下方。其周缘覆有一层较薄的黏膜皱襞，称为处女膜，内含血管、神经末梢及结缔组织，中央有一处女膜孔，孔的形态和大小因人而异。处女膜可因性交或剧烈运动而破裂，分娩后仅留有处女膜痕。

二、内生殖器

女性内生殖器（internal genitalia）包括阴道、子宫、输卵管和卵巢，后两者统称为子宫附件（图 2-2）。

（一）阴道

1. 功能 阴道是性交器官，也是月经血排出与胎儿娩出的通道。

2. 位置和形态 位于真骨盆下部中央，是子宫与外阴之间上宽下窄的管道。前壁长7～9 cm，与膀胱和尿道相邻；后壁长 10～12 cm，与直肠贴近。上端环绕宫颈，下端开口于阴道前庭后部。子宫颈与阴道之间的圆周状隐窝，称为阴道穹隆。按其位置分为前、后、左、右 4 个部分，其中后穹隆最深，与直肠子宫陷凹紧密相邻，临床上可经此处穿刺或引流。

3. 组织结构 阴道壁自内向外由黏膜层、肌层和纤维层构成。黏膜层由复层鳞状上皮覆盖，淡红色，无腺体，受性激素影响呈周期性变化。肌层含内环、外纵两层平滑肌。纤维层与肌层紧密相贴。阴道表面有很多横纹皱襞，因此具有较大的伸展性。阴道壁富有静脉丛，损伤后易出血或形成血肿。

（二）子宫

1. 功能 子宫是精子到达输卵管的通道，是产生月经和孕育胚胎、胎儿的器官，分娩

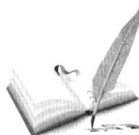

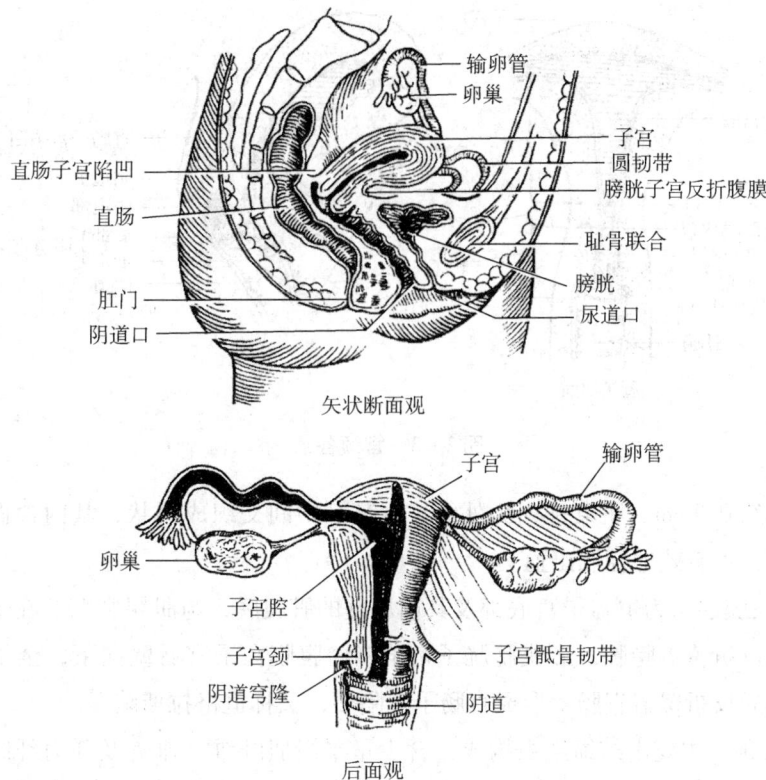

矢状断面观

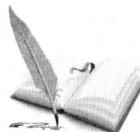

后面观

图 2 - 2　女性内生殖器

时为促进胎儿及附属物娩出提供动力。

2. 位置与形态　子宫位于骨盆腔中央，前与膀胱、后与直肠相邻，下接阴道，两侧有输卵管和卵巢。子宫底位于骨盆入口平面以下，子宫颈外口位于坐骨棘水平稍上方。站立时子宫呈前倾前屈位，似倒置梨形，重 50 ~ 70 g，长 7 ~ 8 cm，宽 4 ~ 5 cm，厚 2 ~ 3 cm，宫腔容量约 5 ml。子宫上部较宽，称为子宫体，子宫体上端隆突部称为子宫底，子宫底两侧为子宫角。子宫下端较窄呈圆柱状，称为子宫颈。子宫体与子宫颈的比例因年龄而异，青春期前为 1：2，成年期为 2：1，老年期为 1：1。

子宫腔呈上宽下窄的三角形，两侧通输卵管，尖端向下接子宫颈管。子宫体与子宫颈之间最狭窄的部分称为子宫峡部，非妊娠期长约 1 cm，其上端因解剖上狭窄称为解剖学内口，下端因子宫内膜在此处转变为子宫颈黏膜而称为组织学内口。妊娠后子宫峡部逐渐伸展变长，妊娠末期可延长至 7 ~ 10 cm，形成子宫下段，成为软产道的一部分。子宫颈内腔呈梭形称为子宫颈管，成年妇女长 2.5 ~ 3.0 cm；下端称为子宫颈外口。子宫颈伸入阴道内的部分称为子宫颈阴道部（图 2 - 3）。未产妇子宫颈外口呈圆形，经产妇因分娩时裂伤呈"一"字形。

3. 组织结构　子宫体与子宫颈的组织结构不同。

（1）子宫体　由三层组织构成，由内向外分为子宫内膜层、子宫肌层和子宫浆膜层。

1）子宫内膜层　呈粉红色，由致密层、海绵层、基底层构成。内膜层表面的 2/3 为致密层和海绵层，统称功能层，青春期后受性激素影响，发生周期性变化。内膜层靠近肌层的 1/3 为基底层，无周期性变化，能再生新的功能层。

2）子宫肌层　由大量平滑肌组织、少量弹力纤维和胶原纤维构成，是子宫壁最厚的一

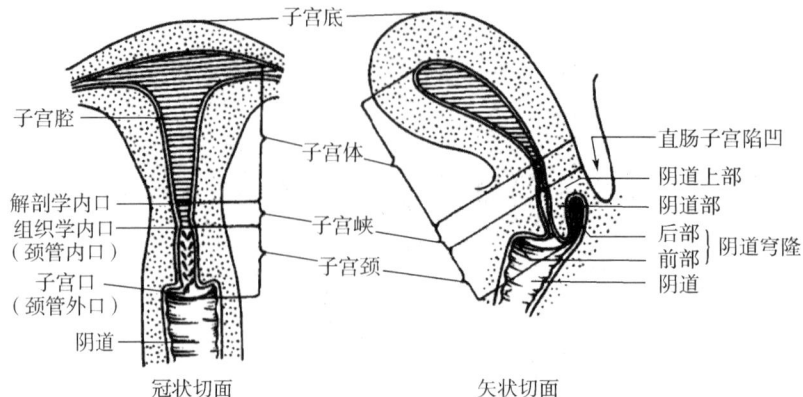

图 2 - 3 宫颈各部

层，非孕时厚约 0.8 cm。肌束排列为外纵、内环、中间交织成网状，其内含血管，子宫收缩时压迫血管，可有效地控制出血。

3）子宫浆膜层 为覆盖子宫底部及其前后壁的脏腹膜，与肌层紧贴。在子宫前壁近峡部处腹膜向前反折覆盖膀胱，形成膀胱子宫陷凹。腹膜在子宫后壁向下，至子宫颈后方于阴道后穹隆向后反折覆盖直肠，形成直肠子宫陷凹，又称道格拉斯陷凹。

（2）子宫颈 主要由结缔组织构成，含少量平滑肌纤维、血管及弹力纤维。子宫颈管黏膜为单层高柱状上皮，内含许多腺体，分泌碱性黏液，形成黏液栓堵塞子宫颈管。子宫颈黏液受性激素影响，发生周期性变化。子宫颈阴道部由复层鳞状上皮覆盖，表面光滑。子宫颈外口柱状上皮与鳞状上皮交界处是子宫颈癌的好发部位。

4. 子宫韧带 共有 4 对（图 2 - 4）。

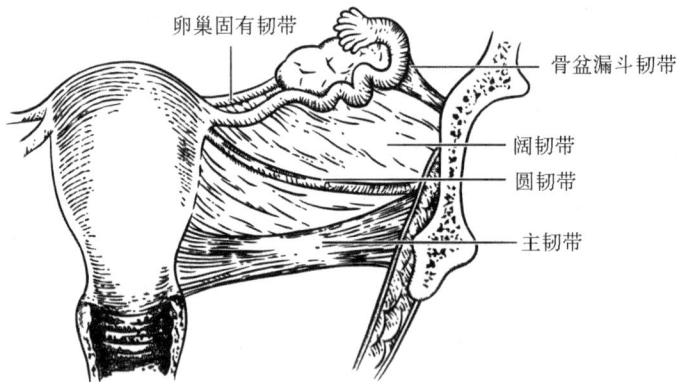

图 2 - 4 子宫韧带

（1）圆韧带 呈圆索状，由平滑肌和结缔组织构成。起自两侧子宫角前面，向前外侧行走，达两侧骨盆壁，再经过腹股沟管止于大阴唇前端，全长 10 ~ 12 cm。其作用是使子宫保持前倾位置。

（2）阔韧带 为一对翼状双层腹膜皱襞，由覆盖子宫前后壁的腹膜自子宫侧缘延伸达骨盆壁而成。其上缘内 2/3 包绕输卵管，外 1/3 包绕卵巢动静脉形成骨盆漏斗韧带，又称卵巢悬韧带，内含卵巢动静脉。卵巢内侧与子宫角之间的阔韧带稍增厚，称为卵巢韧带或卵巢固有韧带。在输卵管以下，卵巢附着处以上的阔韧带称为输卵管系膜。卵巢与阔韧带

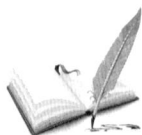

后叶相连处称为卵巢系膜。子宫体两侧的阔韧带中有丰富的血管、神经、淋巴管及大量结缔组织，称为宫旁组织。子宫动静脉和输尿管均从阔韧带基底部穿过。阔韧带的作用是限制子宫向两侧倾斜。

（3）主韧带 位于阔韧带下部，横行于子宫颈两侧和骨盆侧壁之间，又称子宫颈横韧带。为一对坚韧的平滑肌和结缔组织纤维束。其作用是固定子宫颈，防止子宫下垂。

（4）宫骶韧带 起自子宫体和子宫颈交界处后面的上侧方，向两侧绕过直肠到达第2～3骶椎前面的筋膜。宫骶韧带短厚有力，将子宫颈向后上牵引，间接使子宫保持前倾前屈位。

（三）输卵管

1. 功能 输卵管有拾卵的作用，是精子与卵子结合的场所及运送受精卵的管道。

2. 位置与形态 为一对细长而弯曲的肌性管道，全长8～14 cm，位于阔韧带上缘内，近端与子宫角相连，远端游离呈伞状，与卵巢相近。由内向外分为4个部分。①间质部：为走行于子宫壁内的部分，长约1 cm，管腔最狭窄；②峡部：在间质部外侧，细而较直，管腔较狭窄，长2～3 cm；③壶腹部：在峡部外侧，管腔宽大而弯曲，长5～8 cm；④伞部：为输卵管的末端，长1～1.5 cm，开口于腹腔，管口处有许多指状突起，有"抬卵"的作用（图2-5）。

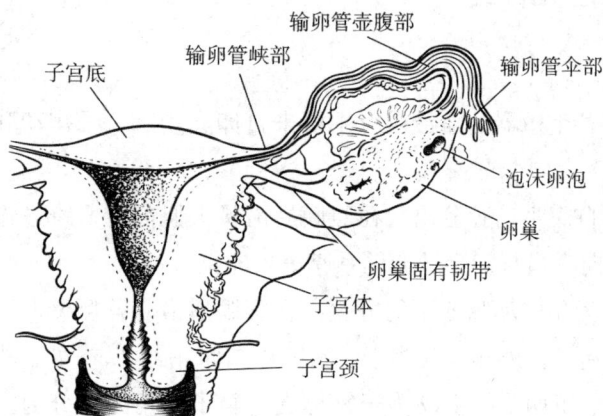

图2-5 输卵管各部

3. 组织结构 输卵管由三层组织构成：外为浆膜层，是腹膜的一部分；中为内环、外纵两层平滑肌，肌肉收缩可协助拾卵、运送受精卵及一定程度地阻止月经血逆流和宫腔内的感染向腹腔扩散；内为黏膜层，由单层高柱状上皮覆盖，其中的一部分为纤毛细胞，纤毛摆动可以协助运送受精卵。输卵管肌肉的收缩和黏膜上皮细胞的形态、分泌及纤毛摆动均受性激素影响，发生周期性变化。

（四）卵巢

1. 功能 卵巢具有产生与排出卵子并分泌性激素的功能。

2. 位置与形态 卵巢为一对灰白色、扁椭圆形的性腺，位于输卵管的后下方，由内侧的卵巢固有韧带和外侧的骨盆漏斗韧带悬于子宫与骨盆壁之间，借卵巢系膜与阔韧带相连。卵巢前缘中部有卵巢门，卵巢血管与神经均经此处出入卵巢。育龄期妇女卵巢大小为4 cm×3 cm×1 cm，重5～6 g。青春期前卵巢表面光滑，青春期

考点提示

女性内生殖器的组成；阴道、子宫、输卵管、卵巢的功能、位置形态和组织结构。

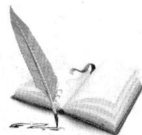

卵巢开始排卵后，表面逐渐凹凸不平，绝经后卵巢逐渐萎缩变硬变小。

3. 组织结构　卵巢表面无腹膜，由单层立方上皮覆盖，再向内为卵巢实质，又分为外层的皮质和内层的髓质。皮质是卵巢的主要部分，由各级发育卵泡、黄体和其退化的残留组织及间质组织组成。髓质由结缔组织，丰富的血管、神经、淋巴管及少量平滑肌纤维构成（图 2 - 6）。

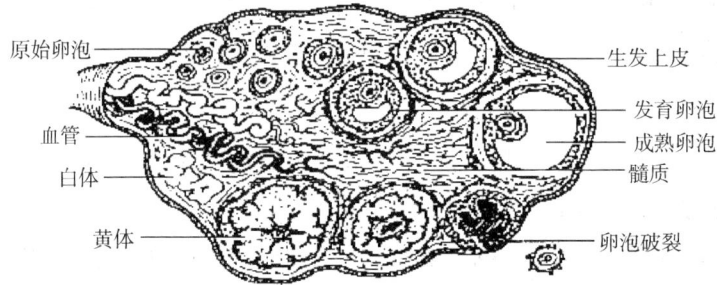

图 2 - 6　卵巢的构造（切面）

三、血管、淋巴和神经

（一）血管

1. 动脉　女性内外生殖器的血液供应主要来自卵巢动脉、子宫动脉、阴道动脉及阴部内动脉。

（1）卵巢动脉　自腹主动脉分出，在腹膜后沿腰大肌前行，跨过输尿管及髂总动脉下段，经骨盆漏斗韧带向内横行，穿过卵巢系膜进入卵巢。

（2）子宫动脉　为髂内动脉前干的分支，在腹膜后沿骨盆侧壁向下向前行，经阔韧带基底部、宫旁组织到达子宫外侧，相当于子宫颈内口水平约 2 cm 处，横跨输尿管到达子宫颈侧缘，然后分为上、下两支。上支为子宫体支，至子宫角处又分为宫底支、输卵管支及卵巢支；下支为宫颈 - 阴道支。

（3）阴道动脉　为髂内动脉前干分支，分布于阴道中下段前后壁及膀胱顶、膀胱颈。

（4）阴部内动脉　为髂内动脉前干终支，其分支主要有痔下动脉、会阴动脉、阴唇动脉、阴蒂动脉。

2. 静脉　盆腔静脉与同名动脉伴行，在相应器官及其周围形成静脉丛，且互相吻合，故盆腔静脉感染容易蔓延。

（二）淋巴

女性盆腔具有丰富的淋巴系统，一般伴随相应血管而排列。分为外生殖器淋巴和盆腔淋巴两组。

1. 外生殖器淋巴　分为深、浅两部分。

（1）腹股沟浅淋巴结　分上、下两组。上组沿腹股沟韧带排列，收集外生殖器、阴道下段、会阴及肛门的淋巴；下组位于大隐静脉末端周围，收集会阴及下肢的淋巴。其输出管大部分注入腹股沟深淋巴结，少部分注入髂外淋巴结。

（2）腹股沟深淋巴结　位于股静脉内侧，收集阴蒂股静脉区及腹股沟浅淋巴，汇入髂外、闭孔等淋巴结。

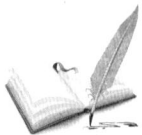

2. 盆腔淋巴 分为 3 组。

（1）骶前淋巴组 位于骶骨前面，收集阴道、子宫和直肠的淋巴，其输出管注入腰淋巴组和髂淋巴组。

（2）腰淋巴组 位于腹主动脉旁，收集子宫体、子宫底、输卵管及卵巢等脏器的淋巴，以及骶前淋巴组、髂淋巴组的输出管。

（3）髂淋巴组 由闭孔、髂内、髂外及髂总淋巴结组成。髂内淋巴结收集会阴及全部内生殖器的淋巴，汇入髂总淋巴结；髂外淋巴结主要收集腹股沟深、浅淋巴结的淋巴，汇入髂总淋巴结；髂总淋巴结收集髂内、髂外及骶前淋巴结的淋巴，汇入腰淋巴结。

（三）神经

1. 外生殖器的神经支配 主要由阴部神经支配，由第Ⅱ～Ⅳ骶神经分支组成，与阴部内动脉伴行。在坐骨结节内侧下方分为会阴神经、阴蒂背神经及肛门神经，分别分布于会阴、阴唇及肛门周围。

2. 内生殖器的神经支配 主要由交感神经与副交感神经支配。交感神经自腹主动脉前神经丛分出，进入盆腔后分为两部分。①卵巢神经丛：分布于卵巢和输卵管；②骶前神经丛：分布于宫体、宫颈和膀胱上部等。副交感神经起自第Ⅱ～Ⅳ骶神经的副交感神经纤维，参与骨盆神经丛的形成，并通过骶神经丛抵达盆腔各脏器，其节后纤维支配盆腔内脏器官的活动。子宫平滑肌有自主节律活动，完全切除其神经后仍有节律性收缩，故临床上可见低位截瘫孕妇仍能自然分娩。

四、骨盆

（一）骨盆的组成

1. 骨盆的骨骼 骨盆（pelvis）由骶骨、尾骨及左右两块髋骨组成。每块髋骨又由髂骨、坐骨及耻骨融合而成；骶骨由 5～6 块骶椎融合而成，呈三角形，上缘明显向前突出，称为骶岬；尾骨由 4～5 块尾椎融合而成（图 2-7）。

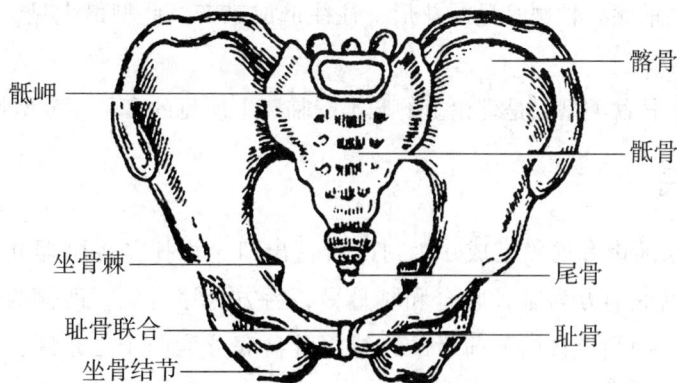

图 2-7 正常女性骨盆

2. 骨盆的关节 包括耻骨联合、骶髂关节和骶尾关节。①两耻骨之间由纤维软骨连接，称为耻骨联合，妊娠期受女性激素的影响变松动，分娩过程中可轻度分离，以利于胎儿娩出；②骶骨与髂骨相接，形成骶髂关节；③骶骨与尾骨之间为骶尾关节，有一定的活动度，

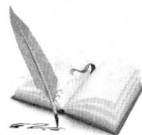

分娩时尾骨后移可加大出口前后径。

3. 骨盆的韧带　骨盆中有两对重要的韧带：①骶骨、尾骨与坐骨结节之间的骶结节韧带；②骶骨、尾骨与坐骨棘之间的骶棘韧带。妊娠期受性激素的影响，韧带松弛，有利于分娩。

（二）骨盆的分界

以耻骨联合上缘、髂耻缘及骶岬上缘的连线为界，将骨盆分为假骨盆和真骨盆两部分。

1. 假骨盆　又称大骨盆，位于骨盆分界线以上，为腹腔的一部分，假骨盆与分娩无直接关系，但其某些径线的长短与真骨盆的大小有关，临床上测量这些径线，可作为了解真骨盆的参考。

2. 真骨盆　又称小骨盆，指骨盆分界线以下的部分，也称骨产道，是胎儿娩出的通道。真骨盆有上、下两口，上口为骨盆入口，下口为骨盆出口，上下口之间为骨盆腔。骨盆腔前浅后深，前壁为耻骨联合和耻骨支，后壁为骶骨和尾骨，两侧为坐骨、坐骨棘和骶棘韧带。

（三）骨盆的类型

根据骨盆的形状，将其分为以下4种类型。

1. 女型　骨盆入口呈横椭圆形，入口横径较前后径稍长。骨盆侧壁直，耻骨弓较宽，坐骨棘间径≥10 cm。此型为女性正常骨盆，最常见，在我国妇女骨盆类型中占52%～58.9%。

2. 扁平型　骨盆入口呈扁椭圆形，入口横径大于前后径。耻骨弓宽，骶骨失去正常弯曲，变直向后翘或深弧形，故骨盆浅。此型较常见，在我国妇女骨盆类型中占23.2%～29%。

3. 类人猿型　骨盆入口呈长椭圆形，入口前后径大于横径。骨盆两侧壁稍内聚，耻骨弓较窄，坐骨棘较突出，坐骨切迹较宽，骶骨向后倾斜，故骨盆前部窄后部宽。此类型骨盆的骶骨往往有6节，因此骨盆腔较深。此型少见，在我国妇女骨盆类型中占14.2%～18%。

4. 男型　入口略呈三角形，两侧壁内聚，耻骨弓较窄，坐骨棘突出，坐骨切迹窄呈高弓形，骶骨较直而前倾。骨盆腔呈漏斗形，往往造成难产。此型最少见，在我国妇女骨盆类型中占1%～3.7%。

上述4种基本骨盆类型只是理论上的归类，临床上所见的多是混合型骨盆。

五、骨盆底

骨盆底由多层肌肉和筋膜组成，为封闭骨盆出口、承托盆腔脏器并保持其正常位置的重要结构。骨盆底前方为耻骨联合和耻骨弓，后方为尾骨尖，两侧为耻骨降支、坐骨升支及坐骨结节。两侧坐骨结节前缘的连线将骨盆底分为两个三角区：前三角区为尿生殖三角，有尿道和阴道通过；后三角区为肛门三角，有肛管通过。骨盆底结构自外向内分3层。

1. 外层　由会阴浅筋膜及其深面的3对肌肉及肛门外括约肌组成。①球海绵体肌：覆盖前庭球、前庭大腺，向前经阴道两侧附着于阴蒂海绵体根部，向后与肛门外括约肌相互交叉混合；②坐骨海绵体肌：起自坐骨结节内侧，止于阴蒂海绵体；③会阴浅横肌：自两侧坐骨结节内侧面中线向中心腱会合；④肛门外括约肌：为围绕肛门的环形肌束，前端汇

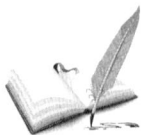

合于中心腱。

2. 中层 即泌尿生殖膈。由上、下两层坚韧的筋膜及会阴深横肌和尿道括约肌组成，覆盖在耻骨弓与两坐骨结节形成的骨盆出口前部的三角形平面上，又称为三角韧带，其中有尿道和阴道穿过。

3. 内层 为盆膈，为骨盆底最坚韧的一层。由肛提肌及其内、外面两层筋膜所组成，有尿道、阴道及直肠穿过。

肛提肌是位于骨盆底的成对扁阔肌，构成骨盆底的大部分。每侧肛提肌自前内向后外由耻尾肌、髂尾肌和坐尾肌组成。

六、邻近器官

女性生殖器官与尿道、膀胱、输尿管、直肠和阑尾相邻。它们相互毗邻，相互影响。

1. 尿道 位于耻骨联合后面，阴道前面，开口于阴道前庭，长 4～5 cm。女性尿道短而直，且与阴道邻近，容易引起泌尿系统感染。

2. 膀胱 排空的膀胱位于耻骨联合和子宫之间。其大小、形状、位置均随其盈虚及邻近器官情况而变化。膀胱充盈时可突向骨盆腔甚至腹腔，影响妇科检查及手术视野暴露，故妇科检查及手术前必须排空膀胱。

3. 输尿管 是肾盂和膀胱之间的一对圆索状肌性管道，在腹膜后沿腰大肌下降，在髂外动脉的前方进入骨盆腔，继续下行经阔韧带基底部向前内方走行，在距离子宫颈外侧约 2 cm 处，从子宫动脉下方穿过，与子宫动脉交叉后进入膀胱。妇科手术时应避免损伤输尿管。

4. 直肠 前为子宫及阴道，后为骶骨，上接乙状结肠，下接肛管。直肠前面与阴道后壁相贴。肛管长 2～3 cm，借会阴体与阴道下段分开。妇科手术及阴道分娩时要注意，以免损伤直肠和肛管。

5. 阑尾 常位于右髂窝内，但其位置、长度、粗细变异较大，有时下端可达右侧附件区，因此阑尾炎有可能累及右附件及子宫，需注意鉴别诊断。妊娠期增大的子宫将阑尾逐渐推向外上方，容易误诊。

第二节 女性生殖系统生理

一、女性一生各时期的生理特点

女性从胎儿形成到衰老是一个渐进的生理过程。根据女性不同时期的生理特点，可以将女性一生大致划分为 7 个阶段。但各阶段并无截然界线，可因遗传、环境、营养等因素影响而具有个体差异。

1. 胎儿期 受精卵是由父系和母系来源的 23 对（46 条）染色体组成的新个体。性染色体 X 与 Y 决定着胎儿的性别，XX 合子发育为女性，XY 合子发育为男性。

2. 新生儿期 出生后 4 周内为新生儿期。女性胎儿在母体内受到胎盘及母体卵巢产生的女性激素的影响，子宫、卵巢有一定程度的发育，外阴较丰满，乳房略隆起或有少量泌乳。出生后新生儿血中女性激素水平因脱离母体环境迅速下降，可出现少量阴道流血。这

扫码"学一学"

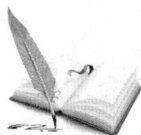

些均属生理现象，可在数日内自然消退。

3. 儿童期 出生4周到12岁左右为儿童期。8岁以前为儿童期早期，身体发育较快，生殖器官仍为幼稚型。8岁以后，卵巢内的卵泡有一定程度的发育并分泌少量雌激素，但仍达不到成熟阶段。女性特征开始出现，乳房和内、外生殖器开始发育，逐渐向青春期过渡。

4. 青春期 是生殖器官、内分泌、体格逐渐发育至成熟的阶段，是儿童到成人的转变期。世界卫生组织（WHO）规定青春期为10~19岁。

这一时期，除体格显著发育外。在促性腺激素的作用下，第一性征即生殖器官也迅速发育，表现为：阴阜隆起，大、小阴唇增大且色素沉着；阴道变长变宽，黏膜增厚出现皱襞；子宫增大，子宫体颈比例逐渐接近2：1；输卵管变粗；卵巢增大，卵泡发育并分泌雌激素；当雌激素达到一定水平且有明显波动时引起子宫内膜脱落即月经来潮，月经初潮是青春期开始的重要标志，此时由于卵巢功能尚不完善，故月经常不规律，经5~7年建立规律的周期性排卵后，月经才逐渐正常。此期女性第二性征如音调变高、乳房丰满、出现阴毛和腋毛、骨盆变宽大、皮下脂肪增厚等出现，显现出女性特有的体态。

青春期女孩情绪和智能发生明显变化，出现性意识，容易激动，想象力和判断力明显增强。

5. 性成熟期 又称生育期。一般自18岁左右开始，历时约30年，此期是卵巢生殖功能和内分泌功能最旺盛的时期。此阶段卵巢功能成熟，有规律的周期性排卵并分泌性激素。生殖器官各部位和乳房在卵巢分泌的性激素的作用下发生周期性变化。

6. 绝经过渡期 指从开始出现绝经趋势直至最后一次月经的时期。可始于40岁，历时短则1~2年，长则10~20年。此期由于卵巢功能逐渐衰退，卵泡不能成熟及排卵，因而常出现月经紊乱。最终由于卵巢内卵泡耗竭或剩余卵泡对促性腺激素丧失反应，导致卵巢功能衰竭。月经永久性停止，称为绝经。我国妇女平均绝经年龄为49.5岁，80%发生在44~54岁之间。由于雌激素水平降低，此期妇女可出现血管舒缩障碍和神经精神症状，如潮热、出汗、情绪不稳定、烦躁不安、失眠、抑郁等，称为绝经综合征。

7. 绝经后期 指绝经后的生命时期。妇女60岁以后，机体逐渐老化进入老年期。此期卵巢功能完全衰竭，雌激素水平低落，生殖器官进一步萎缩老化。骨代谢失常引起骨质疏松，易发生骨折。

二、卵巢功能及其周期性变化

（一）卵巢的功能

卵巢是女性的性腺，其主要功能有：①生殖功能，即产生卵子并排卵；②内分泌功能，即分泌女性激素。

（二）卵巢的周期性变化

女性从青春期开始至绝经前，卵巢在形态及功能上发生周期性变化，称为卵巢周期。

1. 卵泡的发育和成熟 人类卵巢中卵泡的发育和闭锁始于胚胎时期，新生儿出生时卵泡总数约200万个，儿童期多数卵泡退化，至青春期只剩下约30万个。进入青春期后，卵泡由自主发育推进至发育成熟的过程依赖于促性腺激素的刺激。生育期每月发育一批（3~11个）卵泡，其中一般只有一个优势卵泡可以完全成熟，并排出卵子，其余卵泡发育至一

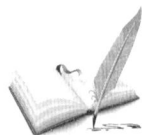

定程度自然退化，称为卵泡闭锁。女性一生中一般只有 400~500 个卵泡发育成熟并排卵。根据卵泡的形态、大小、生长速度和组织学特征，其生长过程可分为以下几个阶段。

（1）始基卵泡（primordial follicle）　由停留于减数分裂双线期的初级卵母细胞被单层梭形的前颗粒细胞围绕而形成。

（2）窦前卵泡（preantral follicle）　始基卵泡的梭形前颗粒细胞分化为单层立方形细胞之后成为初级卵泡。与此同时，颗粒细胞合成和分泌黏多糖，在卵子周围形成一透明环形区，称为透明带。最后初级卵泡颗粒细胞增殖，使细胞层数增至 6~8 层，卵泡增大，形成次级卵泡。颗粒细胞内出现卵泡刺激素受体、雌激素受体和雄激素受体，具备了对卵泡刺激素、雌激素和雄激素的反应性。卵泡基底膜附近的梭形细胞形成卵泡内膜和卵泡外膜。卵泡内膜细胞出现黄体生成素（LH）受体，具备了合成类固醇激素的能力。

（3）窦卵泡（antral follicle）　在雌激素和卵泡刺激素（FSH）持续作用下产生卵泡液，形成卵泡腔，卵泡直径增大至 500 μm，称为窦卵泡。窦卵泡发育后期，相当于前一卵巢周期的黄体晚期和本周期卵泡早期，卵巢内的一组窦卵泡进入"生长发育轨迹"。约在月经周期第 7 日，这组发育卵泡群中 FSH 阈值最低的那个卵泡发育成为优势卵泡，其余卵泡逐渐退化闭锁。不仅如此，在 FSH 作用下，颗粒细胞内又出现了 LH 受体及催乳激素（PRL）受体，具备了对 LH、PRL 的反应性。

（4）排卵前卵泡（preovulatory follicle）　即成熟卵泡，为卵泡发育的最后阶段，直径可达 18~23 mm。卵泡向卵巢表面突出，其结构自外向内依次为：①卵泡外膜，为致密的卵巢间质组织；②卵泡内膜，细胞呈多边形，含丰富血管；③颗粒细胞，细胞呈立方形，细胞间无血管，营养来自外周的卵泡内膜；④卵泡腔，含有大量清澈的卵泡液和雌激素；⑤卵丘，呈丘状突出于卵泡腔，卵细胞深藏其中；⑥放射冠，直接围绕卵细胞的一层颗粒细胞，呈放射状排列；⑦透明带，在放射冠与卵细胞之间一层很薄的透明膜（图 2-8）。

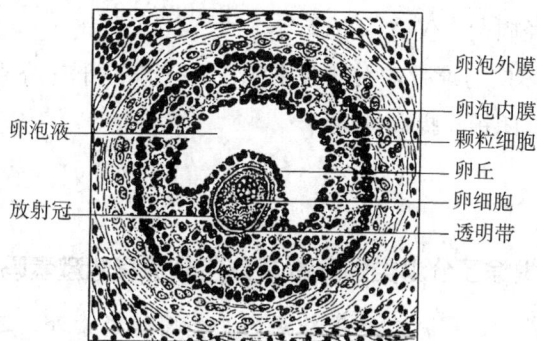

图 2-8　成熟卵泡示意图

2. 排卵　卵细胞和它周围的卵丘颗粒细胞一起被排出的过程称为排卵（ovulation）。随着卵泡的发育成熟，卵泡逐渐向卵巢表面移动，最后呈泡状突出于卵巢表面。成熟卵泡分泌的雌激素高峰对下丘脑产生正反馈作用，促使下丘脑大量释放促性腺激素释放激素（Gn-RH），继而引起垂体释放促性腺激素，出现 LH/FSH 峰。血中 LH/FSH 峰使卵巢壁生成纤溶酶原激活物，激活纤溶酶、结缔组织胶原酶和蛋白溶解酶，溶解卵泡壁，形成排卵孔，同时排卵前卵泡液中的前列腺素明显增加，排卵时达高峰，前列腺素促使卵泡壁释放蛋白溶酶，使卵泡壁通透性增强，卵巢内平滑肌收缩，将成熟卵泡的卵细胞与其周围的透明带、

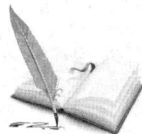

放射冠及小部分卵丘内颗粒细胞从排卵孔排出，完成排卵。排卵多发生在下次月经来潮前14 天左右。被排出的卵细胞称为卵子。卵子可由两侧卵巢轮流排出，也可由一侧卵巢连续排出。

3. 黄体的形成与退化　排卵后留在卵巢表面的卵泡壁塌陷，形成许多皱襞，卵泡壁的颗粒细胞和卵泡内膜细胞向内侵入，周围由结缔组织的卵泡外膜包围，共同形成黄体。排卵后 7～8 天，黄体的体积和功能达高峰，直径为 1～2 cm，外观黄色。若排出的卵子受精，黄体在胎盘滋养细胞分泌的人绒毛膜促性腺激素（human chorionic gonadotropin，HCG）的作用下增大，变成妊娠黄体，至妊娠 3 个月末才退化。若排出的卵子未受精，黄体在排卵后 9～10 天开始退化，黄体逐渐由纤维组织代替，组织纤维化，外观色白，称为白体。黄体功能限于 14 天，黄体功能衰退后月经来潮，卵巢中又有新的卵泡发育，开始新的周期。

（三）卵巢性激素的合成及分泌

卵巢主要合成并分泌雌激素（estrogen）、孕激素（progesterone）和少量雄激素（androgen），均属类固醇激素，这些激素在女性一生中有着非常重要的作用。

1. 卵巢性激素分泌的周期性变化

（1）雌激素　卵泡开始发育时，雌激素分泌量很少，至月经第 7 天分泌量迅速增加，于排卵前形成第一高峰，排卵后暂时下降。排卵后 1～2 天，黄体逐步发育，开始分泌雌激素，使循环中的雌激素又逐渐上升，排卵后 7～8 天黄体成熟时形成雌激素的第二个高峰，但第二高峰较平坦，峰值较第一个高峰低。此后黄体萎缩，雌激素水平迅速下降，在月经期达最低水平。

（2）孕激素　卵泡期卵泡不分泌黄体酮，排卵前成熟卵泡的颗粒细胞在 LH 排卵峰的作用下黄素化，开始分泌少量黄体酮。排卵后黄体合成并分泌黄体酮，于排卵后 7～8 天黄体成熟时分泌量达最高峰，随着黄体的退化分泌量逐渐下降，至月经来潮时回落到排卵前水平。孕激素在一个月经周期中仅有一个高峰。

（3）雄激素　女性体内的雄激素大部分来源于肾上腺，小部分来自卵巢。排卵前雄激素增多，促进非优势卵泡闭锁，提高性欲。

知识链接

卵巢除了分泌类固醇激素外还分泌其他激素吗？

卵巢除了分泌雌激素、孕激素和雄激素这些类固醇激素外，还分泌抑制素、激活素及卵泡抑制素三种多肽激素及白介素 -1、肿瘤坏死因子 -a、胰岛素样生长因子、血管内皮生长因子、表皮生长因子、成纤维细胞生长因子、转化生长因子、血小板衍生生长因子等细胞因子和生长因子。

2. 卵巢性激素的生理作用

（1）雌激素的生理作用

1）子宫　促进子宫肌细胞增生和肥大，使肌层增厚；增进血运，促进和维持子宫发育；增加子宫平滑肌对缩宫素的敏感性；使子宫内膜腺体及间质增殖、修复；使子宫颈口松弛、扩张，子宫颈黏液分泌量增加，质地变稀薄，易成拉丝状。

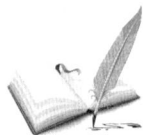

2）输卵管　促进输卵管肌层发育及黏膜上皮的分泌活动；增强输卵管平滑肌节律性收缩的振幅。

3）卵巢　协同 FSH 促进卵泡发育。

4）外阴、阴道　使阴唇发育、丰满、色素加深；使阴道上皮细胞增生和角化，黏膜增厚，并增加阴道上皮细胞内糖原含量，使阴道维持弱酸性环境。

5）第二性征　使乳腺管增生，乳头、乳晕着色；促进其他第二性征发育。

6）下丘脑、垂体　通过对下丘脑和垂体的正、负反馈调节，控制促性腺激素的分泌。

7）代谢作用　促进水、钠潴留；促进肝脏高密度脂蛋白合成，抑制低密度脂蛋白合成，降低血中胆固醇水平；维持和促进骨基质代谢。

（2）孕激素的生理作用

1）对子宫的作用　降低子宫平滑肌的兴奋性及其对缩宫素的敏感性，抑制子宫收缩，有利于孕卵着床和胎儿生长发育；使增生期子宫内膜转化为分泌期内膜，为受精卵着床做准备；使子宫颈口闭合，子宫颈黏液分泌减少，质变黏稠，拉丝度降低。

2）对输卵管的作用　抑制输卵管平滑肌节律性收缩的振幅。

3）对阴道上皮的作用　加快阴道上皮细胞脱落。

4）对乳房的作用　促进乳腺腺泡发育。

5）对下丘脑、垂体的作用　在月经中期具有增强雌激素对 LH 排卵峰释放的正反馈作用；在黄体期对下丘脑、垂体有负反馈作用，抑制垂体促性腺激素的分泌。

6）调节体温　兴奋下丘脑的体温调节中枢，使基础体温在排卵后升高 $0.3 \sim 0.5\ ℃$。临床以此作为判定排卵日期的重要指标之一。

7）代谢作用　促进水、钠的排泄。

（3）雄激素的生理作用

1）对女性生殖系统的影响　促进女性外生殖器发育；促进阴毛、腋毛生长；过多会对雌激素产生拮抗作用；长期使用可出现男性化表现；与性欲有关。

2）对机体代谢功能的影响　促进蛋白质合成；促进肌肉生长；刺激骨髓中红细胞增生；在性成熟期前，促进长骨骨基质生长和钙的保留；性成熟后可导致骨骺闭合；促进肾对水、钠的重吸收并保留钙。

> **考点提示**
>
> 卵巢的功能及其周期性变化；雌、孕激素的生理作用。

三、内生殖器官的周期性变化

（一）子宫内膜的周期性变化

子宫内膜在组织结构上分为功能层和基底层，功能层受卵巢性激素的影响发生周期性增殖、分泌和脱落的变化；基底层不受卵巢激素周期性变化的影响，不发生脱落，在月经后再生和修复子宫内膜创面，重新形成功能层。以 28 天月经周期为例，按子宫内膜的组织学变化将月经周期分为以下 3 个阶段。

1. 增殖期　月经周期第 5 ~ 14 天。相当于卵泡发育成熟阶段。受雌激素的影响，子宫内膜表面上皮、腺体、间质和血管均呈增殖性变化。此期子宫内膜从 0.5 mm 增生到 3 ~ 5 mm。增殖期又分早、中、晚 3 期。

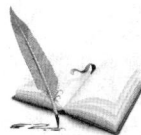

（1）增殖早期　月经周期第 5 ~ 7 天。此期内膜较薄，仅 1 ~ 2 mm；腺体短、直、细、疏松，腺上皮细胞呈立方形或低柱状；间质细胞呈星形，间质内的血管较直、壁薄。

（2）增殖中期　月经周期第 8 ~ 10 天。此期内膜较前厚；腺体数目增多、伸长稍弯曲，腺上皮增生活跃，细胞呈柱状，且有分裂象；间质明显水肿。

（3）增殖晚期　月经周期第 11 ~ 14 天。此期内膜可达 3 ~ 5 mm，表面不平，呈波浪形；腺体更长呈弯曲状，腺上皮细胞呈高柱状，核分裂象增多；间质水肿明显；小动脉增生，管腔增大，呈弯曲状。

2. 分泌期　月经周期第 15 ~ 28 天。相当于黄体期。受雌激素和孕激素的影响，子宫内膜继续增厚，血管进一步卷曲呈螺旋状，子宫腺体增大呈分泌状态，腺腔内含有大量黏液，间质疏松水肿。此期子宫内膜厚且柔软，含有丰富的营养物质，适合受精卵着床和发育。分泌期亦分早、中、晚 3 期。

（1）分泌早期　月经周期第 15 ~ 19 天。此期内膜腺体更长、更弯曲；腺上皮细胞核下开始出现含糖原的核下小泡；间质水肿，螺旋小动脉继续增生、弯曲。

（2）分泌中期　月经周期第 20 ~ 23 天。内膜较前更厚并呈锯齿状；腺体内的分泌上皮细胞顶端胞膜破碎，细胞内糖原溢入腺腔，称为顶浆分泌；间质高度水肿、疏松，螺旋小动脉进一步增生、卷曲。

（3）分泌晚期　月经周期第 24 ~ 28 天。内膜增厚达 10 mm，呈海绵状；腺体开口面向宫腔，溢出糖原等分泌物；间质更疏松、水肿；螺旋小动脉迅速增长，血管管腔扩张。

3. 月经期　月经周期第 1 ~ 4 天。黄体进一步萎缩，雌激素和孕激素撤退，腺体缩小，子宫内膜间质水肿消失，螺旋小动脉痉挛性收缩，以致子宫内膜缺血坏死，内膜功能层崩解脱落，与血液相混排出，即月经来潮。

（二）阴道黏膜的周期性变化

排卵前，阴道上皮在雌激素的影响下，底层细胞增生，逐渐演变为中层和表层细胞，使阴道上皮增厚；表层细胞出现角化，角化程度在排卵期最明显。细胞内富含糖原，糖原经寄生在阴道内的乳酸杆菌分解成乳酸，使阴道内保持弱酸环境，防止致病菌侵袭。排卵后，在孕激素的作用下，表层细胞脱落。临床上常借助阴道脱落细胞的变化了解体内雌激素水平和有无排卵。

（三）宫颈黏液的周期性变化

子宫颈腺体分泌的黏液，在雌激素和孕激素的影响下，其物理、化学性质及分泌量均有周期性改变。月经期结束后，体内雌激素水平低，宫颈黏液量少。随着雌激素水平逐渐升高，宫颈黏液的分泌量逐渐增加，至排卵期前黏液变稀薄、透明，似蛋清样，有较强延展性，拉丝度可达 10 cm 以上，涂片检查可见羊齿植物叶状结晶。这种结晶在月经周期第 6 ~ 7 天出现，至排卵期最为典型。排卵后受孕激素影响，宫颈黏液分泌减少，质地黏稠而浑浊，拉丝易断裂，羊齿植物叶状结晶逐渐减少、模糊，至月经周期第 22 天左右完全消失，由排列成行的椭圆体取代。通过宫颈黏液检查，可了解卵巢功能变化。

（四）输卵管的周期性变化

在雌激素的影响下，输卵管黏膜上皮纤毛细胞生长，体积增大，输卵管肌层节律性收缩频率和振幅加强，为拾取卵子及运送受精卵做准备。排卵后，孕激素抑制输卵管黏膜上

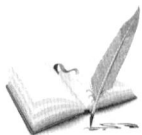

皮纤毛细胞的生长和肌层收缩的振幅，与雌激素协同作用，保证受精卵在输卵管内向宫腔方向正常运行。

四、月经及其临床表现

（一）月经

月经是指伴随卵巢周期性变化而出现的子宫内膜周期性脱落及出血。规律月经的出现是生殖功能成熟的标志之一。月经第一次来潮称为月经初潮（menarche），初潮年龄多在13~14岁之间，近年来，月经初潮年龄有提前的趋势。月经初潮早晚主要受遗传因素控制，营养、体重也起着重要作用。

（二）月经血的特征

月经血呈暗红色，主要成分为血液、子宫内膜碎片、宫颈黏液及脱落的阴道上皮细胞。月经血中含有前列腺素及来自子宫内膜的大量纤溶酶。由于纤溶酶对纤维蛋白的溶解作用，故月经血不凝固，只有出血多时才出现血凝块。

（三）正常月经的临床表现

出血的第1天为月经周期的开始，两次月经第1天间隔的时间称为一个月经周期（menstrual cycle），一般为21~35天，平均28天。每次月经持续的时间称为经期，一般为2~8天，平均4~6天。一次月经的总失血量称为经量，一般为20~60 ml，超过80 ml为月经过多。月经期多数妇女无特殊症状，有些妇女出现下腹部及腰骶部下坠不适、子宫收缩痛或腹泻等胃肠功能紊乱症状，少数妇女可出现头痛及轻度神经系统不稳定症状。

五、月经周期的调节

月经周期的调节是个复杂的过程，是通过下丘脑、垂体及卵巢所分泌的激素的作用来实现的。下丘脑、垂体与卵巢之间相互调节，相互影响，形成一个完整而协调的神经内分泌系统，称为下丘脑 – 垂体 – 卵巢（hypothalamic – pituitary – ovarian，HPO）轴。除下丘脑、垂体和卵巢激素之间的相互调节外，抑制素 – 激活素 – 卵泡抑制素系统也参与对月经周期的调节。HPO轴的神经内分泌活动受大脑高级中枢影响，其他内分泌腺与月经的调节也有关系。

（一）下丘脑促性腺激素释放激素

下丘脑弓状核神经细胞分泌促性腺激素释放激素（GnRH），通过垂体门脉系统输送到腺垂体，调节垂体促性腺激素的合成和分泌。GnRH呈脉冲式分泌，既受垂体促性腺激素和卵巢性激素的反馈调节，也受去甲肾上腺素、多巴胺、内啡肽、5 – 羟色胺等神经递质的调节。

（二）垂体促性腺激素

在GnRH的作用下，腺垂体分泌FSH和LH，两者可直接作用于卵巢。FSH的作用是促使卵泡生长发育及成熟，并协同LH使卵泡分泌雌激素。LH的作用是卵泡期刺激卵泡膜细胞合成雄激素，排卵前的LH峰刺激成熟卵泡排卵，排卵后促使黄体生成及发育。

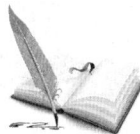

（三）卵巢性激素的反馈作用

1. 雌激素　卵泡早期，一定水平的雌激素负反馈作用于下丘脑，抑制 GnRH 释放，并降低垂体对 GnRH 的反应性。排卵前，大量雌激素发挥正反馈作用，刺激 LH 分泌增多。黄体期，雌激素协同孕激素对下丘脑的负反馈作用。

2. 孕激素　排卵前，低水平的孕激素可增加雌激素对促性腺激素的正反馈作用。黄体期，高水平的孕激素对促性腺激素的分泌产生负反馈作用。

（四）月经周期的调节机制

黄体萎缩后，雌激素、孕激素及抑制素 A 降至最低水平，对下丘脑和垂体的抑制作用解除，下丘脑又开始分泌 GnRH，使垂体 FSH 分泌增加，促进卵泡发育，分泌雌激素，子宫内膜发生增生期变化。随着雌激素逐渐增多，其对下丘脑的负反馈作用增强，抑制下丘脑 GnRH 分泌，加之抑制素 B 的作用，垂体 FSH 分泌量减少。卵泡接近成熟时分泌的雌激素达到 200 pg/ml 以上，持续 48 小时，此时雌激素对下丘脑和垂体产生正反馈作用，使 FSH 和 LH 分泌达高峰，促使成熟卵泡排卵。排卵后 FSH 和 LH 急剧下降，在少量 FSH 和 LH 的作用下，黄体形成并逐渐发育成熟。黄体分泌孕激素和雌二醇，使子宫内膜继续增生并发生分泌期改变。排卵后第 7～8 天，循环中的孕激素达到高峰，雌激素也达到又一高峰。大量孕激素、雌激素以及抑制素 A 的共同负反馈作用，又使垂体 FSH 和 LH 分泌减少，黄体开始萎缩，雌激素、孕激素分泌减少，子宫内膜失去性激素的支持，发生剥脱，月经来潮。雌激素、孕激素及抑制素 A 降至最低水平，对下丘脑和垂体的抑制作用解除，FSH 分泌又开始增加，又一批卵泡开始发育，下一个月经周期开始，如此周而复始（图 2 - 9）。

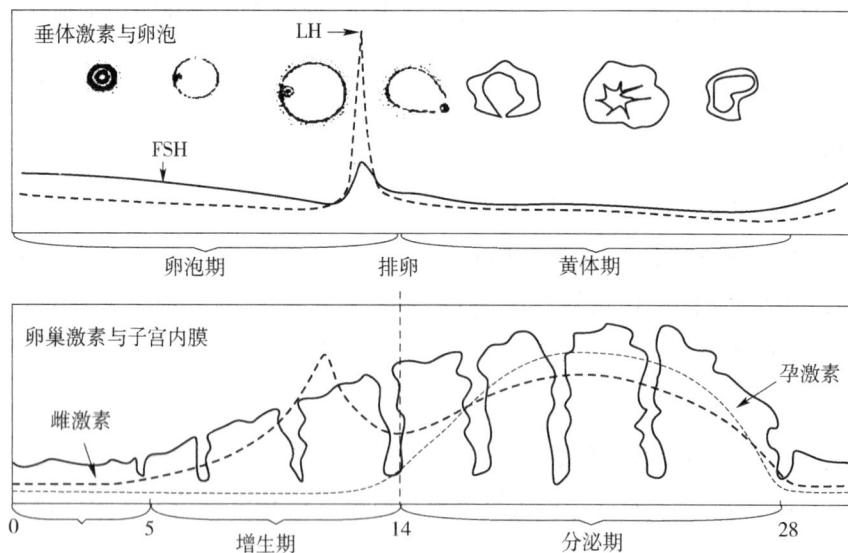

图 2 - 9　生殖激素水平变化与卵巢及子宫内膜周期性变化关系

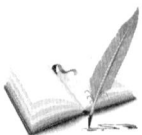

本章小结

1. 女性生殖系统包括内、外生殖器及其相关组织和邻近器官。外生殖器包括阴阜、大阴唇、小阴唇、阴蒂、阴道前庭。内生殖器包括阴道、子宫、输卵管、卵巢。其中子宫是女性最具标志性的器官，是孕育胚胎、胎儿和产生月经的器官，分娩时可以提供产力使胎儿及其附属物娩出。内生殖器与尿道、膀胱、输尿管、直肠、阑尾相毗邻，所以相互影响。

2. 骨盆由骶骨、尾骨和左右两块髋骨组成，骨盆分为假骨盆和真骨盆，真骨盆的大小和形状与分娩密切相关。

3. 女性一生根据不同年龄阶段的生理特点，可以大致划分为 7 个阶段，是一个渐进的生理过程，其中生殖系统的变化较为显著。

4. 卵巢具有生殖功能和内分泌功能，主要合成和分泌雌激素和孕激素，雌激素和孕激素的生理作用既有协同又有拮抗。卵巢周而复始的激素变化，使子宫内膜发生有规律的变化，产生正常的月经。

目标检测

一、选择题

【A1 型题】

1. 关于骨盆的组成，正确的是
   - A. 由骶骨、尾骨及两块髋骨组成
   - B. 由骶骨、尾骨及两块坐骨组成
   - C. 由骶骨、尾骨及两块耻骨组成
   - D. 由骶骨、尾骨及两块髂骨组成
   - E. 由骶骨、尾骨及耻骨联合组成

2. 外生殖器不包括
   - A. 大阴唇
   - B. 小阴唇
   - C. 阴道
   - D. 阴阜
   - E. 阴蒂

3. 女性外阴血肿最易发生在
   - A. 小阴唇
   - B. 大阴唇
   - C. 会阴部
   - D. 阴阜部
   - E. 阴蒂部

4. 关于阴道的解剖特点，下列说法错误的是
   - A. 黏膜有许多纵行皱襞
   - B. 其后穹隆的顶部为子宫直肠陷凹的底部
   - C. 其前壁短，后壁长
   - D. 阴道黏膜无腺体
   - E. 位于真骨盆下部中央

扫码"练一练"

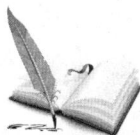

5. 关于子宫的解剖特点，下列说法错误的是

 A. 子宫腔呈上宽下窄的三角形 B. 非孕子宫重量约 50 克

 C. 非孕时宫腔容积 5 ml D. 未产妇宫颈外口呈横裂形

 E. 子宫峡部非孕时长约 1 cm

6. 维持子宫颈于正常位置的主要韧带是

 A. 阔韧带 B. 宫骶韧带

 C. 主韧带 D. 骶结节韧带

 E. 圆韧带

7. 关于卵巢的描述，下列说法错误的是

 A. 是一对扁椭圆形的性腺 B. 表面有腹膜覆盖

 C. 能产生卵子和分泌激素 D. 皮质中含有数以万计的始基卵泡

 E. 大小和形状随年龄有差异

8. 关于雌、孕激素的周期变化，下列说法正确的是

 A. 雌激素在周期中有一个高峰

 B. 雌激素在排卵后 7~8 天开始下降

 C. 雌、孕激素出现高峰的时间完全吻合

 D. 孕激素在周期中有二个高峰

 E. 月经期雌、孕激素水平最低

9. 下列关于月经生理的描述，正确的是

 A. 初潮年龄多在 15~18 岁 B. 月经周期少于 28 天为异常

 C. 经期一般为 2~8 天 D. 经血量一般在 100 ml 以上

 E. 月经血多凝固成块

10. 若卵子未受精，黄体开始萎缩的时间在排卵后第几天

 A. 5~6 天 B. 7~8 天

 C. 9~10 天 D. 11~12 天

 E. 13~14 天

11. 正常月经来潮是由于体内

 A. 雌激素撤退性出血 B. 孕激素突破性出血

 C. 雌、孕激素撤退性出血 D. 雌、孕激素突破性出血

 E. 孕激素撤退性出血

12. 月经后子宫内膜的再生起于

 A. 子宫肌层 B. 致密层

 C. 基底层 D. 海绵层

 E. 功能层

【A2 型题】

13. 患者，女，25 岁，4 天前外阴部发现囊肿前来就诊，经检查后发现囊肿位于大阴唇后部前庭后方小阴唇与处女膜之间的沟内，最可能为

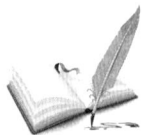

 A. 外阴肿瘤 B. 外阴良性肿瘤

    C. 外阴上皮肉瘤样病变　　　　　D. 前庭大腺囊肿

    E. 前庭大腺脓肿

14. 患者，女，53 岁，月经紊乱 3 年，现停经 61 天，基础体温单相，宫颈黏液呈典型羊齿植物叶状结晶，相应的子宫内膜表现应是

    A. 增殖期图像　　　　　　　　　B. 分泌期早期图像

    C. 分泌期中期图像　　　　　　　D. 分泌期晚期图像

    E. 萎缩型图像

15. 患者，女，45 岁，因子宫肌瘤欲行子宫全切术。术中不切断的韧带是

    A. 骨盆漏斗韧带　　　　　　　　B. 宫骶韧带

    C. 主韧带　　　　　　　　　　　D. 卵巢固有韧带

    E. 圆韧带

【A3/A4 型题】

（16～18 题共用题干）女，29 岁，结婚 3 年未孕，月经周期 33 天，经期 5 天，经量约 53 ml，经期轻度腰骶部疼痛。

16. 以下关于此患者月经的诊断正确的是

    A. 月经周期延长　　　　　　　　B. 经期延长

    C. 经量过多　　　　　　　　　　D. 经量过少

    E. 正常月经

17. 该患者预测排卵日期应在月经周期的

    A. 第 14 天　　　　　　　　　　B. 第 19 天

    C. 第 21 天　　　　　　　　　　D. 第 25 天

    E. 第 29 天

18. 将此患者做宫颈黏液涂片检查，见大量椭圆体结晶，判断此时应为月经周期的第几天

    A. 3～5 天　　　　　　　　　　B. 10～12 天

    C. 14～15 天　　　　　　　　　D. 18～20 天

    E. 22～27 天

二、简答题

1. 女性内生殖器包括哪些？

2. 子宫有哪几条韧带？

（张爱荣）

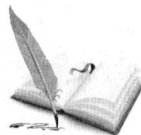

第三章　妊娠生理

学习目标

1. **掌握**　受精过程；受精卵发育及着床过程；受精卵着床前后子宫内膜的变化；胎盘的结构。
2. **熟悉**　妊娠期母体的变化；胎盘的功能。
3. **了解**　胎儿发育及其生理特点。

案例导入

患者，女，24 岁，因停经 39^{+6} 周入院。平素月经规律，7/30 天，停经 37 天始查尿妊娠试验（＋），停经 5 个月感胎动，停经 20 周 B 超示胎儿与孕周相符，核对孕周无误。定期产前检查，血压平稳，骨盆正常，各项化验检查无异常，现因"宫内孕 39^{+6} 周"入院待产。孕期一般情况好，食欲睡眠佳，二便正常，无阴道流血、流水史。23 岁结婚，G_2P_0，2016 年人流一次，既往体健。

查体：T 36.4℃，P 84 次/分，R 20 次/分，BP 100/60 mmHg。一般情况好，心、肺、腹未见异常，双下肢水肿（－）。产科情况：宫高 35 cm，腹围 99 cm，无宫缩，子宫迟缓好，右枕前位（ROA），FHR 144 次/分。

辅助检查：B 超示胎儿枕后位，BPD 9.7 cm，AC 10.7 cm×11.3 cm，FL 7.7 cm，胎心好，头颅脊柱大致正常，胎盘位于前壁，成熟度Ⅰ＋，AFI 11 cm。

问题：

1. 该患者的诊断及诊断依据是什么？
2. 处理原则是什么？

第一节　受精及受精卵的发育和植入

扫码"学一学"

一、受精

1. 精子获能　精液进入阴道内，精子经宫颈管进入宫腔，与子宫内膜接触后，宫内膜白细胞产生 α、β 淀粉酶，去除精子顶体酶上的"去获能因子"，主要部位是子宫和输卵管，此时的精子具有受精能力，称精子获能。

2. 受精　男女双方精子和卵子的结合过程称受精。受精发生在排卵后 12 小时内，整个受精过程约需 24 小时。当精子、卵子在输卵管壶腹部与峡部连接处相遇，精子顶体外膜破

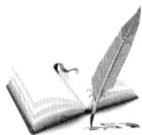

· 22 ·

裂，释放出酶，溶解卵子外围的放射冠和透明带，称顶体反应。借助顶体酶的作用，精子穿过放射冠和透明带。精子头部与卵子表面接触之时，即开始受精过程，其他精子不能再进入。已获能的精子穿过次级卵母细胞透明带为受精过程的开始，卵原核与精原核融合为受精过程的完成，形成受精卵，标志诞生新生命。

二、受精卵的发育

受精卵开始进行有丝分裂的同时，借助输卵管蠕动和纤毛推动，向宫腔方向移动。受精卵约在受精后第 3 天，分裂成由 16 个细胞组成的实心细胞团，称桑椹胚（也称"早期囊胚"）；约在受精后第 4 天，桑椹胚进入宫腔并继续分裂，发育成晚期囊胚；约在受精后第 6 ~ 7 天，晚期囊胚透明带消失之后侵入子宫内膜的过程，称受精卵着床。

三、受精卵着床

受精卵着床需经过定位、黏附和穿透三个阶段。着床必须具备的条件有：①透明带消失；②囊胚细胞滋养细胞分化滋养细胞；③囊胚和子宫内膜同步发育并相互配合；④孕妇体内有足够数量的黄体酮，子宫有一个极短的敏感期允许受精卵着床。

四、着床后子宫内膜的变化

受精卵着床后，子宫内膜迅速发生蜕膜变，致密层蜕膜样细胞增大，变成蜕膜细胞。按蜕膜与囊胚的部位关系，将蜕膜分为三部分。①底蜕膜：与囊胚极滋养层接触的子宫肌层之间的蜕膜，以后发育成胎盘的母体部分。②包蜕膜：覆盖在囊胚表面的蜕膜，随囊胚发育逐渐突向宫腔；由于蜕膜高度伸展，缺乏营养而逐渐退化，在妊娠 14 ~ 16 周因羊膜腔明显增大，使包蜕膜和真蜕膜相贴近，宫腔功能消失，包蜕膜与真蜕膜逐渐融合，于分娩时这两层已不能分开。③真蜕膜：底蜕膜及包蜕膜以外覆盖宫腔其他部分的蜕膜。

第二节　胎儿附属物的形成及功能

胎儿附属物是指胎儿以外的组织，包括胎盘、胎膜、脐带和羊水。

一、胎盘

胎盘是母体与胎儿间进行物质交换的器官，是胚胎与母体组织的结合体，由羊膜、叶状绒毛膜和底蜕膜构成。

（一）胎盘的形成

1. 羊膜　构成胎盘的胎儿部分，是胎盘最内层。羊膜是附着在绒毛膜板表面的半透明薄膜。羊膜光滑，无血管、神经及淋巴，具有一定的弹性。

2. 叶状绒毛膜　是与底蜕膜相接触的绒毛，因营养丰富、发育良好，称叶状绒毛膜。它构成胎盘的胎儿部分，占妊娠足月胎盘的主要部分。晚期囊胚着床后，滋养层细胞迅速分裂增生。内层为细胞滋养细胞，是分裂生长的细胞；外层为合体滋养细胞，是执行功能的细胞。在滋养层内面有一层细胞称胚外中胚层，与滋养层共同组成绒毛膜。胚胎发育至

扫码"学一学"

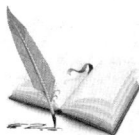

13~21 天时，胎盘的主要结构——绒毛逐渐形成。

绒毛形成历经三个阶段：①一级绒毛，指绒毛膜周围长出不规则突起的合体滋养细胞小梁，逐渐呈放射状排列，绒毛膜深部增生活跃的细胞滋养细胞也伸入进去，形成合体滋养细胞小梁的细胞中心索，此时又称初级绒毛，初具绒毛形态。②二级绒毛，指初级绒毛继续增长，其细胞中心索伸展至合体滋养细胞的内层，且胚外中胚层也长入细胞中心索，形成间质中心索。③三级绒毛，指胚胎血管长入间质中心索，约在受精后第 3 周末，当绒毛内血管形成时，建立起胎儿 - 胎盘循环。

3. 底蜕膜 构成胎盘的母体部分，占妊娠足月胎盘很小部分。底蜕膜表面覆盖一层来自固定绒毛的滋养层细胞，与底蜕膜共同形成绒毛间隙的底，称蜕膜板。从此板向绒毛膜方向伸出一些蜕膜间隔，一般不超过胎盘全层厚度的 2/3，将胎盘母体面分成肉眼可见的 20 个左右母体叶。

（二）妊娠足月胎盘的大体结构

妊娠足月胎盘呈圆形或椭圆形，重 450~650 g，直径 16~20 cm，厚 1~3 cm，中间厚、边缘薄。胎盘分为胎儿面和母体面。胎盘胎儿面的表面被覆羊膜，呈灰蓝色，光滑半透明，脐带动脉、静脉从附着处分支向四周呈放射状分布，直达胎盘边缘。脐带动脉、静脉分支穿过绒毛膜板，进入绒毛干及其分支；胎盘母体面的表面呈暗红色，胎盘间隔形成若干浅沟，分成 20 个左右母体叶。

（三）胎盘功能

胎盘功能极复杂，绝非单纯滤过作用。胎盘内进行物质交换的部位主要在血管合体膜。血管合体膜是由绒毛合体滋养细胞、合体滋养层基膜、绒毛间质、毛细血管膜和毛细血管内皮细胞五层组成的薄膜。

1. 胎盘内物质交换及转运方式 ①简单扩散：物质通过细胞质膜从高浓度区扩散至低浓度区，不消耗能量。脂溶性高、分子量小于 250、不带电荷的物质容易通过血管合体膜。②易化扩散：物质通过细胞质膜从高浓度区扩散至低浓度区，不消耗能量，但速度远较简单扩散快得多，这是因为细胞质膜有专一载体，如葡萄糖等的转运。③主动转运：物质通过细胞质膜从低浓度区逆向扩散至高度区，需要细胞代谢产生的热能作动力，如氨基酸、钙、铁等的转运。④其他：较大物质可通过血管合体膜裂隙，或通过细胞膜内陷吞噬后继之膜融合，形成小泡向细胞内移动等方式转运，如大分子蛋白质、免疫球蛋白等的转运。

2. 胎盘功能 包括气体交换、营养物质供应、排出胎儿代谢产物、防御以及合成功能等。

（1）气体交换 维持胎儿生命最重要的物质是 O_2。在母体与胎儿之间，O_2 及 CO_2 是以简单扩散的方式进行交换。母体子宫动脉血氧分压（PaO_2）为 95~100 mmHg（1 mmHg = 133.322 Pa），绒毛间隙中的血 PO_2 为 40~50 mmHg，而胎儿脐动脉血 PO_2 于交换前为 20 mmHg，经绒毛与绒毛间隙的母血进行交换后，胎儿脐静脉血 PO_2 为 30 mmHg 以上。尽管 PO_2 升高并不多，但因胎儿血对 O_2 的亲和力强，能从母血中获得充分的 O_2。母体子宫动脉血二氧化碳分压（$PaCO_2$）为 32 mmHg，绒毛间隙中的血 PCO_2 为 38~42 mmHg，较胎儿脐动脉血 PCO_2（48 mmHg）稍低，但 CO_2 通过血管合体膜的速度却比 O_2 快 20 倍左右，故 CO_2 容易自胎儿通过绒毛间隙直接向母体迅速扩散。

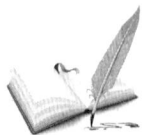

（2）营养物质供应　葡萄糖是胎儿热能的主要来源，以易化扩散的方式通过胎盘。胎儿体内的葡萄糖均来自母体。氨基酸浓度胎血高于母血，以主动转运的方式通过胎盘。自由脂肪酸能较快地通过胎盘。电解质及维生素多数以主动转运的方式通过胎盘。胎盘中含有多种酶，如氧化酶、还原酶、水解酶等，可将复杂化合物分解为简单物质，也能将简单物质合成后供给胎儿，如将葡萄糖合成糖原、氨基酸合成蛋白质等。IgG 例外，其分子量较大却能通过胎盘，可能与血管合体膜表面有特异受体有关。

（3）排出胎儿代谢产物　胎儿代谢产物如尿素、尿酸、肌酐、肌酸等，经胎盘送入母血，由母体排出体外，相当于出生后肾的功能。

（4）防御　胎盘的屏障作用极有限，各种病毒（如风疹病毒、巨细胞病毒等）及分子量小的对胎儿有害的药物，均可通过胎盘影响胎儿，导致胎儿畸形甚至死亡。细菌、弓形虫、衣原体、支原体、螺旋体可在胎盘部位先形成病灶，破坏绒毛结构后进入胎体感染胎儿。母血中的免疫抗体（如 IgG）能通过胎盘，胎儿从母体得到抗体，使其在出生后短时间内获得被动免疫力。

（5）合成　胎盘具有活跃的合成物质的能力，主要合成激素和酶。合成的激素有蛋白激素和类固醇激素两大类。蛋白激素有人绒毛膜促性腺激素、人胎盘生乳素、妊娠特异性 β_1 - 糖蛋白（PSβ_1 - G）、人绒毛膜促甲状腺激素（HCT）等。类固醇激素有雌激素、孕激素等。合成的酶有催产素酶、耐热性碱性磷酸酶等。

1）人绒毛膜促性腺激素（HCG）　由合体滋养细胞合成的糖蛋白激素，受精后第 6 天受精卵滋养层形成时，开始分泌微量 HCG。受精后 10 天可用放免法（RIA）在母血清中测出 HCG，故血 HCG 是诊断早孕最敏感的指标。于妊娠早期分泌量增长快，约 2 天增长一倍，至妊娠 8 ~ 10 周血清 HCG 浓度达高峰，为 50 ~ 100 kU/L，持续约 10 天迅速下阵，至妊娠中晚期血清浓度仅为峰值的 10%，持续至分娩。分娩后若无胎盘残留，产后 2 周内消失。HCG 的功能有：①促使月经黄体增大成为妊娠黄体，增加类固醇激素的分泌以维持妊娠；②促进雄激素芳香化转化为雌激素，同时能刺激黄体酮的形成；③抑制植物血凝素对淋巴细胞的刺激作用，HCG 能吸附于滋养细胞表面，以免胚胎滋养层被母体淋巴细胞攻击；④刺激胎儿睾丸分泌睾酮，促进男性性分化；⑤与母体甲状腺细胞 TSH 受体结合，刺激甲状腺活性。

2）人胎盘生乳素（HPL）　由合体滋养细胞合成，为不含糖分子的单链多肽激素，于妊娠 5 ~ 6 周用放免法可在母血浆中测出，随妊娠进展和胎盘逐渐增大，其分泌量持续增加，至妊娠 34 ~ 36 周达高峰（母血为 5 ~ 15 mg/L，羊水为 0.55 mg/L），并维持至分娩。HPL 值于产后迅速下降，产后 7 小时即测不出。HPL 的功能有：①促进乳腺腺泡发育，刺激乳腺上皮细胞合成乳白蛋白、乳酪蛋白、乳珠蛋白，为产后泌乳做准备；②促进胰岛素生成，升高母血胰岛素水平；③抑制母体对葡萄糖的摄取，使多余葡萄糖运送给胎儿，成为胎儿的主要能源，也成为蛋白合成的能源来源；④抑制母体对胎儿的排斥作用。

二、胎膜

胎膜是由绒毛膜和羊膜组成。胎膜外层为绒毛膜；胎膜内层为羊膜，与覆盖胎盘、脐带的羊膜层相连。于妊娠 14 周末，羊膜与绒毛膜的胚外中胚层相连封闭胚外体腔，羊膜腔占据整个宫腔并随妊娠进展而逐渐增大。胎膜含有类固醇激素代谢所需的多种酶活性，与

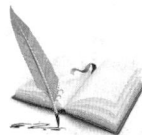

类固醇激素代谢有关。胎膜还含有多量花生四烯酸（前列腺素前身物质）的磷脂，且含有能催化磷脂生成游离花生四烯酸的溶酶体，故胎膜在分娩发动上有一定作用。

三、脐带

体蒂是脐带的始基，胚胎及胎儿借助脐带悬浮于羊水中。脐带是连接胎儿与胎盘的条索状组织，一端连于胎儿腹壁脐轮，另一端附着于胎盘胎儿面。妊娠足月胎儿的脐带长30～100 cm，平均约55 cm，直径0.8～2.0 cm，表面被羊膜覆盖呈灰白色。脐带断面中央有一条管腔较大、管壁较薄的脐静脉，两侧有两条管腔较小、管壁较厚的脐动脉。血管周围为含水量丰富来自胚外中胚层的胶样胚胎结缔组织，称为华通胶，有保护脐血管的作用。脐带是母体及胎儿气体交换、营养物质供应和代谢产物排出的重要通道。若脐带受压致使血流受阻时，缺氧可致胎儿窘迫，甚至危及胎儿生命。

四、羊水

充满在羊膜腔内的液体称羊水。妊娠不同时期的羊水来源、容量及组成均有明显改变。

（一）羊水的来源

妊娠早期的羊水，主要是母体血清经胎膜进入羊膜腔的透析液。当胚胎血循环形成后，水分和小分子物质还可由尚未角化的胎儿皮肤漏出。妊娠中期以后，胎儿尿液是羊水的重要来源；此时期胎儿皮肤的表皮细胞逐渐角化，不再是羊水的来源。妊娠晚期胎儿肺参与羊水的生成，每日600～800 ml从肺泡分泌至羊膜腔。胎儿通过吞咽羊水使羊水量趋于平衡。

（二）羊水的吸收

羊水的吸收约50%由胎膜完成。妊娠足月，胎儿每日吞咽羊水500～700 ml，经消化道进入胎儿血循环，形成尿液再排至羊膜腔中，故消化道也是吸收羊水的重要途径。此外，脐带每小时可吸收羊水40～50 ml。胎儿角化前皮肤也有吸收羊水的功能，但量很少。

（三）母体、胎儿、羊水三者间的平衡

羊水在羊膜腔内不断进行液体交换，保持羊水量的相对恒定。母儿间的液体交换，主要通过胎盘，每小时约3600 ml。母体与羊水的交换，主要通过胎膜，每小时约400 ml。羊水与胎儿的交换，主要通过胎儿消化道、呼吸道、泌尿道以及角化前皮肤等，交换量较少。

（四）羊水量、性状及成分

1. 羊水量 妊娠8周时5～10 ml，妊娠10周时约30 ml，妊娠20周时约400 ml，妊娠38周时约1000 ml，此后羊水量逐渐减少。妊娠足月时羊水量约800 ml。过期妊娠时，羊水量明显减少，可至300 ml以下。

2. 羊水性状及成分 妊娠足月时，羊水的相对密度为1.007～1.025，呈中性或弱碱性，pH值约为7.20，内含水分98%～99%，其余1%～2%为无机盐及有机物质。妊娠早期羊水为无色澄清液体；妊娠足月羊水略混浊、不透明，羊水内常悬有小片状物，包括胎脂、胎儿脱落上皮细胞、毳毛、头发及少量白细胞、白蛋白、尿酸盐等。羊水中含大量激素（包括雌三醇、黄体酮、皮质醇、前列腺素、人胎盘生乳素、人绒毛膜促性腺激素、雄

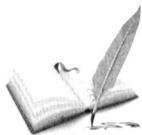

烯二酮、睾酮等）和酶（如溶菌酶、乳酸脱氢酶等数十种），人羊水中酶含量较母血清中明显增加。

（五）羊水的功能

1. 保护胎儿 胎儿在羊水中自由活动，不致受到挤压，防止胎体畸形及胎肢粘连；保持羊膜腔内恒温；适量羊水避免子宫肌壁或胎儿对脐带直接压迫致胎儿窘迫；有利于胎儿体液平衡，若胎儿体内水分过多可采取胎尿方式排至羊水中；宫缩时，尤在第一产程初期，羊水直接承受宫缩压力使之均匀分布，避免胎儿局部受压。

2. 保护母体 妊娠期减少因胎动所致的不适感；临产后，前羊水囊扩张宫口及阴道；破膜后羊水冲洗阴道，减少感染机会。

第三节　胚胎及胎儿发育的特征

扫码"学一学"

一、胚胎、胎儿发育特征

受精后 8 周的人胚称为胚胎，是其主要器官结构完成分化的时期。受精后 19 周起称为胎儿，是其各器官进一步发育渐趋成熟的时期。妊娠时间通常以孕妇末次月经第一天计算，全过程约为 280 天，以 4 周（28 天）为一个妊娠月，共 10 个妊娠月。以妊娠月为单位描述胚胎、胎儿发育特征如下。

4 周末　可以辨认出胚盘与体蒂。

8 周末　胚胎初具人形，头大，占整个胎体近一半。能分辨出眼、耳、鼻、口、手指及足趾，各器官正在分化发育。心脏已形成，B 型超声可见心脏搏动。

12 周末　胎儿身长约 9 cm，顶臀长 6.1 cm，体重约 14 g。外生殖器已发育。四肢可活动。

16 周末　胎儿身长约 16 cm，顶臀长 12 cm，体重约 110 g。从外生殖器可确认胎儿性别。头皮已长出毛发，胎儿已开始出现呼吸运动。皮肤菲薄呈深红色，无皮下脂肪。部分经产妇已能自觉胎动。

20 周末　胎儿身长约 25 cm，顶臀长 16 cm，体重约 320 g。皮肤暗红，出现胎脂，全身覆盖毳毛，并可见少许头发。开始出现吞咽、排尿功能。检查孕妇时能听到胎心音。

24 周末　胎儿身长约 30 cm，顶臀长 21 cm，体重约 630 g。各脏器均已发育，皮下脂肪开始沉积，因量不多皮肤仍呈皱缩状，出现眉毛。

28 周末　胎儿身长约 35 cm，顶臀长 25 cm，体重约 1000 g。皮下脂肪不多。皮肤粉红，有时有胎脂。眼睛半张开，出现眼睫毛。四肢活动好，有呼吸运动。生后易患特发性呼吸窘迫综合征。

32 周末　胎儿身长约 40 cm，顶臀长 28 cm，体重约 1700 g。皮肤深红，面部毳毛已脱落，出现脚趾甲，睾丸下降，生活力尚可。出生后注意护理能存活。

36 周末　胎儿身长约 45 cm，顶臀长 32 cm，体重约 2500 g。皮下脂肪较多，毳毛明显减少，面部皱褶消失。胸部、乳房突出，睾丸位于阴囊。指（趾）甲已达指（趾）端。出生后能啼哭及吸吮，生活力良好。出生后基本能存活。

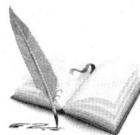

40 周末　胎儿身长约 50 cm，顶臀长 36 cm，体重约 3400 g。发育成熟，胎头双顶径值 >9.0 cm。皮肤粉红色，皮下脂肪多，头发粗，长度 >2 cm。外观体形丰满，肩、背部有时尚有毳毛。足底皮肤有纹理。男性睾丸已降至阴囊内，女性大小阴唇发育良好。出生后哭声响亮，吸吮能力强，能很好存活。

临床常用新生儿身长作为判断胎儿妊娠月数的依据。妊娠前 5 个月的胎儿身长（cm）=妊娠月数的平方，如妊娠 4 个月胎儿身长 =4^2 =16 cm。妊娠后 5 个妊娠月的胎儿身长（cm）=妊娠月数×5，如妊娠 7 个月胎儿身长 =7×5 =35 cm。

二、胎儿生理特点

（一）循环系统

胎儿的营养供给和代谢产物排出，均需经胎盘脐血管由母体完成。

1. 解剖学特点　①脐静脉一条，生后闭锁为肝圆韧带，脐静脉的末支静脉导管生后闭锁为静脉韧带；②脐动脉两条，生后闭锁，与相连闭锁的腹下动脉成为腹下韧带；③动脉导管位于肺动脉与主动脉弓之间，生后闭锁为动脉韧带；④卵圆孔于生后因左心房压力增高开始关闭，多在生后 6 个月完全闭锁。

2. 血液循环特点

（1）心脏　妊娠后期因膈肌升高，心脏向左、上、前方移位，更贴近胸壁。心尖搏动左移 1~2 cm，心浊音界稍扩大。心脏移位使大血管轻度扭曲，加之血流量增加及血流速度加快，多数孕妇心尖区可听及 I~II 级柔和吹风样收缩期杂音，产后逐渐消失。心脏容量至妊娠末期增加 10%~15%，心率于妊娠晚期休息时每分钟增加 10~15 次。心电图因心脏左移出现电轴左偏约 15°。

（2）心排出量　心排出量增加对维持胎儿生长发育极为重要。心排出量自妊娠 10 周逐渐增加，至妊娠 32~34 周达高峰，左侧卧位测量心排出量较未孕时约增加 30%，每次心排出量平均约为 80 ml，持续至分娩。孕妇心排出量对活动的反应较未孕妇女明显。临产后在第二产程心排出量显著增加。

（2）卵圆孔　位于左右心房之间，其开口处正对下腔静脉入口，下腔静脉进入右心房的血液绝大部分经卵圆孔进入左心房。上腔静脉进入右心房的血液流向右心室，随后进入肺动脉。

（3）肺循环　阻力较大，肺动脉血液绝大部分经动脉导管流入主动脉，仅部分血液经肺静脉进入左心房。左心房血液进入左心室，继而进入主动脉直至全身后，经腹下动脉再经脐动脉进入胎盘，与母血进行气体及物质交换。

胎儿血循环特点：胎儿体内无纯动脉血，而是动静脉混合血。进入肝脏、心脏、头部及上肢的血液含氧量较高及营养较丰富以适应组织需要。注入肺及身体下半部的血液含氧量及营养较少（图 3-1）。

（二）血液系统

1. 红细胞生成　胎儿血循环约在受精后 3 周末建立，其红细胞的生成主要来自卵黄囊。妊娠 10 周肝是主要生成红细胞的器官，以后骨髓、脾逐渐有造血功能。妊娠足月时，骨髓产生 90% 红细胞。于妊娠 32 周红细胞生成素大量产生，故妊娠 32 周以后的早产儿及妊娠

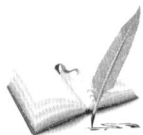

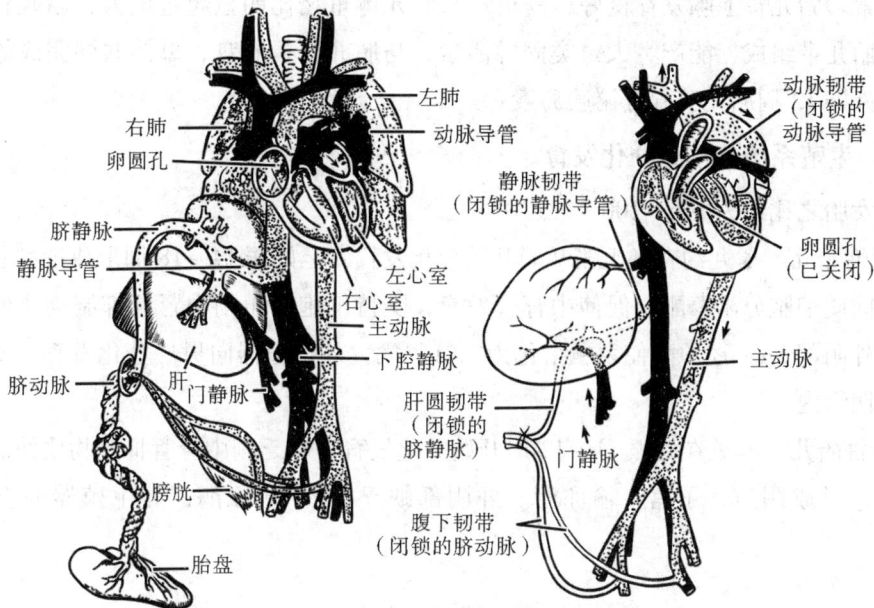

图3-1　胎儿及新生儿的血液循环

足月儿的红细胞数均增多，约为 $6.0 \times 10^{12}/L$。胎儿红细胞的生命周期短，仅为成人120天的2/3，需不断生成红细胞。

2. 血红蛋白生成　血红蛋白在原红细胞、幼红细胞和网织红细胞内合成，包括原始血红蛋白、胎儿血红蛋白和成人血红蛋白。在妊娠前半期均为胎儿血红蛋白，至妊娠最后4~6周，成人血红蛋白增多，至临产时胎儿血红蛋白仅占25%。

3. 白细胞生成　妊娠8周以后，胎儿血循环出现粒细胞。于妊娠12周，胸腺、脾产生淋巴细胞，成为体内抗体的主要来源。妊娠足月时白细胞计数可达（15~20）$\times 10^9/L$。

（三）呼吸系统

母儿血液在胎盘进行气体交换。胎儿出生前需具备呼吸道（包括气管直至肺泡）、呼吸循环及呼吸肌发育。B型超声于妊娠11周可见胎儿胸壁运动，妊娠16周时出现能使羊水进出呼吸道的呼吸运动，具有使肺泡扩张及生长的作用。胎儿呼吸每分钟30~70次，时快时慢，有时也很平稳。胎儿窘迫时可出现大喘息样呼吸运动。

（四）消化系统

1. 胃肠道　妊娠11周时小肠已有蠕动，至妊娠16周消化功能基本建立，胎儿能吞咽羊水，吸收水分、氨基酸、葡萄糖及其他可溶性营养物质。

2. 肝　胎儿肝内缺乏许多酶，不能结合因红细胞破坏产生的大量游离胆红素。经胆道排入小肠氧化成胆绿素，胆绿素的降解产物导致胎粪呈黑绿色。

（五）泌尿系统

妊娠11~14周时胎儿肾已有排尿功能。于妊娠14周，胎儿膀胱内已有尿液，通过胎儿排尿参与羊水的循环。

（六）内分泌系统

胎儿甲状腺于妊娠第6周开始发育，是胎儿最早发育的内分泌腺。妊娠12周已能合成

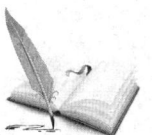

甲状腺激素。胎儿肾上腺发育良好，其重量与胎儿体重之比明显超过成人，胎儿肾上腺皮质主要由胎儿带组成，能产生大量类固醇激素，与胎儿肝、胎盘、母体共同完成雌三醇的合成。于妊娠 12 周胎儿胰腺分泌胰岛素。

（七）生殖系统及性腺分化发育

男、女胎之比约为 106∶100。

1. 男性胎儿　睾丸约在妊娠第 9 周开始分化发育，至妊娠 14～18 周形成细精管。有睾丸后刺激间质细胞分泌睾酮，促使中肾管发育，支持细胞产生副中肾管抑制物质使副中肾管退化。外阴部 5α-还原酶使睾酮衍化为二氢睾酮，外生殖器向男性分化发育。睾丸于临产前降至阴囊内。

2. 女性胎儿　卵巢在妊娠 11～12 周开始分化发育，缺乏副中肾管抑制物质使副中肾管系统发育，形成阴道、子宫、输卵管。外阴部缺乏 5α-还原酶，外生殖器向女性分化发育。

第四节　妊娠期母体的变化

一、生殖系统的变化

1. 子宫

（1）宫体　子宫由非孕时（7～8）cm×（4～5）cm×（2～3）cm 增大至妊娠足月时 35 cm×25 cm×22 cm。宫腔容量非孕时约 5 ml 或更少，至妊娠足月子宫内容物约 5000 ml 或更多，故妊娠末期子宫的容积是非孕期的 500～1000 倍。子宫重量非孕时约 70 g，至妊娠足月约 1100 g，增加近 20 倍，主要是子宫肌细胞肥大，而新生的肌细胞并不多。子宫肌细胞由非孕时长 20 μm、宽 2 μm，至妊娠足月长 500 μm、宽 10 μm，细胞质内充满有收缩性能的肌动蛋白和肌浆球蛋白，为临产后子宫阵缩提供物质基础。子宫肌壁厚度非孕时约 1 cm，至妊娠中期逐渐增厚达 2.0～2.5 cm，至妊娠末期又逐渐变薄，妊娠足月厚度为 1.0～1.5 cm 或更薄。在妊娠最初几个月，子宫增大主要受内分泌激素如雌孕激素的影响，而不是由胚胎造成的机械扩张所致，比如在异位妊娠的也可观察到类似的子宫增大。孕 12 周以后的子宫增大则主要因宫腔内压力增加所致。

妊娠最初几周子宫维持原先的梨形，随孕周增加逐渐呈球形，以后子宫长度比宽度增加更快显出卵圆形。妊娠 12 周后，增大子宫逐渐超出盆腔，在耻骨联合上方可触及。妊娠晚期的子宫右旋，与乙状结肠占据盆腔左侧有关。

自妊娠 12～14 周起，子宫出现不规则无痛性的收缩，特点为稀发、无规律和不对称，可由腹部检查时触知，孕妇有时也能感觉到，其幅度及频率随妊娠进展而逐渐增加，可以直到妊娠晚期，但宫缩时，宫腔内压力通常在 5～25 mmHg，持续时间不足 30 秒，这种无痛性宫缩称为 Braxton Hicks 收缩。

妊娠期胎儿生长营养物质的供应和代谢产物的排出依靠胎盘绒毛间隙的足够灌注。妊娠期子宫胎盘血流进行性加重，妊娠足月时子宫血流量为 450～650 ml/min，比非孕时增加 4～6 倍，其中 5% 供肌层，10%～15% 供子宫蜕膜层，80%～85% 供胎盘。宫缩时子宫血

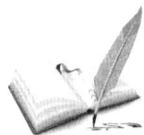

流量明显减少,当子宫收缩压力为 50 mmHg 时,速度下降 60%,子宫收缩对胎儿循环影响非常小。

(2)子宫峡部 位于子宫颈管内解剖学内口与组织学内口之间的最狭窄部位,非孕时长约 1 cm,妊娠后变软,妊娠 12 周后,子宫峡部逐渐伸展拉长变薄,形成子宫下段,临产后伸展至 7~10 cm,成为产道一部分,有梗阻性难产发生时易在该处发生子宫破裂。

(3)宫颈 妊娠早期宫颈黏膜充血及组织水肿,致其肥大、紫蓝色及变软。宫颈管内腺体肥大,宫颈黏液增多,形成黏稠的黏液栓,有保护宫腔免受外来感染侵袭的作用。接近临产时,宫颈管变短并出现轻度扩张。妊娠期宫颈管柱状上皮腺体增生、外翻。此时宫颈组织很脆弱、易出血。

2. 卵巢与输卵管 妊娠期略增大,排卵和新卵泡成熟功能均停止。在孕妇卵巢中一般仅发现一个妊娠黄体,于妊娠 6~7 周前产生孕激素以维持妊娠继续,之后对孕激素的产生几乎无作用。妊娠期输卵管伸长,但肌层并不增厚。黏膜层上皮细胞稍扁平,在基层中可见蜕膜细胞,但不形成连续蜕膜层。

3. 阴道与会阴 妊娠期阴道黏膜水肿充血呈紫蓝色(Chadwick 征),阴道脱落细胞及分泌物增多,黏膜皱襞增多、结缔组织松弛以及平滑肌细胞肥大,导致阴道伸展性增加为分娩扩张做准备。阴道上皮细胞含糖原增加,使阴道 pH 降低,不利于致病菌生长,以防止感染发生。外阴部充血,皮肤增厚,大阴唇内血管增多、结缔组织松软,故伸展性增加。

二、乳房的变化

乳房于妊娠早期开始增大,充血明显。孕妇自觉乳房发胀或偶有触痛及麻刺感,随着乳腺增大,皮肤下的浅静脉明显可见。乳头增大变黑,更易勃起,乳晕颜色加深,其外围的皮脂腺肥大形成散在的结节状隆起,称为蒙氏结节。妊娠前乳房大小、体积与产后乳汁产生无关。

乳腺细胞膜有垂体催乳激素受体,细胞质内有雌激素受体和孕激素受体。妊娠期胎盘分泌雌激素刺激乳腺腺管发育,分泌孕激素刺激乳腺腺泡发育。此外,乳腺发育完善还需垂体催乳激素、人胎盘生乳素以及胰岛素、皮质醇、甲状腺激素等激素的参与。妊娠期间虽有多种激素参与乳腺发育,做好泌乳准备,但妊娠期间并无乳汁分泌,可能与大量雌、孕激素抑制乳汁生成有关。

三、循环系统的变化

1. 心脏 妊娠期静息时心率增加约 10 次/分。妊娠后期因膈肌升高,心脏向左、向前移位,更贴近胸壁,心尖搏动左移 1~2 cm。心浊音界稍扩大。心脏移位使大血管轻度扭曲,加之血流量增加及血流速度加快,90% 孕妇有收缩期杂音,分娩后迅速消失。心电图因心脏左移出现电轴轻微左偏,无其他特异性改变。

2. 心输出量 自妊娠 10 周逐渐增加,至妊娠 32 周达高峰。由于仰卧位时增大的子宫阻碍心脏静脉回流,孕妇侧卧位比仰卧位心输出量高很多,妊娠晚期孕妇从仰卧位转至左侧卧位时,心输出量可增加 1100 ml(20%)。临产后在第二产程心输出量明显增加。

3. 血压 妊娠中期动脉血压降到最低点,以后再升高,舒张压的降低大于收缩压的降低,使脉压稍增大。孕妇动脉血压受体位影响,坐位稍高于仰卧位。妊娠对上肢静脉压无

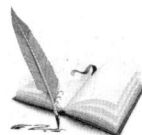

影响。妊娠 20 周开始，下肢股静脉压在仰卧位时升高，从妊娠前 0.098 kPa（10 mmH$_2$O）增至 0.196～0.294 kPa（20～30 mmH$_2$O），由于妊娠后增大的子宫压迫下腔静脉，可使血液回流受阻，侧卧位能解除子宫压迫、改善静脉回流。妊娠晚期孕妇长时间仰卧位姿势时，增大子宫相对固定，压迫静脉系统，引起下半身回心血量减少，心脏充血量减少，心输出量随之减少使血压下降，称为仰卧位低血压综合征。由于下肢、外阴及直肠静脉压增高，孕妇易发生下肢、外阴静脉曲张和痔。

四、血液系统的变化

1. 血容量　循环血容量于妊娠 6～8 周开始增加，至妊娠 32～34 周达高峰，增加 40%～45%，平均增加 1450 ml，维持此水平直至分娩。血容量增加为血浆容量和红细胞容量增加总和，血浆增加多于红细胞增加，血浆平均增加 1000 ml，红细胞平均增加 450 ml，故出现血液稀释。

2. 血液成分

（1）红细胞　妊娠期骨髓造血功能增强、网织红细胞轻度增多、红细胞生成增加，但由于血液稀释，血红蛋白、红细胞浓度及血细胞比容稍有下降，红细胞计数约为 3.6×10^{12}/L（非孕妇女约为 4.2×10^{12}/L），血红蛋白平均浓度为 12.5 g/L（非孕妇女约为 13.0 g/L）。妊娠晚期如果血红蛋白低于 11.0 g/L，应认为是缺铁引起，而不是妊娠期高血容量反应。

正常孕妇对铁需求的总量是 1 g，300 mg 铁主动向胎儿运输，200 mg 铁通过正常排泄途径丢失，另外 500 mg 铁可以使红细胞总容量增加 450 ml。增加的这部分红细胞所需要的铁无法从机体储备中获得，因此，妊娠中、晚期如果外源性铁补充不够，血红蛋白含量和血细胞比容将随着母体血容量的增加而明显降低，出现贫血。因此，应在妊娠中、晚期开始补充铁剂，以防血红蛋白值过分降低。

（2）白细胞　从妊娠 7～8 周开始轻度增加，至妊娠 30 周达高峰，为 $(5～12) \times 10^9$/L，有时可达 15×10^9/L，主要为中性粒细胞增多，而单核细胞和嗜酸性粒细胞几乎无改变。分娩期和产褥早期可显著上升，达 25×10^9/L 或更多，平均为 14×10^9/L。

（3）凝血因子　妊娠期血液处于高凝状态。凝血因子Ⅱ、Ⅴ、Ⅶ、Ⅷ、Ⅸ、Ⅹ增加，仅凝血因子Ⅺ、Ⅻ降低。血小板数无明显改变。血浆纤维蛋白原含量比非孕妇女约增加 50%，凝血酶原时间（PT）及活化部分凝血活酶时间（APTT）轻度缩短，凝血时间无明显改变。妊娠期纤溶酶原显著增加，优球蛋白溶解时间明显延长，表明妊娠期间纤溶活性降低，是正常妊娠的特点。

五、泌尿系统的变化

妊娠期肾脏略增大，肾血浆流量（RPF）及肾小球滤过率（GFR）于妊娠早期均增加，整个妊娠期间维持高水平，RPF 比非孕时约增加 35%，GFR 约增加 50%，但肾小球滤过率的增加持续至足月，肾血浆流量在妊娠晚期降低。RPF 与 GFR 均受体位影响，仰卧位肾脏清除率下降，故仰卧位容易发生水、钠潴留。由于 GFR 增加，但肾小管对葡萄糖再吸收能力不能相应增加，约 15% 孕妇饭后出现糖尿，如果糖尿反复出现，糖尿病的可能性就不容忽视了。

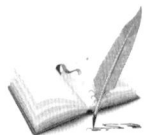

受孕激素影响，泌尿系统平滑肌张力降低，同时增大子宫对输尿管产生压迫，自妊娠中期肾盂及输尿管轻度扩张，输尿管增粗及蠕动减弱，尿流缓慢，可致肾盂积水，由于子宫右旋，故 86% 的孕妇右侧输尿管扩张更明显，孕妇易患急性肾盂肾炎，也以右侧多见。

六、呼吸系统的变化

妊娠期横膈抬高约 4 cm，胸廓横径增加约 2 cm，肋膈角显著增宽，肋骨向外扩展，胸廓周径约增加 6 cm。孕期耗氧量妊娠中期增加 10%～20%，肺活量和呼吸次数无明显改变，但呼吸较深，通气量每分钟约增加 40%，有过度通气现象，肺泡换气量约增加 65%，使动脉血 PO_2 增高达 92 mmHg、PCO_2 降至 32 mmHg，有利于供给孕妇及胎儿所需的氧。上呼吸道黏膜增厚，轻度充血、水肿，易发生上呼吸道感染。妊娠晚期子宫增大，膈肌活动幅度减少，胸廓活动加大，以胸式呼吸为主，气体交换量保持不变。

七、消化系统的变化

妊娠期胃肠平滑肌张力降低，贲门括约肌松弛，胃内酸性内容物逆流至食管下部产生胃烧灼感。胃液中游离盐酸及胃蛋白酶分泌减少。胃排空时间延长，易出现上腹部饱满感，故孕妇应防止饱餐。肠蠕动减弱，粪便在大肠内停留时间延长出现便秘，以及子宫水平以下静脉压升高，常引起痔疮或使原有痔疮加重。妊娠期齿龈受大量雌激素影响而肥厚，易充血、水肿，易致齿龈出血、牙齿松动及龋齿。

妊娠期肝脏未见明显增大，肝功能无明显改变。孕激素抑制胆囊平滑肌收缩，使胆囊排空时间延长，胆道平滑肌松弛，胆汁黏稠、淤积，故妊娠期间容易诱发胆石症。

八、皮肤的变化

孕妇腺垂体分泌促黑素细胞激素（MSH）增加，增多的雌、孕激素有黑色素细胞刺激效应，使黑色素增加，导致孕妇乳头、乳晕、腹白线、外阴等处出现色素沉着。面颊部出现蝶状褐色斑，俗称妊娠黄褐斑，于产后逐渐消退。随妊娠子宫的逐渐增大和肾上腺皮质于妊娠期分泌糖皮质激素的增多，弹力纤维蛋白分解增多，使弹力纤维变性，加之孕妇腹壁皮肤张力加大，使皮肤的弹力纤维断裂，呈多量紫色或淡红色不规律平行略凹陷的条纹，称为妊娠纹，多见于初产妇。

九、内分泌系统的变化

1. 垂体　妊娠期垂体稍增大，尤其在妊娠末期，腺垂体增生肥大明显。垂体对于维持妊娠不是必需的，垂体切除的妇女可以成功妊娠，并于接受糖皮质激素、甲状腺素及血管升压素治疗后自然分娩。催乳素（PRL）从妊娠 7 周开始增多，随妊娠进展逐渐增量，妊娠足月分娩前达高峰约 150 μg/L，为非孕妇女 15 μg/L 的 10 倍。催乳激素有促进乳腺发育的作用，为产后泌乳做准备。分娩后不哺乳者 PRL 于产后 3 周内降至非孕时水平，哺乳者多在产后 80～100 天或更长时间才降至非孕时水平。

2. 肾上腺皮质

（1）皮质醇　孕期肾上腺皮质醇分泌未增加，但其代谢清除率降低，故孕妇循环中皮质醇浓度显著增加，但 75% 与皮质类固醇结合球蛋白（CBG）结合，15% 与白蛋白结合，

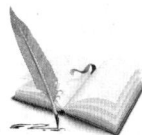

起活性作用的游离皮质醇仅为 10%，故孕妇无肾上腺皮质功能亢进表现。

（2）醛固酮 在妊娠后半期，肾素和血管紧张素水平增加，使外层球状带分泌醛固酮于妊娠期增多 4 倍，但起活性作用的游离醛固酮仅为 30% ~ 40%，不致引起水、钠潴留。

3. 甲状腺 妊娠期由于腺组织增生和血管增多，甲状腺呈中等度增大，约比非孕时增大 65%。大量雌激素使肝脏产生甲状腺素结合球蛋白（TBG）增加 2 ~ 3 倍，血中甲状腺激素虽增多，但游离甲状腺激素并未增多，孕妇无甲状腺功能亢进表现。妊娠前 3 个月胎儿依靠母亲的甲状腺素，妊娠 10 周胎儿甲状腺成为自主器官，孕妇与胎儿体内促甲状腺激素（TSH）均不能通过胎盘，各自负责自身甲状腺功能的调节。

4. 甲状旁腺 妊娠早期孕妇血浆甲状旁腺素水平降低，随妊娠进展，血容量和肾小球滤过率的增加以及钙的胎儿运输，导致孕妇钙浓度的缓慢降低，造成甲状旁腺素在妊娠中、晚期逐渐升高。

十、新陈代谢的变化

1. 体重和基础代谢率 妊娠 12 周前体重无明显变化。妊娠 13 周开始体重平均每周增加 350 g，直至妊娠足月时体重平均增加 12.5 kg，包括胎儿（3400 g）、胎盘（650 g）、羊水（800 g）、子宫（970 g）、乳房（405 g）、血液（1450 g）、组织间液（1480 g）及脂肪沉积（3345 g）等。基础代谢率（BMR）于妊娠早期稍下降，于妊娠中期渐增高，至妊娠晚期可增高 15% ~ 20%。

2. 碳水化合物代谢 妊娠期胰岛功能旺盛，分泌胰岛素增多，使血中胰岛素增加，故孕妇空腹血糖值低于非孕妇女，糖耐量试验血糖增高幅度大且恢复延迟。妊娠期间注射胰岛素降血糖效果不如非孕妇女，提示靶细胞有拮抗胰岛素功能或因胎盘产生胰岛素酶破坏胰岛素，故妊娠期间胰岛素需要量增多。

3. 脂肪代谢 妊娠期血浆脂类、脂蛋白和载脂蛋白浓度均增加，血脂浓度与雌二醇、黄体酮和胎盘催乳素之间呈正相关。妊娠期糖原储备减少，当能量消耗过多时，体内动用大量脂肪使血中酮体增加发生酮血症。孕妇尿中出现酮体多见于妊娠剧吐，或产妇因产程过长、能量过度消耗使糖原储备量相对减少时。分娩后血脂、脂蛋白和载脂蛋白浓度明显降低，哺乳会促进这些浓度降低的速度。

4. 蛋白质代谢 妊娠晚期母体和胎儿共储备蛋白质约 1000 g，其中 500 g 供给胎儿和胎盘，其余 500 g 作为子宫中收缩蛋白、乳腺中腺体以及母体血液中血浆蛋白和血红蛋白的原料。故孕妇对蛋白质的需要量增加，呈正氮平衡状态。

5. 水代谢 妊娠期机体水分平均增加 7 L，水、钠潴留与排泄形成适当比例而不引起水肿，但至妊娠末期组织间液可增加 1 ~ 2 L。大多数孕妇在妊娠晚期会出现双下肢凹陷性水肿，是由于增大子宫压迫，使子宫水平以下静脉压升高，体液渗出潴留在组织间隙，妊娠期血浆胶体渗透压降低，以及雌激素的水、钠潴留作用。

6. 矿物质代谢 胎儿生长发育需要大量钙、磷、铁。胎儿骨骼及胎盘的形成，需要较多的钙，孕期需要储存钙 40 g，妊娠末期胎儿需要储钙约 30 g，主要在妊娠末 3 个月由母体供给，故早产儿容易发生低钙血症。至少应于妊娠最后 3 个月补充维生素 D 及钙，以提高血钙水平。

孕期需要增加铁约 1000 mg，母体红细胞增加需要 500 mg，胎儿需要 290 mg，胎盘约需

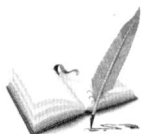

要 250 mg，孕期如不能及时补充外源性铁剂，会因血清铁减少发生缺铁性贫血。

十一、骨骼、关节及韧带的变化

骨质在妊娠期间通常无改变，仅在妊娠次数过多、过密又不注意补充维生素 D 及钙时，可引起骨质疏松症。部分孕妇自觉腰骶部及肢体疼痛不适，可能与松弛素（relaxin）使骨盆韧带及椎骨间的关节、韧带松弛有关。妊娠晚期孕妇重心向前移，为保持身体平衡，孕妇头部与肩部应向后仰，腰部向前挺，形成典型孕妇姿势。

本章小结

妊娠全过程平均约 38 周，是非常复杂、变化极为协调的生理过程。胎儿的生长发育和母体的适应性变化是相互配合的。胎儿的器官和系统不是成人的缩小版，出生以后，胎儿器官的结构和生理功能上还会发生进一步的适应和变化。胎盘具有十分复杂的生理功能，除了母胎交换功能外，还有分泌功能、免疫功能等。

目标检测

一、选择题

【A1 型题】

1. 通常受精的部位是在

    A. 输卵管伞部

    B. 输卵管伞部与壶腹部连接处

    C. 输卵管壶腹部与峡部连接处

    D. 输卵管峡部与间质部连接处

    E. 宫腔

2. 有关受精过程，下列说法正确的是

    A. 受精的过程在排卵后 12 小时内完成

    B. 精子与卵子相遇时发生顶体反应

    C. 精子获能的主要部位是阴道

    D. 精原核和卵原核融合，标志受精过程的开始

    E. 卵子完成第二次减数分裂形成卵原核后由卵巢排出

3. 关于蜕膜，下列说法正确的是

    A. 受精卵着床后，子宫颈黏膜发生蜕膜变

    B. 底蜕膜为胎膜的组成部分

    C. 包蜕膜最终发育成胎盘的母体成分

    D. 受精卵着床后，子宫内膜在雌、孕激素的作用下发生蜕膜变

    E. 分娩后全部蜕膜组织随胎盘娩出

扫码"练一练"

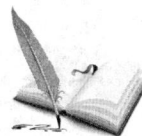

4. 底蜕膜的作用是
    A. 构成胎盘的胎儿部分   B. 排泄胎儿代谢产物
    C. 合成激素和酶   D. 产生孕激素
    E. 构成胎盘母体面

5. 早期囊胚透明带消失后开始着床相当于受精后
    A. 第 2 天   B. 第 3 ~ 4 天
    C. 第 6 ~ 7 天   D. 第 8 ~ 9 天
    E. 第 11 ~ 12 天

6. 下列关于滋养层发育的说法，正确的是
    A. 滋养层外层是细胞滋养层
    B. 细胞滋养细胞由合体滋养细胞分化而来
    C. 合体滋养细胞是分裂生长的滋养细胞
    D. 细胞滋养细胞是执行功能的细胞
    E. 合体滋养细胞能合成多种激素、酶和细胞因子

7. 下列关于人绒毛膜促性腺激素的说法，正确的是
    A. 由绒毛细胞滋养细胞分泌
    B. 受精卵形成后滋养细胞即开始分泌 HCG，是诊断早期妊娠的最敏感方法
    C. 有与黄体生成素相似的 β 亚基
    D. 在妊娠期 12 周达到高峰
    E. 参与母胎界面的免疫调节机制，以免胚胎滋养层被母体淋巴细胞攻击

8. 可自母体血清中测出人绒毛膜促性腺激素在受精后
    A. 6 天   B. 10 天
    C. 2 周   D. 4 周
    E. 6 周

9. 下列关于人胎盘生乳素的描述，正确的是
    A. 由绒毛细胞滋养细胞分泌   B. 是糖蛋白激素
    C. 促进妊娠期乳汁分泌   D. 可以在孕妇血浆中测出
    E. 有胰岛素拮抗作用

10. 下列关于脐带的描述，错误的是
    A. 华通胶有保护脐血管的作用
    B. 脐带是母体与胎儿气体交换、营养物质供应和代谢产物排出的重要通道
    C. 脐带中的脐动脉有 2 条
    D. 脐带绕颈 1 周易导致胎儿宫内死亡
    E. 妊娠足月胎儿的脐带长 30 ~ 100 cm

11. 关于羊水，以下描述正确的是
    A. 胎儿尿液是妊娠早期羊水的主要来源
    B. 胎儿肺泡分泌羊水
    C. 胎儿消化道畸形可致羊水过少
    D. 胎儿角化前皮肤是吸收羊水的主要途径
    E. 妊娠中期以后羊水渗透压逐渐升高

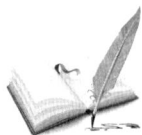

12. 正常脐带含有
    A. 一条动脉，一条静脉   B. 一条动脉，两条静脉
    C. 两条动脉，一条静脉   D. 两条动脉，两条静脉
    E. 以上都不是

13. 下列关于妊娠期母体血液改变的描述，正确的是
    A. 血容量于妊娠 10 周开始增加，妊娠 36 周达到高峰
    B. 妊娠期血液处于高凝状态，血小板数轻度增加
    C. 白细胞总数增高，中性粒细胞减少
    D. 妊娠期血红蛋白平均值低于非妊娠期
    E. 生理性血液稀释，血浆纤维蛋白原含量降低

14. 妊娠期母体内分泌系统的变化是
    A. 腺垂体促性腺激素分泌增加
    B. 腺垂体无明显变化
    C. 血清甲状腺素水平自妊娠 8 周开始增加，孕妇有轻微甲状腺功能亢进表现
    D. 皮质醇轻度减少
    E. 促甲状腺激素的分泌增多

15. 下列关于妊娠期母体代谢改变的描述，正确的是
    A. 蛋白质代谢呈负氮平衡状态
    B. 基础代谢率于妊娠晚期增高 15% ~20%
    C. 胰腺分泌胰岛素不足
    D. 妊娠胎儿骨骼钙的储存主要在妊娠前 3 个月内积累
    E. 血脂降低

16. 下列关于妊娠期母体循环系统变化的描述，错误的是
    A. 心电图可出现轻度电轴左偏
    B. 妊娠早期、中期血压偏低
    C. 心排出量至妊娠 32 ~34 周达到高峰
    D. 侧卧位能避免低血压
    E. 心尖区闻及 I ~ Ⅱ 级收缩期杂音，提示孕妇有心脏病

17. 下列关于妊娠期母体乳房变化的描述，正确的是
    A. 大量雌激素刺激乳腺腺泡发育
    B. 大量孕激素刺激乳腺腺管发育
    C. 泌乳由垂体泌乳激素调节
    D. 乳头增大，乳晕变黑
    E. 一般妊娠晚期即有乳汁分泌

18. 下列关于妊娠期生殖系统变化的描述，错误的是
    A. 子宫血流量增加，其中 80% ~85% 供应胎盘
    B. 妊娠 12 周后，增大的子宫可在耻骨联合上触及
    C. 妊娠期子宫增大主要是由于肌细胞数目的增加
    D. 妊娠后子宫峡部逐渐伸展扩展成为产道的一部分，称子宫下段
    E. 妊娠期宫颈黏液栓富含免疫球蛋白及细胞因子，可保护宫腔免受外来感染

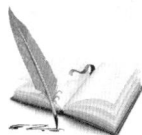

19. 无并发症的足月妊娠孕妇较非妊娠时体重约增加

    A. 8.5 kg   B. 10.5 kg

    C. 12.5 kg   D. 14.5 kg

    E. 16.5 kg

20. 正常足月妊娠子宫腔容量平均比未孕时增加的倍数为

    A. 100   B. 200

    C. 300   D. 500

    E. 1000

21. 妊娠末期心脏容量约增加

    A. 20%~25%   B. 30%~35%

    C. 40%~45%   D. 50%~55%

    E. 10%~15%

22. 下列关于胎儿发育过程的描述，正确的是

    A. 受精后10周内称胚胎，是器官分化、形成的时期

    B. 妊娠10周末外生殖器可辨性别

    C. 妊娠12周末部分孕妇可自觉胎动

    D. 妊娠24周末胎儿出生后可有呼吸，但生存力极差

    E. 妊娠28周末胎儿出生可啼哭及吮吸，能很好存活

23. 妊娠子宫开始出现不规律无痛性收缩的时间是

    A. 妊娠16周   B. 妊娠12周

    C. 妊娠20周   D. 妊娠28周

    E. 妊娠24周

24. 下列关于胎儿呼吸系统的描述，正确的是

    A. 胎儿出生前肺泡已扩张，开始呼吸功能

    B. 胎儿期羊水进出呼吸道，肺泡分泌羊水

    C. 肺泡Ⅰ型细胞内的板层小体能合成肺泡表面活性物质

    D. 甲状腺素可刺激肺泡表面活性物质的产生

    E. 通过检测羊水中胆红素含量，可判断胎肺成熟度

25. 下列关于胎儿血液循环的描述，正确的是

    A. 脐动脉血含氧浓度比脐静脉血高

    B. 绝大部分肺动脉血经肺静脉进入左心房

    C. 腔静脉进入右心房的血液绝大部分流向右心室，随后进入肺动脉

    D. 胎儿体内无纯动脉血，而是动静脉混合血

    E. 卵圆孔因出生后左心房压力增高，多在出生后1个月内完全关闭

26. 胎儿血液含氧量最高和最低的血管是

    A. 静脉导管、脐动脉   B. 下腔静脉、主动脉

    C. 静脉导管、肺静脉   D. 下腔静脉、脐动脉

    E. 下腔静脉、肺静脉

27. 下列关于受精卵的描述，错误的是
   A. 依靠输卵管蠕动和输卵管纤毛推动被送入宫腔
   B. 在输卵管运送期间发生减数分裂
   C. 经桑椹胚发育为早期胚泡
   D. 最外层是滋养层
   E. 滋养细胞穿透侵入子宫内膜，囊胚完全埋入子宫内膜中完成着床

28. 下列关于胎儿附属物构成的描述，错误的是
   A. 羊膜为光滑、无血管、无神经、无淋巴的半透明薄膜
   B. 叶状绒毛膜是构成胎盘的主要部分
   C. 胎膜由羊膜和平滑绒毛膜组成
   D. 脐带一端连于胎儿腹壁脐轮，另一端附着于胎盘母体面
   E. 胎盘由羊膜、叶状绒毛膜、底蜕膜组成

29. 下列关于胎盘合成类固醇激素的描述，错误的是
   A. 主要有孕激素和雌激素
   B. 主要生理作用是与分娩发动有关
   C. 雌激素由胎儿 – 胎盘单位产生
   D. 胎儿肾上腺及肝产生雌激素前身物质，是胎盘合成雌三醇的主要来源
   E. 妊娠 8~10 周后，胎盘合体滋养细胞是产生孕激素的主要来源

30. 下列关于胎盘功能的描述，错误的是
   A. 胎儿体内的葡萄糖均来自母体
   B. 氨基酸经胎盘的转运从高浓度区向低浓度区扩散，不消耗能量，但需特异性载体
   C. 缩宫素酶至妊娠末期达高峰
   D. 胎盘的合成功能细胞为合体滋养细胞
   E. 母儿间通过简单扩散进行 O_2、CO_2 交换

二、简答题

1. 什么是受精卵着床？着床必须具备哪些条件？
2. 胎盘有哪些功能？
3. 本章案例中的诊断及诊断依据是什么？处理原则是什么？

（宋文嘉）

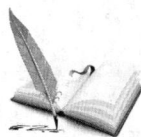

第四章 妊娠诊断

扫码"学一学"

临床上根据妊娠不同时期的特点，将妊娠全过程共40周分为三个时期：妊娠13周末以前称早期妊娠，第14～27周末称中期妊娠，妊娠28周及以后称晚期妊娠。

第一节 早期妊娠的诊断

一、症状

1. 停经 育龄期有性生活的女性，平时月经周期规则，一旦停经（超过10天以上），应怀疑妊娠。若停经达8周，妊娠的可能性更大。哺乳期女性月经虽未复潮，但仍有可能妊娠。

2. 早孕反应 于停经6周左右出现恶心、晨起呕吐、乏力、嗜睡、流涎、畏寒、食欲不振、喜食酸物等症状，称早孕反应，多于妊娠12周后逐渐消失。

3. 乳房变化 自觉乳房发胀、疼痛。

4. 尿频 为妊娠早期增大前倾的子宫在盆腔内压迫膀胱所致。妊娠12周后，当子宫增大超出盆腔不再压迫膀胱时，症状自然消失。

二、体征

1. 乳房变化 由于乳腺腺泡及乳腺小叶的增生发育，乳房逐渐增大，乳头、乳晕着色加深，由于皮脂腺增生，乳晕周围出现深褐色结节，称为蒙氏结节。哺乳期女性妊娠后乳汁明显减少。

2. 生殖器官变化 停经6～8周行妇科检查，可见阴道壁及宫颈充血，呈紫蓝色，双合诊触及子宫峡部极软，感觉宫颈与宫体之间似不相连，称黑加征。宫体逐渐增大变软，当宫底超出骨盆腔时，可在耻骨联合上方触及。

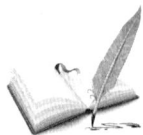

三、辅助检查

1. 超声检查

（1）B 型超声　是诊断早孕快速、准确的方法。停经 5 周左右，在宫腔内见到圆形或类圆形的妊娠囊，其内探及胚芽和原始心管搏动，可确诊为早期妊娠且为活胎。阴道 B 型超声较腹部 B 型超声可提前 1 周做出早孕的诊断。

（2）超声多普勒法　孕 7 周左右在增大的子宫区内听到有节律、单一高调的胎心音，可确诊为早期妊娠且为活胎。

> **考点提示**
>
> 诊断早孕最快速和准确的方法。

2. 妊娠试验　采用放射免疫法，测定受检者血中 HCG 的含量，可协助诊断早期妊娠。临床上多采用早早孕诊断试纸法检测受检者尿液，若为阳性，表明受检者尿中含 HCG，亦可协助诊断早孕。

3. 黄体酮试验　对月经过期怀疑妊娠的女性，每日肌内注射黄体酮 20 mg，连用 3 日，停药后 2～7 天内月经来潮，可以排除妊娠。若停药后超过 7 天月经仍未来潮，则早孕的可能性大。

4. 宫颈黏液检查　宫颈黏液量少质稠，涂片干燥后若镜检下见到排列成行的椭圆体结晶，可见于黄体期，也可见于妊娠期。若黄体期涂片见羊齿植物叶状结晶，则基本能排除早孕。

5. 基础体温测定　双相型体温的育龄期有性生活的女性，高温相持续 18 天不下降，早孕的可能性大。若高温相持续超过 3 周，则早孕的可能性更大。

根据病史、症状、体征及辅助检查结果，可做出早期妊娠的诊断。确诊早孕不应单纯依靠妊娠试验阳性，建议在停经 6 周左右行 B 型超声检查明确胚胎位置，排除异位妊娠，了解胚胎发育情况，判断孕周。对临床表现不典型者，更应注意与卵巢囊肿、子宫肌瘤等相鉴别。

第二节　中、晚期妊娠的诊断

一、病史与症状

有早期妊娠的经过，感到腹部逐渐增大，于妊娠 18～20 周自觉胎动并随时间发展逐渐增强。正常胎动每小时 3～5 次。

> **考点提示**
>
> 胎动的正常值。

二、体征

1. 子宫增大　子宫随妊娠进展逐渐增大。腹部体格检查时，根据手测宫底高度及尺测耻上子宫长度（表 4-1），可以初步估计妊娠周数及胎儿大小。宫底高度因孕妇的脐耻间距离、胎儿发育情况、羊水量、单胎或多胎等而有差异，故仅供参考。

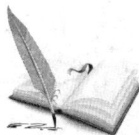

表 4 – 1　不同妊娠周数的宫底高度及子宫长度

妊娠周数	手测宫底高度	尺测耻上子宫长度（cm）
12 周末	耻骨联合上 2～3 横指	–
16 周末	脐耻之间	–
20 周末	脐下 1 横指	18（15.3～21.4）
24 周末	脐上 1 横指	24（22.0～25.1）
28 周末	脐上 3 横指	26（22.4～29.0）
32 周末	脐与剑突之间	29（25.3～32.0）
36 周末	剑突下 2 横指	32（29.8～34.5）
40 周末	脐与剑突之间或略高	33（30.0～35.3）

2. 胎动　是胎儿在子宫内的躯体活动。检查腹部时可见到或触到胎动。

3. 胎心音　于妊娠 18～20 周用听诊器经孕妇腹壁能听到胎心音。胎心音似钟表"滴答"声，每分钟 110～160 次。妊娠 24 周前，胎心音多在脐下正中或偏左、偏右听到，妊娠 24 周以后，胎心音多在胎背所在侧听得最清楚。头先露时胎心在脐下，臀先露时胎心在脐上，肩先露时胎心在脐周。听到胎心音应与子宫杂音、腹主动脉音、胎动音及脐带杂音相鉴别。子宫杂音为血液流过大的子宫血管时所产生的吹风样低音响；腹主动脉音则为"咚、咚、咚"的强音响，速率均与孕妇脉搏一致。脐带杂音也如吹风样低音响，速率与胎心音一致。胎动音为强弱不一的无节律音响。

4. 胎体　妊娠 20 周以后，经腹壁可触到子宫内的胎体，于妊娠 24 周以后，触诊已能区分胎头、胎背、胎臀和胎儿肢体。胎头圆而硬，有浮球感；胎背宽而平坦；胎臀宽而软，形状略不规则；胎儿肢体小且有不规则活动。

> **考点提示**
>
> 正常胎心范围。

三、辅助检查

1. 超声检查　B 型超声波不仅能显示胎儿数目、胎产式、胎先露、胎方位、有无胎心搏动以及羊水量、脐带情况和胎盘位置，还能测量胎头双顶径等多条径线，并且可以观察有无胎儿体表畸形。超声多普勒法能探测出胎心音、胎动音、脐带血流音及胎盘血流音。

2. 胎儿心电图　常用间接法检测，通常于妊娠 12 周以后即能显示较规律的图形，于妊娠 20 周后的成功率更高，对诊断胎心音异常有一定价值。

第三节　胎产式、胎先露、胎方位

妊娠 28 周以前，由于羊水较多，胎体较小，胎儿在子宫内的活动范围大，胎儿的位置和姿势容易改变。于妊娠 32 周以后，由于胎儿生长迅速，羊水相对减少，胎儿与子宫壁贴近，胎儿的位置和姿势相对恒定。

1. 胎姿势　胎儿在子宫内的姿势称胎姿势，正常胎姿势为胎头俯屈，颏部贴近胸壁，脊柱略前弯，四肢屈曲交叉于胸腹前，其体积及体表面积均明显缩小，整个胎体成为头端小、臀端大的椭圆形，以适应妊娠晚期椭圆形宫腔的形状。

2. 胎产式　胎体纵轴与母体纵轴的关系称胎产式。由于胎儿在子宫内的位置不同，有不同的胎产式、胎先露及胎方位。两纵轴平行者称纵产式，占妊娠足月分娩总数的

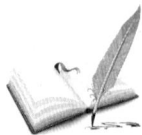

99.75%；两纵轴垂直者称横产式，仅占妊娠足月分娩总数的0.25%。两纵轴交叉呈角度者称斜产式，属暂时的，在分娩过程中多数转为纵产式，偶尔转成横产式（图4-1）。

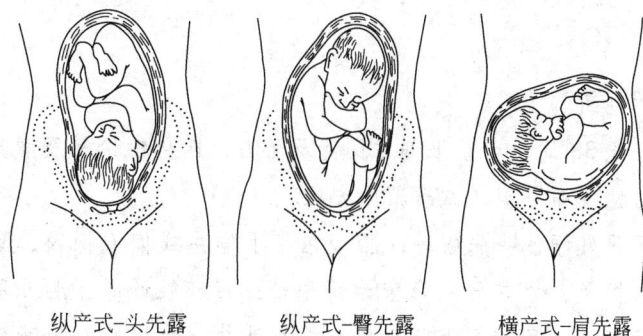

纵产式-头先露　　　　纵产式-臀先露　　　　横产式-肩先露

图4-1　胎产式

3. 胎先露　指最先进入骨盆入口的胎儿部分。纵产式有头先露及臀先露，横产式为肩先露。头先露因胎头屈伸程度不同又分为枕先露、前囟先露、额先露及面先露（图4-2）。

臀先露因入盆的先露部分不同，又分为混合臀先露、单臀先露、单足先露和双足先露。偶见头先露或臀先露与胎手或胎足同时入盆，称复合先露（图4-3）。

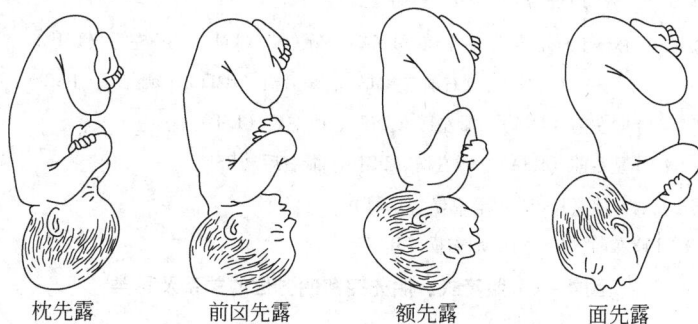

枕先露　　　　前囟先露　　　　额先露　　　　面先露

图4-2　头先露的种类

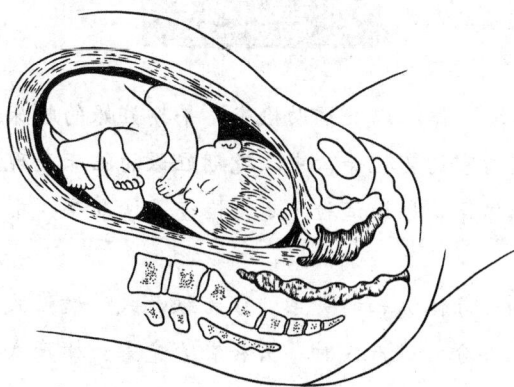

图4-3　复合露

4. 胎方位　胎儿先露部的指示点与母体骨盆的关系称胎方位。枕先露以枕骨、面先露以颏骨、臀先露以骶骨、肩先露以肩胛骨为指示点。根据指示点与母体骨盆左、右、前、后、横的关系而有不同的胎方位。如枕先

> **考点提示**
>
> 胎产式、胎先露、胎方位的定义。

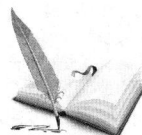

露时，胎头枕骨位于母体骨盆的左前方，应为枕左前位，余类推。正常的胎方位为枕左前或枕右前。

⊕ 健康教育

掌握胎方位的判断。

学生思考：妊娠38周，于脐下偏右侧探及胎心，四部触诊触及腹部左侧不规则且有活动感，腹部右侧宽而平坦，试推断胎方位。

教师解答：足月妊娠，头先露时，胎心在脐下偏左或偏右探及，臀先露时，胎心在脐上偏左或偏右探及，故该胎先露应为头先露；四部触诊时，胎儿肢体小且有不规则活动，胎背宽而平坦，且胎心于胎背处听得最清楚，故该胎儿胎背应位于母体右侧前方，此胎方位为枕右前。

胎产式、胎先露及胎方位的关系及种类见图4-4。

通过腹部视诊、腹部触诊和必要时的肛门指诊检查、阴道检查及B超检查，确定胎产式、胎先露及胎方位。

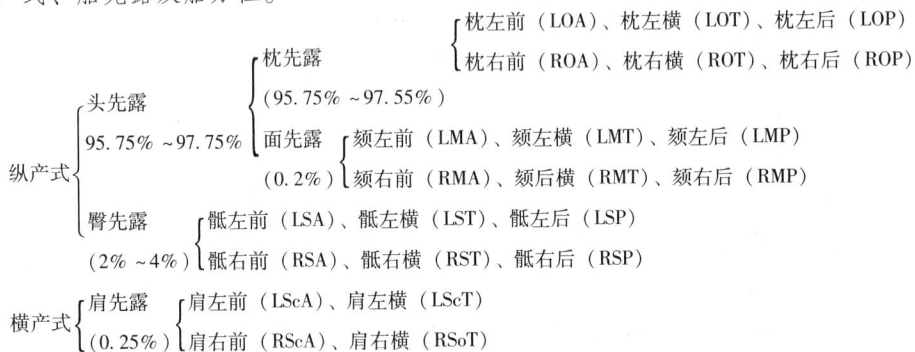

图4-4 胎产式、胎先露和胎方位的关系及种类

本章小结

妊娠诊断主要依据症状、体征以及辅助检查。早期妊娠的临床表现有：停经史、早孕反应、尿频、乳房及生殖器官的变化等；中、晚期妊娠的临床表现有：自觉胎动、子宫增大、听到胎心音、触到胎体等。妊娠试验、超声检查是诊断早、中、晚期妊娠的常用辅助检查方法。

胎产式是指胎体纵轴与母体纵轴的关系，分为纵产式、横产式、斜产式。胎先露是指最先进入骨盆入口的胎儿部分。纵产式时，头和臀为先露；横产式时，肩为先露。胎方位是指胎儿先露的指示点与母体骨盆前、后、左、右、横的关系。如枕先露有六种胎方位：枕左前、枕右前、枕左横、枕右横、枕左后、枕右后，其中，正常的胎方位为枕左前或枕右前。

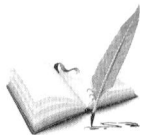

目标检测

一、选择题

【A1 型题】

扫码"练一练"

1. 早孕的临床表现不包括

    A. 尿频　　　　　　　　　　B. 腹部有妊娠纹

    C. 黑加征阳性　　　　　　　D. 嗜睡、乏力、食欲不振

    E. 乳房增大，乳晕着色加深

2. 早孕出现最早及最重要的症状是

    A. 停经史　　　　　　　　　B. 尿频

    C. 呕吐　　　　　　　　　　D. 腹部膨隆

    E. 乳房胀痛

3. 下列不属于早孕反应的症状是

    A. 停经　　　　　　　　　　B. 腹泻

    C. 尿频　　　　　　　　　　D. 乳房胀痛

    E. 头晕、恶心、食欲不振

4. 下列哪项可以准确诊断早期妊娠

    A. 尿频

    B. 子宫增大宫颈充血呈紫蓝色

    C. B 超探子及宫内有妊娠囊回声

    D. 尿妊娠试验阳性

    E. 停经伴喜酸、恶心

5. 早期妊娠的确诊依据是

    A. 停经史　　　　　　　　　B. 早孕反应

    C. 尿妊娠试验　　　　　　　D. 黑加征

    E. B 型超声检查

6. 下列有关早期妊娠的辅助诊断，哪项最可靠

    A. 妊娠试验阳性　　　　　　B. B 超检查可见胎心搏动、胎囊

    C. 黄体酮试验阳性　　　　　D. 基础体温高温相超过 3 周不下降

    E. 双合诊检查子宫增大

7. 关于妊娠诊断，下列哪项是错误的

    A. 孕早期妇科检查见黑加征

    B. 黄体酮试验可协助早孕诊断

    C. 双相型体温的妇女，高温相超过 18 天时，妊娠的可能性很大

    D. 孕 7 周时多普勒可闻及胎心

    E. 妊娠 18 ~ 20 周时孕妇感觉胎动

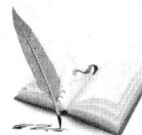

【A2 型题】

8. 女，26 岁，已婚，平素月经规律，此次月经过期 14 天，近感食欲不振、恶心，首先考虑的是

    A. 宫外孕　　　　　　　　　B. 怀孕

    C. 子宫肌瘤　　　　　　　　D. 葡萄胎

    E. 绝经

9. 23 岁，以往月经正常，停经 4 个月腹部渐增大，偶有尿频但尿常规无异常，后做妇科检查（肛查）：子宫大小不清，左下腹有一 18 cm×15 cm×12 cm 大的肿物，囊性感，尚可活动，附件正常，需要选用以下哪种辅助检查诊断

    A. B 超检查　　　　　　　　B. 腹部 X 线片

    C. 开腹探查手术　　　　　　D. 尿妊娠免疫试验

    E. 黄体酮试验

10. 女，27 岁，已婚。平时月经不规则，现停经 51 天，停经 33 天时尿 HCG（－），第 33 天肌内注射黄体酮 5 天，停药后无撤退性出血，基础体温维持在 37 ℃左右，已近 5 周，下列哪种诊断最可能

    A. Ⅰ度闭经　　　　　　　　B. Ⅱ度闭经

    C. 早孕　　　　　　　　　　D. 多囊卵巢综合征

    E. 高泌乳素血症

二、简答题

1. 怎样才能确诊早孕？

2. 正常胎方位有哪几个？

（张爱荣）

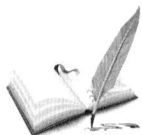

第五章　孕期监护

产前保健指从妊娠开始至分娩前的整个时期，对孕妇及胎儿进行健康检查以及对孕妇进行心理指导，包括孕前检查、及时诊断早孕、首次产前检查及复诊产前检查。

围生医学又称围产医学，是研究在围生期内加强对围生儿及孕产妇卫生保健的一门科学，可降低围生期母儿死亡率和病残儿发生率，保障母儿健康。围生期是指产前、产时和产后的一段时期。国际上对围生期的规定有 4 种，我国采用的围生期定义为妊娠满 28 周至产后 1 周。

> **考点提示**
>
> 围生期的定义。

扫码"学一学"

第一节　产前检查

一、产前检查时间

首次产前检查应于确诊早孕（孕 6 ~ 8 周）时开始，如未发现异常，目前推荐的产前检查时间为妊娠 6 ~ 13^{+6} 周、14 ~ 19^{+6} 周、20 ~ 24 周、25 ~ 28 周、29 ~ 32 周、33 ~ 36 周，妊娠 37 周起每周 1 次，共 9 ~ 11 次。高危妊娠应酌情增加产前检查次数。

> **考点提示**
>
> 产前检查时间。

二、首次产前检查

（一）病史询问

1. 年龄　年龄过小（<18 岁）易发生难产；初孕妇≥35 岁易并发妊娠期高血压疾病、胎儿异常、产力异常等。

2. 职业　孕早期接触放射性或有毒物质，易并发胎儿畸形。

3. 推算预产期（EDC）　自末次月经第一天（LMP）算起，月数减 3 或加 9，日数加 7。如 LMP 是 2017 年 8 月 1 日，预产期应为 2018 年 5 月 8 日。实际分娩日期与推算的预产期可能相差 1 ~ 2 周。若孕妇记不清末次月经日期或哺乳期尚未转经即受孕者，可根据早孕

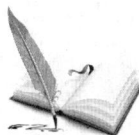

反应或胎动开始时间、手测宫高、尺测子宫长度和 B 型超声测孕囊大小（GS）、胎儿头臀长（CRL）、胎头双顶径（BPD）或胎儿股骨长（FL）等推算预产期。

4. 本次妊娠过程 孕早期有无阴道流血、腹痛、病毒感染及用药史。

5. 月经婚育史 月经周期延长者预产期需相应推迟；结婚年龄、是否近亲结婚；既往妊娠、分娩情况及分娩方式，有无流产、难产、死胎、死产及产后出血等病史；新生儿出生时情况。

6. 既往史及手术史 有无高血压、糖尿病、心脏病、肝脏和肾脏疾病、血液病、结核病等；有无食物药物过敏史；有无手术史。

7. 个人史 有无吸烟、饮酒、吸毒等不良嗜好；孕前体重及孕期增加体重。

8. 家族史 家族中有无妊娠合并症及并发症、双胎妊娠及其他遗传性疾病等。如有遗传病家族史，可在妊娠早期行绒毛活检，或在妊娠中期行羊水染色体核型分析。

> **考点提示**
>
> 预产期推算。

9. 丈夫健康情况 丈夫年龄、健康状况、有无遗传性疾病等。

（二）全身检查

观察孕妇发育、体态、营养及精神状态；测量身高，身材矮小（＜145 cm）者常伴有骨盆狭窄；测量体重，计算体重指数 $[BMI = 体重（kg）/身高^2（m^2）]$；测量血压，正常血压＜140/90 mmHg；注意心、肺有无异常；检查乳房发育情况、乳头大小及有无乳头凹陷；注意脊柱四肢有无畸形。行妇科检查了解生殖道有无异常。

（三）辅助检查

常规行尿常规、血常规、阴道分泌物检查，血型、肝功能和肾功能、空腹血糖、HBsAg 测定、梅毒血清抗体及 HIV 筛查、地中海贫血筛查、产科超声检查，必要时行心电图、宫颈细胞学、甲状腺功能等检查。

（四）健康教育

健康教育内容包括：①指导营养及生活方式；②慎用药物；③避免接触宠物及有毒、有害物质；④保持心情愉快；⑤改变不良生活方式，避免高强度工作、高噪音环境及家庭暴力；⑥补充叶酸至妊娠 3 个月，有条件者可继续服用含叶酸的复合维生素；⑦指导认识并预防流产。

三、妊娠中、晚期产前检查

（一）病史询问

询问前次产前检查后有无异常情况出现，如阴道流血或流液、头痛、眼花、心悸、气促、水肿、胎动异常等，并予以相应处理。

（二）全身检查

测量孕妇血压、体重。检查有无水肿，孕晚期每周体重增加超过 500 g 者应考虑隐性水肿。

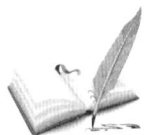

（三）产科检查

1. 腹部检查　孕妇排尿后仰卧于床上，头部稍垫高，双腿分开略屈曲，暴露腹部，放松腹肌，检查者站在孕妇右侧。

（1）视诊　注意腹部形状及大小。腹部过大、宫底过高者应考虑多胎妊娠、巨大儿、羊水过多可能；腹部过小、宫底过低者，应考虑胎儿生长受限、孕周推算错误等；腹部呈横椭圆形者应考虑肩先露可能；尖腹（多见于初产妇）或悬垂腹（多见于经产妇），应考虑骨盆狭窄可能。

（2）触诊　用手触及宫底，然后用软尺测量耻骨联合上缘中点到宫底的距离即子宫长度，测量绕脐一周的距离即腹围。用四步触诊法检查子宫大小、胎产式、胎先露、胎方位及胎先露是否衔接，前三步检查者面向孕妇，第四步检查者背向孕妇（图5-1）。

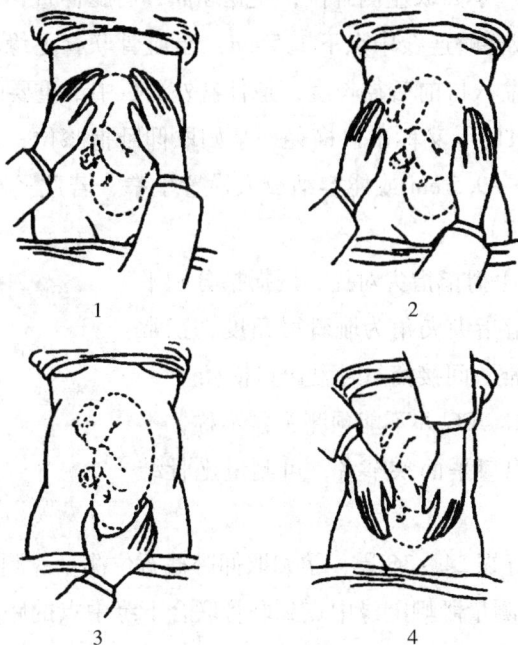

图5-1　腹部检查的四步触诊法

第一步　检查者双手置于宫底，手测宫高，估计胎儿大小与孕周是否相符。然后以两手指腹交替轻推，判断宫底部的胎儿部分，若为胎头则硬而圆、有浮球感，若为胎臀则软而宽、形态不规则，协助判断胎产式及胎先露。

第二步　检查者两手掌分别置于腹部两侧，交替按压。一手固定，一手轻轻深按检查。触及平坦饱满者为胎背，空虚、不规则、可变形、可活动者为胎儿肢体，协助判断胎方位。

第三步　检查者右手拇指与其余四指分开，置于耻骨联合上方握住胎先露部，进一步查清是胎头或胎臀，进一步判断胎先露。然后左右推动确定胎先露是否衔接，若能左右推动表示尚未衔接；若不能推动则已衔接。

> **考点提示**
>
> 四步触诊法。

第四步　检查者双手分别置于胎先露部的两侧，沿骨盆入口向下深按，进一步判断胎先露部，并确定胎先露部入盆程度。

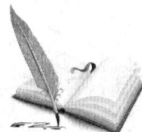

（3）听诊 胎心在靠近胎背上方的肩胛处听得最清楚。枕左前在脐左下方听诊；枕右前在脐右下方听诊；骶左前在脐左上方听诊；骶右前在脐右上方听诊；肩先露在靠近脐部下方听诊。胎先露下降，听诊部位下移。

2. 骨盆测量 分外测量和内测量两种。

（1）骨盆外测量 用骨盆测量器测量，间接判断骨盆大小及形状，常测径线如下。

1）髂棘间径（IS） 孕妇取伸腿仰卧位，测两髂前上棘外缘的距离，正常值为 23 ~ 26 cm。间接衡量骨盆入口横径。

2）髂嵴间径（IC） 孕妇取伸腿仰卧位，测两髂嵴外缘最宽的距离，正常值为 25 ~ 28 cm。间接衡量骨盆入口横径。

3）骶耻外径（EC） 孕妇取左侧卧位，左腿屈曲，右腿伸直，测第 5 腰椎棘突下（相当于米氏菱形窝的上角或髂嵴连线中点下 1.5 cm）至耻骨联合上缘中点的距离，正常值为 18 ~ 20 cm。间接衡量骨盆入口前后径长度，是骨盆外测量中最重要的径线。

4）坐骨结节间径（IT） 又称出口横径。孕妇取仰卧抱膝位，测两坐骨结节末端内侧缘的距离，正常值为 8.5 ~ 9.5 cm 或能容纳成人横置手拳，若此径小于 8 cm，应加测出口后矢状径。

5）耻骨弓角度 两手拇指指尖对拢，两拇指分别平放于耻骨降支上，两拇指指尖夹角为耻骨弓角度，正常值为 90°，小于 80° 为异常。间接衡量骨盆出口横径。

目前证据表明 IS、IC、EC 并不能预测头盆不称，不需要常规测量，但考虑出口平面狭窄者，可测量坐骨结节间径及耻骨弓角度。

（2）骨盆内测量 妊娠 24 ~ 36 周，孕妇取仰卧截石位测量。测量的径线如下。

1）对角径（DC） 测量骶岬上缘中点到耻骨联合下缘中点的距离。检查者一手示指和中指伸入阴道，将中指指尖触及骶岬上缘中点，示指上缘紧贴耻骨联合下缘，另一手示指标记此接触点，抽回手指后测量中指尖到此接触点的距离，正常值为 12.5 ~ 13 cm，此值减去 1.5 ~ 2 cm 为真结合径（骨盆入口前后径）的长度。

2）坐骨棘间径 测量两坐骨棘间的距离。检查者一手示指和中指于阴道内触及两侧坐骨棘，估计其间的距离，正常值为 10 cm。测量中骨盆平面横径。

3）坐骨切迹宽度 测量坐骨棘与骶骨下部间的距离，即骶棘韧带宽度。将阴道内的示指置于骶棘韧带上移动，正常能容纳 3 横指（5.5 ~ 6 cm），间接衡量中骨盆大小。

4）出口后矢状径 检查者右手示指戴手套伸入孕妇肛门，拇指置于孕妇体外骶尾部，两指共同找到骶骨尖端，测骶骨尖端至坐骨结节间径中点的距离，正常值为 8 ~ 9 cm。出口后矢状径与坐骨结节间径之和大于 15 cm，提示骨盆出口狭窄不明显。

3. 阴道检查 妊娠期可行，尤其在阴道流血及白带异常时应行阴道检查。分娩前行阴道检查，进行宫颈 Bishop 评分。

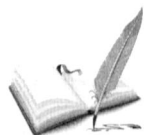

（四）辅助检查

血常规、尿常规、胎儿系统超声（20～24周）、75 g OGTT（25～28周）、产科超声（29～32周及37～41周）、NST（34W起）、血胆汁酸（32～34周，疑有妊娠期肝内胆汁淤积症者）、B族链球菌（GBS）（35～37周）等检查。

（五）健康教育

健康教育内容包括：①指导营养及生活方式；②自16周起指导补充钙铁；③自29周起指导胎动计数；④保持心情愉快；⑤讲解分娩相关知识；⑥宣传母乳喂养知识；⑦新生儿护理、疾病筛查、免疫接种宣教。

第二节　孕期指导及常见症状的处理

一、孕期指导

（一）活动与休息

保证睡眠，孕后期采用侧卧位，左侧为宜，妊娠28周后避免性生活。孕期可行步行、游泳、瑜伽、骑车、凯格尔运动等锻炼，不宜跳跃、登高、长途旅行等。

（二）营养指导

孕期应增加营养，但要避免营养过剩。多吃新鲜水果和蔬菜；孕4～6个月期间，孕妇进食蛋白质每日应增加15 g，孕7～9个月期间每日应增加25 g；孕中期后，每日进主食0.4～0.5 kg，保证糖的摄入；孕前3个月每日口服叶酸0.4 mg；孕4个月后开始补铁；孕16周起每日摄入钙1000 mg，孕晚期增至1500 mg。孕期应禁烟、酒。

（三）用药指导

孕妇需在医生指导下用药。美国食品和药物管理局将药物对胎儿的危害性等级分为A、B、C、D、X 5个级别，A级安全，B级相对安全，C级权衡利弊后慎用，D级不得已使用，X级是禁忌。囊胚着床至妊娠12周不宜用C、D、X级药物。

孕期常用药物对胎儿的影响见表5-1。

表5-1　孕期常用药物对胎儿的影响

药名	给药时期	不良影响
甲氨蝶呤	孕早期	无脑儿、脑积水、腭裂、流产
环磷酰胺	孕早期	四肢及鼻畸形、腭裂、耳缺如
己烯雌酚	孕期	女胎青春期患阴道腺病，男胎女性化、睾丸发育不全
雄激素	孕早期	女胎男性化
丙硫氧嘧啶	孕期	成骨迟缓、智能低下、甲状腺肿
肾上腺皮质激素	孕早期	腭裂、无脑儿、并指畸形、死胎、成骨迟缓
苯巴比妥	孕期	四肢畸形、肝、脑缺如
华法林	孕早期	小头畸形、大脑发育不良、先天性失明
链霉素	孕期	耳聋

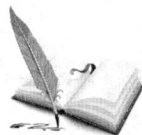

二、孕期常见症状及其处理

1. 消化系统症状 孕早期易出现恶心、晨起呕吐等早孕反应。应少食、多餐，忌油腻的食物。必要时给予维生素 B$_6$。若为妊娠剧吐，应住院治疗。

2. 痔 孕妇应多食蔬菜，少食辛辣食物，必要时温水坐浴或服用缓泻剂。

3. 便秘 孕妇应多饮水，食易消化食物，多食新鲜蔬菜和水果，适当运动，必要时口服缓泻剂缓解便秘。

4. 腰背痛 休息时可于腰背部垫枕头，必要时应卧床休息、局部热敷及服止痛药物。无改善者应查明原因，对因治疗。

5. 贫血 缺铁性贫血最常见，应自妊娠 4~5 个月开始补充铁剂。

6. 下肢肌肉痉挛 是缺钙的表现，应及时补钙。

7. 下肢静脉曲张 孕晚期应避免长久站立，可穿弹力袜，睡眠时应适当垫高下肢。

8. 下肢水肿 妊娠后期睡眠取侧卧位，左侧为宜，下肢垫高 15°。若休息后不消退，应考虑到妊娠期高血压疾病、妊娠合并肾脏疾病等。

9. 仰卧位低血压 指孕妇孕后期子宫增大压迫下腔静脉，使回心血量及心排出量减少，出现头晕、恶心、呕吐、胸闷、面色苍白、出冷汗、心跳加快等低血压表现。妊娠末期应取侧卧位，左侧为宜，血压可迅即恢复正常。

10. 假丝酵母菌性阴道病 可于阴道内放置克霉唑栓剂。

> **考点提示**
>
> 仰卧位低血压定义。

第三节　高危妊娠的监护

> **案例导入**
>
> 患者，女，23 岁，停经 39 周规律下腹痛 1 小时入院。宫缩 4~5 分钟一次，持续 20~30 秒。入院行胎心监护示：基线 160~165 bpm，基线变异 <5 bpm，伴持续性晚期减速。行人工破膜见羊水Ⅱ度粪染。既往 G$_2$P$_0$。
>
> **问题：**
>
> 1. 该患者目前考虑的诊断是什么？
>
> 2. 诊断依据是什么？
>
> 3. 目前首选的处理是什么？

对孕产妇、胎儿或新生儿有较高危险性，可能导致难产或危及母婴者，称高危妊娠。高危因素包括：①年龄 <18 岁或大于 35 岁；②有异常孕产史；③各种妊娠并发症；④各种妊娠合并症；⑤可能发生分娩异常；⑥胎盘功能不全或脐带异常；⑦孕期接触大量放射线、化学毒物或服用对胎儿有害的药物；⑧盆腔肿瘤或曾有妇科手术史；⑨多年不孕经治疗受孕。具有高危妊娠因素的孕妇，称为高危孕妇。合并严重并发症孕妇应于妊娠 26~28 周开始监护，高危孕妇应于妊娠 32~34 周开始评估胎儿健康状况。

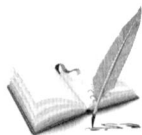

一、胎儿宫内情况的监护

包括高危儿的确定和胎儿宫内情况的监护。

（一）确定高危儿

高危儿包括：①孕龄＜37周或大于42周；②大于孕龄儿；③出生体重＜2500 g；④出生后1分钟Apgar评分＜4分；⑤产时感染；⑥手术产儿；⑦高危产妇的新生儿；⑧新生儿的兄姐于新生儿期死亡。

（二）胎儿宫内情况的监护

1. 妊娠早期 妇科检查确定子宫大小与孕周是否相符；B型超声检查最早于妊娠第5周见到妊娠囊，6周可见胎心搏动；超声多普勒法最早于妊娠第12周能探测到胎心音。

2. 妊娠中期 测量宫高与腹围判断胎儿大小；B型超声检查测胎头双顶径值估计胎儿大小；胎心监测。

3. 妊娠晚期

（1）定期产前检查 包括测量宫高和腹围、胎心监测、胎动计数、B型超声检查。

（2）胎动计数 是评价胎儿宫内情况最简便有效的方法之一。若胎动计数＜10次/2小时或减少50%提示胎儿可能缺氧。

（3）羊膜镜检查 正常羊水呈透明、乳白色或淡青色，漂浮胎发、胎脂。胎儿缺氧时可呈黄色、黄绿色，甚至深绿色。

（4）B型超声检查 观察胎儿数目、胎儿大小、胎动情况、胎位、胎盘位置、胎盘成熟度及羊水情况；筛查胎儿畸形。

（5）胎儿电子监护 连续观察并记录胎心率（FHR）的动态变化，了解胎心与胎动、宫缩之间的关系，评估胎儿宫内安危情况。一般于妊娠32~34周起开始行胎儿电子监护（EFM）。

1）监测胎心率

①胎心率基线 指无胎动、无宫缩情况下，10分钟以上的胎心率平均值。包括每分钟心搏次数（bpm）和FHR变异。正常FHR为110~160 bpm；FHR＞160 bpm或小于110 bpm，历时10分钟，称为心动过速或心动过缓。FHR变异指胎心率基线摆动，包括胎心率的摆动幅度及摆动频率。摆动幅度指胎心率上下摆动波的高度，正常为6~25 bpm；摆动频率指1分钟内波动的次数，正常不低于6次。基线摆动提示胎儿有一定的储备能力，是胎儿健康的表现，FHR基线变平提示胎儿储备能力丧失。

②胎心率一过性变化 受胎动、宫缩、声响及触诊等影响，胎心率发生暂时性加快或减慢，随后又恢复到基线水平，称为胎心率一过性变化，是判断胎儿安危的重要指标。胎心率加速指妊娠32周后宫缩时胎心率基线暂时增加15 bpm以上，持续时间＞15秒，但不超过2分钟，是胎儿良好的表现。若持续时间≥10分钟，考虑胎心率基线变化。胎心率减速指宫缩时出现暂时性胎心率减慢。减速包括a. 早期减速（ED）：FHR曲线下降同时宫缩曲线上升，FHR曲线最低点与宫缩曲线高峰一致，下降幅度＜50 bpm，持续时间短，恢复快，为宫缩时胎头受压引起，一般发生于第一产程后期。b. 晚期减速（LD）：多于宫缩极期后开始出现FHR减速，下降幅度＜50 bpm，持续时间长，恢复慢，提示胎盘功能不良、

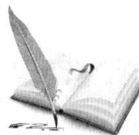

胎儿缺氧。c. 变异减速（VD）：胎心率减速与宫缩无固定关系，下降幅度大（>70 bpm），下降迅速，持续时间长短不一，恢复快，一般为宫缩时脐带受压兴奋迷走神经所致。d. 延长减速：下降幅度≥15 bpm，持续时间≥2 分钟，但小于 10 分钟。若持续时间≥10 分钟考虑胎心率基线变化。e. 反复性减速：20 分钟内≥50% 的宫缩出现减速。f. 间歇性减速：20 分钟内 <50% 的宫缩出现减速。g. 正弦波形：基线似正弦波，频率 3~5 bpm，持续时间不低于 20 分钟。

2）预测胎儿宫内储备能力

①无应激试验（NST） 无宫缩及外界负荷刺激下，连续监护 20 分钟，观察并记录胎动及胎动后胎心率的加速，了解胎儿宫内储备能力。结果分为正常、不典型及异常（表 5-2）。

②缩宫素激惹试验（OCT） 又称宫缩应激试验（CST），了解宫缩时胎盘对一过性缺氧的负荷变化从而了解胎儿储备能力。结果分为 I 类、II 类、III 类（表 5-3）。

> **考点提示**
>
> 胎儿电子监护正常及异常情况。

表 5-2 NST 的评估及处理（SOGC 指南，2007 年）

参数	正常	不典型	异常
基线	110~160 bpm	100~110 bpm >160 bpm；<30 分钟 基线上升	<100 bpm >160 bpm；>30 分钟 基线不确定
变异	6~25 bpm	≤5 bpm	≤5 bpm ≥25 bpm；>10 分钟 正弦波
减速	无，或偶发变异减速 （<30 秒）	变异减速持续 30~60 秒	变异减速持续≥60 秒 晚期减速
加速	≥2 次/20 分钟， >15 bpm，持续 15 秒	<2 次/20 分钟， >15 bpm，持续 15 秒	<1 次/20 分钟， >15 bpm，持续 15 秒
处理	观察或进一步评估	复查 NST	全面评估胎儿 生物物理评分 及时终止妊娠

表 5-3 OCT/CST 评估及处理

分类	表现	处理
I 类	胎心率基线 110~160 bpm 基线变异 6~25 bpm 无晚期减速及变异减速 有或无早期减速、加速	常规监护
II 类	除 I 类、III 类以外的情况	综合考虑 持续胎心监护 采用其他方法评估是否缺氧
III 类	1. 基线无变异且存在下列之一 1）复发性晚期减速 2）复发性变异减速 3）胎心率基线 <110 bpm 2. 正弦波型	立即采取措施纠正胎儿缺氧 无效者紧急终止妊娠

（6）胎儿生物物理监测 采用 Manning 评分法（表 5-4）评估。满分为 10 分，10~8

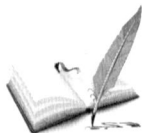

分提示无急慢性缺氧，8～6 分提示可能有急或慢性缺氧，6～4 分提示有急或慢性缺氧，4～2 分提示有急性缺氧伴慢性缺氧，0 分提示有急慢性缺氧。因 Manning 评分法评价胎儿宫内情况较费时，且受多种主观因素影响，故临床现已应用较少。

表 5 - 4　Manning 评分法

指标	2分	0分
无应激试验（20 分钟）	>2 次胎动伴胎心加速≥15 bpm，持续≥15 秒	<2 次胎动，胎心加速 <15 bpm，持续 <15 秒
胎儿呼吸运动（30 分钟）	>1 次，持续≥30 秒	无或持续 <30 秒
胎动（30 分钟）	≥3 次躯干和肢体活动（连续出现计 1 次）	<2 次躯干和肢体活动；无活动肢体完全伸展
肌张力	≥1 次躯干和肢体伸展复屈，手指摊开合拢	无活动；肢体完全伸展；伸展缓慢，部分复屈
羊水量	羊水暗区垂直直径≥2 cm	无或最大暗区垂直直径 <2 cm

（7）彩色多普勒超声血流监测　此监测可对妊娠进展及结局、胎儿宫内情况做出客观评价，为临床选择合适的终止妊娠的时机提供有力证据。常用指标包括脐动脉和胎儿大脑中动脉的收缩期最大血流速度/舒张末期血流速度（S/D）、搏动指数（PI）、阻力指数（RI）、脐静脉和静脉导管的血流波形等。脐动脉 S/D 值、RI 值、PI 值升高，提示胎儿缺氧。脐动脉舒张末期血流消失或倒置，提示胎儿严重缺氧。大脑中动脉 S/D 值降低预示胎儿缺氧。脐静脉搏动和静脉导管的血流 a 波反向，提示胎儿处于濒死状态。

二、胎儿成熟度检查

（一）核实孕周并估计胎儿体重

通过末次月经日期、早孕反应、胎动时间、B 型超声检查等核实胎龄；通过测量子宫长度及腹围、B 型超声测量胎儿径线等估计体重，胎儿体重（g）＝宫高（cm）×腹围（cm）＋200。

（二）羊水检测胎儿肺成熟度

1. 羊水卵磷脂/鞘磷脂（L/S）　L/S＞2，提示胎儿肺成熟。通常妊娠满 34 周胎儿肺基本发育成熟。

2. 磷脂酰甘油（PG）　阳性，提示胎肺儿成熟。

考点提示

了解胎儿肺成熟度首选的检查。

三、产前筛查

（一）产前筛查的目的及要求

产前筛查指采用简便、可行且无创的方法，对唐氏综合征、神经管畸形等常见遗传性疾病及先天畸形进行筛查，检出高风险人群并对其进行产前诊断的方法，是预防出生缺陷的重要步骤。产前筛查不能确诊，其阳性结果提示高风险，需行产前诊断进一步确诊；阴性结果提示风险无增加，并非正常。

产前筛查方案要求：①被筛查疾病在人群中发病率高、病情严重并具有确诊方法；②筛查方法无创、简便且价格便宜；③统一筛查方法；④被筛查者知情选择；⑤为被筛查

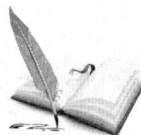

者提供相关医学信息和咨询服务。

产前筛查前应搜集孕妇相关病史，包括年龄、孕周、体重、民族/种族、是否吸烟、月经史、既往史、婚育史、家族史、本次是否双胎或多胎、是否为体外受精 – 胚胎移植（IVF – ET）等。

（二）产前筛查常用方法

1. B 型超声测胎儿颈部透明带（NT）厚度　于妊娠 $11 \sim 13^{+6}$ 周筛查，NT $\geqslant 2.5$ mm 为异常，唐氏综合征检出率为 44%。检查者需要经过专门培训，测量时宜多次测量降低假阳性率。

2. 胎儿非整倍体母体血清学筛查（唐氏综合征筛查）

（1）妊娠早期筛查　于孕 $10 \sim 13^{+6}$ 周筛查，常用检查指标有 β – HCG 和妊娠相关蛋白 A（PAPP – A），与 NT 结果联合筛查，唐氏综合征检出率为 85% $\sim$ 90%。如为阳性结果，孕妇有更长时间进行进一步确诊和处理。

（2）妊娠中期筛查　于孕 $15 \sim 20$ 周筛查。通常采用三联法，即甲胎蛋白（AFP）、HCG 和游离雌三醇（uE_3）。唐氏综合征患儿 AFP 降低、HCG 升高、uE_3 降低，根据三者的变化，结合孕妇年龄、孕龄等情况，计算出唐氏综合征风险度。当风险阈值设定为 35 岁孕妇的风险度（妊娠中期为 1∶280）时，阳性率约 5%，能检出 60% $\sim$ 75% 的唐氏综合征和部分其他非整倍体染色体畸形。血清 AFP 升高还可作为神经管畸形的筛查指标。

3. 无创产前检查（NIPT）　于孕 $12 \sim 22^{+6}$ 周筛查。采用孕妇血浆中胎儿来源游离 DNA（cfDNA）进行二代测序，通过生物信息学分析，用于产前胎儿非整倍体风险评估。主要筛查胎儿 13、18、21 染色体非整倍体异常。不适用于以下人群：超声发现胎儿结构异常；家族史明确需要其他筛查或诊断；考虑有胎儿神经管畸形或腹壁缺损风险者。

4. 胎儿系统超声　一般于孕 $20 \sim 24$ 周，通过超声对胎儿各器官进行系统筛查。可发现严重无脑儿、脑膨出、开放性脊柱裂、胸腹壁缺损合并内脏外翻、单腔心、致死性软骨发育不良等疾病。

5. 胎儿超声心动图　一般于孕 $20 \sim 24$ 周对胎儿心脏结构行超声检查均可发现大部分严重的先天性心脏畸形。但部分心脏血流异常者无法识别。因此，对疑有心脏血流异常的高危胎儿在妊娠 $20 \sim 22$ 周常规行心脏超声心动图检查后，应于妊娠晚期复查。

四、产前诊断

（一）产前诊断的目的及适应证

1. 目的　产前诊断是指在胎儿出生前应用各种先进方法了解胎儿情况，对先天性或遗传性疾病进行诊断。

2. 适应证　孕妇预产期年龄 $\geqslant 35$ 岁；生育过染色体异常儿者；夫妇一方有染色体结构异常者；18 – 三体综合征或 21 – 三体综合征产前筛查高风险者；生育过先天性严重畸形儿或先天性代谢疾病儿者；孕早期接触过化学毒物、放射性物质，或严重病毒感染者；性连锁隐性遗传病基因携带者行胎儿性别预测；有遗传病家族史或近亲婚配者；原因不明的流产、畸胎、死产或有新生儿死亡史者；本次妊娠有羊水量、FGR 等异常疑为畸胎者。

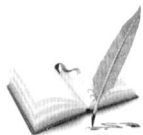

（二）产前诊断常用方法

1. 介入性产前诊断 主要行染色体核型分析。

（1）绒毛穿刺取样 一般于妊娠 $10 \sim 13^{+6}$ 周进行。可经腹或经宫颈穿刺取样。该法可避免母体细胞污染，但染色体形态差、分裂指数低、可出现滋养细胞层细胞核型与胎儿细胞核型不符现象，临床应用受限。

（2）羊膜腔穿刺 一般在妊娠 $16 \sim 22^{+6}$ 周进行。在超声引导下行羊膜腔穿刺，虽有出血、羊水泄漏、流产、宫内感染等风险，但发生率低，目前临床应用较广泛。

（3）经皮脐血管穿刺 一般于妊娠 18 周后进行。该法可快速行染色体核型分析。特别适用于：①胎儿血液系统疾病的产前诊断；②同时对胎儿各种贫血进行宫内输血治疗。

（4）胎儿镜检查 使用胎儿镜经腹进入羊膜腔，观察胎儿形体、采集脐血或取胎儿组织活检，还可对胎儿行宫内治疗。目前临床应用尚未普及。

2. 胎儿超声检查 可发现许多严重结构畸形及细微变化。妊娠早期可诊断脊柱裂、全前脑、右位心、连体双胎等；妊娠晚期可诊断脑积水、肾盂积水、多囊肾等；小型脐膨出、脑膨出等可在妊娠早期出现，随访时消失。若超声检查发现染色体疾病相关的结构畸形建议行胎儿染色体核型分析。

3. 胎儿磁共振成像 更容易观察一些复杂畸形。适用于胎儿超声检查诊断不明者。

4. 其他 利用 DNA 分子杂交、限制性内切酶、荧光定量 PCR、荧光原位杂交等技术，检测胎儿相关基因，诊断胎儿基因疾病；检测羊水、羊水细胞、绒毛细胞或血液的相关蛋白质、酶和代谢产物，诊断胎儿神经管缺陷、先天性代谢疾病等。

本章小结

预产期根据 LMP 推算。首次产前检查应从确诊早孕开始，不同孕周产前检查时间及内容不同。四步触诊、胎心听诊是产前检查的主要内容。妊娠末期应行骨盆测量，骶耻外径及出口横径是骨盆外测量重要的径线。孕期营养指导有利于母儿健康。孕中期应开始补充钙和铁。孕期除常见消化道症状外，还可发生仰卧位低血压，孕晚期应取侧卧位。胎儿电子监护主要监测胎心及胎动与胎心、宫缩与胎心的关系，评估胎儿宫内情况。NST 与 OCT/CST 均可了解胎儿宫内储备能力。胎儿生物物理监测可了解胎儿宫内缺氧及酸中毒情况。胎盘功能检查可间接了解胎儿宫内情况。产前筛查及产前诊断分别对胎儿可能存在的先天性或遗传性疾病进行筛查及诊断。

目标检测

一、选择题

【A1 型题】

1. 首次产前检查时间为

    A. 确定妊娠时   B. 妊娠 16 周

扫码"练一练"

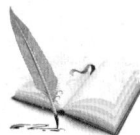

C. 妊娠 20 周 D. 妊娠 24 周

E. 妊娠 28 周

2. LMP 为 2018 年 6 月 10 日，预产期应为次年的

A. 3 月 16 日 B. 3 月 17 日

C. 3 月 18 日 D. 3 月 7 日

E. 3 月 27 日

3. 骨盆外测量的径线不包括

A. 骶耻外径 B. 髂棘间径

C. 耻骨弓角度 D. 坐骨结节间径

E. 坐骨棘间径

4. 下列关于骨盆外测量的说法中，错误的是

A. 髂棘间径 23 ~ 26 cm B. 髂嵴间径 25 ~ 28 cm

C. 骶耻外径 15 ~ 18 cm D. 坐骨结节间径 8.5 ~ 9.5 cm

E. 耻骨弓角 90°

5. 下列关于胎心音听诊部位的说法，错误的是

A. 枕左前位，母腹脐下左侧 B. 枕右前位，母腹脐下右侧

C. 骶左前位，母腹脐下左侧 D. 骶右前位，母腹脐上右侧

E. 肩先露，母腹脐周围

6. 正常孕妇妊娠晚期体重增加，每周不应超过

A. 0.4 kg B. 0.5 kg

C. 0.6 kg D. 1.0 kg

E. 1.25 kg

7. 妊娠晚期孕妇自我监护最简便的方法是

A. 胎心音计数 B. 胎动计数

C. B 型超声检查 D. NST

E. 测量宫高、腹围

8. 测量骶耻外径的后据点是

A. 第 5 腰椎棘突下 B. 腰骶部菱形窝的菱形下角

C. 腰骶部菱形窝的中央 D. 髂后上棘连线中点下 2 ~ 2.5 cm

E. 尾骨

9. 下列关于四步触诊说法，错误的是

A. 前三步检查时，检查者均面向孕妇头部

B. 第一步主要检查宫底为胎头或胎臀

C. 第二步触诊主要检查胎背四肢在何侧

D. 第三步主要检查先露大小

E. 第四步主要了解先露部入盆程度

10. 下列关于孕妇孕期保健措施中，不妥的是

A. 孕 3 个月内慎用治疗早孕反应的药

B. 孕 12 周前避免性交

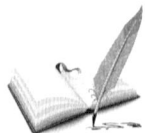

C. 每晚睡眠 8 小时，午休 1～2 小时

D. 睡眠时应多取仰卧位

E. 孕 24 周起每日用手轻捏乳头数分钟

11. 胎头于临产后迟迟不入盆，骨盆测量径线最有价值的是

　　A. 髂棘间径　　　　　　　　　　B. 髂嵴间径

　　C. 骶耻外径　　　　　　　　　　D. 坐骨棘间径

　　E. 对角径

12. 足月妊娠时的胎心率正常值应是每分钟

　　A. 90～130 次　　　　　　　　　B. 100～140 次

　　C. 110～150 次　　　　　　　　　D. 110～160 次

　　E. 130～170 次

13. 关于胎儿电子监测，下列说法错误的是

　　A. 胎心率基线为 136 次/分是正常的

　　B. 胎心率基线为 156 次/分是心动过速

　　C. 胎心率基线为 115 次/分是心动过缓

　　D. 基线变异振幅 20 次/分是正常的

　　E. 基线变异频率 10 次/分是正常的

14. 关于胎儿监护，下列说法正确的是

　　A. NST 试验是在临产后进行的

　　B. OCT 试验是在无宫缩时进行的

　　C. NST 试验的 20 分钟内应有 1 次胎动

　　D. 胎动后胎心加速指 FHR 增加 >15 次/分，持续 15 秒

　　E. NST 试验中发现基线变异振幅为 8 次/分，则肯定存在胎儿窘迫

15. 与胎儿胎盘功能关系密切的激素是

　　A. 胎盘生乳素　　　　　　　　　B. 黄体酮

　　C. 雌酮　　　　　　　　　　　　D. 雌二醇

　　E. 雌三醇

16. 我国现阶段采用的围生期定义为

　　A. 从胚胎形成至产后 1 周　　　　B. 从妊娠满 20 周至产后 4 周

　　C. 从妊娠满 24 周至产后 1 周　　D. 从妊娠满 28 周至产后 1 周

　　E. 从妊娠满 28 周至产后 4 周

17. 检查羊水，提示胎儿肺成熟的是

　　A. 卵磷脂/鞘磷脂比值为 2.3　　　B. 淀粉酶值为 500 U/L

　　C. 胆红素类物质值为 0.01　　　　D. 含脂肪细胞出现率为 23%

　　E. 肌酐值为 2.3 mg

18. 疑有脐带受压或脐带绕颈，胎儿电子监护时可能出现

　　A. 早期减速　　　　　　　　　　B. 晚期减速

　　C. 变异减速　　　　　　　　　　D. 基线胎心率有变异

　　E. 周期性胎心率加速

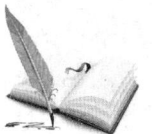

【A2 型题】

19. 患者，女，初孕妇，孕 35 周。四步触诊结果：于子宫底部触到胎头，在耻骨联合上方触到胎臀，胎背位于母体腹部右前方，胎心音于脐上右侧听到。该孕妇胎方位为

    A. 骶左前   B. 骶右前

    C. 骶左后   D. 骶右后

    E. 骶左横

20. 患者，女，24 岁，G_1P_0，末次月经记不清。产科检查：宫高 34 cm（宫底于剑突下 2 横指），胎头入盆，胎心位于脐右下方。其孕周可能是

    A. 孕 20 周   B. 孕 24 周

    C. 孕 28 周   D. 孕 34 周

    E. 孕 40 周

21. 患者，女，25 岁，初孕妇，停经 18 周，不觉胎动。产科检查。宫高在脐耻之间，胎方位及胎心不清。监测宫内胎儿情况首选的方法是

    A. 腹部 X 线摄片   B. 多普勒超声检查

    C. B 型超声检查   D. 胎儿心电图检查

    E. 测定羊水甲胎蛋白值

二、简答题

1. 如何推算预产期？

2. 妊娠期常见症状有哪些？

（张　琴）

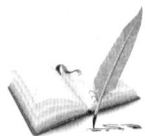

第六章 妊娠时限异常

第一节 自然流产

扫码"学一学"

案例导入

患者，女，30岁。因"停经50天，阴道流血2天加重伴下腹痛4小时"就诊。患者停经50天，2天前无诱因阴道少量流血，量少于平时月经量，无腹痛，未就医。4小时前突然阴道流血增多，远远超过平时月经量，自述有"绒毛样物质"排出，伴下腹阵发性隐痛、肛门坠胀，无腹泻、尿频、尿急、尿痛，急诊入院，途中晕厥一次。既往月经规则，孕2产1。

全身检查：T 36.8℃，P 112次/分，BP 85/50 mmHg，急性病容，贫血貌，心率112次/分，腹平软，无压痛、反跳痛。

妇科检查：外阴大量血迹，阴道通畅，内见多量的血液及血块，宫颈着色，光滑，大小正常，宫口松，有组织物堵塞宫口，宫体前位，如孕1个月大小，质软，活动，无压痛，双附件（－）。

实验室检查：血常规 WBC 7.2×10^9/L，N 73%，HGB 85 g/L。

问题：

1. 该患者的初步诊断是什么？

2. 其诊断依据是什么？

3. 应注意的鉴别诊断是什么？

4. 应注意的进一步检查是什么？

5. 处理原则是什么？

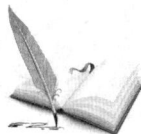

一、概述

妊娠不足 28 周、胎儿体重不足 1000 g 而终止者，称为流产。发生在妊娠 12 周前者，称为早期流产，较多见；发生在妊娠 12 周后但不足 28 周者，称为晚期流产。流产还分为自然流产与人工流产。自然流产占妊娠总数的 10% ～15%，其中 80% 以上是早期流产。

> **考点提示**
>
> 流产的定义。

二、病因及病理

（一）病因

1. 胚胎因素 早期流产最常见的原因是染色体异常，包括染色体数目及结构异常。遗传、药物、感染等因素可引起胚胎染色体异常。少数可能娩出畸形儿，或伴代谢及功能缺陷儿。

2. 母体因素

（1）全身性疾病 孕妇出现严重细菌或病毒感染、高热、贫血、心衰、慢性肾炎、高血压等。

（2）生殖器官异常 子宫肿瘤（如黏膜下肌瘤）、子宫畸形、宫颈异常（如宫颈内口闭锁不全、重度裂伤等）、宫腔粘连等。宫颈内口闭锁不全是致晚期流产母体的主要因素。

（3）内分泌异常 如黄体功能不全、严重糖尿病血糖未能控制、甲状腺功能减退等。黄体功能不全是致早期流产母体的主要因素。

> **考点提示**
>
> 早期流产与晚期流产主要的母体因素。

（4）其他 直接撞击腹部、妊娠期手术、性交过频、过度紧张以及孕妇过量吸烟、酗酒、吸毒等。

3. 免疫功能异常 胚胎与胎儿属于母体同种异体移植物，若孕妇于孕期内对胎儿免疫耐受降低可致流产。自身免疫功能异常包括抗磷脂抗体、抗核抗体、抗 DNA 抗体、抗精子抗体、抗甲状腺抗体等阳性；同种免疫功能异常包括 NK 细胞数量及活性升高、封闭抗体缺乏、Th1/Th2 细胞因子异常等。

4. 环境因素 如过多接触放射线、铅、砷、苯、甲醛等物质。

5. 父亲因素 精子染色体异常。

（二）病理及转归

孕 8 周前，胎盘绒毛发育不成熟，易与底蜕膜分离，多为完全流产，出血不多；孕 8 ～12 周，胎盘绒毛发育茂盛，不易与底蜕膜分离，多为不全流产，出血量较多；孕 12 周后，胎盘已完全形成，流产似正常分娩。

三、临床表现

自然流产主要表现为停经后阴道流血与腹痛。

（一）按自然流产发展的不同阶段分类

1. 先兆流产 指出现流产先兆。表现为停经后出现少量阴道流血，无妊娠物排出，通常无腹痛，偶有轻微阵发性下腹痛或腰背痛。妇科检查：宫口未开，子宫大小与孕周相符，

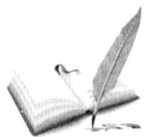

胎膜未破。经休息与治疗后症状消失者可继续妊娠；症状加剧者可发展为难免流产。

2. 难免流产 指流产不可避免。表现为阴道流血量增多，下腹痛加剧，或胎膜破裂。妇科检查：宫口扩张，子宫大小与孕周相符或略小，无妊娠物排出，有时可见胚胎组织堵塞宫口。

3. 不全流产 指难免流产继续发展，部分妊娠物排出宫腔，部分残留于宫腔或嵌顿子宫口。因组织物残留影响宫缩导致出血量多，甚至发生失血性休克，易并发感染。妇科检查：宫口扩张，子宫小于孕周，宫口有妊娠物堵塞。

4. 完全流产 指妊娠物完全排出。表现为阴道流血逐渐停止，腹痛逐渐消失。妇科检查：宫口关闭，子宫近正常大小。

自然流产的发展过程如下。

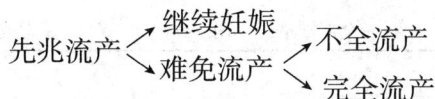

先兆流产 → 继续妊娠 / 难免流产 → 不全流产 / 完全流产

（二）特殊类型的流产

1. 稽留流产（过期流产） 指胚胎或胎儿死亡后滞留于宫腔内未及时排出。典型表现为早孕反应消失，有或无先兆流产表现，胎动消失；妇科检查：宫口关闭，子宫小于孕周、质地不软，胎心消失。稽留时间超过 5 周者可能发生凝血功能障碍，导致弥散性血管内凝血（DIC），造成大出血。

2. 复发性流产 指与同一性伴侣连续自然流产≥3 次。连续自然流产≥2 次者应予以评估。复发性流产往往是同一个病因所致，故每次流产多发生于同一妊娠月份。早期流产常见病因包括染色体异常、黄体功能不全、甲状腺功能异常、免疫功能异常等，晚期流产常见病因包括宫颈机能不全、子宫畸形、感染、血栓前状态等。

3. 流产合并感染 流产过程中，若宫腔内有组织物残留、阴道流血时间较长、非法堕胎等，可能引起宫腔感染，多为需氧菌与厌氧菌混合感染，严重者可扩展至盆腔、腹腔甚至全身，并发盆腔炎、腹膜炎、败血症甚至感染性休克。患者典型表现有发热、下腹痛、白带恶臭味、下腹压痛、宫颈举痛等。

四、诊断及鉴别诊断

（一）诊断

结合病史及临床表现多能确诊，仅少数需行辅助检查确诊。

1. 病史 既往孕产史，母亲身体情况，孕期有无毒物、射线等接触史等。

2. 典型表现 停经后阴道流血、腹痛，可伴贫血、休克、感染等，妇科检查宫口扩张情况、有无妊娠物堵塞宫口、子宫大小、有无压痛、附件区有无压痛等。

3. 辅助检查

（1）B 型超声检查 观察孕囊、胎心搏动及胎动，协助确诊妊娠及判断流产类型。阴道 B 超提示宫颈长度≤2.5 cm，宫颈内口扩张呈 Y 形 V 形或 U 形，考虑宫颈机能不全。

（2）妊娠试验 可诊断妊娠并协助鉴别流产类型。

考点提示
1. 各种类型流产的典型表现。
2. 诊断流产常用的辅助检查。
3. 各种类型流产的鉴别诊断。

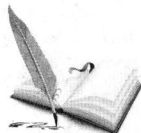

（3）测定血黄体酮水平　协助判断先兆流产预后。

（二）鉴别诊断

先鉴别流产的类型（表6－1）。早期自然流产还应与异位妊娠、葡萄胎、子宫肌瘤、功血等相鉴别。

表6－1　各种类型的流产鉴别

类型	病史			妇科检查		辅助检查	
	出血量	下腹痛	组织排出	宫颈口	子宫大小	β－HCG	B超
先兆流产	少	无或轻	无	闭	与孕周相符	+	胎心搏动
难免流产	中至多	加剧	无	扩张	相符或略小	+／－	无胎心搏动
不全流产	少至多	减轻	部分排出	扩张或有物堵塞	小于孕周	－	组织物残留
完全流产	少至无	无	全部排出	闭	正常或略大	－	无胚胎组织

五、处理措施

（一）不同类型流产的处理

1. 先兆流产　处理原则为保胎治疗。孕妇应卧床休息，禁性生活，必要时镇静。黄体功能不全者给予黄体酮20 mg，肌内注射，每日1次；甲状腺功能减退者给予小剂量甲状腺片口服。观察阴道流血及腹痛情况，定期监测血β－HCG和黄体酮水平，并行B超检查了解保胎效果。

2. 难免流产　处理原则为确诊后尽早使妊娠物完全排出，并预防感染。早期流产应及时行刮宫术，刮出物应送病理检查，必要时行胚胎或胎儿染色体核型分析；晚期流产可给予缩宫素10～20 U加于5%葡萄糖注射液500 ml中，静脉滴注，加强宫缩，妊娠物娩出后检查是否完整，必要时刮宫以清除宫腔内残留物。同时给予抗生素预防感染。

3. 不全流产　确诊后应尽快行刮宫术或钳刮术清宫。阴道大量出血伴休克者，应同时补液、输血，并予以抗生素预防感染。

4. 完全流产　无感染征象者无须特殊处理。

5. 稽留流产　及时清宫。处理前应检查凝血功能，并做好输血准备。若凝血功能正常，先口服炔雌醇5天或肌内注射苯甲酸雌二醇3天，提高子宫肌对缩宫素的敏感性。子宫大小＜12孕周者，可行刮宫术，术中动作轻柔，避免子宫穿孔，给予缩宫素预防出血，一次不能刮净者，5～7天后再次刮宫，术中肌内注射缩宫素；子宫大小＞12孕周者，应静脉滴注缩宫素或使用米非司酮配伍米索前列醇，促使妊娠物排出。若出现凝血功能障碍，应尽早使用肝素、纤维蛋白原并输鲜血、新鲜冰冻血浆等，改善凝血功能后再行刮宫术。

6. 复发性流产　对因处理。染色体异常夫妇应行孕前遗传咨询确定是否可以妊娠，妊娠后应行产前诊断；黄体功能不全或原因不明流产者妊娠后，应行保胎治疗至妊娠12周或超过以往发生流产的孕周；宫颈内口闭锁不全者应于妊娠前行宫颈内口修补术，或于孕12～14周行宫颈内口环扎术，术后定期随诊，待分娩发动前拆线；抗磷脂抗体阳性者可予以小剂量阿司匹林和（或）低分子肝素治疗。

考点提示

不同类型流产的治疗原则。

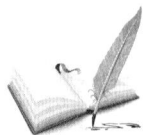

7. 流产合并感染　处理原则为控制感染的同时尽快

清宫。若阴道流血不多，先控制感染再行刮宫；若阴道流血量多，抗感染及输血的同时先用一卵圆钳将宫腔内残留的大块组织夹出后，继续抗感染，待感染控制后再行彻底刮宫；若已并发感染性休克者，应先行抗休克治疗，病情稳定后再行彻底刮宫；若严重感染或形成盆腔脓肿，应行手术引流，必要时切除子宫。

（二）转诊

不全流产伴失血性休克者，若需要输血，应在输液条件下陪同患者及时转诊至有条件的医院。稽留流产导致 DIC 者，应转诊至有条件的医院。流产合并严重感染、感染性休克或有盆腔脓肿者应，及时转诊。复发性流产者，应建议其到有条件的医院进行系统检查，明确病因。

（三）预防

患急性传染病者，需治愈后一段时间后考虑妊娠。慢性病患者应治疗到病情稳定并经专科医生认可后妊娠。有流产史的夫妇应及时到医院检查，查清导致流产的原因并积极治疗，治愈后再妊娠。孕期特别是孕早期应避免接触有害物质，如苯、汞、放射线等，避免病毒及细菌感染，患病者应在医生指导下用药。孕早期应注意饮食卫生，避免过度劳累、紧张，避免性生活。

第二节　早　产

> 🖝 **案例导入**
>
> 患者，女，30 岁，G_1P_0。因"停经 30^{+3} 周，出现阵痛 2 小时"入院。患者停经 30^{+3} 周，2 小时前无诱因出现阵痛，5 ~ 6 分钟一次，持续 20 ~ 30 秒，无阴道流血流液，孕期无异常情况。
>
> 全身体检：T 37℃，P 80 次/分，BP 110/80 mmHg，腹平软，无压痛。
>
> 妇科及产科检查：外阴及阴道未见异常，宫颈着色，光滑，宫颈管消失，宫口开大 2 cm，宫体前位，大小与停经月份相符，双附件（-）。胎心 140 次/分。
>
> **问题：**
> 1. 该患者的初步诊断是什么？
> 2. 其诊断依据是什么？
> 3. 应注意的鉴别诊断是什么？
> 4. 应行的进一步检查是什么？
> 5. 处理原则是什么？

一、概述

妊娠满 28 周至不足 37 周分娩者称为早产，此时娩出的新生儿称为早产儿，体重为 1000 ~ 2499 g。我国早产发生率为 5% ~ 15%，早产儿约 15% 于新生儿期死亡。早产分为自发性早产和治疗性早产。前者包括未破膜早产和胎膜早破后早产；后者主要因有妊娠合并

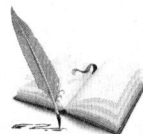

症或并发症，权衡利弊提前终止妊娠者。

二、临床表现

早期表现为不规则宫缩，常伴胎膜早破、少量阴道流血或血性分泌物，以后可发展为规则宫缩。

三、预测早产方法

1. 既往史 既往有晚期自然流产或非治疗性早产史。

2. 阴道 B 型超声 妊娠 24 周前宫颈长度（CL）＜25 mm，宫颈内口漏斗形成或伴宫颈缩短者，早产可能性大。

3. 阴道后穹隆分泌物 胎儿纤维连接蛋白阳性提示早产风险增加，阴性提示近 1~2 周临产的可能性较小。

四、诊断与鉴别诊断

妊娠满 28 周至不足 37 周，有规则或不规则宫缩伴宫颈管缩短（≤2 cm），但宫颈未扩张，可诊断先兆早产；妊娠满 28 周至不足 37 周，规则宫缩（20 分钟内 4 次，60 分钟内 8 次），伴宫颈缩短 ≥80% 及宫口扩张 ＞1 cm，诊断为早产临产。早产应与妊娠晚期的生理性宫缩相鉴别（后者不规则且不伴宫颈管消融及宫口扩张）。

> **考点提示**
>
> 1. 早产的定义。
> 2. 先兆早产与早产临产的诊断。

五、早产的高危人群

早产的高危人群包括 ①有晚期自然流产或非医源性早产史者；②阴道 B 型超声发现 CL＜25 mm 者；③有宫颈手术史者；④孕妇年龄 ≥17 岁或小于 35 岁；⑤两次妊娠间隔 ＜2 年者；⑥过度消瘦（BMI＜19 kg/m²，孕前体重＜50 kg 营养不良）者；⑦多胎妊娠、胎儿及羊水量异常者；⑧辅助生殖技术助孕者；⑨有妊娠合并症或并发症（如妊娠期高血压疾病、妊娠期肝内胆汁淤积、妊娠期糖尿病、妊娠合并心脏病、甲状腺疾病等）者；⑩有不良生活嗜好（如吸烟、酗酒、吸毒等）者。

六、处理措施

治疗原则为：若胎儿存活且无胎儿窘迫，应抑制宫缩，尽可能延长至 34 周；若已破膜，早产不可避免，应尽量提高早产儿存活率。

（一）一般治疗

卧床休息，吸氧，采用侧卧位，破膜者抬高臀部。

（二）药物治疗

1. 抑制宫缩 给药疗程为 48 小时，可单用一种药物或多种药物联合使用。

（1）适应证 阴道超声测量 CL＜2 cm 者。

（2）禁忌证 重度子痫前期、子痫、绒毛膜羊膜炎等。

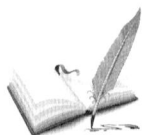

（3）药物种类 ①β$_2$受体激动剂：常用的药物为利托君，起始剂量 50～100 μg/min，静脉滴注，每 10 分钟可增加 50 μg/min 至宫缩停止，最大剂量不超过 350 μg/min。主要副反应有每儿心率增快、心肌耗氧量增加、水钠潴留、高血糖、低钾血症等；②钙通道阻滞剂：常用药物为硝苯地平，初始剂量为 20 mg，口服，以后 10～20 mg/次，每天 3～4 次，应密切注意孕妇血压及心率变化。③前列腺素抑制剂：常用药物吲哚美辛，主要用于 32 周以前的早产，初始剂量 50～100 mg 口服、经阴道或经直肠给药，然后每 6 小时给 25 mg，共 48 小时。疗程过长可致胎儿动脉导管提前关闭。④缩宫素受体拮抗剂：主要为阿托西班，起始剂量为 6.75 mg 静脉滴注 1 分钟，然后以 18 mg/h 的速度维持 3 小时，最后以 6 mg/h 的速度持续 45 小时。该药副反应轻但价格昂贵。

2. 保护胎儿中枢神经系统 硫酸镁可保护胎儿中枢神经系统，适用于妊娠 32 周前的早产。但长期应用可引起胎儿骨骼缺钙，造成新生儿骨折，建议用药疗程不超过 48 小时。推荐孕 32 周前早产临产后用药，负荷剂量 4.0 g 静脉滴注，30 分钟内滴完，然后以 1 g/h 的速度维持至分娩。注意事项见妊娠期高血压疾病。

3. 防治感染 破膜超过 12 小时仍未分娩或下生殖道 B 族溶血性链球菌检测阳性者，使用抗生素防治感染。

4. 促进胎儿肺成熟 使用糖皮质激素，可预防新生儿呼吸窘迫综合征。妊娠 28～34 周的先兆早产应给予倍他米松 12 mg，肌内注射，24 小时 1 次，共 2 次；或地塞米松 6 mg，肌内注射，12 小时 1 次，共 4 次。

> **考点提示**
> 促胎肺成熟的药物。

（三）正确处理分娩

大部分可经阴道分娩，对于胎位异常者，权衡利弊后，可以考虑剖宫产。临产后慎用吗啡、哌替啶等药物；产程中加强胎心监护，尽早识别胎儿窘迫并处理；分娩镇痛推荐硬膜外阻滞麻醉；产程中给予吸氧，停用一切抑制宫缩药物；第二产程不提倡会阴切开及无指征的产钳助产；胎儿娩出后延迟 30～120 秒断脐，减少早产儿输血及颅内出血。

（四）转诊

早产儿尤其是孕周＜32 周的极早早产儿，胎膜未破，胎儿存活，胎心正常，无严重妊娠合并症及并发症者，可在给予吸氧、抑制宫缩等治疗下及时转至有新生儿科的上级医院产科治疗。转诊过程中应密切监护母儿情况，严密观察胎心、宫缩及宫口扩张情况。同时还应预防新生儿呼吸窘迫综合征，做好抢救新生儿的准备。胎膜早破者应及时转至有条件的医院治疗，转诊过程中应抬高臀部，密切监测胎心，预防脐带脱垂。

（五）预防

1. 一般预防 孕前宣教：避免低龄或高龄妊娠；提倡妊娠间隔＞6 个月；均衡营养；戒烟、酒；避免多胎妊娠；控制原发病；停用可能致畸的药物。孕期监护：定期产检；加强高危妊娠监护及管理；控制体重；避免吸烟、饮酒。

2. 应用特殊类型的孕酮 包括微粒化孕酮胶囊、阴道孕酮凝胶、17α - 羟己酸孕酮酯。

3. 宫颈环扎术 适用于宫颈内口闭锁不全（于妊娠 12～14 周施行）或前次早产或流产史、此次为单胎妊娠、妊娠 24 周前 CL＜25 cm 且无宫颈环扎术禁忌者。

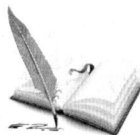

第三节　过期妊娠

一、概述

平时月经周期规则，妊娠≥42周尚未分娩者，称为过期妊娠。其发生率为3%～15%。妊娠≥41周而不足42周者称晚期足月妊娠。

二、病因

大部分病因不明，可能的病因包括初产妇、孕妇肥胖、过期妊娠史、男性胎儿、遗传因素（如胎盘硫酸酯酶缺乏症）、胎儿畸形（如无脑儿）、头盆不称等

三、病理

（一）胎盘

过期妊娠的胎盘有两种类型。一种是胎盘功能正常；另一种是胎盘功能减退，出现胎盘老化现象。

（二）羊水过少

过期妊娠容易出现羊水过少，约30%减至300 ml以下，从而导致脐带受压、胎心异常、胎儿窘迫、羊水粪染、胎儿脐血pH值<7.0及新生儿低Apgar评分。过期妊娠合并羊水过少，羊水粪染率可达71%。

（三）胎儿

1. 正常生长与巨大儿　见于胎盘功能正常者。

2. 过熟儿综合征　见于胎盘功能减退者，表现为胎脂消失、皮下脂肪减少、皮肤干燥皱褶、头发浓密、指（趾）甲长、身体瘦长，似"小老人"。若最大羊水池深度<1 cm，过熟儿发生率可达88%。

3. 胎儿生长受限　约1/3过期妊娠死产儿为生长受限小样儿。

四、诊断

（一）准确核实孕周

1. 根据LMP推算孕周及预产期　为常用方法。适用于月经规律的孕妇。但LMP记忆错误或排卵延迟致受精延后者会使孕周推算错误。

2. B型超声检查确定孕周　为临床常用方法。孕早期主要根据胎儿头臀长（CRL）推算孕周。妊娠7周平均为1 cm；妊娠12～14周，CRL与双顶径具有相似的准确性；当头臀长>8.4 cm时，可采用BPD核实孕周。

3. 其他　结合早孕反应、胎动开始出现时间、子宫大小和妊娠初期血、尿HCG增高的时间等推算孕周。

（二）判断胎儿宫内情况

根据胎动计数、NST、OCT、超声检查等判断。

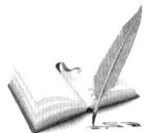

五、对母儿影响

（一）对胎儿及新生儿的影响

巨大儿（为正常妊娠的2倍）、过熟儿综合征（发生率为10%～20%）、胎儿窘迫、胎粪吸入综合征、新生儿抽搐、新生儿窒息、死产、死胎等。

（二）对母亲的影响

剖宫产率及分娩期并发症（严重会阴裂伤、感染、产后出血）明显增多，同时焦虑情绪增加。

六、处理措施

妊娠达到或超过41周考虑终止妊娠；妊娠达到或超过42周应该终止妊娠。

（一）终止妊娠指征

①胎儿体重≥4000 g或胎儿生长受限；②胎动减少、NST为无反应型，OCT阳性或可疑阳性；③羊水过少和（或）羊水Ⅱ、Ⅲ度粪染；④胎盘功能减退；⑤并发重度子痫前期或子痫。

> **考点提示**
>
> 1. 过期妊娠的定义。
> 2. 过期妊娠对胎儿及新生儿的影响。
> 3. 过期妊娠终止妊娠的指征。

（二）选择恰当的分娩方式

1. 引产 无剖宫产指征者首选引产。

（1）人工破膜＋小剂量缩宫素静脉滴注 宫颈条件成熟者，即宫颈成熟度 Bishop 评分（表6－2）≥7分，应予引产，胎头已衔接者，先行人工破膜，破膜时羊水多而清者，1～2小时后可给予小剂量缩宫素静脉滴注，在严密监护下经阴道分娩。

（2）促宫颈成熟 宫颈条件未成熟者（宫颈成熟度 Bishop 评分 <7分）可先用药促宫颈成熟，如地诺前列酮 10 mg 或米索前列醇 25 μg，阴道用药，用米索前列醇后6小时无宫缩可重复用药，每日剂量不超过 50 μg。

表6－2 宫颈成熟度 Bishop 评分

	0	1	2	3
宫口扩张（cm）	未开	1～2	3～4	5～6
宫颈管长度（cm）	>3	≥1.5	≥0.5	0
及消融（%）	0%～30%	40%～50%	60%～70%	≥80%
宫颈质地	硬	中	软	
宫颈位置	后	中	前	
先露高低	−3	−2	−1～0	+1～+2

（3）其他 宫颈内球囊扩张、刺激乳头、人工剥膜等。

2. 胎儿监护 主要包括 NST、CST、胎儿生物物理监测、B超监测羊水指数。宫颈不成熟者，可于妊娠41周起行 NST 并监测 AFI，待宫颈成熟后引产。

3. 产程处理 侧卧位（左侧为宜）、吸氧；密切监测胎心及羊水性状，及早发现并处理胎儿窘迫；胎儿娩出后及时吸出气管内容物；及时做好新生儿抢救的准备。

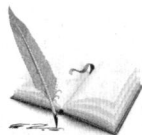

4. 剖宫产指征 ①胎盘功能减退或胎儿窘迫；②引产失败或产程进展缓慢；③巨大儿；④头盆不称；⑤臀先露伴骨盆轻度狭窄；⑥高龄初产妇；⑦羊水过少、粪染；⑧伴妊娠合并症或并发症。过期妊娠应适当放宽剖宫产指征。前次剖宫产的过期妊娠孕妇无其他并发症可选择剖宫产后阴道试产（TOLAC），自然临产者不会增加子宫破裂的风险。

（三）预防

1. 加强孕期宣教 使孕妇及家属充分认识过期妊娠的危害。

2. 定期产检 及时终止妊娠，避免过期妊娠。

本章小结

自然流产典型表现为停经后阴道流血，可伴下腹痛，最常用的辅助检查为 B 型超声及妊娠试验，不同的流产类型应选择不同的治疗原则。早产典型表现为妊娠满 28 周至不满 37 周出现宫缩，分为先兆早产及早产临产 2 个阶段，可行阴道 B 型超声预测早产，条件允许者尽量保胎至 34 周，治疗原则主要包括抑制宫缩、保护胎儿中枢神经系统、防治感染及促胎肺成熟。诊断过期妊娠应准确核实孕周并判断胎儿宫内情况，应根据胎儿情况选择终止妊娠的方式，引产前先评估宫颈成熟度，宫颈未成熟者先促宫颈成熟。

目标检测

一、选择题

【A1 型题】

扫码"练一练"

1. 流产的定义是

    A. 妊娠 12～20 周，胎儿体重 <500 g

    B. 妊娠 <20 周，胎儿体重 <500 g

    C. 妊娠 20～27 周，胎儿体重 <500 g

    D. 妊娠 20～27 周，胎儿体重 <1000 g

    E. 妊娠 <28 周，胎儿体重 <1000 g

2. 下列关于复发性流产说法，错误的是

    A. 自然流产发生 2 次或 2 次以上者

    B. 每次流产多发生于同一妊娠月份

    C. 临床经过与一般流产相同

    D. 早期流产原因常为黄体功能不足，染色体异常等

    E. 多无自觉症状，一旦破膜，胎儿即可随之排出

3. 下列有关稽留流产说法，错误的是

    A. 胚胎或胎儿已死亡滞留在宫腔内尚未自然排出

    B. 胚胎或胎儿死亡后早孕反应消失

    C. 子宫较停经周数小

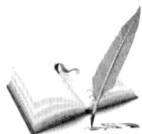

    D. 妇科检查宫颈口开放

    E. 若已至中期妊娠，胎动胎心消失

4. 先兆流产典型的表现为

    A. 停经   B. 子宫停止增大

    C. 持续性腹痛   D. 妊娠试验由阳性转为阴性

    E. 少量阴道流血

5. 流产合并感染易发生在

    A. 先兆流产   B. 复发性流产

    C. 稽留流产   D. 不全流产

    E. 难免流产

6. 先兆流产与难免流产的主要鉴别点是

    A. 阴道流血时间长短   B. 子宫大小是否与孕周相符

    C. 宫口开大与否   D. 下腹疼痛程度

    E. 妊娠反应轻重

7. 自然流产最常见的原因为

    A. 甲状腺功能低下   B. 接触放射性物质

    C. 免疫失调   D. 母儿血型不合

    E. 遗传基因缺陷

8. 下列关于早产说法，错误的是

    A. 妊娠满28周至满37周间分娩者

    B. 子宫畸形易发生早产

    C. 既往有流产、早产史的孕妇易发生早产

    D. 预防早产是降低围生儿死亡率的重要措施之一

    E. 钙通道阻滞剂可用于治疗早产

9. 关于早产的药物治疗，下列哪项错误

    A. β受体激动剂可抑制宫缩，延长妊娠期

    B. 硫酸镁可保护胎儿中枢神经，用药过程中应注意呼吸、膝反射和尿量

    C. 临产后如孕妇精神紧张，应使用镇静剂

    D. β受体激动剂可使母儿心率增快，孕妇血压下降

    E. 钙拮抗剂可抑制催产素及前列腺素释放，达到治疗早产的效果

10. 以下可以促胎肺成熟，预防新生儿呼吸窘迫综合征的是

    A. 地西泮   B. 硫酸镁

    C. 地塞米松   D. 阿司匹林

    E. 缩宫素

11. 过期妊娠的定义为

    A. 妊娠达到预产期未临产   B. 妊娠超过预产期临产

    C. 妊娠达到40周未临产   D. 妊娠超过40周未临产

    E. 平时月经周期规则，妊娠达到或超过42周未临产

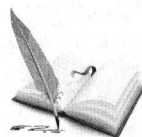

12. 过期妊娠分娩期最大危险是

    A. 胎儿窘迫   B. 宫缩乏力

    C. 软产道损伤   D. 产后出血

    E. 羊水减少

13. 过期妊娠分娩期最重要的观察是

    A. 宫缩   B. 胎心音

    C. 阴道流液   D. 胎膜早破

    E. 产后出血

14. 经产妇,确诊过期妊娠,下列处理错误的是

    A. 等待自然分娩

    B. 宫颈成熟者,人工破膜 + 静脉滴注催产素引产

    C. 分娩开始常规给氧

    D. 出现胎心音变化短时间不能分娩者即行剖宫产术

    E. 宫颈不成熟者予以促宫颈成熟处理

【A2 型题】

15. 患者,女,28 岁,平素月经规律。现停经 7 周,有晨起呕吐症状。昨晚出现腹痛伴阴道少量出血,妇科检查:宫颈充血呈紫蓝色,宫口未开,宫体前位,如 50 天妊娠子宫,质软,轻压痛,双附件(-),实验室检查:尿 HCG 阳性;B 超检查:宫腔内可见 1.8 cm × 1.8 cm × 2.5 cm 大小胎囊,胎心搏动(+)。应诊断为

    A. 宫外孕   B. 不全流产

    C. 先兆流产   D. 难免流产

    E. 习惯性流产

16. 患者,女,24 岁,停经 20 周,曾于停经 2 个月 B 超证实为宫内妊娠,自停经始一直无自觉胎动出现,无阴道出血。入院后行妇科检查:子宫前位,增大如 3 个月妊娠大小,宫口未开。B 超检查:胎心搏动(-)。目前患者最重要的检查为

    A. 肾功能   B. 肝功能

    C. 尿蛋白定性   D. 血红蛋白

    E. 凝血功能

17. 患者,女,32 岁,孕 11 周,下腹阵发性疼痛,阴道排出一大块肉样组织,仍有阴道大量出血,呈贫血貌。妇科检查:宫口已开,子宫较孕周小。目前首先考虑诊断为

    A. 稽留流产   B. 先兆流产

    C. 不全流产   D. 难免流产

    E. 感染性流产

18. 患者,女,32 岁,停经 50 天,阴道流血 1 天,血量多于月经,鲜红色,伴有下腹部坠痛。妇科检查:子宫增大如孕 50 天大小,宫口开大 2 cm,阴道有活动性出血,妊娠试验(+),此妇女目前最可能的诊断为

    A. 异位妊娠   B. 先兆流产

    C. 稽留流产   D. 流产合并感染

    E. 难免流产

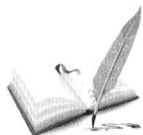

19. 患者，女，27 岁妇女，停经 7 周，下腹痛及阴道多量流血已 10 小时。妇科检查：子宫稍大，宫口有胚胎组织堵塞。目前最有效的止血措施为

  A. 肌内注射止血药物   B. 肌内或静脉注射催产素

  C. 清宫   D. 纱布堵塞阴道压迫止血

  E. 按摩子宫

20. 患者，女，25 岁，停经 60 天，阴道少量流血 2 天，色鲜红，伴轻度下腹阵发性疼痛。检查宫口闭，子宫大如孕 2 个月，既往孕 2 个月流产 1 次。本例应诊断为

  A. 先兆流产   B. 难免流产

  C. 不全流产   D. 稽留流产

  E. 完全流产

21. 患者，女，初产妇，25 岁，G_1P_0，平时月经规则，停经 43 天，阴道流血 3 天就诊。妇科检查：阴道少量血液，宫口关闭，子宫如孕 40 天大小，妊娠试验（＋），目前首选的处理为

  A. 清宫   B. 镇静休息

  C. 抗感染治疗   D. 行凝血功能检查

  E. 用药止血

22. 患者，女，36 岁，既往有连续 4 次晚期自然流产史，均发生于孕 20 周左右，现孕 5 个月，出现少量阴道出血，有轻微下腹坠感。妇科检查：阴道内可见少量出血，宫口开大约 2 cm，子宫如孕 5 个月大小。B 超检查见胎心胎动正常。最可能诊断是

  A. 不全流产   B. 完全流产

  C. 复发性流产   D. 稽留流产

  E. 早期流产

23. 患者，女，32 岁，妊娠 31 周，少量阴道流血，以往曾有 2 次早产史。首要处理为

  A. 抑制宫缩，保护胎儿中枢神经，促胎肺成熟

  B. 侧卧位

  C. 注意休息，并给以镇静剂

  D. 顺其自然

  E. 吸氧，给予止血剂

二、简答题

1. 流产有哪几种类型？

2. 早产常见原因有哪些？

（张　琴）

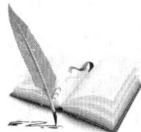

第七章　妊娠并发症

📖 **学习目标**

1. **掌握**　异位妊娠的临床表现、诊断及鉴别诊断、治疗；妊娠期高血压疾病基本病理生理变化及治疗；前置胎盘的临床表现、诊断及处理；胎盘早剥的临床表现、诊断及处理；羊水过多及羊水过少的概念、病因；多胎妊娠诊断、并发症及处理。

2. **熟悉**　异位妊娠的病因、病理；妊娠期高血压疾病的分类、诊断及对母儿的影响；前置胎盘的概念、病因、分类、鉴别诊断及对母儿的影响；胎盘早剥的概念、病因、病理、鉴别诊断、并发症及对母儿的影响；羊水过多及羊水过少的临床表现、诊断及处理；多胎妊娠的概念、分类。

3. **了解**　妊娠期高血压疾病高危因素与病因学说及鉴别诊断。

4. 具备对异位妊娠、妊娠期高血压疾病、前置胎盘、胎盘早剥和羊水量异常等疾病的基本诊治技能，对妊娠并发症能够正确诊断并进行初步处理。

5. 能够与患者及家属进行沟通，能开展妊娠并发症相关知识的健康教育。

第一节　异位妊娠

扫码"学一学"

👉 **案例导入**

35 岁妇女，因"阴道出血 1 个月，下腹痛 7 小时"，急诊入院。平素月经规律 3~6 天/30 天，量中，无痛经，7 小时前无诱因突然右下腹痛，伴恶心、呕吐，有肛门下坠感。25 岁结婚，G_1P_1，带环避孕 5 年，体检：心、肺（-），P 100 次/分，BP 70/110 mmHg，T 37.2℃；下腹压痛，反跳痛（+）。妇科检查：外阴（-）；阴道畅，见少量暗红血迹；宫颈光，无着色，举痛（+），子宫平位，正常大小，质中，活动，压痛（+），右附件处可及 3 cm×2 cm×2 cm 包块，压痛明显，左附件（-）。实验室检查：Hb 80 g/L，WBC 19.1×10⁹/L，L 5%，尿常规（-）。

问题：

1. 该患者的初步诊断及诊断依据是什么？

2. 该患者的治疗方案是什么？

当受精卵在子宫体腔以外着床发育时，称异位妊娠，习惯称宫外孕，是妇产科常见的急腹症之一。异位妊娠包括输卵管妊娠、卵巢妊娠、腹腔妊娠、阔韧带妊娠及宫颈妊娠等（图 7-1），其中以输卵管妊娠最常见，占异位妊娠的 95% 左右。输卵管妊娠的发生部位以

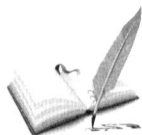

壶腹部最多，约占 60%，其次为峡部，约占 25%，伞部及间质部妊娠少见。

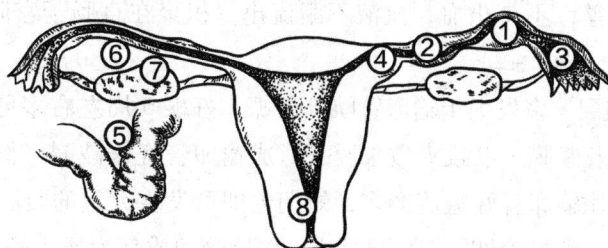

图 7 - 1　异位妊娠的发生部位
①输卵管壶腹部妊娠；②输卵管峡部妊娠；③输卵管伞部妊娠；④输卵管间质部妊娠；
⑤腹腔妊娠；⑥阔韧带妊娠；⑦卵巢妊娠；⑧宫颈妊娠

一、病因

1. 输卵管炎症　是引起输卵管妊娠的主要病因。输卵管黏膜炎可引起管腔完全或不完全堵塞，使管腔变窄，或纤毛缺损影响受精卵在输卵管内正常运行，中途受阻而在该处着床。输卵管周围炎常造成输卵管周围粘连、输卵管扭曲、管腔狭窄、管壁肌蠕动减弱，影响受精卵的运行。

2. 输卵管发育不良或功能异常　表现为输卵管过长、肌层发育差、黏膜纤毛缺乏。其他还有双输卵管、憩室或有副伞等，均可成为输卵管妊娠的原因。输卵管功能（包括蠕动、纤毛活动以及上皮细胞的分泌）受雌、孕激素的调节。若调节失败，可影响受精卵的正常运行。此外，精神因素可引起输卵管痉挛和蠕动异常，干扰受精卵的运送。

3. 受精卵游走　卵子在一侧输卵管受精，受精卵经宫腔或腹腔进入对侧输卵管称受精卵游走。若移行时间过长，受精卵发育增大，即可在对侧输卵管内着床形成输卵管妊娠。

4. 输卵管手术　输卵管绝育术后若形成输卵管瘘管或再通，均有导致输卵管妊娠的可能，尤其是腹腔镜下电凝输卵管绝育及硅胶环套术。因不孕曾经接受过输卵管分离粘连术或输卵管成形术（如输卵管吻合术、输卵管开口术）等手术者，在有机会获得妊娠的同时，也有发生输卵管妊娠的可能。

5. 其他　输卵管周围肿瘤如子宫肌瘤或卵巢肿瘤的压迫，有时影响输卵管管腔通畅，使受精卵运行受阻。子宫内膜异位症可增加受精卵着床于输卵管的可能性。

二、病理

（一）输卵管妊娠的变化与结局

输卵管管腔狭窄，管壁薄，其肌层远不如子宫肌壁厚与坚韧，妊娠时不能形成完好的蜕膜，不能适应胚胎的生长发育，因此，当输卵管妊娠发展到一定时期，将发生以下几种结局。

1. 输卵管妊娠流产　多见于输卵管壶腹部妊娠，发病多在妊娠 8 ~ 12 周。由于输卵管妊娠时管壁蜕膜形成不完整，发育中的囊胚突向管腔，最终突破包膜而出血，囊胚可与管壁分离。若整个囊胚剥离落入管腔并经输卵管逆蠕动经伞端排出到腹腔，形成输卵管完全流产，出血一般不多。若囊胚剥离不完整，妊娠产物部分排出到腹腔，部分尚附着于输卵

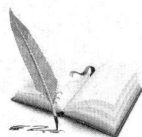

管壁，形成输卵管不全流产，导致反复出血，形成输卵管血肿或输卵管周围血肿。由于输卵管肌壁薄，收缩力差，不易止血，血液不断流出，积聚在直肠子宫陷窝形成盆腔血肿，量多时甚至流入腹腔（图7-2）。

2. 输卵管妊娠破裂 多发生于输卵管峡部妊娠，妊娠6周左右多见。囊胚生长发育时绒毛侵蚀管壁的肌层及浆膜，以致穿破浆膜，形成输卵管妊娠破裂（图7-3），输卵管妊娠破裂造成的出血远比输卵管妊娠流产多，短期内即可发生大量的腹腔内出血使孕妇发生休克。输卵管间质部妊娠虽少见，但后果严重。输卵管间质部为通入子宫角的肌壁内部分，管腔周围肌层较厚，因此可以维持妊娠到3~4个月才发生破裂。由于此处血运丰富，其破裂症状子宫破裂，极为严重，往往在短时期内发生大量的腹腔内出血。

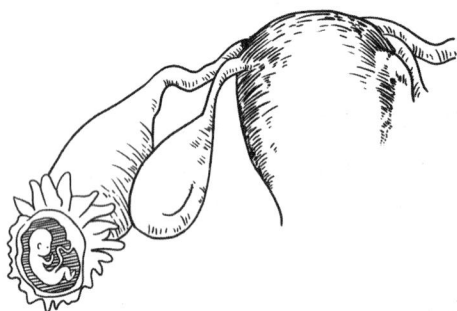

图7-2 输卵管妊娠流产　　图7-3 输卵管妊娠破裂

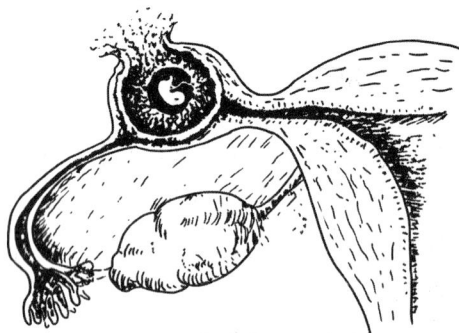

3. 陈旧性宫外孕 指输卵管妊娠流产或破裂后未及时治疗，有时内出血停止，病情稳定，时间过久，胚胎死亡或被吸收。但长期反复的内出血所形成的盆腔血肿若不消散，血肿机化变硬并与周围组织粘连，临床上称为陈旧性宫外孕。

4. 继发性腹腔妊娠 不论输卵管妊娠流产或破裂，一般囊胚从输卵管排出到腹腔内或阔韧带内，绝大多数都会死亡，但偶尔也有存活者，若存活胚胎的绒毛组织仍附着于原位或排至腹腔后重新种植而获得营养，可继续生长发育形成继发性腹腔妊娠。若破裂口在阔韧带内，可发展为阔韧带妊娠。

5. 持续性异位妊娠 输卵管妊娠行保守性手术时，如果术中未完全清除妊娠物，或残留有存活滋养细胞而继续生长，致术后血HCG不降或反而升高，称为持续性异位妊娠。

（二）子宫的变化

子宫的变化在输卵管妊娠和正常妊娠一样，滋养细胞产生的HCG维持黄体生长，使类固醇激素分泌增加。因此，月经停止来潮，子宫增大变软，但子宫增大小于停经月份。

（三）子宫内膜的变化

在HCG的影响下，类固醇激素分泌增加，子宫内膜发生蜕膜样变、A-S反应（类似过度分泌型的子宫内膜），随着输卵管妊娠流产或破裂的发生，若胚胎死亡，滋养细胞活力消失，蜕膜自宫壁剥离而发生阴道流血。有时蜕膜可完整剥离，随阴道流血排出三角形蜕膜管型；有时则呈碎片排出。排出的组织见不到绒毛，组织学检查无滋养细胞。

三、临床表现

输卵管妊娠的临床表现，与受精卵着床部位、有无流产或破裂以及出血量多少与时间

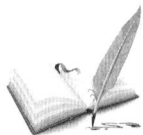

长短等有关。

（一）症状

1. 停经 除输卵管间质部妊娠停经时间较长外，多有 6~8 周停经史，但有 20%~30% 患者无明显停经史。

2. 腹痛 是输卵管妊娠患者就诊的主要症状。输卵管妊娠发生流产或破裂之前，由于胚胎在输卵管内逐渐增大，输卵管膨胀而常表现为一侧下腹部隐痛或酸胀感。当发生输卵管流产或破裂时，患者突感一侧下腹部撕裂样疼痛，常伴有恶心、呕吐。当血液积聚于直肠子宫陷凹处时，可出现肛门坠胀感。随着血液由下腹部流向全腹，疼痛可由下腹部向全腹部扩散，血液刺激膈肌时，可引起肩胛部放射性疼痛。

3. 阴道流血 胚胎死亡后，常有不规则阴道流血，色暗红或深褐，量少呈点滴状，一般不超过月经量，少数患者阴道流血量较多，类似月经。阴道流血可伴有蜕膜管型或蜕膜碎片排出，系子宫蜕膜剥离所致。阴道流血一般常在病灶除去后方能停止。

4. 晕厥与休克 由于腹腔急性内出血及剧烈腹痛，轻者出现晕厥，严重者出现失血性休克。出血量越多、越快，症状出现也越迅速、越严重，但与阴道流血量不成正比。

5. 腹部包块 当输卵管妊娠流产或破裂所形成的血肿时间较久时，因血液凝固与周围组织或器官（如卵巢、输卵管、子宫、肠管或大网膜等）发生粘连可形成包块，包块较大或位置较高者，可于腹部扪及。

（二）体征

1. 一般情况 腹腔内出血较多时，患者呈贫血貌。大量出血时，可出现面色苍白、脉快而细弱、血压下降等休克表现。体温一般正常，出现休克时体温略低，腹腔内血液被吸收时体温略升高，但不超过 38℃。

2. 腹部检查 发生内出血时，下腹有明显压痛及反跳痛，尤以患侧是著。但腹肌紧张轻微。有些患者下腹部可触及包块，若反复出血并积聚，包块可不断增大、变硬。出血较多时，叩诊有移动性浊音。

3. 妇科检查 宫颈口常有少量暗红色血液。辅卵管妊娠未发生流产或破裂者，除子宫略大较软外，仔细检查可能触及胀大的输卵管及轻度压痛。输卵管妊娠流产或破裂者，阴道后穹隆饱满，有触痛。宫颈举痛或摇摆痛明显，将宫颈轻轻上抬或向左右摇动时可引起剧烈疼痛，此为输卵管妊娠的主要体征之一。子宫稍大而软，内出血多时，检查子宫有漂浮感。子宫一侧或其后方可触及肿块，边界多不清楚，触痛明显。病变持续较久时，肿块机化变硬，边界亦渐清楚。

> **考点提示**
> 异位妊娠的临床表现和体征。

四、诊断与鉴别诊断

（一）症状和体征

输卵管妊娠流产或破裂后，多数患者临床表现典型，诊断多无困难。输卵管妊娠未发生流产或破裂时，临床表现不典型，诊断较困难，容易被忽略或误诊。若阴道流血淋漓不断，腹痛加剧，盆腔包块增大以及血红蛋白持续下降等，有助于确诊。需要时可采用必要的辅助检查。

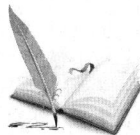

（二）辅助检查

1. HCG 测定　尿 HCG 检测，目前已是早期诊断异位妊娠的重要方法。由于异位妊娠患者体内 HCG 水平较宫内妊娠为低，因此需要采用灵敏度高的放射免疫法或酶联免疫吸附试验定量测定血 β－HCG。异位妊娠的 β－HCG 阳性率一般可达 80%～100%，但阴性者仍不能完全排除异位妊娠。

2. 超声检查　B 型超声显像对诊断异位妊娠必不可少。阴道 B 型超声检查较腹部 B 型超声检查准确性高。异位妊娠的声像特点：①子宫虽增大但宫腔内空虚，宫旁出现低回声区。该区若查出胚芽及原始心管搏动，可确诊异位妊娠。②B 型超声显像一般要到停经 7 周时，方能查到胚芽与原始心管搏动。③输卵管妊娠流产或破裂后，则宫旁回声区缺乏输卵管妊娠的声像特征，但若腹腔内存在无回声暗区或直肠子宫陷凹处积液暗区像，对诊断异位妊娠有价值。若能结合临床表现及 β－HCG 测定等，对诊断的帮助很大。

3. 阴道后穹隆穿刺检查　是一种简单可靠的诊断方法。适用于疑有腹腔内出血的患者。腹腔内出血最易积聚在直肠子宫陷凹，即使出血量不多，也能经阴道后穹隆穿刺抽出血液。抽出暗红色、不凝固血液，说明有血腹症存在；若穿刺针头误入静脉，则血液较红，将标本放置 10 分钟左右，即可凝结。无内出血、内出血量很少、血肿位置较高或直肠子宫陷凹有粘连时，可能抽不出血液，因而后穹隆穿刺阴性不能否定输卵管妊娠存在。

4. 腹腔镜检查　是异位妊娠诊断的金标准，尤其适用于输卵管妊娠尚未破裂或流产的早期患者。大量腹腔内出血或伴有休克者，禁做腹腔镜检查。在早期异位妊娠患者，可见一侧输卵管肿大，表面紫蓝色，腹腔内无出血或有少量出血。可在确诊同时行镜下手术。

5. 子宫内膜病理检查　现很少应用，仅适用于阴道流血量较多的患者，目的在于排除宫内妊娠流产。可将宫腔排出物或刮出物做病理检查，如果切片中见到绒毛，可诊断为宫内妊娠；如果仅见蜕膜未见绒毛有助于诊断异位妊娠。

（三）鉴别诊断

输卵管妊娠应与流产、急性输卵管炎、急性阑尾炎、黄体破裂及卵巢囊肿蒂扭转相鉴别（表 7－1）。

表 7－1　输卵管妊娠的鉴别诊断

	输卵管妊娠	自然流产	急性输卵管炎	急性阑尾炎	黄体破裂	卵巢囊肿蒂扭转
阴道流血	量少，色暗可有蜕膜管型	由少到多有血块或绒毛	无	无	无或有如经量	无
血红蛋白	破裂时可下降	无或轻微下降	无下降	无下降	可下降	无下降
休克	程度与外出血不成正比	程度与外出血成正比	无	无	无或较轻	无
停经	多有	有	无	无	多无	无
体温	正常或低热	正常	升高	升高	正常	稍高
后穹隆穿刺	不凝血	阴性	渗出液或脓液	阴性	血液	阴性
腹痛	突然撕裂样剧痛，自下腹一侧开始向全腹扩散	下腹中央阵发性坠痛	两下腹持续性疼痛	持续性疼痛，从上腹开始，经脐周转移至右下腹痛	下腹一侧突发性疼痛	下腹一侧突发性疼痛
白细胞计数	无变化	无变化	升高	升高	略高或无变化	略升高

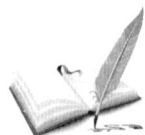

	输卵管妊娠	自然流产	急性输卵管炎	急性阑尾炎	黄体破裂	卵巢囊肿蒂扭转
β – HCG 检测	（＋）	（＋）	（－）	（－）	（－）	（－）
B 型超声	一侧附件低回声，可见孕囊	宫内见孕囊	两侧附件低回声区	子宫附件无异常	一侧附件低回声区	一侧附件低回声区，边缘清晰，有蒂
盆腔检查	宫颈举痛，直肠子宫陷凹有肿块	宫口稍开，子宫增大变软	举宫颈时两侧下腹疼痛	无肿块触及，直肠指检右侧高位压疼	无肿块触及，一侧附件压疼	宫颈举痛，触及肿块

📖 知识链接

　　近年来，随着腹腔镜技术的普及和成熟，以及能量器械的改进，给异位妊娠者的诊治带来了更好的选择。在下列情况下尤应施行腹腔镜检查：①血 β – HCG ＞2000U/L，超声波未发现宫腔内孕囊；②血 β – HCG ＜2000U/L，诊刮未见绒毛，而诊刮术后血 β – HCG 不下降或者继续升高者。与开腹手术相比，腹腔镜手术治疗异位妊娠可以减少住院天数、缩短手术时间、减少术中出血、对患者创伤小，患者术后可迅速恢复正常生活和工作。同时，腹腔镜术后患者产生盆腔粘连的可能性也比开腹手术者小得多。因此，腹腔镜手术可以作为治疗异位妊娠的首选方法。

五、治疗

治疗原则以手术治疗为主，其次是非手术治疗。

（一）手术治疗

手术方式有两种，一是切除患侧输卵管；二是保留患侧输卵管手术，即保守性手术。

1. 输卵管切除术　输卵管妊娠一般采用输卵管切除术，尤其适用于内出血并发休克的急症患者。对这种急症患者应在积极纠正休克的同时，迅速打开腹腔，提出病变输卵管，用卵圆钳钳夹出血部位，暂时控制出血，并加快输血、输液，待血压上升后继续手术切除输卵管。

输卵管间质部妊娠者，应争取在破裂前手术，以避免可能威胁生命的出血。手术应行子宫角部楔形切除及患侧输卵管切除术，必要时切除子宫。

2. 保守性手术　适用于有生育要求的年轻妇女，特别是对侧输卵管已切除或有明显病变者。近年来，由于诊断技术的提高，输卵管妊娠在流产或破裂前确诊者增多，因此采用保守性手术较以往明显增多。根据受精卵着床部位及输卵管病变情况选择术式，若为伞部妊娠可行挤压将妊娠产物挤出；壶腹部妊娠行切开输卵管取出胚胎再缝合；峡部妊娠行病变节段切除及断端吻合。手术若采用显微外科技术可提高以后的妊娠率。保守性手术除开腹进行外，还可经腹腔镜进行手术。

（二）非手术治疗

保守治疗的指征：①年轻患者，要求保留生育功能；②输卵管妊娠未发生破裂和流产，

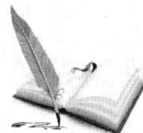

无明显内出血；③输卵管妊娠包块直径≤4 cm；④血 β－HCG＜2000U/L。

1. 化学药物治疗 一般采用全身用药，常用药为甲氨蝶呤（MTX），其作用机制是抑制滋养细胞增生，破坏绒毛，使胚胎组织坏死、脱落、吸收。常用剂量为 0.4 mg/（kg·d），肌内注射，5 天为一个疗程，间隔一周可开始第二疗程。治疗期间应行 B 超和血 β－HCG 检查进行严密监测，注意患者的病情变化及药物的毒副反应。若用药后病情无改善，甚至发生急性腹痛或输卵管破裂症状，应立即行手术治疗。也可采用局部用药，将药物在腹腔镜或者 B 超引导下注入输卵管的妊娠囊内。临床除了使用甲氨蝶呤以外，还采用其他化疗药物如 5－氟尿嘧啶（5－FU）、米非司酮等。

2. 中医治疗 优点是可免除手术创伤，保留患侧输卵管并恢复其功能。根据中医辨证论治，本病属于血瘀少腹、不通则痛的实证，故以活血化瘀、消癥为治则。主方为丹参、赤芍、桃仁；随症加减。中医治疗应严格掌握指征，凡输卵管间质部妊娠、严重腹腔内出血、保守治疗效果不佳或胚胎继续生长者，均不应采用中医治疗，而应及早手术。

扫码"学一学"

第二节 妊娠期高血压疾病

案例导入

35 岁初产妇，孕 36 周，孕前血压 125/75 mmHg，因"近一个月双下肢水肿、头疼、视物模糊"入院。查血压 160/110 mmHg；尿常规检查：尿蛋白（＋＋＋），未见颗粒管型及红细胞。

问题：

1. 该患者的初步诊断是什么？

2. 为明确诊断还应做哪些检查？

3. 该患者的治疗方案是什么？

妊娠期高血压疾病是妊娠期特有的疾病，是妊娠与血压升高并存的一组疾病。妊娠期高血压疾病多发生在妊娠 20 周以后，临床表现为一过性高血压、蛋白尿、水肿，严重时出现抽搐、昏迷，心、肾功能衰竭，甚至导致母婴死亡。迄今为止，仍为孕产妇及围生儿死亡的重要原因。

一、病因

病因至今尚未阐明，好发因素及主要的病因学说简介如下。

（一）好发因素

精神过分紧张或受刺激致使中枢神经系统功能紊乱者；寒冷季节或气温变化过大，特别是气压升高时；孕妇年龄不足 18 岁或大于 40 岁；有慢性高血压、慢性肾炎、糖尿病等病史的孕妇；营养不良，如贫血、低蛋白血症者；体型矮胖者，即 BMI＞24 者；子宫张力过高（如羊水过多、双胎妊娠、糖尿病、巨大儿及葡萄胎等）者；家族中有高血压史，尤其是孕妇之母有重度妊娠期高血压疾病史者。

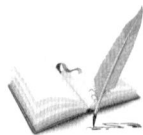

（二）病因学说

1. 免疫学说　妊娠被认为是成功的自然同种异体移植。正常妊娠的维持，有赖于胎儿母体间免疫平衡的建立与稳定。这种免疫平衡一旦失调，即可导致一系列血管内皮细胞病变，从而发生妊娠期高血压疾病。

2. 子宫－胎盘缺血学说　本学说认为临床上妊娠期高血压疾病易发生于初孕妇、多胎妊娠、羊水过多者，系由于子宫张力增高，影响子宫的血液供应，造成子宫和胎盘缺血、缺氧所致。此外，全身血液循环不能适应子宫－胎盘需要的情况，如孕妇有严重贫血、慢性高血压、糖尿病等，易伴发本病。

3. 血管内皮功能障碍　研究发现，妊娠期高血压疾病患者细胞毒性物质和炎症介质（如氧自由基、过氧化脂质、血栓素 A_2 等）含量增高，而前列环素、维生素 E、血管内皮素等减少，诱发血小板凝集，并对血管紧张因子敏感，血管收缩致使血压升高，并且导致一系列病理变化。

4. 缺钙　近年认为妊娠期高血压疾病的发生可能与缺钙有关。有资料表明，人类及动物缺钙均可引起血压升高。妊娠易引起母体缺钙，导致妊娠期高血压的发生，而孕期补钙可使妊娠期高血压的发生率下降。

二、病理生理

全身小动脉痉挛为本病的基本病变。由于小动脉痉挛，造成管腔狭窄，周围阻力增大，血管内皮细胞损伤，通透性增加，体液和蛋白质渗漏，表现为血压升高、蛋白尿、水肿和血液浓缩等。全身各器官组织因缺血和缺氧而受到损害，严重时脑、心、肝、肾及胎盘等的病理学变化可导致抽搐、昏迷、脑水肿、脑出血、心力衰竭、肾功能衰竭、肺水肿、肝细胞坏死及被膜下出血、胎盘绒毛退行性变、出血和梗死、胎盘早剥以及凝血功能障碍而导致 DIC 等。全身主要脏器组织的病例变化如下。

1. 脑　脑部小动脉痉挛，引起脑组织缺血、缺氧、水肿，微血管内血栓形成，甚至脑出血。

2. 心　冠状小动脉痉挛时，可引起心肌缺血、间质水肿及点状出血与坏死，偶可见个别毛细血管内栓塞。组织间水、钠潴留，血液黏稠度增加，加重心脏负担，可引起心力衰竭。

3. 肾　肾小球毛细血管痉挛缺氧，肾小球内皮细胞肿胀，因而肾血流量减少，肾小球滤过率下降，出现少尿、水肿、蛋白尿及管型等，严重者可出现肾功能衰竭；另一方面，可能由于肾小球滤过率减低，肾小管对钠的重吸收功能增加，钠潴留细胞外引起水肿。

4. 肝　肝内小动脉痉挛后随即扩张，血管内突然充血，使静脉窦内压力骤然升高，门静脉周围可能发生局限性出血。若小动脉痉挛时间持续过久，肝细胞可因缺血、缺氧而发生不同程度的坏死。

5. 胎盘　子宫肌层与蜕膜其他部分血管发生急性动脉粥样硬化，血管管腔狭窄，影响母体血流对胎儿的供应，导致胎儿宫内发育迟缓。严重时发生螺旋动脉栓塞，蜕膜坏死出血，导致胎盘早剥。

6. 眼底　视网膜小动脉痉挛，组织缺氧、水肿，出现视力障碍，视物不清，严重时可引起视网膜脱离，突然失明。

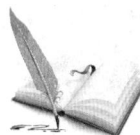

三、分类及临床表现

妊娠期高血压疾病的分类及临床表现见表 7 – 2。

表 7 – 2 妊娠期高血压疾病的分类及临床表现

分类	临床表现
妊娠期高血压	BP≥140/90 mmHg，妊娠期首次出现，并于产后 12 周恢复正常；尿蛋白（－）；患者可伴有上腹部不适或血小板减少，产后方可确诊。
子痫前期	
轻度	BP≥140/90 mmHg，孕 20 周以后出现；尿蛋白≥300 mg/24 h 或（＋）。可伴有上腹不适、头痛等症状。
重度	BP≥160/110 mmHg；尿蛋白≥2.0 g/24 h 或（＋＋）；血肌酐＞106 μmol/L；血小板＜100×10⁹/L；微血管病性溶血（血 LDH 升高）；血清 ALT 或 AST 升高；持续性头痛或其他脑神经或视觉障碍；持续性上腹不适。
子痫	子痫前期孕妇抽搐不能用其他原因解释
慢性高血压并发子痫前期	高血压孕妇妊娠 20 周以前无尿蛋白，若出现尿蛋白≥300 mg/24 h；高血压孕妇孕 20 周前突然尿蛋白增加，血压进一步升高或血小板＜100×10⁹/L
妊娠合并慢性高血压	BP≥140/90 mmHg，孕前或孕 20 周以前或孕 20 周后首次诊断高血压并持续到产后 12 周后

四、诊断与鉴别诊断

根据病史和典型的临床表现，诊断并不困难。但对病情估计及对某些具有相似临床表现的疾病相鉴别却较困难。因此，必须从病史、好发因素、临床表现及辅助检查等多方面全面分析，方能做出正确诊断。诊断包括病情轻重、分类以及有无并发症等，以便制定正确的处理方针。

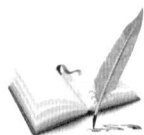

（一）病史

详细询问患者于孕前及妊娠 20 周前有无高血压、蛋白尿和（或）水肿及抽搐等征象；既往病史中有无原发性高血压、慢性肾炎及糖尿病等；有无家族史，此次妊娠经过；出现异常现象的时间。

（二）症状和体征

1. 高血压　若初测血压有升高，需休息 1 小时后再测，方能正确地反映血压情况。妊娠期高血压定义为同一手臂至少 2 次测量的收缩压≥140 mmHg 和（或）舒张压≥90 mmHg。虽不作为诊断依据却需要密切随访。对首次发现血压升高者，应间隔 4 小时或以上复测血压，如 2 次测量均为收缩压≥140 mmHg 和（或）舒张压≥90 mmHg 即诊断为高血压。对严重高血压孕妇收缩压≥160 mmHg 和（或）舒张压≥110 mmHg 时，间隔数分钟重复测定后即可诊断。

2. 蛋白尿　所有孕妇每次产前检查均应检测尿蛋白或尿常规，尿常规检查应选用中段尿。可疑子痫前期的孕妇应检测 24 小时尿蛋白定量。尿蛋白≥0.3 g/24 h 或尿蛋白/肌酐比值≥0.3，或随机尿蛋白≥（＋），定义为蛋白尿。应注意蛋白尿的进展性变化以及排查蛋白尿与孕妇肾脏疾病和自身免疫性疾病的关系。

3. 水肿　其轻重并不一定反映病情的严重程度。水肿不明显者，有可能迅速发展为子痫。此外，水肿不明显，但体重于1周内增加超过500 g者，也应予以重视。

4. 自觉症状　一经诊断为妊娠期高血压疾病，应随时注意有无头痛、视物模糊、胸闷、恶心及呕吐等症状。出现这些自觉症状，表示病情已进入先兆子痫阶段，应及时做相应检查与处理。

5. 抽搐与昏迷　是本病发展到严重阶段的表现，应特别注意发作状态、频率、持续时间及间隔时间，注意神志情况。子痫抽搐发展迅速，前驱症状短暂，表现为抽搐、面部充血、口吐白沫、深昏迷；随之深部肌肉僵硬，很快发展成典型的全身高张阵挛惊厥、有节律的肌肉收缩和紧张，持续1~1.5分钟，期间患者无呼吸动作；此后抽搐停止，呼吸恢复，但患者仍昏迷；最后意识恢复，但困惑、易激惹、烦躁。子痫分为产前子痫、产时子痫和产后子痫。通常产前子痫较多，约25%子痫发生于产后48小时。

（三）辅助检查

1. 常规检查　妊娠期高血压应注意进行以下常规检查和必要时的复查：血常规、尿常规、肝功能、肾功能、心电图、产科超声检查，尤其是对于妊娠20周后才开始进行产前检查的孕妇，注意了解和排除孕妇基础疾病和慢性高血压，必要时进行血脂、甲状腺功能、凝血功能等的检查。

2. 特殊检查　子痫前期及子痫视病情发展和诊治需要应酌情增加以下检查项目：眼底检查、血电解质、超声等影像学检查、动脉血气分析、心脏彩超及心功能测定、头颅CT或MRI检查。

（四）鉴别诊断

子痫前期应与慢性肾炎合并妊娠相鉴别，子痫应与癫痫、脑血管意外及脑病、糖尿病昏迷相鉴别。

五、治疗

（一）妊娠期高血压

1. 休息　保证充足的睡眠，每天不少于10小时，取左侧卧位，间断吸氧，饮食含充足的蛋白质、热量。

2. 镇静　精神紧张、焦虑或睡眠欠佳可给予镇静剂。如地西泮2.5~5 mg，每天3次，或5 mg睡前口服。

3. 密切监护母儿状态　应询问孕妇是否出现头痛、视力改变、上腹部不适等症状。嘱患者每天测体重及血压，每2天复查尿蛋白。

4. 终止妊娠　病情不加重，胎儿已成熟者，可在37周后考虑终止妊娠。

（二）子痫前期

治疗原则：休息、解痉、镇静、降压、合理扩容、必要时利尿及适时终止妊娠。应住院治疗，防止子痫及并发症发生。

1. 解痉　首选药物为硫酸镁。

（1）作用机制　镁离子能抑制运动神经末梢对乙酰胆碱的释放，阻断神经和肌肉间的

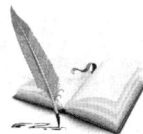

传导，从而使骨骼肌松弛，故能有效地预防和控制子痫发作；镁离子可使血管内皮细胞合成前列环素，使血管扩张，痉挛解除，血压下降；镁离子通过阻断谷氨酸通道阻止钙离子内流，解除血管痉挛、减少血管内皮损伤；镁离子可以提高孕妇和胎儿血红蛋白的亲和力，改善氧代谢。

（2）用药指征　预防重度子痫前期发展成为子痫；子痫前期临产前用药预防抽搐；控制子痫抽搐及防止再抽搐。

（3）用药方案　①控制子痫抽搐：静脉用药负荷剂量为 2.5 ~ 5 g，溶于 10% 葡萄糖溶液 20 ml 静脉推注（15 ~ 20 分钟），或 5% 葡萄糖溶液 100 ml 快速静脉滴注，继而以 1 ~ 2 g/h 速度静脉滴注维持；或者夜间睡眠前停用静脉给药，改用肌内注射，用法为 25% 硫酸镁 20 ml + 2% 利多卡因 2 ml 深臀部肌内注射。24 小时硫酸镁总量 25 ~ 30 g；疗程 24 ~ 48 小时。②预防子痫发作：适用于重度子痫前期和子痫发作后，负荷剂量和维持剂量与控制子痫抽搐相同。用药时间长短根据病情需要调整，一般每天静脉滴注 6 ~ 12 小时，24 小时总量不超过 25 g；用药期间每天评估病情变化，决定是否继续用药。③若为产后新发现高血压合并头痛或视物模糊，建议启用硫酸镁治疗。④硫酸镁用于重度子痫前期预防子痫发作以及重度子痫前期的期待治疗时，为避免长期应用对胎儿（婴儿）钙水平和骨质造成影响，建议及时评估病情，病情稳定者在使用 5 ~ 7 天后停用硫酸镁；在重度子痫前期期待治疗中，必要时间歇性应用。

（4）毒性反应　首先表现为膝反射减弱或消失，随后出现全身肌张力减退、呼吸困难、复视、语言不清，严重者可出现呼吸肌麻痹，甚至呼吸、心搏停止，危及生命。

（5）注意事项　血清镁离子的有效治疗浓度为 1.8 ~ 3.0 mmol/L，超过 3.5 mmol/L 即可出现中毒。使用硫酸镁的必备条件：①膝腱反射必须存在；②呼吸不少于 16 次/分；③尿量不少于 17 ml/h 或不少于 400 ml/24 h；④治疗时必须准备钙剂作为解毒剂。一旦出现中毒反应，立即静脉注射 10% 葡萄糖酸钙 10 ml（3 分钟完成）。有条件时应监测血镁浓度，产后 24 ~ 48 小时停药。

2. 镇静　应用镇静药物的目的是缓解孕产妇的精神紧张、焦虑症状，改善睡眠，预防并控制子痫。

（1）地西泮　2.5 ~ 5.0 mg 口服，2 ~ 3 次/天，或者睡前服用；必要时地西泮 10 mg 肌内注射或静脉注射（2 分钟以上）。

（2）苯巴比妥　镇静时口服剂量为 30 mg，3 次/天。控制子痫时肌内注射 0.1 g。

（3）冬眠 I 号　冬眠 I 号（氯丙嗪 50 mg、哌替啶 100 mg 和异丙嗪 50 mg）以 1/3 ~ 1/2 量肌内注射，或以半量加入 5% 葡萄糖溶液 250 ml 静脉滴注。由于氯丙嗪可使血压急剧下降，导致肾及胎盘血流量降低，而且对孕妇及胎儿肝脏有一定损害，也可抑制胎儿呼吸，故仅应用于硫酸镁控制抽搐效果不佳者。

3. 降压　治疗的目的是预防心脑血管意外和胎盘早剥等严重母胎并发症。收缩压 ≥ 160 mmHg 和（或）舒张压 ≥ 110 mmHg 的高血压孕妇应进行降压治疗；收缩压 ≥ 140 mmHg 和（或）舒张压 ≥ 90 mmHg 的高血压患者也可应用降压药。

（1）目标血压　孕妇未并发器官功能损伤，收缩压应控制在 130 ~ 155 mmHg 为宜，舒张压应控制在 80 ~ 105 mmHg；孕妇并发器官功能损伤，则收缩压应控制在 130 ~ 139 mmHg，舒张压应控制在 80 ~ 89 mmHg。

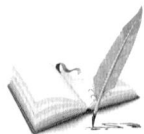

（2）常用口服降压药物　拉贝洛尔、硝苯地平或硝苯地平缓释片等。①拉贝洛尔：50～150 mg 口服，3～4 次/天。静脉注射时初始剂量 20 mg，10 分钟后如未有效降压则剂量加倍，最大单次剂量 80 mg，直至血压被控制，每日最大总剂量 220 mg。静脉滴注时，50～100 mg 加入 5% 葡萄糖溶液 250～500 ml，根据血压调整滴速，血压稳定后改口服。②硝苯地平：5～10 mg 口服，3～4 次/天，24 小时总量不超过 60 mg。紧急时舌下含服 10 mg，起效快，但不推荐常规使用。缓释片 20 mg 口服，1～2 次/天。

4. 扩容　仅用于严重的低蛋白血症、贫血者，可选用人血白蛋白、血浆、全血等。妊娠期高血压疾病性心脏病心衰者不宜用扩容。

5. 利尿　仅用于全身性水肿、急性心衰、肺水肿、血容量过多且伴有潜在性肺水肿者，可用呋塞米和甘露醇。注意有无血液浓缩、血容量不足的表现。

6. 适时终止妊娠

（1）终止妊娠指征　①子痫前期患者经积极治疗 24～48 小时仍无明显好转者；②子痫前期患者孕周已超过 34 周；③子痫前期患者孕龄不足 34 周，胎盘功能减退，胎儿已成熟者；④子痫前期患者孕龄不足 34 周、胎盘功能减退、胎儿尚未成熟者，可用地塞米松促胎肺成熟后终止妊娠；⑤子痫患者抽搐控制后 2 小时可考虑终止妊娠。

（2）终止妊娠方式　①引产：适用于病情控制后，胎儿及宫颈条件成熟者。②剖宫产：适用于有产科指征，宫颈条件不成熟，不能在短时间内经阴道分娩，或引产失败，胎盘功能明显减退，或已有胎儿窘迫征象者。

（三）子痫

子痫为妊娠期高血压疾病最严重的阶段，是该病引起母儿死亡最主要的原因，应积极处理。处理原则为控制抽搐，纠正缺氧和酸中毒，控制血压，抽搐控制后终止妊娠。

1. 控制抽搐　①25% 硫酸镁 20 ml 加于 5% 葡萄糖溶液 20 ml 静脉推注（时间大于 5 分钟），继之以 2～3 g/h 速度静脉滴注，维持血药浓度，同时应用有效镇静药物，控制抽搐；②20% 甘露醇 250 ml 快速静脉滴注，降低颅压。

2. 降压　血压过高（≥160/110 mmHg）者应给予降压药。

3. 纠正缺氧和酸中毒　面罩吸氧；适量 4% 碳酸氢钠纠正酸中毒。

4. 终止妊娠　抽搐控制后 2 小时可考虑终止妊娠。对于早发型子痫前期治疗效果较好者，可适当延长孕周，但须严密监护孕妇和胎儿。

（四）子痫的抢救护理

（1）将孕妇安置在单人暗室，空气流通，保持环境安静，避免声、光刺激。治疗护理操作要轻柔，并相对集中，以防诱发再次抽搐。

（2）床边加用床栏防止坠地摔伤；开口器或纱布包裹的压舌板，置于患者上、下臼齿之间，防止抽搐时舌咬伤。

（3）专人看护，每小时测量一次血压、脉搏和呼吸，做好特别护理纪录，详细记录病情变化、检查结果及治疗和护理经过，供医生拟定下一步治疗方案参考。

（4）将孕妇置平卧位，头偏向一侧以保持呼吸道通畅，昏迷或未完全清醒时应禁食、禁水，取出义齿，备好气管插管及吸引器，随时吸出呕吐物及呼吸道分泌物，以免呕吐物引起窒息或吸入性肺炎。

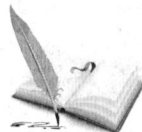

（5）吸氧，留置尿管，记录24小时尿量。

（6）遵医嘱用药，观察疗效及不良反应。

（7）送检血、尿常规，递交眼底检查、心电图检查等报告单或会诊单。

（8）做好皮肤、口腔、外阴部的护理，防止压疮及感染。

（9）观察胎心音、胎动的变化，注意宫缩及阴道流血情况，有临产先兆者做好接产准备。

（10）做好手术准备，配合终止妊娠。

第三节　前置胎盘

扫码"学一学"

案例导入

某孕妇，23岁，G_2P_0。因"停经35周，阴道流血3天，复发1小时"入院。入院时产科检查：宫高35 cm，腹围102 cm，胎方位LOA，胎心音138次/分，无宫缩，子宫张力不大，宫体无压痛，未行肛查。B超：头位，宫内单活胎，BPD 9.3 cm，FL 7.1 cm，AFI 16.9 cm，胎盘在子宫前后壁Ⅱ级，下缘覆盖宫颈内口，胎儿颈部见U形压迹。

问题：

1. 该患者的初步诊断及诊断依据是什么？

2. 该患者的治疗方案是什么？

妊娠28周后，胎盘附着在子宫下段，甚至胎盘下缘达到或覆盖宫颈口，其位置低于胎儿先露部，称为前置胎盘。是妊娠晚期阴道出血的主要原因之一。

一、病因

目前病因尚不清楚，可能的因素有：子宫内膜病变或损伤（多次刮宫、多产、子宫手术史等）、吸烟、吸毒等，是前置胎盘的高危因素；双胎妊娠时胎盘面积过大、受精卵滋养层发育迟缓等。

1. 子宫内膜病变或损伤　多次刮宫、多产、引产、剖宫产、感染、放置宫内节育器等引起的子宫内膜炎、子宫内膜损伤等病变，使子宫蜕膜发育不全，孕卵植入后血液供应不足，为了摄取足够营养，刺激胎盘不断扩大面积，而伸展到子宫下段。

2. 受精卵滋养层发育迟缓　受精卵到达子宫腔以后，因滋养层尚未发育到可以着床的阶段而继续向下移，着床在子宫下段而发育成前置胎盘。

3. 胎盘异常　双胎妊娠、妊娠合并糖尿病等引起胎盘面积过大、副胎盘及膜状胎盘等，均可使胎盘延伸到子宫下段接近子宫颈内口，形成前置胎盘。

二、分类

根据胎盘下缘与宫颈内口的关系，将前置胎盘分为3类（图7-4）。

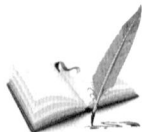

完全性前置胎盘　　　　部分性前置胎盘　　　　边缘性前置胎盘

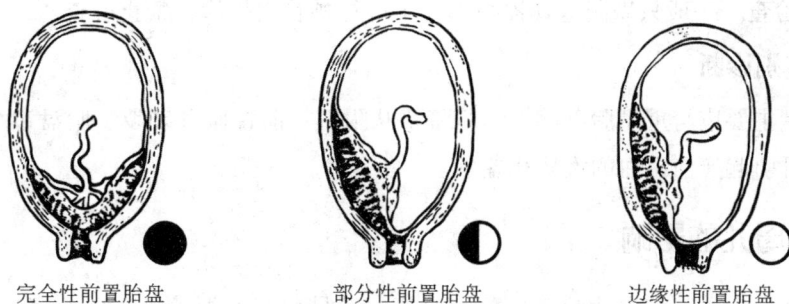

图 7 - 4　前置胎盘的分类

1. 完全性前置胎盘　胎盘组织完全覆盖宫颈内口，又称中央性前置胎盘。

2. 部分性前置胎盘　胎盘组织部分覆盖宫颈内口。

3. 边缘性前置胎盘　胎盘附着于子宫下段，下缘达宫颈内口边缘，未覆盖宫颈内口，又称低置胎盘。

三、临床表现

（一）症状

妊娠晚期或临产时，发生无诱因、无痛性反复阴道流血，是前置胎盘的主要症状。宫颈口扩张，附着于子宫下段及宫颈内口的胎盘前置部分不能相应伸展而与其附着处分离，血窦破裂出血。阴道流血发生的早晚、出血量与前置胎盘类型有关。完全性前置胎盘初次出血时间早，量多，多在妊娠 28 周左右，称为"警戒性出血"；边缘性前置胎盘出血较晚，多在妊娠 37 ~ 40 周或临产后，量少；部分性前置胎盘初次出血时间、出血量及次数介于两者之间。

（二）体征

大量出血时患者出现面色苍白、脉搏细数、四肢厥冷、血压下降等休克表现；多次出血者可出现贫血，贫血程度与外出血量成正比。腹部检查：子宫软，无压痛，大小与妊娠周数相符；易并发胎位异常（如臀位）、胎儿窘迫，甚至胎死宫内。有时耻骨联合上方可闻及胎盘杂音。

四、诊断及鉴别诊断

（一）症状和体征

有前置胎盘的高危因素及上述症状、体征，可做出初步诊断。

（二）辅助检查

1. B 型超声检查　能清楚显示子宫壁、胎盘、胎先露部及宫颈的位置，并根据胎盘下缘与宫颈内口的关系，确定前置胎盘类型。准确率达 95% 以上。B 型超声诊断前置胎盘需注意妊娠周数，妊娠中期 B 型超声检查发现胎盘前置者不宜诊断为前置胎盘，应称为胎盘前置状态。

2. 产后检查胎盘及胎膜　前置部位的胎盘母体面有陈旧性凝血块附着，胎膜破口距胎盘边缘距离 <7 cm，可诊断边缘性前置胎盘。

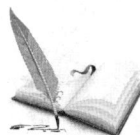

3. 阴道检查 一般只做阴道窥器视诊，不应行颈管内指诊，禁止肛查。

（三）鉴别诊断

前置胎盘主要应与重型胎盘早剥、脐带帆状附着、前置血管破裂、胎盘边缘血窦破裂、宫颈病变等可引起产前出血的疾病相鉴别。

五、对母儿的影响

常发生产后出血、植入性胎盘、羊水栓塞；还易引起产褥感染、胎儿窘迫，甚至胎死宫内，早产儿及围生儿病死率增高。

六、处理

处理原则是抑制宫缩、制止出血、纠正贫血和预防感染。根据妊娠周数、产次、胎位、胎儿是否存活、阴道流血量、有无休克、是否临产及前置胎盘类型等，综合判定。

（一）期待疗法

适用于妊娠＜34周、胎儿体重＜2000克、胎儿存活、阴道流血量少、一般情况良好的孕妇，确保孕妇安全的前提下，继续延长胎龄至足月或接近足月。

住院期间绝对卧床休息，左侧卧位（以防活动引起出血）；间断吸氧，3次/天，30分钟/次，以增加胎儿血氧供应；加强营养，禁止肛查及阴道检查；禁性生活；保持外阴清洁，会阴冲洗2次/天，防止逆行感染。给予镇静剂及止血药纠正贫血，必要时给予宫缩抑制剂；密切监测胎儿宫内发育情况，给予地塞米松5~10 mg肌内注射，2次/天，连用2~3天，促进胎肺成熟。

> **考点提示**
>
> 前置胎盘的临床表现、体征和期待疗法的指征。

（二）终止妊娠

1. 终止妊娠指征 ①孕妇发生休克，无论胎儿成熟与否，为了母亲安全应终止妊娠；②胎龄达36周以上，胎肺已成熟；③胎龄未达孕36周，出现胎儿窘迫征象，或胎儿电子监护发现胎心异常；④胎儿已死亡或出现难以存活的畸形，如无脑儿。

2. 终止妊娠方法

（1）剖宫产 是处理前置胎盘的主要手段。适用于：①完全性前置胎盘，持续大量阴道流血的完全性前置胎盘者；②出血量较多，先露高浮，短时间内不能结束分娩的部分性和边缘性前置胎盘者；③胎心异常者。

（2）阴道分娩 枕先露、阴道流血不多、无头盆不称和胎位异常，估计在短时间内能结束分娩的边缘性前置胎盘者，可予试产。人工破膜后，胎头下降压迫胎盘前置部位而止血，并可促进子宫收缩加快产程。破膜后胎先露下降不理想，仍有出血者，应立即剖宫产。

（三）预防产后出血和感染

当胎儿娩出后，及早使用宫缩剂预防产后出血。产时产后给予抗菌药物预防感染，并注意纠正贫血。

（四）紧急情况时处理

在基层农村如有阴道大量出血患者，而当地无医疗条件处理时，应先输血、输液，在

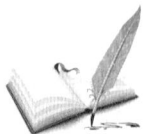

消毒条件下用无菌纱布进行阴道填塞、腹部加压包扎以暂时压迫止血，迅速护送到上级医院治疗。

第四节　胎盘早剥

扫码"学一学"

👉 **案例导入**

患者，女，30 岁，停经 38 周，下腹持续性坠胀伴阴道不规则流血 1 小时。患者既往月经规律，定期行产前检查，也未发现明显异常。一天前外出散步时不慎摔倒，腹部着地，无重体力活动史及性生活史，1 小时前突然出现持续性下腹坠胀，伴阴道不规则流血，量多于月经量，休息后无好转转来我院就诊。

问题：

1. 该患者的初步诊断是什么？

2. 为明确诊断还应做哪些检查？

3. 该患者的治疗方案是什么？

妊娠 20 周后或分娩期，正常位置的胎盘在胎儿娩出前，部分或全部从子宫壁剥离，称为胎盘早剥。是妊娠晚期严重并发症之一，起病急，发展快，若处理不及时可危及母儿生命。

一、病因

胎盘早剥确切的原因及发病机制尚不清楚，可能与下列因素有关：①孕妇患重度子痫前期、慢性高血压、慢性肾炎或全身血管病变；②外伤尤其是腹部直接受到撞击或挤压等机械性损伤；③宫腔内压力骤减（双胎妊娠第一胎儿娩出过速、羊水过多时破膜后羊水流出过快）；④子宫静脉压突然升高（仰卧位低血压综合征）等有关。

二、病理及病理生理改变

主要病理改变是底蜕膜出血并形成血肿，使胎盘从附着处分离。按病理类型可分以下 3 种（图 7－5）。

1. 显性剥离　又称显性出血（外出血），底蜕膜出血形成胎盘后血肿，胎盘剥离面逐渐扩大，血液冲开胎盘边缘沿胎膜与子宫壁之间经宫颈管向外流出。

2. 隐性剥离　又称隐性出血（内出血），底蜕膜出血形成胎盘后血肿，胎盘边缘仍附着于子宫壁或胎先露部固定已衔接，使胎盘后血液不能外流，而积聚于胎盘与子宫壁之间。

3. 混合性剥离　又称混合性出血，当内出血过多时，血液仍可冲开胎盘边缘与胎膜，经宫颈管外流，形成混合性出血。

胎盘早剥发生内出血时，血液积聚于胎盘与子宫壁之间，血液越积越多，压力越来越大，使血液浸入子宫肌层，引起肌纤维分离，断裂、变性，当血液浸及子宫浆膜层时，子宫表面呈蓝紫色瘀斑，尤其在胎盘附着处更明显，称为子宫胎盘卒中。由于子宫肌层损伤，会导致子宫收缩不良，引起严重的产后出血。

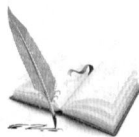

严重的胎盘早剥，由于剥离处的胎盘绒毛及蜕膜释放大量组织凝血活酶，进入母体血液循环激活凝血系统，导致 DIC，在肾、肺等器官内形成微血栓引起脏器缺血及功能障碍。DIC 继续发展可激活纤维蛋白溶解系统，产生大量纤维蛋白降解产物（FDP），引起纤溶亢进，由于消耗大量凝血因子及产生大量 FDP，引起严重凝血功能障碍，造成难以控制的大出血。

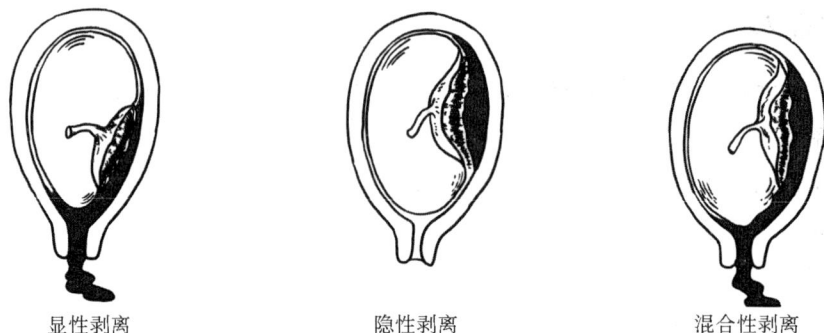

| 显性剥离 | 隐性剥离 | 混合性剥离 |

图 7-5　胎盘早剥的类型

三、分度及临床表现

妊娠晚期或临产时，突然发生持续性腹痛，伴有或不伴有阴道流血，是胎盘早剥的主要症状。根据病情严重程度，将胎盘早剥分为 3 度。

Ⅰ度　多见于分娩期。胎盘剥离面积小，患者常无腹痛或腹痛轻微，贫血体征不明显。腹部检查子宫软，大小与妊娠周数相符，胎位清楚，胎心率正常。

Ⅱ度　胎盘剥离面达胎盘面积 1/3 左右。主要症状为突然发生持续性腹痛、腰酸或腰背痛，疼痛程度与胎盘后积血量成正比。无阴道流血或流血量不多，贫血程度与阴道流血量不相符。子宫大于妊娠周数，宫底随胎盘后血肿增大而升高。胎盘附着处压痛明显（胎盘位于后壁则不明显），宫缩有间歇，胎位可触清，胎儿存活。

Ⅲ度　胎盘剥离面超过胎盘面积 1/2。患者出现恶心、呕吐、面色苍白、四肢湿冷、脉搏细数、血压下降等休克症状，休克程度多与阴道流血量不成正比。腹部检查子宫硬如板状，子宫缩间歇时不能松弛，胎位扪不清，胎心消失。若无凝血功能障碍属Ⅲa，有凝血功能障碍属Ⅲb。

四、诊断及鉴别诊断

（一）诊断

依据病史、症状、体征及下列辅助检查可做出诊断。

1. B 型超声检查　典型声像图显示胎盘与子宫壁之间，出现边缘不清的液性低回声区，胎盘异常增厚或胎盘边缘"圆形"裂开，同时可见胎儿的宫内状况，并可排除前置胎盘。

2. 实验室检查　主要了解贫血程度及凝血功能。

（1）血常规检查。

（2）检测肾功能及二氧化碳结合力。

（3）DIC 筛选试验　包括血小板计数、凝血酶原时间、血纤维蛋白原测定。结果可疑

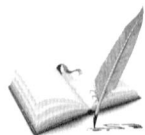

者，进一步做纤溶确诊试验，包括凝血酶时间、优球蛋白溶解时间和血浆鱼精蛋白副凝试验。血纤维蛋白原＜250 mg/L 为异常，小于 150 mg/L 对凝血功能障碍有诊断意义。情况紧急时，可抽取肘静脉血 2 ml 于干燥试管中，轻叩管壁，7 分钟后若无血块形成或形成易碎的软凝血块，表明凝血功能障碍。

（二）鉴别诊断

Ⅰ度胎盘早剥临床表现不典型，主要与前置胎盘鉴别，B 型超声检查有助于鉴别。Ⅱ度及Ⅲ度胎盘早剥症状与体征均较典型，诊断多无困难，主要与先兆子宫破裂鉴别。

五、并发症

胎盘早剥的并发症有 DIC、产后出血、急性肾功能衰竭、羊水栓塞等。

六、对母儿的影响

胎盘早剥可引起贫血，剖宫产率、产后出血率、DIC 发生率均升高。胎盘早剥出血可引起胎儿急性缺氧，新生儿窒息率、早产率明显升高，围生儿死亡率增高。

七、处理

处理原则为纠正休克，及时终止妊娠，防治并发症。

（一）纠正休克

采取头低足高位、保暖、给氧；迅速建立静脉通路，输血、输液补足血容量，改善血液循环。最好输新鲜血，既补充血容量，又补充凝血因子。使血细胞比容尽快提高到 0.30 以上，尿量＞30 ml/h。休克抢救成功与否，取决于补液量和补液速度。

（二）及时终止妊娠

一旦确诊Ⅱ型或Ⅲ型胎盘早剥，应及时终止妊娠。根据孕妇病情轻重、胎儿宫内状况、产程进展、胎产式等，决定终止妊娠方式。

1. 阴道分娩 适用于外出血为主、Ⅰ度患者一般情况良好，宫口已扩张，估计短时间内能结束分娩者。①人工破膜使羊水缓慢流出，宫腔容积缩小。②用腹带裹紧腹部压迫胎盘，使其不再继续剥离，由于宫腔压力降低，可防止凝血活酶进入血液循环，阻断和预防DIC。必要时静脉滴注缩宫素缩短第二产程。③产程中应密切观察心率、血压、宫底高度、阴道流血量以及胎儿宫内状况，一旦发现病情加重或出现胎儿窘迫征象，应及时行剖宫产结束分娩。

2. 剖宫产 适用于：①Ⅰ度胎盘早剥，出现胎儿窘迫征象，需抢救胎儿者；②Ⅱ度胎盘早剥，特别是初产妇，不能在短时间内结束分娩者；③Ⅲ度胎盘早剥，产妇病情恶化，胎儿已死，不能立即分娩者；④破膜后产程无进展者。剖宫产取出胎儿与胎盘后，立即注射宫缩剂并按摩子宫。发现有子宫胎盘卒中时，配以按摩子宫和热盐水纱垫湿热敷子宫，多数子宫收缩转佳。若发生难以控制的大量出血，可在输新鲜血、新鲜冰冻血浆及血小板的同时，行子宫次全切除术。

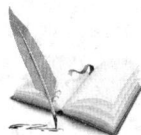

第五节　羊水量异常

【羊水过多】

正常妊娠时羊水量随孕周的增加而增多，妊娠足月时羊水量约为 800 ml，凡在妊娠任何时期羊水量超过 2000 ml 者，称羊水过多。羊水过多的发病率，文献报道为 0.5% ~1%，若合并妊娠糖尿病者，其发生率高达 20%。

一、病因

羊水过多的确切原因还不十分清楚，临床见于以下几种情况。

1. 胎儿畸形　羊水过多孕妇中，约 25% 合并胎儿畸形，其中以神经系统和上消化道畸形最常见，如无脑儿、脑膨出与脊柱裂胎儿，因为脑脊膜裸露、脉络膜组织增殖、渗出液增加，导致羊水过多。无脑儿和严重脑积水儿，因缺乏中枢吞咽功能，无吞咽反射及缺乏抗利尿激素致尿量增多使羊水过多；消化道畸形的胎儿主要为食管或小肠闭锁，不能吞咽羊水而导致羊水过多。

2. 多胎妊娠　并发羊水过多是单胎妊娠的 10 倍，尤以单卵双胎居多，且常发生在其中体重较大的胎儿。因单卵双胎之间血液循环相互沟通，占优势胎儿，循环血量多，尿量增加，致使羊水过多。

3. 孕妇和胎儿的各种疾病　如糖尿病、ABO 或 RH 血型不合、重症胎儿水肿、妊娠高血压疾病、急性肝炎、孕妇严重贫血。糖尿病孕妇的胎儿血糖也增高，引起多尿而排入羊水中。母儿血型不合时，绒毛水肿影响液体交换，导致羊水过多。

4. 胎盘脐带病变　胎盘绒毛血管瘤、脐带帆状附着有时也能引起羊水过多。

5. 特发性羊水过多　约占 30%，不合并任何孕妇、胎儿或胎盘的异常，其原因至今不明。

二、临床表现

1. 急性羊水过多　多发生在妊娠 20~24 周，由于羊水快速增多，数日内子宫急剧增大，似妊娠足月或双胎妊娠大小，在短时间内由于子宫极度增大，横膈上抬，不能平卧，出现呼吸困难，甚至发绀，孕妇表情痛苦，腹部张力过大，腹部胀痛，孕妇行走不便仅能端坐。胃肠道受压出现消化不良、呕吐、便秘。检查见腹部皮肤发亮，腹壁紧张，由于增大的子宫压迫下腔静脉，影响血液回流，引起下肢及外阴部水肿及腹壁静脉曲张。子宫大于妊娠月份，触之有液体震动感，胎体有漂浮感，胎位不清，胎心音遥远或听不清。

2. 慢性羊水过多　常发生在妊娠 28~32 周，羊水可在数周内缓慢增多，孕妇多能适应，腹部检查：子宫大于妊娠月份，腹壁紧张皮肤发亮、变薄，有液体震颤感，胎位不清，有时扪及胎儿有浮沉胎动感，胎心遥远或听不到。羊水过多容易并发妊娠期高血压疾病、胎位异常、早产。破膜后因子宫骤然缩小，可以引起胎盘早剥，破膜时脐带可随羊水滑出造成脐带脱垂。产后因子宫过大易引起子宫收缩乏力而导致产后出血。

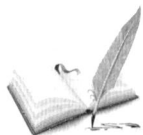

三、诊断及鉴别诊断

（一）症状和体征

根据上述病史及体征，急性羊水过多诊断多不困难，慢性羊水过多有时诊断不易明确。

（二）辅助检查

1. B型超声检查 是羊水过多的重要辅助检查方法。标准有两个：①以最大羊水暗区垂直深度测定表示羊水量的方法（AFV）：AFV≥8 cm 诊断为羊水过多。AFV 在 8~11 cm 为轻度羊水过多，12~15 cm 为中度羊水过多，AFV>15 cm 为重度羊水过多。②羊水指数法（AFI）：以经脐横线与腹白线将子宫分为 4 个象限，测定各象限最大垂直深度相加而得，AFI≥25 cm 诊断为羊水过多。AFI 在 25~35 cm 为轻度羊水过多，36~45 为中度羊水过多，AFI>45 为重度羊水过多。

2. 羊膜囊造影及胎儿造影检查 可了解胎儿有无消化道畸形，但是羊膜囊造影可能引起早产、宫腔内感染，且造影剂、放射线对胎儿有一定损害，应慎用。

3. 甲胎蛋白的检测 神经管缺损易合并羊水过多，羊水甲胎蛋白（AFP）平均值超过同期正常妊娠平均值 3 个标准差以上，母体血清 AFP 平均值超过同期正常妊娠平均值 2 个标准差以上，有助于临床的诊断。

（三）鉴别诊断

在诊断羊水过多时，应注意与葡萄胎、双胎妊娠、巨大儿等相鉴别。

四、对母儿的影响

1. 对母体的影响 易并发妊娠期高血压疾病；妊娠时子宫肌纤维的过度伸展可引起宫缩乏力及产后出血等并发症；突然破膜导致宫腔内压力骤减，易导致胎盘早剥和休克。

2. 对胎儿的影响 易发生胎位异常；破膜时脐带可随羊水滑出造成脐带脱垂、胎儿窘迫；胎儿畸形及早产儿发生率较高；围生儿死亡率明显增高。

五、处理

其处理主要取决于胎儿有无畸形和孕妇自觉症状的严重程度。

1. 羊水过多合并胎儿畸形 处理原则为及时终止妊娠。

（1）慢性羊水过多 孕妇一般情况尚好，无明显心、肺压迫症状时，采用经腹羊膜腔穿刺，放出适量羊水后注入乳酸依沙吖啶 50~100 mg 引产。

（2）人工破膜 采用高位破膜，使羊水缓慢流出，以免宫腔内压力骤减引起胎盘早剥。在破膜放羊水过程中应当注意血压、脉搏及阴道流血情况。破膜后 12~24 小时仍未临产者，可使用缩宫素、前列腺素等引产。

2. 羊水过多胎儿正常 应根据羊水过多的程度与胎龄而决定处理方法。

（1）症状严重孕妇无法忍受、胎龄不足 37 周时，应穿刺放羊水，用 15~18 号腰椎穿刺针经腹羊膜腔穿刺，以每小时 500 ml 速度放出羊水，一次放羊水量不超过 1500 ml，以孕妇症状缓解为度。放羊水应严格消毒防止感染，酌情镇静保胎药以防早产。3~4 周后可重复，以减低宫腔内压力。

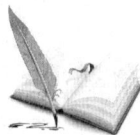

（2）应用前列腺素合成酶抑制剂——吲哚美辛。妊娠晚期羊水主要由胎儿尿液形成，吲哚美辛有抗利尿的作用，用吲哚美辛以期望抑制胎儿排尿治疗羊水过多。具体用量为 2.2～2.4 mg/（kg·d），分三次口服，用药期间，每周做一次 B 型超声进行监测。鉴于吲哚美辛有使胎儿动脉导管闭合的副作用，故不宜长时间应用，妊娠 >34 周不宜使用。

（3）妊娠已近 37 周，在确定胎儿已成熟的情况下，行人工破膜，终止妊娠。

（4）症状较轻者可以继续妊娠，注意休息，低盐饮食，酌情用镇静药，严密观察羊水量的变化。

【羊水过少】

妊娠晚期羊水量少于 300 ml 者，称为羊水过少。羊水过少时羊水黏稠、混浊呈暗绿色。近年报告发病率为 0.4%～4%。

一、病因

羊水过少原因不明，临床多见下列情况。

1. 胎儿畸形　以泌尿系统畸形为主，如胎儿先天肾缺如、肾发育不全、输尿管或尿道狭窄或梗阻所致的少尿或无尿。

2. 胎盘功能异常　过期妊娠、胎儿生长受限、妊娠期高血压疾病、胎盘退行性变，均可导致胎盘功能的异常。胎儿脱水，宫内慢性缺氧引起胎儿血液循环重新分配，保障脑和心脏的血供，而肾血流量下降，以及胎儿成熟过度，其肾小管对抗利尿激素的敏感性增高，胎尿减少致羊水过少。

3. 羊膜病变　某些原因不明的羊水过少可能与羊膜本身病变有关。

4. 母亲因素　孕妇脱水、血容量不足时，孕妇血浆渗透压增高，使胎儿血浆渗透压相应增高，胎尿减少。孕妇服用某些药物，如利尿剂、布洛芬、卡托普利等。

二、临床表现

孕妇于胎动时感腹痛，检查见腹围、宫高比同期正常妊娠小，子宫敏感性高，轻微刺激即可引发宫缩。临产后阵痛剧烈，宫缩多不协调，宫口扩张缓慢，产程延长。胎儿臀先露多见。若羊水过少发生在妊娠早期，胎膜可与胎体粘连，造成胎儿畸形，甚至肢体短缺。若发生在妊娠中、晚期，子宫周围的压力直接作用于胎儿，容易引起胎儿肌肉骨骼畸形，如斜颈、曲背或手、足畸形。现已证实，妊娠时吸入羊水有助于胎肺的膨胀发育，羊水过少可导致肺发育不全。羊水过少容易发生胎儿窘迫与新生儿窒息，增加围生儿死亡率。

三、诊断

（一）症状和体征

根据孕妇的症状及宫高、腹围增长较慢的情况初步判断是否有羊水过少。

（二）辅助检查

1. B 型超声检查　是主要检查方法。AFV 法：AFV ≤2 cm 为羊水过少；AFV ≤1 cm 为

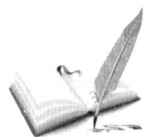

严重羊水过少。AFI：AFI≤5 cm 诊断为羊水过少，AFI≤8 cm 诊断为羊水偏少。国外分析结果显示，使用 AFV 法诊断羊水过少，能降低不必要的干预，且不增加围生儿不良预后的发生。除羊水池外，B 型超声还可同时发现胎儿畸形，羊水和胎儿交界不清，胎儿肢体挤压卷曲，胎盘胎儿面与胎体明显接触等。

2. 羊水直接测量　破膜后直接测量羊水少于 300 ml 即可诊断。直接测量法最大的缺点是不能早期诊断。

3. 胎心电子监护仪监测　子宫收缩时可以出现胎心的晚期减速，结合以上结果可诊断羊水过少。

四、处理

1. 终止妊娠　羊水过少是胎儿危险的重要信号。若妊娠已足月，胎儿可存活者，应及时终止妊娠。破膜时，若羊水少且黏稠，有严重胎粪污染，同时出现胎儿窘迫的表现，估计短时间内不能结束分娩者，在除外胎儿畸形后，应选择剖宫产结束分娩，可明显降低围生儿死亡率。

2. 期待疗法　若妊娠未足月，且辅助检查未发现有胎儿畸形，可行增加羊水量保守期待治疗。可采用母体补液疗法以及羊膜腔灌注疗法。母体补液疗法分为饮水疗法和静脉补液两种方式。对患有妊娠合并症者，短时间内输入较多液体容易使患者心、肺功能负荷增加，因此需慎用母体补液疗法。

第六节　多胎妊娠

一次妊娠同时有两个或两个以上胎儿时称多胎妊娠，以双胎妊娠多见。近年来由于促排卵药物的应用，特别是辅助生殖技术的广泛开展，多胎妊娠的发病率明显上升。多胎妊娠属高危妊娠，孕产妇、围生儿的发生率及死亡率均增加，应特别予以重视。本节主要讨论双胎妊娠。

一、分类

（一）双卵双胎

由两个卵子分别受精形成的双胎妊娠，约占双胎妊娠的 70%，其发生与种族、孕母年龄、胎次、遗传、促排卵药的应用及宫内移植多胚胎有关。因双卵双胎的两个胎儿基因不同，故胎儿性别、血型可以相同也可以不同，容貌与一般的兄弟姐妹相似，两个受精卵可形成自己独立的胎盘、胎囊。它们发育时可以紧靠与融合在一起，但两者间血液循环并不相通，胎囊之间的中隔由两层羊膜及两层绒毛膜组成，有时两层绒毛膜可融成一层（图7-6）。

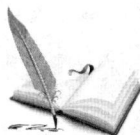

两个胎盘分开，两个绒毛膜，两层羊膜　　　　两个胎盘分开，两个绒毛膜已融合，两层羊膜

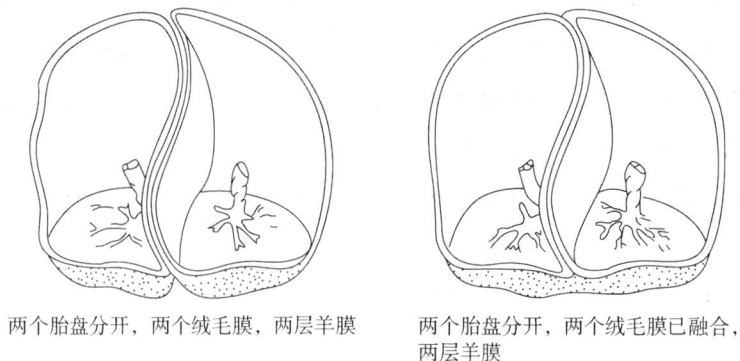

图 7 - 6　双卵双胎的胎盘胎膜示意图

（二）单卵双胎

由一个受精卵分裂而成的双胎妊娠，称单卵双胎。约占双胎妊娠的 30%。单卵双胎的发生原因不明，其发生不受种族、孕母年龄、胎次、遗传、医源的影响。由于胎儿的基因相同，故其性别、血型、容貌等相似。单卵双胎的胎盘和胎膜按受精卵形成时间的不同而异。

1. 双羊膜囊双绒毛膜　若受精卵分裂发生在桑椹期（早期囊胚），相当于在受精后 3 天内分裂，将形成两个独立的受精卵、两个羊膜囊，两个羊膜囊间隔有两层绒毛膜、两层羊膜，两个胎盘。这种类型的单卵双胎，常被误认为双卵双胎，占单卵双胎的 30% 左右。

2. 双羊膜囊单绒毛膜　若受精卵分裂发生在受精后第 4 ~ 8 天，胚胎发育处于囊胚期，已分化出滋养细胞，羊膜囊尚未形成。胎盘为一个，两个羊膜囊间的中隔为两层羊膜。此类型约占单卵双胎的 68%。

3. 单羊膜囊单绒毛膜　在羊膜囊形成后即受精后第 9 ~ 13 天，两个胎儿共存于一个羊膜囊内，共有一个胎盘。此种类型占单卵双胎的 1% ~ 2%。

4. 联体双胎　若受精卵分裂发生在受精后第 13 天以上，原始胚盘形成之后，则可能导致不同程度、不同形式的联体儿。联体儿的发生率为单卵双胎的 1/1500。

二、诊断

（一）症状和体征

双卵双胎通常早孕反应较重；中期妊娠后体重增加迅速，腹部增大明显，下肢水肿、静脉曲张等压迫症状出现早而明显；妊娠晚期常出现呼吸困难，活动不便。需注意家族史及是否接受过促排卵药物治疗。

产前检查有下列情况应考虑双胎妊娠：①子宫比孕周大；②孕中、晚期触及多个小肢体，两胎头或三个以上胎极；③胎头较小，与子宫大小不成比例；④在不同部位听到两个频率不同的胎心，同时计数 1 分钟，胎心率相差 10 次以上，或两胎心音之间隔有无音区。

（二）辅助检查

1. B 型超声检查　对双胎的诊断和监护有较大帮助。B 型超声在妊娠 5 周后，宫腔内可见 2 个妊娠囊，妊娠 6 周后，可见到两个原始心管搏动。B 型超声对中、晚期的双胎诊断率几乎达 100%。

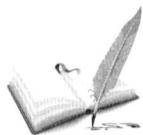

2. 多普勒胎心仪监测　孕 12 周后听到两个频率不同的胎心音。

三、并发症

（一）孕妇并发症

1. 贫血　双胎妊娠合并贫血是单胎的 2～3 倍，与铁及叶酸缺乏有关。

2. 妊娠期高血压疾病　比单胎妊娠高 3～4 倍，且发病早、程度重、容易发生心肺并发症及子痫、早产、胎儿窘迫、死胎、死产，围生儿死亡率增高。

3. 羊水过多　单卵双胎常在妊娠中期发生急性羊水过多，与双胎输血综合征及胎儿畸形有关。

4. 胎膜早破　发生率为 14%，可能与宫腔压力增高有关。

5. 胎盘早剥　是双胎妊娠产前出血的主要原因，可能与妊娠期高血压疾病发病率增高有关。第一个胎儿娩出后，宫腔容积骤然缩小，是胎盘早剥的另一常见原因。

6. 宫缩乏力　子宫肌纤维过度伸展，常发生原发性子宫收缩乏力，导致产程延长。

7. 产后出血　经阴道分娩的双胎，平均产后出血量 ≥ 500 ml，与子宫肌纤维过度伸展致子宫收缩乏力及胎盘附着面积增大有关。

（二）围生儿并发症

1. 早产　约 50% 双胎妊娠并发早产，其风险为单胎妊娠的 7～10 倍，多因胎膜早破或宫腔内压力过高及严重母儿并发症所致。

2. 胎儿生长受限　是多胎妊娠最常见的并发症，可能与胎儿拥挤、胎盘占蜕膜面积相对较小有关。此外，两个胎儿间生长不协调，与双胎输血综合征、一胎畸形或一胎胎盘功能严重不良有关。

3. 双胎输血综合征　是双羊膜囊单绒毛膜单卵双胎的严重并发症。通过胎盘间的动静脉吻合支，血液从动脉向静脉单向分流，使一个胎儿成为供血儿，另一个胎儿成为受血儿。造成供血儿贫血、血容量减少，致生长受限，肾灌注不足、羊水过少，甚至因营养不良而死亡；受血儿血容量增多，动脉压增高，各器官体积增大，胎儿体重增加，可发生充血性心力衰竭，胎儿水肿，羊水过多。双羊膜囊单绒毛膜单卵双胎，产后检查若两个胎儿体重相差 $\geq 20\%$，血红蛋白相差 > 50 g/L，提示双胎输血综合征。

4. 脐带异常　单羊膜囊双胎易发生脐带相互缠绕、扭转，可致胎儿死亡。脐带脱垂也是双胎常见并发症。

5. 胎头交锁及胎头碰撞　胎头交锁多发生在第一胎为臀先露，第二胎为头先露者，分娩时第一胎头部尚未娩出，而第二胎头部已入盆，两个胎儿颈部交锁，造成难产；两个胎儿均为头先露，同时入盆，造成胎头碰撞引起难产。

6. 胎儿畸形　发生率是单胎妊娠的 2～3 倍，有些畸形为单卵双胎所特有，如联体双胎、无心畸形等。

四、处理

（一）妊娠期处理及监护

1. 补充足够的营养　进食足够的蛋白质、维生素、铁剂、叶酸、钙剂等，预防贫血和

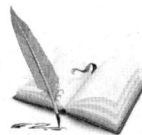

妊娠期高血压疾病。

2. 防治早产 是双胎产前监护的重点。双胎孕妇应增加每天卧床的时间，减少活动量。若在 34 周以前发生产兆，应给予宫缩抑制剂。一旦出现宫缩或阴道流液，应住院治疗。

3. 及时防治妊娠期并发症 发现妊娠期高血压疾病、妊娠期肝内胆汁淤积症等应及早治疗。

4. 监护胎儿生长发育情况及胎位变化 发现胎儿畸形应及早终止妊娠，尤其是联体双胎。如无明显畸形，则定期 B 超检测胎儿生长情况。B 超发现胎位异常，一般不予纠正。但妊娠晚期确定胎位对选择分娩方式有帮助。

（二）终止妊娠的指征

①合并急性羊水过多，有压迫症状，孕妇腹部过度膨胀，呼吸困难，严重不适；②胎儿畸形者；③母亲有严重并发症，如子痫前期或子痫，不能继续妊娠时；④预产期已到尚未临产，胎盘功能减退者。

（三）分娩期处理

1. 阴道分娩 多数能经阴道分娩。产程中应注意：①严密观察胎心变化；②产妇应有良好体力，应保证产妇足够的摄入量及睡眠；③注意宫缩及产程进展，对胎头已衔接者，可在产程早期进行人工破膜，加速产程进展，如宫缩乏力，可在严密监护下，给予低浓度缩宫素静脉滴注；④第二产程必要时行会阴侧切，减轻胎头受压。第一胎儿娩出后，必须立即夹紧胎盘侧脐带，以防第二胎儿失血。助手应在腹部固定第二胎儿为纵产式，并密切观察胎心、宫缩及阴道流血情况，及时阴道检查了解胎位及排除脐带脱垂，及早发现胎盘早剥。若无异常，等待自然分娩，通常在 20 分钟左右第二个胎儿娩出，若等待 15 分钟仍无宫缩，可行人工破膜并静脉滴注低浓度缩宫素，促进子宫收缩。若发现脐带脱垂、胎盘早剥，立即用产钳助产或臀牵引，迅速娩出胎儿。

若胎头高浮，应行内倒转胎位术及臀牵术。若第二胎儿为肩先露，先行外转胎位术转成臀位，若不成功改用联合转胎位术娩出胎儿。必要时第二胎采用剖宫产术终止妊娠。

2. 剖宫产指征 ①异常胎先露，如第一胎儿肩先露、臀先露；②宫缩乏力致产程延长，经保守治疗效果不佳；③胎儿窘迫，短时间内不能经阴道分娩者；④严重妊娠并发症需尽快终止妊娠者；⑤联体双胎孕周 >26 周。

无论阴道分娩还是剖宫产，均需积极防治产后出血：①临产时应备足血；②胎儿娩出前需建立静脉通路；③第二胎儿娩出后立即使用缩宫素，并使其作用维持到产后两小时以上。

本章小结

1. 异位妊娠以输卵管妊娠壶腹部最常见，主要病因是输卵管慢性炎症，典型的症状是停经后腹痛及少量阴道出血。内出血多时有休克表现。治疗以手术为主，纠正休克的同时剖腹探查，切除病侧输卵管。若为保留生育功能，也可切开输卵管取出孕卵。

2. 妊娠期高血压疾病是妊娠期特有的疾病，本病严重影响母婴健康，是孕产妇和围生儿发病和死亡的主要原因之一。病理生理变化是全身小动脉痉挛，主要临床表现为妊娠20

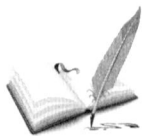

周后出现高血压、水肿、蛋白尿。严重者头痛、视物模糊、恶心、呕吐、持续性右上腹痛等，治疗原则是休息、解痉、镇静、降压、合理扩容、必要时利尿、适时终止妊娠。

3. 前置胎盘是妊娠晚期的严重并发症。前置胎盘分为完全性前置胎盘、部分性前置胎盘、边缘性前置胎盘，主要症状是无诱因无痛性反复发生的阴道出血，处理原则是制止出血，抑制宫缩，预防感染。

4. 胎盘早剥主要症状为妊娠晚期突然腹痛，可伴有或不伴有阴道出血，处理原则为纠正休克，及时终止妊娠，防治并发症。

目标检测

一、选择题

【A1 型题】

1. 输卵管妊娠的最常见原因是
   A. 输卵管炎   B. 受精卵游走
   C. 内分泌失调   D. 输卵管手术
   E. 精神神经功能絮乱

2. 输卵管妊娠破裂常发生在妊娠第几周
   A. 4   B. 6
   C. 8   D. 10
   E. 12

扫码"练一练"

3. 羊水过多的定义是指妊娠的任何时期羊水量超过
   A. 800 ml   B. 1000 ml
   C. 1200 ml   D. 1500 ml
   E. 2000 ml

4. 妊娠期高血压疾病，用大剂量硫酸镁治疗，最早出现的中毒反应是
   A. 呼吸加快   B. 呼吸减慢
   C. 尿量增多   D. 膝腱反射亢进
   E. 膝腱反射减弱

5. 为完全性前置胎盘孕妇终止妊娠时，主要的处理手段是
   A. 阴道自然分娩   B. 剖宫产术
   C. 阴道分娩，产钳助产   D. 阴道分娩，胎头吸引器助产
   E. 阴道分娩试产，失败后剖宫产术

6. 诊断前置胎盘较安全可靠的方法是
   A. 阴道检查   B. 肛门检查
   C. X 线检查   D. B 超检查
   E. 化验检查

7. 胎盘早期剥离主要病理变化是
   A. 壁蜕膜出血   B. 包蜕膜出血

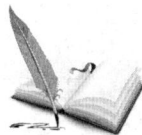

    C. 底蜕膜出血　　　　　　　　　　D. 真蜕膜出血

    E. 羊膜下出血

8. 形成双羊膜囊双绒毛膜单卵双胎的受精卵分裂发生在受精后

    A. 0～3 天　　　　　　　　　　　B. 4～6 天

    C. 7～8 天　　　　　　　　　　　D. 9～13 天

    E. 14～21 天

9. 羊水过少的诊断是指妊娠晚期羊水量少于

    A. 200 ml　　　　　　　　　B. 300 ml

    C. 500 ml　　　　　　　　　D. 500 ml

    E. 800 ml

10. 关于胎盘早期剥离，下列叙述正确的是

    A. 孕妇贫血程度与阴道出血量成正比

    B. 以无诱因、无痛性阴道反复流血为特点

    C. 是妊娠早期的一种严重出血性并发症

    D. 重型胎盘早剥孕妇的子宫硬如板状，有压痛

    E. 确诊后可选择期待疗法或终止妊娠

【A2 型题】

11. 患者，女，35 岁，妊娠 36 周检查并被诊断为妊高征，2 小时前突然发生持续性腹痛伴阴道少量流血。首先考虑为

    A. 先兆流产　　　　　　　　　　B. 先兆临产

    C. 先兆子宫破裂　　　　　　　　D. 前置胎盘

    E. 胎盘早剥

12. 某孕妇，孕前基础血压为 120/80 mmHg，宫内孕 31 周出现水肿，34 周出现头痛。体格检查：BP 150/110 mmHg，水肿（＋），尿蛋白定量 5.5 g/24 h。最可能的诊断是

    A. 子痫前期（轻度）　　　　　　B. 子痫前期（重度）

    C. 先兆子痫　　　　　　　　　　D. 妊娠合并慢性肾炎

    E. 原发性高血压合并妊娠

【A3/A4 型题】

（13～14 题共用题干）某孕妇，29 岁，结婚 5 年，夫妇同居，未避孕，从未怀孕过，平素月经周期规律，现停经 44 天，在抬举重物时突感右下腹剧烈疼痛伴阴道点滴出血半天。体检：BP 100/50 mmHg，白细胞总数 9.5×10^9/L，妇科检查见阴道内有少许暗红色血，宫颈举痛明显，阴道后宫隆饱满。

13. 该孕妇最可能的诊断是

    A. 先兆流产　　　　　　　　　　B. 稽留流产

    C. 异位妊娠破裂　　　　　　　　D. 阑尾炎

    E. 习惯性流产

14. 该患者确诊的主要方法是

    A. 尿 HCG 检查　　　　　　　　B. 宫颈活体组织检查

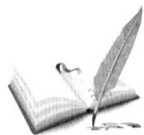

C. 子宫颈黏液检查　　　　　　D. 阴道后宫隆穿刺

E. 腹部检查

（15～18 题共用题干）某 29 岁孕妇，宫内孕 34 周，忧郁面容，脸色苍白来院，主诉既往身体健康，月经规律。检查：血压 160/95 mmHg，脉搏 110 次/分，尿蛋白（+），轻度右侧脚踝水肿，无头痛表现。

15. 此患者最可能的诊断是

A. 一过性血压增高　　　　　　B. 子痫前期

C. 妊娠合并慢性高血压　　　　D. 妊娠期高血压疾病

E. 急性胎盘早剥

16. 对该妇女进行治疗，首选药物是

A. 催产素促进宫缩　　　　　　B. 硫酸镁

C. 扩充血容量　　　　　　　　D. 利尿治疗

E. 使用降压药物

17. 若对该孕妇积极解痉治疗，应该准备用来解毒的药物是

A. 10% 葡萄糖酸钙　　　　　　B. 10% 葡萄糖酸钠

C. 5% 碳酸氢钠　　　　　　　　D. 1% 绷酸

E. 5% 的葡萄糖酸钙

18. 该患者发生抽搐时，首要的护理措施是

A. 立即通知医生　　　　　　　B. 加床档防止受伤

C. 观察病情并详细记录　　　　D. 保持呼吸道通畅

E. 将患者安排在单人暗室

（19～20 题共用题干）某孕妇，宫内孕 36 周，忽感剧烈腹痛难忍，血压 140/100 mmHg。检查：阴道无流血，子宫似足月妊娠大小，硬如木板，有压痛，胎心 90 次/分，胎位不清。

19. 该孕妇最可能的诊断是

A. 妊娠高血压综合征　　　　　B. 早产临产

C. 前置胎盘　　　　　　　　　D. 胎盘早期剥离

E. 不完全性子宫破裂

20. 对该孕妇的正确处理是

A. 及时终止妊娠　　　　　　　B. 等待孕足月自然分娩

C. 积极使用降压药物　　　　　D. 及时抑制宫缩

E. 积极补充血容量

二、简答题

1. 妊娠期高血压疾病的分哪几种类型？

2. 前置胎盘与胎盘早剥有何区别？

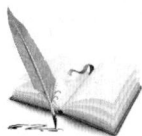

（王　娟）

第八章　妊娠合并症

> **学习目标**
>
> 1. **掌握**　妊娠、分娩对心脏病的影响；妊娠合并糖尿病的临床表现、诊断及处理。
>
> 2. **熟悉**　心脏病对妊娠、胎儿的影响及妊娠合并心脏病的诊断；急性病毒性肝炎类型及妊娠与病毒性肝炎的相互影响、预防；妊娠合并急性病毒性肝炎的临床表现及诊断；妊娠合并糖尿病的类型、妊娠期糖代谢的特点以及妊娠与糖尿病的相互影响。
>
> 3. **了解**　妊娠合并心脏病、妊娠期糖尿病及妊娠合并病毒性肝炎的处理。
>
> 4. 具有妊娠合并心脏病、糖尿病和病毒性肝炎等疾病的诊治基本技能，对妊娠合并症能够正确诊断并进行初步处理。
>
> 5. 能够与患者及家属进行沟通，开展妊娠合并症相关知识的健康教育，能开展妊娠合并病毒性肝炎的预防等卫生工作。

第一节　心脏病

> **案例导入**
>
> 患者，女，27岁，已婚，妊娠28周，有先天性心脏病病史，从事体力劳动后感到胸闷、气短、呼吸困难，休息时无明显不适。从未进行产前检查。体检：血压99/68 mmHg，心率98次/分，呼吸22次/分，心尖区听到2级收缩期杂音，性质粗糙，肺部无干、湿性啰音，无发绀。实验室检查无明显异常。
>
> **问题：**
>
> 1. 该患者的初步诊断及诊断依据是什么？
>
> 2. 该患者心功能分级属几级？
>
> 3. 该患者的初步治疗计划是什么？

妊娠合并心脏病是导致孕产妇死亡的重要原因之一，在我国孕产妇死因顺位中高居第2位，为非直接产科死因的第1位，是严重的妊娠合并症。

一、妊娠、分娩、产褥各期对心血管系统的影响

1. 妊娠期　孕妇总血容量于妊娠第6周开始增加，妊娠32~34周达高峰，较妊娠前增加30%~45%；血容量增加导致心排出量增加和心率加快；妊娠晚期子宫增大、膈肌上升使心脏向左、向上移位，心尖搏动向左移位2.5~3 cm，使大血管轻度扭曲，在心尖区可听

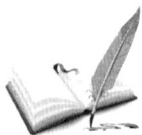

到Ⅰ~Ⅱ级柔和吹风样收缩期杂音。这些变化均使心脏负担加重。

2. 分娩期 为心脏负担最重的时期。第一产程，每次宫缩有250~500 ml的血液被挤入体循环，使回心血量增加，心排血量约增加24%，同时伴有血压增高、脉压增宽及中心静脉压升高；第二产程，除子宫收缩外，产妇屏气用力，使肺循环压力增加，同时腹压增加，使血液涌入心脏，故心脏负担最重，易出现发绀；第三产程，胎儿娩出后腹压骤减，大量血液向内脏灌注，回心血量骤减；胎盘娩出后，胎盘循环停止，子宫血窦内大量血液进入体循环，使回心血量骤增，造成血流动力学急剧变化。此时，患心脏病的产妇极易发生心力衰竭。

3. 产褥期 产后3天内心脏负担仍较重。除子宫收缩使一部分血液进入体循环外，孕期组织间潴留液体也开始回到体循环，使血容量明显增加。心脏病产妇此时仍易发生心力衰竭。

综上所述，妊娠32~34周、分娩期及产后3天内，心脏负担较重，是心脏病孕产妇最易发生心力衰竭的时期，即最危险的时期。

> **考点提示**
>
> 心脏病对于妊娠期、分娩期、产褥期的影响。

二、心脏病种类和对妊娠的影响

在妊娠合并心脏病中，先天性心脏病最常见，其次为风湿性心脏病、妊娠期高血压疾病性心脏病、围生期心肌病、心肌炎等。

1. 先天性心脏病

（1）左向右分流型 最常见。如房间隔缺损、室间隔缺损、动脉导管未闭，对妊娠的影响不大。

（2）右向左分流型 如法洛四联症及艾森曼格综合征，多有复杂的心血管畸形，故不宜妊娠，已妊娠者应于孕早期终止妊娠。右向左分流型先天性心脏病患者经手术治疗后心功能为Ⅰ~Ⅱ级者，可在严密观察下继续妊娠。

（3）无分流型 如肺动脉口狭窄、主动脉缩窄等不宜妊娠，已妊娠者应于孕早期终止妊娠。

> **知识链接**
>
> 法洛四联症（TOF）是一种常见的先天性心脏畸形。其基本病理为室间隔缺损、肺动脉狭窄、主动脉骑跨和右心室肥厚。法洛四联症在儿童发绀型心脏畸形中居首位。法洛四联症患儿的预后主要取决定肺动脉狭窄程度及侧支循环情况，重症有25%~35%在1岁内死亡，50%患者死于3岁内，70%~75%死于10岁内，90%患者会夭折。主要是由于慢性缺氧引起红细胞增多症，导致继发性心肌肥大和心力衰竭而死亡。

2. 风湿性心脏病 轻度二尖瓣狭窄、二尖瓣关闭不全及主动脉瓣关闭不全者一般能耐受妊娠。其中，二尖瓣狭窄伴肺动脉高压者，若已妊娠宜早期终止。主动脉瓣狭窄严重者，应手术矫正后再考虑妊娠。

3. 妊娠期高血压疾病性心脏病 及时诊断并有效治疗，一般能度过妊娠期及分娩期，产后病因消除，病情会逐渐缓解，多不遗留器质性心脏病变。

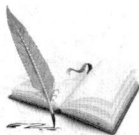

4. 围生期心肌病 是一种发生于妊娠后 3 个月至产后 6 个月内的扩张性心脏病，可能与病毒感染、营养不良、冠状血管病变、激素及遗传免疫等因素有关，临床表现主要为呼吸困难、咯血、胸痛、肝大、水肿等心衰症状。部分患者经强心、利尿、扩血管治疗后得以恢复，但再次妊娠可能复发。部分患者可能因为心力衰竭、肺栓塞或心律失常而死亡。

三、妊娠合并心脏病对胎儿的影响

心脏病孕妇心功能良好者，胎儿相对安全。心脏病变较重，妊娠后心功能恶化者，流产、早产、死胎、胎儿生长受限、胎儿窘迫及新生儿窒息的发生率均明显增高。围生儿死亡率是正常妊娠的 2~3 倍。

四、妊娠合并心脏病常见并发症

妊娠合并心脏病常见并发症有心力衰竭、亚急性感染性心内膜炎、静脉栓塞和肺栓塞，均为心脏病孕产妇的死亡原因。

五、诊断

（一）妊娠合并心脏病的诊断依据

1. 既往史 妊娠前有心脏病病史或风湿热病史。

2. 心功能异常的临床表现 劳力性呼吸困难，经常性夜间端坐呼吸、咯血，经常性胸闷胸痛等临床症状；发绀、杵状指、持续性颈静脉怒张；心脏听诊有舒张期 Ⅱ 级以上或粗糙的全收缩期 Ⅲ 级以上杂音；有心包摩擦音、舒张期奔马律和交替脉等体征。

3. 辅助检查 心电图有严重心律失常，如心房颤动、心房扑动、三度房室传导阻滞、ST 段及 T 波异常改变等。X 线检查显示心脏显著扩大，尤其个别心腔扩大。超声心动图检查示心肌肥厚、瓣膜运动异常、心内结构畸形。

（二）心脏病患者心功能分级

纽约心脏病协会将心脏病患者心功能分为 4 级。

Ⅰ 级　一般体力活动不受限制。

Ⅱ 级　一般体力活动轻度受限制，活动后心悸、轻度气短，休息时无症状。

Ⅲ 级　一般体力活动明显受限制，休息时无不适，轻微日常工作即感不适、心悸、呼吸困难，或既往有心力衰竭史者。

Ⅳ 级　一般体力活动严重受限制，不能进行任何体力活动，休息时有心悸、呼吸困难等心力衰竭表现。

（三）早期心力衰竭的诊断

早期心力衰竭的表现为：①轻微活动后即出现胸闷、心悸、气短；②休息时，心率每分钟超过 110 次，呼吸每分钟超过 20 次；③夜间常因胸闷而坐起呼吸，或到窗口呼吸新鲜空气；④肺底部出现少量持续性湿啰音，咳嗽后不消失。

（四）心脏病患者妊娠耐受能力的判断

（1）心脏病变较轻，心功能 Ⅰ ~ Ⅱ 级，既往无心力衰竭史者，可以妊娠。

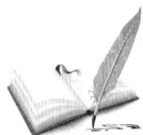

（2）心脏病变较重、心功能Ⅲ～Ⅳ级、既往有心力衰竭史或有肺动脉高压、右向左分流型先天性心脏病、严重心律失常、风湿热活动期、心脏病并发细菌性心内膜炎、急性心肌炎、年龄＞35岁心脏病病程较长者，发生心力衰竭的可能性极大，不宜妊娠。

六、处理

（一）妊娠前

心脏病孕产妇的主要死亡原因是心力衰竭和严重感染。对心脏病育龄妇女，要求做到孕前咨询，以明确心脏病的类型、程度、心功能状态，并确定能否妊娠。

（二）妊娠期

1. 终止妊娠 不宜妊娠的心脏病孕妇，应在妊娠12周前行人工流产，如已发生心力衰竭，应先控制后再终止妊娠。妊娠超过12周者，因终止妊娠必须用较复杂的手术，其危险性不亚于继续妊娠和分娩，因此不主张终止妊娠，应密切监护，积极防治心力衰竭，使之度过妊娠期与分娩期。

2. 防治心力衰竭

（1）允许妊娠者从妊娠早期开始，定期进行产前检查。在妊娠20周前，应每2周行产前检查1次。在妊娠20周后，尤其是妊娠32周以后，发生心力衰竭的机会增加，产前检查应每周1次。定期产前检查能及早发现心衰的早期征象，若发现早期心衰征象应立即住院。孕期经过顺利者也应在妊娠36～38周提前住院待产。是否进行系统产前检查的心脏病孕妇，心力衰竭发生率和孕产妇死亡率可相差10倍。

（2）避免过劳及情绪激动。充分休息，每天至少有10小时睡眠。合理饮食，给予高蛋白、高维生素、低盐、低脂饮食，补充铁剂预防贫血。限制体重过度增长，整个孕期不超过12 kg为宜，以免增加心脏负担。妊娠16周以后，每天食盐量不超过4～5 g。防治各种心力衰竭的诱因，如防治上呼吸道感染、纠正贫血、治疗心律失常和妊娠期高血压疾病等。

（3）及早治疗心力衰竭。多不主张预防性应用洋地黄。对早期心力衰竭者给予作用和排泄较快的制剂，如地高辛0.25 mg，每天2次口服，2～3天后可根据临床效果改为每天1次，不要求达到饱含量，以备心力衰竭加重时能有加大剂量的余地，病情好转即停药。妊娠晚期发生心力衰竭时，原则是待心力衰竭控制后再行产科处理，应放宽剖宫产指征。

（三）分娩期

1. 阴道分娩 适用于心功能Ⅰ～Ⅱ级、胎儿不大、胎位正常、宫颈条件良好者。

（1）第一产程 安慰及鼓励产妇，消除紧张情绪。适当应用地西泮、哌替啶等镇静剂。注意观察血压、脉搏、呼吸、心率。一旦发现心力衰竭征象，产妇应取半卧位，高浓度面罩吸氧，并给毛花苷C 0.4 mg加入25%葡萄糖溶液20 ml缓慢静脉注射，必要时4～6小时重复给药0.2 mg。产程开始后即应给予抗生素预防感染。

（2）第二产程 要避免屏气加腹压，应行会阴切开、胎头吸引或产钳助产，尽可能缩短第二产程。

（3）第三产程 胎儿娩出后，产妇腹部放置沙袋，以防腹压骤降而诱发心力衰竭。可静脉注射或肌内注射缩宫素10～20U，禁用麦角新碱，以防静脉压增高。产后出血过多者，应适当输血、输液，但需注意输液速度不可过快。

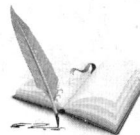

2. 剖宫产 对有产科指征及心功能 Ⅲ～Ⅳ 级者，均应择期剖宫产。近年主张对心脏病产妇放宽剖宫产指征。不宜再妊娠者，可同时行输卵管结扎术。

（四）产褥期

产后 3 天内，尤其是 24 小时内仍是发生心力衰竭的危险时期，产妇需充分休息并密切监护。应用广谱抗生素预防感染，直至产后 1 周左右无感染征象时停药，心功能在 Ⅲ 级以上者不宜哺乳。不宜再妊娠者，可在产后 1 周行绝育术。

第二节　糖尿病

扫码"学一学"

案例导入

患者，女，37 岁，既往体健，结婚 1 年，现妊娠 16 周。停经 8 周时产前检查一次，现在是第二次来医院产前检查。体检：身高 150 cm，体重 60 kg，血压 100/70 mmHg，心率 98 次/分，呼吸 22 次/分。实验室检查：空腹血糖 8.9 mmol/L，其他无明显异常。否认既往糖尿病病史。其母亲患有 2 型糖尿病，现用胰岛素治疗。

问题：

1. 该患者最可能的诊断是什么？
2. 需要进一步做什么检查以帮助诊断？
3. 该患者的治疗方案是什么？

糖尿病孕妇有两种情况：一种为妊娠前已有糖尿病，称为糖尿病合并妊娠；另一种为妊娠前糖代谢正常或有潜在糖耐量异常，妊娠后才出现或首次发现糖尿病，称为妊娠期糖尿病（GDM），在糖尿病孕妇中占 80% 以上。糖尿病孕妇的临床经过复杂，对母儿危害较大。

一、妊娠期糖代谢的特点及妊娠期糖尿病的发病机制

妊娠早期，因胎儿发育不断从母血摄取葡萄糖、孕妇排糖量增加等原因，孕妇血糖水平随妊娠进展而降低，空腹血糖较非孕妇低，长时间空腹易发生低血糖及酮症酸中毒。到妊娠中、晚期，随着胎盘生乳素、雌激素、黄体酮等抗胰岛素样物质的增加，孕妇对胰岛素的敏感性随孕周增加而下降。为维持正常糖代谢水平，胰岛素需求量必须增加，胰岛素分泌受限的孕妇，妊娠期不能维持这一生理代偿变化而导致血糖升高，使原有糖尿病加重或出现妊娠期糖尿病。

二、妊娠与糖尿病的相互影响

（一）妊娠对糖尿病的影响

妊娠可使既往无糖尿病的孕妇发生妊娠期糖尿病，使原有糖尿病患者的病情加重，易发生糖尿病酮症酸中毒及低血糖。

考点提示

糖尿病对于孕妇和胎儿的影响。

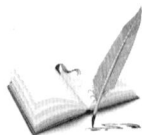

（二）糖尿病对母儿的影响

高血糖可使流产、早产、羊水过多、孕妇感染及妊娠期高血压疾病等发生率增高；还可使巨大胎儿、胎儿畸形、胎死宫内、新生儿呼吸窘迫综合征及新生儿低血糖等发生率增高。

三、临床表现及诊断

妊娠期糖尿病孕妇多无明显症状，空腹血糖有时可能正常，因此应注意防止漏诊。

（一）病史

有糖尿病家族史，有巨大儿分娩史及不明原因反复流产史，死胎、死产、胎儿畸形史；有足月新生儿呼吸窘迫综合征分娩史，年龄 >30 岁，肥胖等均为妊娠期糖尿病的高危因素。

（二）临床表现

妊娠期有三多症状（多饮、多食、多尿），或外阴阴道假丝酵母菌感染反复发作，孕妇体重 >90 kg，本次妊娠并发羊水过多或巨大胎儿者，应警惕合并糖尿病的可能。

（三）实验室检查

1. 尿糖测定 阳性者应做空腹血糖检查及糖筛查试验。

2. 空腹血糖测定 两次或两次以上空腹血糖≥7.0 mmol/L 者，可诊断为糖尿病。

3. 糖筛查试验 妊娠 24～28 周行妊娠期糖尿病筛查。

4. 葡萄糖耐量试验 我国多采用 75 g 糖耐量试验。

知识链接

一般妊娠 24～28 周的孕妇采用 75 g 葡萄糖耐量试验，方法：空腹 8～14 小时后，将 75 g 葡萄糖溶于 300 ml 水中，于 5 分钟内喝完，采集空腹、服糖水后 1 小时、2 小时肘静脉血。

75 g OGTT 的诊断标准：空腹、服糖水后 1 小时、2 小时的血糖值分别为 5.1 mmol/L、10.0 mmol/L、8.5 mmol/L。任何一点血糖值达到或超过上述标准即诊断为糖尿病。

四、糖尿病分级

糖尿病分级有助于判断病情严重程度及预后，A 级：妊娠期出现或发现的糖尿病；B 级，显性糖尿病，20 岁以后发病，病程 <10 年；C 级：发病年龄 10～19 岁，或病程 10～19 年；D 级：10 岁前发病，或病程≥20 年，或合并单纯性视网膜病；F 级：糖尿病性肾病；R 级：眼底有增生性视网膜病变或玻璃体积血；H 级：冠状动脉粥样硬化性心脏病；T 级：有肾移植史。

五、处理

（一）终止妊娠

糖尿病患者于妊娠前应确定糖尿病严重程度。D、F、R 级糖尿病不宜妊娠，已妊娠应

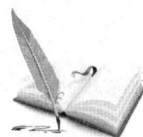

尽早终止。

（二）保守治疗

器质性病变较轻、血糖控制良好者，可在积极治疗、密切监护下继续妊娠。

1. 饮食疗法 控制饮食是糖尿病治疗的基础。妊娠期应力求通过饮食控制使血糖维持在正常范围，同时又能保证母儿所必需的营养。控制餐后 1 小时血糖值在 8 mmol/L 以下。此外，每日补充钙剂 1~1.2 g、叶酸 5 mg、铁剂 15 mg。

2. 药物治疗 对饮食治疗不能控制血糖者，胰岛素为主要治疗药物。胰岛素用量一般从小剂量开始，并根据病情、孕期进展及血糖值加以调整。应用胰岛素治疗应注意防止低血糖及酮症酸中毒。孕妇不宜用磺脲类及双胍类降糖药，以免药物通过胎盘干扰胎儿代谢导致胎儿畸形或死亡。

3. 加强孕期监护 妊娠各期均应密切监测血糖变化，及时调整胰岛素用量。每月测定肾功能及糖化血红蛋白含量，同时进行眼底检查。缩短产前检查间隔时间，妊娠中期 2 周一次，妊娠 32 周以后应每周检查一次。注意血压、水肿、尿蛋白情况。监测胎儿发育、胎儿成熟度、胎儿胎盘功能等情况，必要时及早住院待产。

4. 终止妊娠的时间 原则上应尽量推迟终止妊娠的时间，力求使胎儿达到最大成熟度而又避免胎死宫内。血糖控制良好，孕晚期无合并症、胎儿宫内状态良好者，应等待至妊娠 38~39 周终止妊娠。若有母儿合并症，血糖控制不满意，应尽早行羊膜腔穿刺抽取羊水，了解胎肺成熟情况，并注入地塞米松促进胎儿肺成熟后终止妊娠。

5. 分娩方式 妊娠合并糖尿病本身不是剖宫产指征，有巨大胎儿、胎盘功能不良、胎位异常或其他产科指征者，应行剖宫产。对糖尿病病程 >10 年，伴有视网膜病变及肾功能损害、重度子痫前期、有死胎死产史的孕妇，应放宽剖宫产指征。

6. 新生儿处理 新生儿应留脐血检查血糖，均按早产儿处理，出生后 30 分钟开始定时滴服 25% 葡萄糖液。注意防止新生儿低血糖、呼吸窘迫综合征等。

第三节 急性病毒性肝炎

患者，女，28 岁，停经 35 周，食欲减退、乏力、尿色加深一周。患者于一周前无明显诱因下出现乏力，进食后恶心、腹胀。无呕吐、腹痛、腹泻。同时发现尿色加深，呈浓茶水色，不伴发热，无皮肤黄染。停经 12 周产检是一切正常。现肝功能检查：总胆红素 179.6 μmol/L，直接胆红素 120.4 μmol/L，丙氨酸氨基转移酶 213 U/L，门冬氨酸氨基转移酶 179 U/L，谷氨酰转肽酶 151 U/L，碱性磷酸酶 10^9 U/L。

问题：

1. 该孕妇初步诊断及依据是什么？

2. 还需要进一步做哪些检查？

3. 该孕妇的下一步治疗方案是什么？

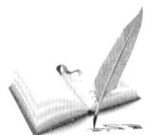

病毒性肝炎严重威胁孕产妇的生命安全。目前确定的肝炎病毒主要有 5 种：甲型（HAV）、乙型（HBV）、丙型（HCV）、丁型（HDV）和戊型（HEV），其中以乙型肝炎病毒感染最常见。

一、妊娠对病毒性肝炎的影响

妊娠的某些生理变化可增加肝脏负担，使原有肝损害进一步加重，重症肝炎的发生率较非孕期明显增加。

二、病毒性肝炎对妊娠的影响

1. 对母体的影响 妊娠早期，可加重早孕反应；妊娠晚期，妊娠期高血压疾病的发生率增高；重症肝炎可引起 DIC，导致产后大出血。

2. 对胎儿的影响 肝炎病毒可通过胎盘感染胎儿，故流产、早产、死胎、死产和新生儿死亡率明显增高。妊娠早期感染者可发生胎儿畸形。

3. 母婴传播 主要见于乙型肝炎病毒。①宫内传播：通过胎盘垂直传播；②产时传播：为主要传播途径，胎儿通过产道时吞咽含 HBV 的母血、羊水、阴道分泌物而感染；③产后传播：通过母乳喂养、接触母亲唾液而感染。

三、诊断

（一）病史及临床表现

与病毒性肝炎患者密切接触史，或半年内曾有接受输血、注射血制品史；主要症状有食欲减退、恶心、呕吐、腹胀、肝区疼痛等，继而出现乏力、畏寒、发热等。部分患者有皮肤巩膜黄染、尿色深黄。肝脏肿大，肝区有叩击痛。

（二）辅助检查

血清丙氨酸氨基转移酶（ALT）增高；血清胆红素在 171 μmol/L 以上；尿胆红素阳性；病原学检查，相应肝炎病毒血清学抗原抗体检测出现阳性。

知识链接

乙肝五项也称为乙肝两对半，包括乙肝表面抗原（用 HBsAg 表示）、乙肝表面抗体（用抗 - HBS 表示）、e 抗原（用 HBeAg 表示）、e 抗体（用抗 - HBe 表示）、核心抗体（用抗 - HBc 表示），乙肝五项检查，便是抽出患者静脉血，检测血液中乙肝病毒的血清标志。若一、三、五项阳性，其余两项阴性。俗称"大三阳"，这种乙肝五项结果情况说明是急、慢性肝炎，传染性较强；若一、四、五项是阳性，其余两项阴性，称"小三阳"，说明是急、慢性肝炎，传染性较弱。

四、处理

卧床休息，加强营养，进高蛋白、高碳水化合物、高维生素、低脂饮食。积极进行保肝治疗，避免用对肝脏有损害的药物。注意预防感染。产科处理如下：

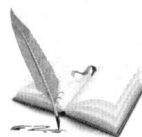

（一）妊娠期

妊娠早期若肝炎为轻症，经积极治疗后，可继续妊娠。慢性活动性肝炎，妊娠后对母儿威胁较大，故适当治疗后应终止妊娠。妊娠中、晚期，加强母儿监护，适时终止妊娠。

（二）分娩期

主张剖宫产。经阴道分娩，分娩前数天肌内注射维生素 K_1，每天 $20 \sim 40$ mg，备新鲜血液，阴道手术助产缩短第二产程，防止软产道损伤和胎盘残留，胎肩娩出后立即静脉推注缩宫素以减少产后出血。

（三）产褥期

产后严密监测肝功能变化，予对症治疗。控制感染是防止肝炎病情恶化的关键，应选用对肝脏无损害或损害较小的广谱抗生素，如头孢菌素或氨苄西林等控制感染。不宜哺乳者应尽早退乳，退乳时不用对肝脏有损害的雌激素，可口服生麦芽或乳房外敷芒硝。

五、乙型肝炎病毒母婴传播阻断

（一）HBV 母婴垂直传播途径

1. 产前宫内感染　即经胎盘感染，是产后免疫接种失败的主要原因。目前导致活产新生儿发生宫内 HBV 感染的机制尚不够清楚，多数认为妊娠晚期胎盘成熟期孕妇胎盘受无形或有形损伤，使母血经胎盘渗漏入胎儿造成感染；也有提出 HBV 感染胎盘可能是通过细胞与细胞间传递或称渗透式的细胞转移过程等，这两种途经均可在胎盘中完成而不需要其他因素的介入，同时指出胎盘 HBV 感染多发生在妊娠晚期，妊娠中期胎盘 HBV 感染的机会较低。

2. 产时感染　是母婴传播的主要途径，分娩时胎儿吞入 HBV 感染的羊水，接触了母体阴道分泌物、产道内血液，以及皮肤黏膜擦伤后与 HBV 感染的母血接触均可被感染，一般认为，母亲血清中 HBV DNA 含量越高，母儿传播可能性越大。目前还没有足够的证据证明剖宫产可降低母婴传播的风险。

3. 产后水平感染　新生儿通过母乳、母亲唾液感染。

（二）HBV 母婴传播阻断

HBV DNA 或 HBeAg 阳性孕妇所分娩的新生儿，采取被动免疫和主动免疫相结合的方法，以阻断乙型肝炎病毒的母婴传播。

1. 被动免疫法　乙型肝炎免疫球蛋白可使新生儿即刻获得被动免疫，使新生儿暂时不受 HBV 感染。

2. 主动免疫法　新生儿对疫苗的免疫应答良好，近年基因工程乙肝疫苗已大量使用，具有不含血液成分、安全性好的特点。

3. 联合免疫　乙型肝炎疫苗按上述方法进行，乙肝免疫球蛋白改为出生后 6 小时内和一个月时各肌内注射 200 U，有效保护率可达 94%。

HBV DNA 或 HBeAg 阳性孕妇，其初乳中乙肝病毒 DNA 阳性率高，原则上不宜哺乳。但如肝功能正常，新生儿进行了联合免疫，可以哺乳。

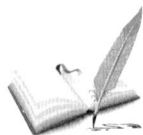

本章小结

1. 妊娠合并心脏病是导致孕产妇死亡的重要原因之一，妊娠 32～34 周后、分娩期及产后 3 天内，心脏负担较重，是心脏病孕产妇最易发生心力衰竭的时期，因此要依据心功能分级来决定妊娠是否继续以及分娩的方式。

2. 妊娠合并糖尿病主要是妊娠期糖尿病，应进行空腹血糖测定和 75 g 糖耐量试验进行确诊，根据血糖的高低选择合适的治疗方式，避免并发症的发生，注意新生儿低血糖的发生。

3. 妊娠合并病毒性肝炎是产科常见的传染病，以乙型病毒性肝炎最为常见。新生儿宜采取被动免疫和主动免疫相结合的方法，以阻断乙型肝炎病毒的母婴传播。妊娠合并重症肝炎是孕产妇死亡的主要原因之一，应早期诊治。

目标检测

一、选择题

【A1 型题】

1. 妊娠合并心脏病孕产妇死亡的主要原因是
   A. 合并妊娠期高血压疾病　　　B. 剖宫产术
   C. 羊水栓塞　　　　　　　　　D. 感染与心力衰竭
   E. 产后出血

扫码"练一练"

2. 妊娠合并心脏病者，心功能Ⅲ级的诊断标准是
   A. 一般体力活动稍受限
   B. 体力活明显受限，或既往有心衰病史
   C. 休息状态下既出现心衰症状
   D. 心脏扩大
   E. 劳力性呼吸困难

3. 于妊娠合并心脏病孕妇，下列说法错误的是
   A. 休息时宜左侧卧位
   B. 妊娠 16 周以后，限制食盐的摄入
   C. 定期评估心功能
   D. 鼓励产妇屏气用力，缩短第二产程
   E. 心功能Ⅰ～Ⅱ级的产妇可母乳喂养

4. 先天性心脏病孕妇分娩时正确的处理方法是
   A. 除有产科指征外不需做剖宫产术
   B. 胎儿娩出后，腹部立即放置沙袋 24 小时
   C. 预防产后出血应静脉注射麦角新碱

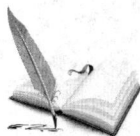

D. 无感染征象不需使用抗生素

E. 鼓励产妇早起下床活动，促进子宫恢复

5. 心脏病患者早孕，选项中不属于中止妊娠指征的是

A. 一般体力活动时有心悸或轻度气短

B. 活动量少于一般日常体力活动时即感疲劳、心悸、呼吸困难

C. 风湿性心脏病心率快难于控制者

D. 严重二尖瓣狭窄伴有肺动脉高压的风湿性心脏病

E. 伴有严重的内科并发症如慢性肺炎

6. 有关妊娠合并糖尿病的处理，下列说法错误的是

A. 定期产科和内科复查

B. 所生婴儿一律按早产儿护理

C. 预防感染应保持皮肤清洁

D. 建议人工喂养婴儿

E. 产后避免使用药物避孕及宫内器具避孕

7. 妊娠合并糖尿病需使用药物治疗时应选用

A. 苯乙双胍   B. 消渴丸

C. 胰岛素   D. 格列本脲

E. 中药

8. 妊娠合并心脏病判断心衰的确切指标是

A. 活动时心率每分钟超过 110 次

B. 心尖部闻及二级收缩期杂音

C. 咳泡沫状痰，肺底部有持续性湿罗音

D. 足踝部出现凹陷性水肿

E. 心界增大

9. 关于妊娠期合并重症肝炎的护理，错误的是

A. 每日蛋白质的摄入量小于 0.5 g/kg

B. 口服新霉素或甲硝唑抑制大肠杆菌，减少毒素的产生和吸收

C. 每日肥皂水灌肠，减少游离氨的产生

D. 严密观察有无肝性脑病的前驱症状

E. 每日入夜量为前日尿量加 500 ml 液体量

10. 下述不是乙型肝炎病毒性肝炎母婴传播途径的是

A. 母婴垂直传播   B. 分娩时胎儿接触母血、羊水等

C. 母乳喂养   D. 粪－口途径传播

E. 密切生活接触

【A2 型题】

11. 孕妇，26 岁，妊娠 9 周，既往日常活动时即感心悸，近 1 周夜间常因胸闷需坐起。检查：心率 120 次/分，肺底部有湿啰音，心界向左扩大，双下肢水肿（＋），其正确的处理是

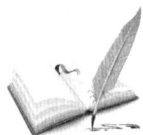

A. 积极治疗，控制病情，继续妊娠

B. 加强监护至产后 42 天

C. 立即终止妊娠

D. 控制心力衰竭后，终止妊娠

E. 控制心力衰竭后，观察病情变化若再出现心衰，考虑终止妊娠

12. 初孕妇，23 岁，妊娠 38 周，枕左前位，合并先天性心脏病，心功能 Ⅱ级，规律宫缩，宫口开大 8 cm，S+1，其治疗护理措施为

A. 立即行剖宫产术结束妊娠

B. 待宫口开全后，鼓励产妇屏气缩短第二产程

C. 严密观察产程，宫口开全后行阴道助产，缩短第二产程

D. 给予缩宫素，加强子宫收缩

E. 给予洋地黄类药物，预防心衰

13. 初孕妇，28 岁，2 型糖尿病，妊娠 37 周，近 2 天自感头痛、头晕、视物模糊。血压 170/115 mmHg，其正确的治疗措施为

A. 控制血糖，密切观察病情变化至满 40 周

B. 立即行剖宫产术结束妊娠

C. 降压、利尿、扩容，控制血糖，促进胎儿肺成熟后终止妊娠

D. 应用缩宫素引产

E. 应用抗生素预防感染

14. 初孕妇，24 岁，孕 24 周来院进行产前检查，HbsAg（+）、HbeAg（+），评估其母婴传播的可能性为

A. 胎儿已受感染的可能性大

B. 乙肝病毒不通过胎盘传播感染胎儿

C. 分娩时可通过接触母血传播，但接触母亲唾液不传播

D. 按程序注射乙肝疫苗可阻断母婴传播

E. 其婴儿将不会成为乙肝病毒携带者

15. 初孕妇，29 岁，妊娠 36 周，近 2 周恶心、呕吐、食欲下降，右季肋部胀痛。检查：皮肤无黄染，肝区叩痛（+），胎心 144 次/分，头浮，血清转氨酶中度升高，HbsAg（+），给予重症护理，其原因为

A. 易引起胎盘早期剥离　　　B. 易发生早产

C. 易合并妊娠高血压疾病　　D. 易发生产后 DIC

E. 易发展为肝性脑病

【A3/A4 型题】

(16~18 题共用题干) 一孕妇，24 岁，妊娠合并风湿性心脏病，于妊娠 22 周时因上呼吸道感染出现呼吸困难，不能平卧，心律不齐，心率 126 次/分。住院治疗 4 周后出院。现孕 35 周，检查：血压 120/80 mmHg，脉搏 88 次/分，心尖部闻及舒张期杂音，日常劳动无不适症状。

16. 该孕妇的心功能分级是

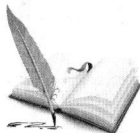

A. Ⅰ级   B. Ⅱ级

C. Ⅲ级   D. Ⅳ级

E. Ⅱ～Ⅲ级

17. 为该孕妇进行饮食指导时，项目中错误的是

A. 补充铁剂   B. 补充钙剂

C. 补充维生素 E   D. 适度补锌

E. 整个孕期孕妇体重增加不超过 12.5 kg

18. 目前其最适宜的治疗措施为

A. 若无产科指征等待自然分娩   B. 待临产后急诊剖宫产

C. 待胎儿成熟后滴注缩宫素引产 D. 待胎儿成熟后择期剖宫产

E. 待自然临产，宫口开全后阴道助产

（19～21 题共用题干）一孕妇妊娠足月合并黄疸，因臀部胎膜早破行急诊剖宫产术，术后实验室检查结果如下：HbsAg（＋）、HbsAb（－）、HbcAb（＋）、HbeAg（＋）、HbeAb（－）。

19. 患者应接受的治疗为

A. 注射高效价乙肝疫苗免疫球蛋白

B. 注射血清免疫球蛋白

C. 注射乙肝疫苗

D. 注射乙肝疫苗及高效价乙肝疫苗免疫球蛋白

E. 无须上述治疗

20. 新生儿应接受的治疗为

A. 注射高效价免疫球蛋白

B. 注射乙肝疫苗

C. 注射乙肝疫苗及高效价免疫球蛋白

D. 注射血清免疫球蛋白

E. 无须上述治疗

21. 该产妇术后发生阴道流血，失血量超过 1000 ml，其最可能的原因是

A. 子宫收缩乏力   B. 胎盘残留

C. 羊水栓塞   D. 血小板减少

E. 凝血功能障碍

（22～23 题共用题干）孕妇现孕 35 周，一月前曾患上呼吸道感染，治愈。但仍自觉心悸。

22. 以下病史和体征不支持早期心衰诊断的是

A. 孕 35 周，合并风心病，心悸 B. 休息时心率超过 110 次/分

C. 休息时呼吸超过 20 次/分   D. 足踝水肿，休息后消退

E. 夜间常需起床开窗，呼吸新鲜空气

23. 孕妇现已安全度过 38 周，骨盆检查正常，胎心、胎位正常，不规则宫缩，宫颈管消失，宫口开大 2 cm，活动时伴心悸、胸闷。其正确的治疗护理措施为

    A. 持续低流量吸氧，平卧位　　B. 严密监护，等待自然临产

    C. 静点缩宫素引产　　　　　　D. 宫口开全后助产

    E. 尽早剖宫产终止妊娠

二、简答题

1. 心脏病患者在什么情况下不能妊娠？

2. 妊娠合并肝炎的患者为何要在分娩时预防大出血？

（王　娟）

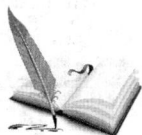

第九章 胎儿发育异常与死胎

学习目标

1. **掌握** 巨大儿发生的高危因素、诊断和处理；胎儿生长受限的定义、诊断方法、处理要点及终止妊娠的指征；常见胎儿畸形的产科处理原则；死胎的定义和病因。

2. **熟悉** 肩难产的定义和处理；胎儿生长受限的临床表现及分类；常见胎儿畸形的诊断；死胎的临床表现及处理。

3. **了解** 胎儿生长受限的病因；胎儿畸形的辅助检查方法；死胎的病理变化。

第一节 胎儿发育异常

案例导入

患者，女，34岁，因停经32^{+2}周，2天前检查发现胎儿发育较小入院。平素月经规律，定期产前检查，停经20周时B超检查示胎儿符合孕周大小，孕早、孕中期一般情况好，无明显活动后心悸、气促及憋气。停经26周B超检查示胎儿符合23周大小，未发现明显畸形。当时核对孕周无误，考虑胎儿发育受限，建议加强营养。停经28周行糖筛查，血糖9.27 mmol/L，后行OGTT试验为正常，其他检查均正常。停经32周门诊检查，发现胎儿仍小于孕周，以胎儿生长受限收入院。月经5/26天，28岁结婚，G_2P_0，2年前人工流产一次。既往：10岁时发现先天性心脏病，室间隔基底部缺损，未治疗，其父有高血压病史。

查体：T 36.8℃，P 92次/分，R 20次/分，BP 115/70 mmHg。一般情况好，全身皮肤黏膜无苍白，唇甲无发绀，双肺呼吸音清，未闻及干湿性啰音，心前区无隆起，心界不大，心率92次/分，心前区第3~4肋间可闻及Ⅱ~Ⅲ级收缩期杂音。腹膨隆，肝、脾未触及，双下肢不肿。

产科情况：宫高25.5 cm，腹围86.5 cm，观察十分钟未及宫缩，头位，先浮露，FHR 138次/分，骨盆测量：坐骨结节间径（TO）7.5 cm，耻骨弓85°，两侧骨盆内壁稍内聚，其余径线均正常。

问题：

1. 该患者是否适宜妊娠，其孕产期处理要点是什么？

2. 胎儿发育受限的原因是什么？

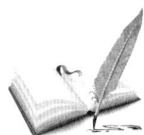

【巨大胎儿】

巨大胎儿是指胎儿生长超过了某一特定阈值，国内外尚无统一的阈值标准。美国妇产科医师学会采用新生儿出生体重≥4500 g 的标准，我国以≥4000 g 为巨大胎儿。巨大胎儿导致母亲产程异常、手术产、严重产道损伤、产后出血以及新生儿肩难产、窒息、臂丛神经损伤、骨折的发生率增加。

一、高危因素

1. 孕妇糖尿病 包括妊娠合并糖尿病和妊娠期糖尿病。在胎盘功能正常的情况下，孕妇血糖升高，通过胎盘进入胎儿血循环，使胎儿的血糖浓度升高，刺激胎儿胰岛 B 细胞增生，导致胎儿胰岛素分泌反应性升高、胎儿高血糖和高胰岛素血症，促进氨基酸的摄取、蛋白合成并抑制脂肪分解，使胎儿脂肪堆积，脏器增大，体重增加，导致巨大胎儿发生。

2. 孕前肥胖及孕期体重增加过快 当孕前 BMI > 30 kg/m^2、孕期营养过剩、孕期体重增加过快时，巨大胎儿发生率均明显升高。可见孕妇肥胖与妊娠期糖尿病、巨大胎儿和肩难产等均有密切的相关性。这可能与能量的摄入大于消耗导致孕妇和胎儿内分泌代谢平衡失调有关。

3. 经产妇 胎儿体重随分娩次数增加而增加，妊娠 5 次以上者胎儿平均体重比第一胎增加 80 ~ 120 g。

4. 过期妊娠 孕晚期是胎儿生长发育最快时期，过期妊娠而胎盘功能正常者，子宫胎盘血供良好，持续供给胎儿营养物质和氧气，胎儿不断生长，以致孕期越长，胎儿体重越大。过期妊娠巨大胎儿的发生率是足月儿的 3 ~ 7 倍，肩难产的发生率比足月儿增加 2 倍。

5. 孕妇高龄 高龄孕妇并发肥胖和糖尿病的机会增多，因此分娩巨大胎儿的可能性增大。

6. 巨大胎儿分娩史 曾经分娩过超过 4000 g 新生儿的妇女与无此既往史的妇女相比，再次分娩巨大胎儿的概率增加 5 ~ 10 倍。

7. 遗传 包括胎儿性别、种族及民族等，通常身材高大的父母其子女为巨大胎儿的发生率高。

8. 罕见综合征 当巨大胎儿合并结构异常时，如羊水过多、巨大胎盘、巨舌症等，应考虑胎儿是否存在与生长过快相关的某种罕见综合征，如 Pallister – Killian 综合征、Beckwith – Wiedemann 综合征、Sotos 综合征、Perlman 综合征、Simpson – Golabi – Behmel 综合征（SGBS）等。

二、对母儿的影响

（一）对母体的影响

①产程延长或停滞：由于巨大胎儿的胎头较大，头盆不称的发生率增加；②手术产发生率增加；③软产道损伤；④产后出血和感染；⑤生殖道瘘；⑥盆腔器官脱垂。

（二）对新生儿的影响

①新生儿产伤；②胎儿窘迫、新生儿窒息；③对后代的远期影响：后代发展为糖耐量

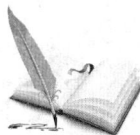

受损、肥胖、血脂异常、代谢综合征、心血管疾病的概率增加。

三、诊断

目前尚无方法能准确预测胎儿体重,临床上通过病史、临床表现、超声检查等综合评估,做出初步判断,出生后才能确诊。

(一)病史

多存在高危因素,如孕妇糖尿病、肥胖、巨大胎儿分娩史、过期妊娠。

(二)症状和体征

孕期体重增加过快,在妊娠后期出现呼吸困难,腹部沉重及两胁部胀痛等症状。腹部检查:视诊腹部明显膨隆,宫高 >35 cm;触诊胎体大,先露部高浮,跨耻征阳性;听诊胎心正常但位置较高,当子宫高加腹围≥140 cm 时,巨大胎儿的可能性较大。

(三)辅助检查

B 型超声检查 超声测量胎儿双顶径、头围、腹围、股骨长等各项指标,监测胎儿的生长发育情况,并将这些参数代入公式计算,估计胎儿体重(EFW)。当胎头双顶径≥100 mm,股骨长≥75 mm,腹围≥350 mm,应考虑巨大胎儿的可能性。而单项指标,如腹围介于 350~400 mm,对诊断巨大儿也是非常有意义的。

四、处理

(一)妊娠期

检查发现胎儿大或既往分娩巨大胎儿者,应检查孕妇有无糖尿病。有巨大胎儿高危因素的孕妇在孕早期进行营养咨询。糖尿病孕妇,应监测血糖,必要时予胰岛素控制血糖。

(二)分娩期

根据宫高、腹围、超声结果预测胎儿体重,并结合孕妇的身高、骨盆情况决定分娩方式。

1. 剖宫产 估计非糖尿病孕妇胎儿体重≥4500 g,糖尿病孕妇胎儿体重≥4000 g,即使骨盆正常,为防止母儿产时损伤应建议剖宫产终止妊娠。

2. 阴道试产 不宜过久。若产程延长,估计胎儿体重 >4000 g,胎头下降停滞也应剖宫产。若胎头双顶径已达坐骨棘下 3 cm,宫口已开全者,做好产钳助产准备,同时做好处理肩难产的准备工作。分娩后应行宫颈及阴道检查,了解有无软产道损伤,并预防产后出血和感染。

3. 是否预防性引产 非糖尿病孕妇,预防性引产并没有降低剖宫产率、肩难产的发生率,也没有改善新生儿的预后,而引产失败反而增加了剖宫产率。因此,不建议在产程自然发动前进行干预引产。糖尿病孕妇,如血糖控制好者,妊娠 40 周前,引产或剖宫产;血糖控制不佳者,妊娠 38 周终止妊娠。

4. 新生儿处理 新生儿应预防低血糖发生,生后 30 分钟监测血糖,生后 1~2 小时开始喂糖水,及早开奶,必要时静脉输入葡萄糖。新生儿易发生低钙血症,用 10% 葡萄糖酸钙 1 ml/ kg 加入葡萄糖液中静脉滴注补充钙剂。

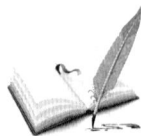

【胎儿生长受限】

胎儿生长受限（FGR）是指受某些病理过程的影响，超声估重低于同胎龄应有体重第10百分位数以下，未达到其应有的生长潜力的胎儿。并不是出生体重低于第10百分位数的婴儿都是病理性生长受限，有些体重偏低是因为体质因素，仅仅是小个子。严重的 FGR 被定义为胎儿估计体重小于第3百分位数，同时伴有多普勒血流的异常（定义为脐动脉搏动指数大于第95百分位数，舒张末期血流缺失或反流），这些胎儿的围生期并发症发生率和死亡率明显增加，是不良结局的一个较强且一致的预测因素。

一、病因

影响胎儿生长的因素，包括母亲营养供应、胎盘转运和胎儿遗传潜能。胎儿生长受限的病因迄今尚未完全阐明。约有40%发生于正常妊娠，50%～60%发生于母体有各种妊娠并发症或合并症、多胎妊娠、胎儿感染或畸形者。主要危险因素如下。

（一）母体因素

1. 妊娠并发症和合并症　妊娠期高血压疾病、妊娠期肝内胆汁淤积（ICP）、慢性肾炎及糖尿病血管病变的孕妇由于子宫胎盘灌注不够易引起胎儿生长受限。自身免疫性疾病、发绀型心脏病、严重贫血、严重肺部疾病等均引起 FGR。

3. 营养不良　孕妇偏食、妊娠剧吐以及摄入蛋白质、维生素、微量元素和热量不足的，容易产生小样儿，胎儿出生体重与母体血糖水平呈正相关。

4. 药物暴露和滥用　苯妥英钠、丙戊酸、华法林、尼古丁、乙醇、可卡因、毒品等均与 FGR 相关。某些降压药由于降低动脉压，可降低子宫胎盘的血流量，也会影响胎儿宫内生长。

5. 母体低氧血症

（二）胎儿因素

1. 染色体异常　21-三体综合征、18-三体综合征、13-三体综合征、Turner 综合征、猫叫综合征、染色体缺失、单亲二倍体等，常伴发 FGR。超声没有发现明显畸形的 FGR 胎儿中，近20%可发现核型异常，当生长受限和胎儿畸形同时存在时，染色体异常的概率明显增加。21-三体综合征胎儿生长受限一般是轻度的，18-三体综合征胎儿常有明显的生长受限。

2. 胎儿结构畸形　如先天性成骨不全和各类软骨营养障碍、无脑儿、脐膨出、腹裂、膈疝、肾发育不良、心脏畸形等可伴发 FGR，严重结构畸形的婴儿有1/4伴随生长受限，畸形越严重，婴儿越可能是小于胎龄儿。

3. 胎儿感染　在胎儿生长受限病例中，多达10%的人发生病毒、细菌、原虫和螺旋体感染。常见宫内感染包括风疹病毒、单纯疱疹病毒、巨细胞病毒、弓形虫、梅毒螺旋体及艾滋病病毒感染。

4. 多胎妊娠　与正常单胎相比，双胎或多胎妊娠更容易发生其中一个或多个胎儿生长受限。

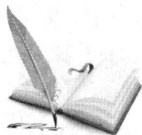

（三）胎盘脐带因素

单脐动脉、帆状胎盘、轮廓状胎盘、副叶胎盘、小胎盘、胎盘嵌合体等是 FGR 的高危因素。此外，慢性部分胎盘早剥、广泛性梗死或绒毛膜血管瘤均可造成胎儿生长受限。

二、临床表现

（一）正常的胎儿生长

正常的胎儿生长反映了胎儿遗传生长潜能与胎儿、胎盘和母体健康调节的相互作用。胎儿生长过程包含 3 个连续且有些许重叠的阶段。第 1 个阶段是细胞增生阶段，包括了妊娠的前 16 周；第 2 个阶段被认为是细胞增生和增大并存的阶段，发生在妊娠 16～32 周，涉及细胞体积和数量的增加；第 3 个也是最后一个阶段，被称为细胞增大阶段，发生在妊娠 32 周至足月期间，且特征为细胞体积迅速增加。

（二）异常的胎儿生长

上述的正常生长模式形成 FGR 临床分类的基础。

1. 均称型 FGR 占生长受限胎儿的 20%～30%，是指由于早期胎儿细胞增生的总体受损而导致所有胎儿器官成比例减小的一种生长模式。

2. 非均称型 FGR 特征是腹部尺寸（如肝脏体积和皮下脂肪组织）比头围减小得相对较多，占 FGR 人群的 70%～80%。目前认为非均称型胎儿生长是由胎儿适应有害环境的能力所致，即减少非重要胎儿器官（如腹部脏器、肺、皮肤和肾脏）血供为代价重新分配血流优先供应重要的器官（如脑、心脏、胎盘）。

三、诊断

孕期准确诊断 FGR 并不容易，往往需要在分娩后才能确诊。密切关注胎儿发育情况是提高 FGR 诊断率及准确率的关键。没有高危因素的孕妇应在孕早期明确孕周，并通过孕妇体重和子宫长度的变化，初步筛查出 FGR，进一步经超声检查确诊。有高危因素的孕妇还需从孕早期开始定期行超声检查，根据各项衡量胎儿生长发育指标及其动态情况，及早诊断 FGR。

（一）病史

1. 准确判断孕龄 推荐使用早孕期 B 超来推算预产期，联合使用多种方法优于单一方法来推算孕龄。如果是体外授精导致的双胎，应根据胚胎种植时间来准确推算孕龄。

2. 详细询问病史 分析寻找本次妊娠过程中是否存在导致 FGR 的高危因素。

（二）体征

根据宫高推测胎儿的大小和增长速度，确定末次月经和孕周后，产前检查测量子宫底高度，在孕 28 周后如连续 2 次宫底高度小于正常的第 10 百分位数时，则有 FGR 的可能。

（三）辅助检查

1. B 型超声检查 是诊断 FGR 的关键手段。

（1）双顶径（BPD） 胎儿双顶径每周增长 <2.0 mm，或每 3 周增长 <4.0 mm，或每 4 周增长 <6.0 mm，或妊娠晚期每周增长 <1.7 mm，则应考虑有 FGR 的可能。

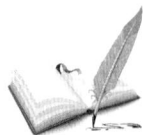

（2）腹围（AC） 胎儿腹围的测量是估计胎儿大小最可靠的指标。腹围或胎儿估计体重在相应孕龄的第 10 百分位数以下，可以诊断 FGR。

（3）股骨（FL） 有报道股骨长度低值仅能评价是否存在匀称型 FGR。

（4）羊水量 是 FGR 胎儿重要的诊断和评估预后的指标。当胎儿血流重分布以保障重要脏器血液灌注时，肾脏血流量不足，胎儿尿液产生减少导致羊水量减少。但是没有羊水过少也不能排除 FGR 的诊断。

（5）胎儿估计体重（EFW） 是 FGR 体重最敏感的超声指标。

2. 多普勒超声检查 一旦确诊 FGR，应开始严密监测。每两周进行超声下胎儿估重，同时进行多普勒超声检测脐动脉血流。并依据病情需要增加监测频率。脐动脉血流多普勒检测可以有效帮助决定产科干预方法，从而降低新生儿围生期死亡率、严重疾病的发病率以及减少对未足月生长受限胎儿的不必要引产。

四、治疗

（一）积极寻找并尽快解除可能的病因

1. 母体 寻找与 FGR 相关的母体病因，如吸烟、饮酒、母体血管疾病、抗磷脂综合征等；建议行 TORCH 筛查，必要时可行特定的羊水病毒 DNA 检测。

2. 胎儿 因为重大先天性异常通常都与无法维持胎儿正常生长相关，所以推荐对所有病例进行详细的胎儿解剖结构检查；当 FGR 为早发均称型（中期妊娠）、较严重（胎儿体重 < 第 3 百分位数）或伴随有羊水过多（提示 18 - 三体综合征）或结构异常时，建议进行胎儿染色体核型分析。

（二）动态监测胎儿宫内状况

脐动脉多普勒血流检测联合标准胎儿监护，比如 NST、生物物理评分或两者联合监测，与改善 FGR 胎儿预后有关。

（三）宫内治疗

1. 一般处理 包括卧床休息、吸氧、补充营养物质，左侧卧位是改善胎盘血流循环的常规治疗方法。目前并没有证据表明以上方法可以预防和改善 FGR，甚至长期卧床和吸氧有可能导致孕妇高凝状态、胎儿肺功能障碍，所以不推荐。

2. 药物治疗 ①类固醇：如估计在 34 周前分娩 FGR 胎儿，产前需应用糖皮质激素，以改善早产儿的预后。②硫酸镁：如 32 周前可能分娩，硫酸镁的使用可以保护胎儿和围产儿的脑神经。

（四）适时终止妊娠

1. 终止妊娠时机 胎儿确定为 FGR 后，决定分娩时间较困难，必须在胎儿死亡的危险和早产的危害之间权衡利弊。

（1）孕 34 周后 如果羊水量、胎儿生物物理评分（BPP）及多普勒血流检测均正常，每周监测直至 37 周后，并在 40 周前考虑分娩。如果羊水量异常（羊水指数 < 5 cm 或最大羊水深度 < 2 cm），BPP 和（或）多普勒表现异常，考虑结束妊娠。

（2）孕 34 周前 如果胎儿监测结果保持良好，对于有脐动脉舒张末期血流缺失者，应

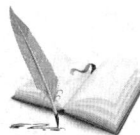

期待妊娠至 34 周分娩；脐动脉舒张末期血流反流者，建议在妊娠 32 周时分娩；脐动脉舒张末期血流降低但没有缺失或反流时，妊娠可被延迟直至 37 周以后。

2. 终止妊娠方式　FGR 不是剖宫产手术指征。选择分娩方式应从胎儿宫内状况和宫颈成熟度两方面考虑。如果胎儿宫内情况良好、胎儿成熟、Bishop 宫颈成熟度评分 ≥7 分，无产科禁忌证者可以经阴道分娩，但要加强产时胎心监测；如果羊水过少、胎儿窘迫、胎儿停止发育以及合并其他产科指征时，应考虑剖宫产。

3. 新生儿处理　FGR 患儿常存在缺氧，容易发生胎粪吸入，故应及时处理新生儿，清理声带下的呼吸道，吸出胎粪，并做好新生儿复苏抢救准备。及早喂养糖水以防止低血糖，并注意预防低钙血症、防止感染及纠正红细胞增多症等。

【胎儿畸形】

广义的胎儿畸形，指胎儿先天异常，包括胎儿各种结构畸形、功能缺陷、代谢以及行为发育的异常。又进一步分为代谢障碍异常、组织发生障碍异常、先天畸形和先天变形。狭义的胎儿畸形，是指由于内在的异常发育而引起的器官或身体某部位的形态学缺陷，又称为出生缺陷。

一、病因

导致胎儿畸形的因素目前认为主要由遗传因素、环境因素，以及二者共同作用所致。遗传因素（包括染色体异常和基因遗传病）占 25%；环境因素（包括放射、感染、母体代谢失调、药物及环境中的化学物质等）占 10%；两种因素相互作用及原因不明占 65%。

二、常见的胎儿畸形

1. 先天性心脏病　种类繁多，有法洛四联症、室间隔缺损、左心室发育不良、大血管转位、心内膜垫缺损、Ebstein 畸形、心律失常等。其中法洛四联症是比较常见的一种心脏发育畸形，主要有四种心脏结构的畸形：右心室肥厚、室间隔缺损、主动脉骑跨、右心室流出道梗阻（肺动脉狭窄）。环境因素中妊娠早期感染，特别是风疹病毒感染容易引起发病。由于医学超声技术水平的提高，绝大多数先天性心脏病可以在妊娠中期被发现。

2. 多指（趾）　临床分为三种类型：①单纯多余的软组织块或称浮指；②具有骨和关节正常成分的部分多指；③具有完全的多指。超过 100 多种异常或遗传综合征合并有多指（趾）表现，预后也与是否合并有其他异常或遗传综合征有关。单纯多指（趾）具有家族遗传性，手术效果良好。

3. 总唇裂　包括唇裂和腭裂。发病率为 1‰，再发危险为 4%。父为患者，后代发生率 3%；母为患者，后代发生率 14%。单纯小唇裂出生后手术修补效果良好，但严重唇裂同时合并有腭裂时，影响哺乳。B 型超声妊娠中期筛查有助诊断，但可能漏诊部分腭裂，新生儿预后与唇腭裂种类、部位、程度以及是否合并有其他畸形或染色体异常有关。孕前 3 个月开始补充含有一定叶酸的复合维生素可减少唇腭裂的发生。

4. 神经管缺陷（NTD）　神经管在胚胎发育的 4 周前闭合。孕早期叶酸缺乏可引起神经管关闭缺陷。神经管缺陷包括无脑儿、枕骨裂、露脑与脊椎裂。

（1）无脑儿　颅骨与脑组织缺失，偶见脑组织残基，常伴肾上腺发育不良及羊水过多。

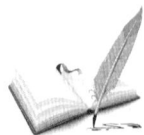

孕妇血清甲胎蛋白异常升高，B 型超声检查可以确诊，表现为颅骨不显像，双顶径无法测量。属致死性胎儿畸形，无论在妊娠的哪个时期，一旦确诊，应尽早引产。即使妊娠足月，约 75% 在产程中死亡，其余则于产后数小时或数日死亡。无脑儿外观颅骨缺失、双眼暴突、颈短。

（2）脊柱裂　指由于先天性的椎管闭合不全，在脊柱的背或腹侧形成裂口，可伴或不伴有脊膜、神经成分突出的畸形。可分为囊性脊柱裂和隐性脊柱裂。囊性脊柱裂的患儿均有不同程度神经系统症状和体征，患儿下肢无力或足畸形、大小便失禁或双下肢呈完全弛缓性瘫痪；严重者甚至可看到脊髓外露，有脑脊液漏出，常并有严重神经功能障碍，不能存活。隐性脊柱裂为单纯骨性裂隙，常见于腰骶部第 5 腰椎和第 1 骶椎。病变区域皮肤大多正常，少数显示色素沉着、毛细血管扩张、皮肤凹陷、局部多毛现象。在婴幼儿无明显症状；长大以后可出现腰腿痛或排尿排便困难。孕前 3 个月起至孕后 3 个月补充叶酸，可有效预防脊柱裂的发生。脊柱裂的预后变化很大，应根据发现孕周、严重程度以及孕妇和家属的意愿决定是否继续妊娠。严重者建议终止妊娠。

5. 脑积水　与胎儿畸形、感染、遗传综合征、脑肿瘤等有关。最初表现为轻度脑室扩张，处于动态变化过程。单纯轻度脑室扩张无严重后果，但当脑脊液大量蓄积，引起颅压升高、脑室扩张、脑组织受压，颅腔体积增大、颅缝变宽、囟门增大时，则会引起胎儿神经系统后遗症，特别是合并其他畸形或遗传综合征时，则预后不良。孕期动态 B 型超声检查有助于诊断。对于严重脑室扩张伴有头围增大，或合并有 Dandy－Walker 综合征等其他异常时，建议终止妊娠。

6. 唐氏综合征　又称 21－三体综合征或先天愚型，是最常见的染色体异常。唐氏综合征的发生起源于卵子或精子发生的减数分裂过程中随机发生的染色体不分离现象，导致 21 号染色体多了一条，破坏了正常基因组遗传物质间的平衡，造成患儿智能低下，颅面部畸形及特殊面容，肌张力低下，生活难以自理，患儿预后一般较差，50% 左右于 5 岁前死亡。目前对唐氏综合征缺乏有效的治疗方法。通过妊娠早、中期唐氏综合征母体血清学检测（早期 PAPP－A、游离 β－HCG，中期 AFP、β－HCG 和 uE$_3$ 等），结合 B 超检查，可检测 90% 以上的唐氏综合征。对高风险胎儿，通过绒毛活检或羊水穿刺或脐血穿刺等技术作染色体核型分析可以确诊。一旦确诊，建议终止妊娠。

三、辅助检查

（一）影像学检查

1. 超声检查　是检查胎儿畸形的主要方法。早期妊娠和中期妊娠遗传学超声筛查，可以发现 70% 以上的胎儿畸形。

2. 磁共振检查　对于中枢神经系统病变的诊断价值优于超声检查。但价格较贵，可作为超声检查发现胎儿异常的重要验证和补充诊断手段。

（二）生化检查

1. 母体血清学筛查　孕早期检测 PAPPA 和 β－HCG，孕中期检测 AFP、β－HCG 和 uE$_3$，除了可用于胎儿染色体病特别是唐氏综合征的筛查外，还可以帮助判断是否存在胎儿神经管缺陷。优点是无创伤性，缺点是只能提供风险率，不能确诊。

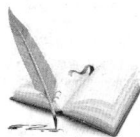

2. TORCH 检测 有助于了解胎儿畸形的风险与病因。

（三）染色体核型分析或基因检测

1. 侵入性检查 孕早期绒毛活检术、孕中期羊膜腔穿刺术和孕中晚期脐静脉穿刺术可以直接取样，获取胎儿组织细胞进行染色体核型分析或基因检测。

2. 无创 DNA 检查 通过采取孕妇外周血中胎儿游离 DNA，可用于胎儿 13 - 染色体、18 - 染色体、21 - 染色体、性染色体等染色体非整倍体的检测，近年来已成为热点。

（四）胎儿镜检查

属于有创性诊断技术，但能更直观、准确地观察胎儿情况，且可进行组织取样诊断，甚至可进行宫内治疗。

四、预防和治疗

预防出生缺陷应实施三级预防。一级预防是通过健康教育、选择最佳生育时机、合理营养、实施孕前保健、进行遗传咨询等孕前阶段综合干预，减少出生缺陷的发生。二级预防是通过孕期筛查和产前诊断识别胎儿严重先天缺陷，早期发现，早期干预，减少缺陷儿的出生。三级预防是指对新生儿疾病的早期筛查、早期诊断、及时治疗。对于无存活可能的先天畸形，如无脑儿、严重脑积水等，一经确诊应行引产术终止妊娠；对于有存活机会且能通过手术矫正的先天畸形，分娩后转有条件的儿科医院进一步诊治。

第二节 死 胎

扫码"学一学"

> 案例导入
>
> 患者，女，35 岁，因"停经 39^{+2} 周，胎动消失 5 小时"入院。平素月经规律，核对孕周无误，未定期产前检查。孕 27 周糖筛查为 8.18 mmol/L；OGTT 空腹为 4.06 mmol/L，1 小时为 10.69 mmol/L，2 小时为 8.3 mmol/L，3 小时为 4.06 mmol/L。因"糖耐量受损"曾于孕 33 周入院，饮食控制后查三餐前半小时及餐后 2 小时血糖均正常。出院后未按时产前检查，停经 37 周腹部出现疱疹，感瘙痒，未就诊。今下午发现胎动消失 5 小时，入院检查。既往体健，否认糖尿病病史。否认家族遗传史。G₃P₀，4 年前人流一次，2 年前因胎死宫内于孕 36 周引产，胎儿未发现明显畸形。
>
> 查体：T 36.5℃，P 84 次/分，R 20 次/分，BP 110/70 mmHg。一般情况好，心、肺、腹无异常。腹膨隆，软，无压痛及反跳痛。产科情况：宫高 33 cm，腹围 98 cm，先露头，浅定，胎位 LOA，胎心未闻及。
>
> 问题：
>
> 1. 该患者的诊断考虑什么？
>
> 2. 应进一步做哪些检查？
>
> 3. 如何考虑该病的病因？

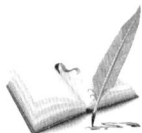

胎死宫内是指妊娠产物从母体完全排除之前胎儿已经死亡。世界卫生组织把胎儿死亡定义为胎儿无呼吸及任何其他生命征象，如心搏、脐带搏动或随意肌肉的运动。我国死胎定义为孕20周以后的胎儿死亡及分娩过程中的死产。

一、病因

引起死胎的原因可归于胎儿因素、脐带和胎盘因素、母体因素。

1. 胎儿因素 ①胎儿生长受限；②胎儿严重畸形；③多胎妊娠：死胎率比单胎妊娠高4倍，主要归因于复杂性双胎的并发症如双胎输血综合征、选择性生长受限等；（4）宫内感染。

2. 脐带和胎盘因素 脐带是母体与胎儿进行气体交换、营养物交换的重要通道。脐带发育异常如单脐动脉等可导致胎儿死亡。若脐带受压包括脐带绕颈、缠身、扭转、打结、脱垂、水肿、淤血等引起脐带血供受阻，可使胎儿缺氧死亡。胎盘功能异常和胎盘结构异常可导致胎儿宫内缺氧、死亡，如前置胎盘、轮状胎盘、膜状胎盘、胎盘早剥、胎盘感染、胎盘梗死等。

3. 母体因素 死胎中1/3是由于母体因素造成的。

（1）孕妇自身内科疾病 如妊娠期高血压疾病、妊娠期肝内胆汁淤积症、妊娠前及妊娠期糖尿病、慢性肾炎、心血管疾病等，此外体重指数≥40的严重肥胖妇女是死胎的独立风险因素。有血栓栓塞的个人史或家族史以及遗传或获得性血栓形成倾向病史的妇女，死胎发生风险增加。

（2）孕妇子宫畸形、子宫局部因素 如子宫张力过大或收缩力过强、子宫破裂等局部缺血而影响胎盘、胎儿。

二、临床表现

死胎在宫腔内停留过久能引起母体凝血功能障碍。若胎儿死亡3周以上仍未排出，退行性变的胎盘组织释放促凝物质进入母体血内，激活母体凝血系统而引起DIC，胎死宫内4周以上，DIC发生机会明显增多，可引起分娩时的严重出血。

死胎的病理变化包括浸软胎、压扁胎和纸样胎。

三、诊断

孕妇自觉胎动停止，子宫停止增长，检查时听不到胎心，子宫大小与停经周数不符，B型超声检查胎心和胎动消失。

四、产科处理

1. 死胎一经确诊，尽早引产 包括药流，经羊膜腔注入依沙吖啶配合清宫术进行引产，低浓度缩宫素滴注引产，剖宫取胎术等。

2. 查找死胎原因 可行尸体解剖及胎盘、脐带、胎膜病理检查，以及染色体检测，但仍有许多病例无法明确病因，需要与患者夫妇做好沟通。

3. 死胎孕妇及家属的心理安慰 患者的援助应包括情感上的支持和检测结果清晰的交流。必要时需要心理医生的介入。尸检结果、胎盘检查、实验室检查和细胞遗传学检查结

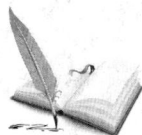

果应及时反馈给死者的家属。如果胎儿细胞没有生长（或没有获得染色体检查结果），与遗传学家或母胎医学专家讨论是否建议其父母进行染色体测试。检测结果和排除的诊断列表应提供给患者。

五、预防

近年来产科医疗质量迅速提高，围产儿死亡率逐步下降，但死胎的发生率并无明显下降。因此有必要进一步改善干预效果。加强对孕产妇的宣教，使孕妇了解孕期保健及自我监护的重要性；加强围产保健，特别是流动人口的围产保健管理，加强及完善产前检查、产前宣教。

本章小结

胎儿发育异常包括巨大儿、胎儿生长受限、胎儿畸形。巨大胎儿常见高危因素有糖尿病、肥胖、过期妊娠、高龄孕妇等，导致母亲产程异常、手术产、严重产道损伤、产后出血增加，新生儿肩难产、窒息增加，对有巨大胎儿高危因素的孕妇应给予合理孕期指导。胎儿生长受限病因包括母体、胎儿和胎盘三方面，应积极寻找病因并对因治疗，其主要的监测手段是超声检查，终止妊娠的时机需遵循个体化原则。胎儿畸形分为致死性和非致死性两大类：致死性畸形应尽快终止妊娠，非致死性畸形的处理需结合发现的孕周、畸形的严重程度、预后情况、有无合并的其他结构异常和染色体异常，以及孕妇和家属的意愿综合决定。

胎死宫内是指妊娠产物从母体完全排除之前胎儿已经死亡。引起死胎的原因可归于母体因素、胎儿因素、脐带和胎盘因素。死胎确诊需行B超检查，应尽量完善检查评估死胎原因。死胎一经确诊，应该在详尽完善病史的前提下，尽早引产；死胎孕妇及家属的心理安慰和临床处理同等重要。

目标检测

一、选择题

【A1 型题】

1. 以下不是巨大儿发生的高危因素为
    A. 过期妊娠　　　　　　　　B. 经产妇
    C. 妊娠合并系统性红斑狼疮　D. 妊娠期糖尿病
    E. 高龄产妇

2. 关于巨大儿对胎儿及新生儿造成的影响，下列说法错误的是
    A. 剖宫产率升高　　　　　　B. 肩难产发生率升高
    C. 胎儿锁骨骨折发生率升高　D. 新生儿低血糖发生率升高
    E. 新生儿高血糖发生率升高

3. 以下关于超声预测巨大儿的说法，正确的是

扫码"练一练"

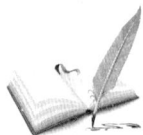

A. 胎儿双顶径是预测巨大儿的最佳单项超声指标

B. 超声预测巨大儿具有很高的敏感性和特异性

C. 应使用超声连续监测来预测巨大儿

D. Hadlock 公式可以准确预测糖尿病孕妇胎儿体重

E. 胎儿腹围介于 35~40 cm 间是非常有意义的单项超声指标用来预测巨大儿的发生

4. 以下辅助检查结果显示与胎儿生长受限不符的是

A. 胎儿生物物理评分常出现 4~6 分

B. B 型超声提示羊水过少

C. NST 无反应型

D. B 型超声常过早发现胎盘 Ⅲ 级

E. 超声多普勒妊娠晚期 SID < 3

5. 关于胎儿生长受限需要终止妊娠的指征,下列说法不正确的是

A. 胎儿无宫内缺氧,停止生长 2 周

B. 胎儿未足月,应用促胎肺成熟后再终止妊娠

C. 胎儿出现严重血流变化,脐血流舒张期缺失及倒置,羊水过少

D. 治疗后 FGR 无改善,电子胎心监护反应差,胎儿生物物理评分 4~6 分

E. 在治疗中妊娠并发症病情加重需终止妊娠

6. 胎儿生长受限的治疗措施不包括

A. 羊膜腔内注入营养液　　　　B. 左侧卧位,吸氧

C. 查找妊娠合并症并处理　　　　D. 阿司匹林、低分子肝素改善微循环

E. 加强监护,定期超声、NST 检查

7. 孕妇妊娠 34 周,超声提示胎儿较孕周小 3 周,考虑胎儿宫内生长受限可能,监测下列超声指标,与降低 FGR 围生儿死亡有关的是

A. 胎儿大脑中动脉血流　　　　B. 胎儿肾脏血流

C. 胎儿舒张期脐动脉血流　　　　D. 胎儿脐静脉血流

E. 胎儿股静脉血流

8. 孕妇现妊娠 33 周,超声提示胎儿较孕周小 2 周,以下指标是用于估计合并高危因素的估计会早产 FGR 体重最敏感的超声指标的是

A. AC　　　　　　　　　　B. EFW

C. AC/BPD　　　　　　　　D. BPD

E. FL

9. 孕妇诊断为胎儿宫内生长受限,以下情况合并症最不可能导致胎儿宫内生长受限

A. 妊娠期高血压疾病　　　　B. 多胎妊娠

C. 妊娠肝内胆汁淤积症　　　　D. 前置胎盘

E. 抗磷脂综合征

10. 所有神经管畸形中,疾病所占比例最高的是

A. 脊髓裂　　　　　　　　B. 显性脊柱裂

C. 隐形脊柱裂　　　　　　D. 无脑儿

E. 脑膨出

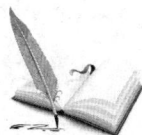

11. 下列不是引起宫内胎儿脑积水原因的是
    A. 炎症   B. 宫内感染
    C. 先天性心脏病   D. 脑脊液梗阻
    E. 脑室内肿瘤

12. 法洛四联症的主要表现不包括
    A. 主动脉骑跨   B. 肺动脉狭窄
    C. 右室壁增厚   D. 室间隔缺损
    E. 房间隔缺损

13. 下列关于死胎的项目，说法正确的是
    A. 胎头娩出时无心跳、无呼吸为死胎
    B. 胎死宫内多数在 4 周后自然娩出
    C. 不易发生凝血功能障碍
    D. 确诊死胎后应尽早终止妊娠
    E. 羊水甲胎蛋白值明显降低

14. 下列不属于死胎病因的是
    A. 前置胎盘、胎盘早剥、血管前置
    B. 妊娠期高血压疾病
    C. 脐带真结
    D. 胎儿生长受限
    E. 宫颈糜烂

【A2 型题】

15. 孕妇，妊娠 39 周，妊娠期糖尿病，血糖控制欠佳，餐后 2 小时血糖 8.0 mmol/L，超声估计胎儿体重 4100 g。对于该患者终止妊娠的方式和时机，建议是
    A. 妊娠 41 周后引产   B. 妊娠 41 周后剖宫产
    C. 等待自然发动后阴道试产   D. 建议妊娠 40 周前给予积极引产
    E. 建议妊娠 40 前剖宫产终止妊娠

16. 孕妇娩一胎儿体重 4500 g，胎儿出生 Apgar 评分 10 分，母婴同室观察，生后 2 小时，胎儿突发抽搐。以下原因可能性最大的为
    A. 新生儿低钾血症   B. 新生儿低钠血症
    C. 新生儿低血糖   D. 新生儿癫痫
    E. 新生儿颅内出血

17. 孕妇，25 岁，不定期产检，自述现停经 36 周，超声提示：胎儿生长相当妊娠 33 周，以下对于诊断是否 FGR 最有意义的为
    A. 再次详细超声检测   B. 根据早期妊娠超声核实预产期
    C. 超声检测胎儿脐血流情况   D. 评估父母身高
    E. 询问患者近期饮食情况

18. 初产妇 27 岁，妊娠 27 周，门诊检查考虑胎儿生长受限。下一步的处理为
    A. 依沙吖啶引产   B. 缩宫素引产

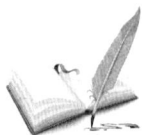

　　C. 米索前列醇引产　　　　　　D. 立即剖宫产

　　E. 加强营养及其他处理后复查

　　19. 女性，36 岁，初产妇，大畸形筛查 B 超探查见不到圆形颅骨光环，头端有不规则"瘤结"。腹部扪诊时，胎头较小。最有可能的胎儿畸形是

　　A. 无脑儿　　　　　　　　　　B. 唇腭裂

　　C. 先天性心脏病　　　　　　　D. 唐氏综合征

　　E. 腹裂

　　20. 初产妇，30 岁，妊娠早期曾口服"感冒药物"，产科 B 超进行胎儿大畸形筛查的孕周为

　　A. 8～12 周　　　　　　　　　B. 12～18 周

　　C. 18～24 周　　　　　　　　D. 24～28 周

　　E. 28～32 周

　　21. 女性，28 岁，初产妇，无特殊家族史，早期唐氏综合征筛查最佳孕周为

　　A. 8～10^{+6}周　　　　　　　　B. 11～13^{+6}周

　　C. 14～16^{+6}周　　　　　　　D. 17～20^{+6}周

　　E. 21～24 周

　　22. 女性，32 岁，初产妇，定期参加妊娠期产检，属于几级预防策略

　　A. 一级预防策略　　　　　　　B. 二级预防策略

　　C. 三级预防策略　　　　　　　D. 四级预防策略

　　E. 不属于预防策略

　　23. 女性，32 岁，经产妇，既往有神经管畸形胎儿优生引产病史，本次妊娠前最主要补充的微量元素是

　　A. 叶酸　　　　　　　　　　　B. 碘

　　C. 钙　　　　　　　　　　　　D. 铁

　　E. 镁

　　24. 女性，34 岁，曾分娩一唐氏综合征患儿，本次妊娠期推荐进行

　　A. 早期唐氏综合征筛查　　　　B. 中期唐氏综合征筛查

　　C. 羊水穿刺检查　　　　　　　D. 无创 DNA 检查

　　E. 可以不检查

　　25. 女性，23 岁，体健，G_1P_0，现妊娠 12 周，无家族遗传病史，无既往内科疾病史。其在妊娠期行胎儿畸形筛查，首选

　　A. 早期唐氏综合征筛查　　　　B. 中期唐氏综合征筛查

　　C. 羊水穿刺　　　　　　　　　D. 绒毛活检

　　E. 外周血无创 DNA 检查

　　26. 妊娠 12 周早期唐氏综合征筛查 B 超提示：胎儿颈项透明带厚度 5.0 mm，需要进一步进行的检查不包括

　　A. 胎儿染色体检查　　　　　　B. 胎儿心脏超声检查

　　C. TORCH 检查　　　　　　　D. 遗传综合征筛查

　　E. 胎儿镜检查

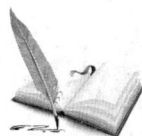

27. 初产妇，25 岁，双胎妊娠，第一胎儿为单臀先露，娩出的新生儿 2600 g，Apgar 评分 8 分。阴道检查发现第二胎儿为肩先露，破膜后上肢脱出，胎心 144 次/分，有力规律。本例恰当的紧急处理应是

    A. 给予子宫收缩剂

    B. 行内转胎术，失败后立即剖宫产

    C. 行外转胎术，失败后立即剖宫产

    D. 立即行剖宫产术

    E. 脱出的上肢送回宫腔

28. 女性，28 岁，妊娠 32 周，因"腹部皮肤瘙痒 1 个月，皮肤黄疸 3 天，自感胎动停止 2 小时"入院，检查时未闻及胎心，下列描述错误的是

    A. 该患者诊断为死胎，死亡原因考虑可能为妊娠期肝内胆汁淤积症

    B. 需尽早终止妊娠，终止妊娠方式考虑行利凡诺羊膜腔内注射引产术

    C. 需查血常规、凝血象，了解凝血功能

    D. 详细了解病史，做好与患者及家属的沟通

    E. 等待自然发作后阴道分娩

29. 孕妇，23 岁，妊娠 12 周时 B 超无异常，未正规产前检查，现妊娠 22^{+3} 周，一直未感胎动，遂到医院就诊，B 超宫内可见一变形胎儿，双顶径 2.3 cm，未见胎心。下列描述正确的是

    A. 估计胎儿死亡时间超过 4 周，需查凝血功能检查，尽早终止妊娠

    B. 直接行钳夹术

    C. 不必查血常规、凝血象等凝血功能检查

    D. 门诊直接行米非司酮配伍前列腺素引产

    E. 观察，等待自然流产

30. 女性，28 岁，初产妇，无特殊家族史，早期唐氏综合征筛查最佳孕周为

    A. $8 \sim 10^{+6}$ 周   B. $11 \sim 13^{+6}$ 周

    C. $14 \sim 16^{+6}$ 周   D. $17 \sim 20^{+6}$ 周

    E. $21 \sim 24$ 周

【A3/A4 型题】

(31 ~ 32 题共用题干) 孕妇，30 岁，G_3P_0，两次自然流产史，一次重度子痫前期妊娠 26 周胎死宫内病史。

31. 孕妇受妊娠期咨询，以下咨询不正确的是

    A. 妊娠前 3 个月口服叶酸

    B. 建议夫妻双方染色体检查，建议妊娠早期唐氏筛查，必要时羊水穿刺

    C. 建议直接行试管婴儿受孕

    D. 建议妊娠早期开始口服阿司匹林

    E. 如有条件，建议监测抗磷脂抗体、血小板凝聚度、D - 2 聚体指标

32. 下面指标对预测 FGR 及子痫前期最有价值的是

    A. 子宫动脉血流及 AFP 测定

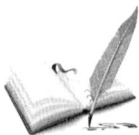

B. 羊水过少

C. NT 增厚

D. 脐动脉血流缺失

E. 胎儿大脑中动脉血流异常

二、简答题

1. 巨大儿发生的高危因素有哪些？

2. 死胎的病因包括哪些？

（宋文嘉）

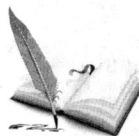

第十章 正常分娩

> **学习目标**
>
> 1. **掌握** 分娩、早产、足月产的定义;影响分娩的因素(产力、产道、胎儿、精神心理因素)及相互关系;临产及产程分期。
> 2. **熟悉** 先兆临产、临产的诊断;各产程的临床经过及处理;枕先露的分娩机制。
> 3. **了解** 分娩镇痛。
> 4. 学会使用胎心监护仪;能正确观察产程及正常分娩接生。
> 5. 具有关心爱护产妇的人文关怀精神和良好的沟通技巧,能帮助和指导产妇顺利度过正常分娩期。

第一节 决定分娩的因素

案例导入

患者,女,27岁。主诉:停经39周,下腹胀痛伴阴道流血40分钟于2015-09-05-12:30步行入院。入院时胎心音正常,宫缩不规则,内诊检查宫口未开,头先露棘上3cm,胎膜存,胎动正常。体格检查:T 36.7℃,P 84次/分,R 20次/分,BP 107/70 mmhg。产科检查:宫高31 cm,腹围92 cm,骨盆外测量(髂前上棘间径-髂嵴间径-骶耻外径-坐骨结节间径)24-27-19-8.5 cm,头先露,已衔接。B超提示:胎位LOA,胎心音150次/分,双顶径9.2 cm,头围33 cm,股骨长7.2 cm。羊水55 cm胎盘前壁2级成熟。

问题:

1. 该患者的入院诊断是什么。
2. 诊断依据是什么。
3. 该患者的处理措施是什么?

一、临床表现

(一)症状

1. 停经 妊娠满28周及以后的胎儿及其附属物从母体全部娩出的过程,称分娩。妊娠满28周至不满37足周分娩者称早产;妊娠满37周至不满42足周分娩者称足月产;妊娠满

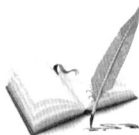

42 周及其后分娩者，称过期产。

2. 阴道流血 见红在分娩发动前 24~48 小时内，因宫颈内口附近的胎膜与该处的子宫壁分离，毛细血管破裂经阴道排出少量血液。若阴道流血量较多，超过平时月经量，不应认为是先兆临产，应想到妊娠晚期出血如前置胎盘等。

3. 不规则宫缩、宫口未开 其特点是宫缩持续时间短且不恒定，间歇时间长且不规律，宫缩强度不增加，常在夜间出现、清晨消失，宫缩引起下腹部轻微胀痛，宫颈管不短缩，宫口扩张不明显，给予镇静剂能抑制此假临产。

（二）体征

1. 产道 髂前上棘间径（23~26 cm）；髂嵴间径（25~28 cm）；骶耻外径（18~20 cm）；坐骨结节间径（8.5~9.5 cm）。

2. 胎方位 枕左前位常见。

二、影响分娩的因素

影响分娩的四大因素是产力、产道、胎儿及精神心理因素。只有各因素均正常并能相互适应，胎儿才能顺利经过阴道自然娩出，为正常分娩。

（一）产力

将胎儿及其附属物从子宫内逼出的力量称产力。产力包括子宫收缩力（简称宫缩）、腹肌及膈肌收缩力（统称腹压）和肛提肌收缩力。

1. 子宫收缩力 是临产后的主要产力，贯穿于整个分娩过程。临产后的宫缩能迫使宫颈管变短直至消失、宫口扩张、胎先露部下降和胎盘、胎膜娩出。临产后的正常宫缩特点如下。

（1）节律性 宫缩的节律性是临产重要标志。正常宫缩是宫体部不随意、有规律的阵发性收缩伴有疼痛，故有阵痛之称。每次阵缩总是由弱渐强（进行期），维持一定时间（极期），随后由强渐弱（退行期），直至消失进入间歇期（图 10-1），间歇期子宫肌肉松弛。阵缩如此反复出现，直至分娩全过程结束。临产开始时，宫缩持续约 30 秒。间歇期5~6 分钟。宫缩随产程进展持续时间逐渐延长，间歇期逐渐缩短。当宫口开全（10 cm）后，宫缩持续时间长达约 60 秒；间歇期缩短至 1~2 分钟。宫缩时，子宫肌壁血管及胎盘受压，致使子宫血流量减少。但于宫缩间歇期，子宫血流量又恢复到原来水平，胎盘绒毛间隙的血流量重新充盈。宫缩节律性对胎儿有利。

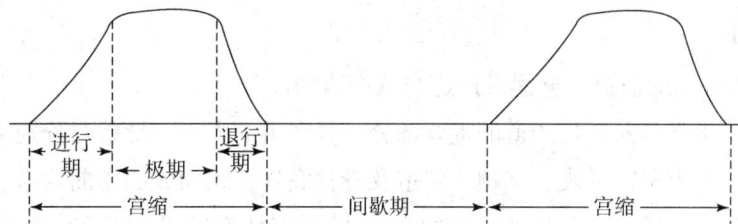

图 10-1 正常宫缩节律性示意图

（2）对称性 宫缩起自两侧宫角部，以微波形式均匀、协调地向宫底中线集中，左右对称，再以 2 cm/s 速度向子宫下段扩散，约在 15 秒内扩展至整个子宫，此为宫缩对称性

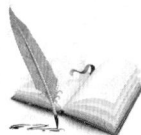

（图 10 - 2）。

（3）**极性** 宫缩以宫底部最强、最持久，向下逐渐减弱，宫底部收缩力的强度几乎是子宫下段的 2 倍，此为宫缩极性。

（4）**缩复作用** 宫体部平滑肌与其他部位的平滑肌和横纹肌不同，为收缩段。每当宫缩时，宫体部肌纤维缩短变宽，收缩后在间歇期肌纤维虽又松弛，但不能完全恢复到原来长度，经过反复收缩，肌纤维越来越短，这种现象称缩复作用。缩复作用随产程进展使宫腔内容积逐渐缩小，迫使胎先露部不断下降及宫颈管逐渐短缩直至消失。

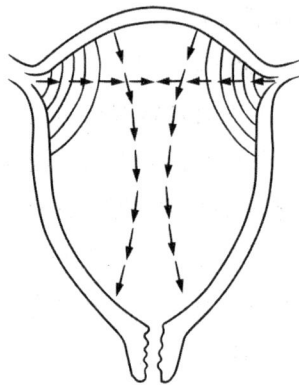

图 10 - 2 子宫收缩力的对称性和极性

知识链接

分娩镇痛的意义在于减少产妇分娩过程中的痛苦，以减少疼痛给母婴带来的不良影响，从而帮助产妇树立自己分娩的信心，最终提高自然分娩率。分娩镇痛更是人性化医疗服务的体现，是优生医学发展的需要，是现代社会文明进步的诠释。2002 年美国妇产科医师协会认为，产妇的分娩疼痛是首先需要考虑的问题，主张只要没有禁忌证，应根据产妇意愿实施分娩镇痛。椎管内分娩镇痛技术是目前国内外麻醉界公认的镇痛效果最可靠、使用最广泛、最可行的镇痛方法，镇痛有效率达 95% 以上。中华医学会麻醉学会产科学组制订了《分娩镇痛专家共识（2016 版）》以指导临床应用。

2. 腹肌及膈肌收缩力 又称腹压，是第二产程时娩出胎儿的重要辅助力量。当宫口开全后，胎先露部已降至阴道。每当宫缩时，前羊水囊或胎先露部压迫骨盆底组织及直肠，反射性地引起排便动作，产妇主动屏气，喉头紧闭向下用力，腹壁肌及膈肌强有力的收缩使腹内压增高，促使胎儿娩出。腹压在第二产程，特别是第二产程末期配以宫缩时运用最有效，否则容易使产妇疲劳和造成宫颈水肿，致使产程延长。腹压在第三产程还可促使已剥离的胎盘娩出。

3. 肛提肌收缩力 有协助胎先露部在骨盆腔进行内旋转的作用；当胎头露于耻骨弓下时，能协助胎头仰伸及娩出。胎儿娩出后，胎盘降至阴道时，肛提肌收缩力有助于胎盘娩出。

考点提示

宫缩的特点。

（二）产道

产道是胎儿娩出的通道，分为骨产道与软产道两部分。

1. 骨产道 指真骨盆，是产道的重要部分。骨产道的大小、形状与分娩关系密切。

2. 软产道 是由子宫下段、宫颈、阴道及骨盆底软组织构成的弯曲管道。

（1）**子宫下段的形成** 由非孕时长约 1 cm 的子宫峡部形成。子宫峡部于妊娠 12 周后逐渐扩展成为宫腔的一部分，至妊娠末期逐渐被拉长形成子宫下段。临产后的规律宫缩使子宫下段进一步拉长达 7 ~ 10 cm。肌壁变薄成为软产道的一部分。由于子宫肌纤维的缩复作用，子宫上段肌壁越来越厚，子宫下段肌壁被牵拉越来越薄。由于子宫上下段的肌壁厚

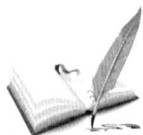

薄不同，在两者间的子宫内面有一环状隆起，称生理缩复环（图10-3）。

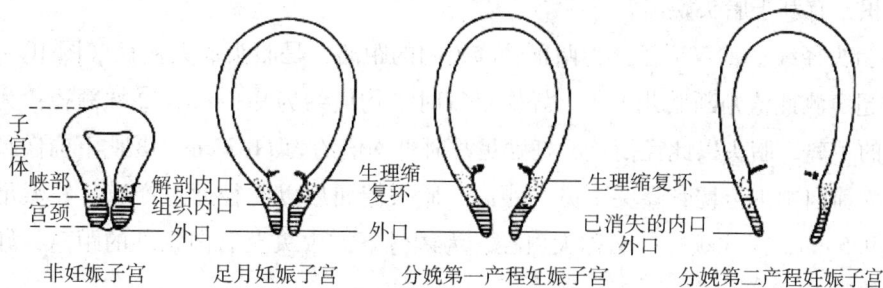

图 10 - 3　子宫下段形成及宫口扩张

（2）宫颈的变化

1）宫颈管消失　临产前的宫颈管长2～3 cm，初产妇较经产妇稍长。临产后的规律宫缩牵拉宫颈内口的子宫肌纤维及周围韧带，加之胎先露部支撑前羊水囊呈楔状，致使宫颈内口向上、向外扩张，宫颈管形成漏斗形，此时宫口变化不大，临产后宫颈管逐渐变化缩短，直至消失。初产妇多是宫颈管先消失，宫口后扩张；经产妇多是宫颈管消失与宫口扩张同时进行。

2）宫口扩张　临产前，初产妇的宫颈外口仅容一指尖，经产妇能容纳一指。临产后，宫口扩张主要是子宫收缩及缩复向上牵拉的结果。胎先露部衔接使前羊水于宫缩时不能回流，加之子宫下段的蜕膜发育不良，胎膜容易与该处蜕膜分离而向宫颈管突出，形成前羊水囊，协助扩张宫口。胎膜多在宫口近开全时自然破裂。破膜后，胎先露部直接压迫宫颈，扩张宫口的作用更明显。产程不断进展，当宫口开全（10 cm）时，妊娠足月胎头方能通过。

（3）骨盆底、阴道及会阴的变化　前羊水囊及胎先露部先将阴道上部撑开，破膜后胎先露部下降直接压迫骨盆底，使软产道下段形成一个向前弯的长筒。前壁短后壁长，阴道外口开向前上方，阴道黏膜皱襞展平使腔道加宽。肛提肌向下及向两侧扩展，肌束分开，肌纤维拉长，使会阴体变薄，以利胎儿通过。阴道及骨盆底的结缔组织和肌纤维于妊娠期增生肥大，血管变粗，血运丰富。于临产后，会阴体虽能承受一定压力，但分娩时若保护会阴不当，也易造成裂伤。

（三）胎儿

胎儿能否顺利通过产道，除产力和产道因素外，还取决于胎儿大小、胎位及有无畸形。

1. 胎儿大小　在分娩过程中，胎儿大小是决定分娩难易的重要因素之一。胎儿过大致胎头径线大时，尽管骨盆正常大，因颅骨较硬，胎头不易变形，也可引起相对性头盆不称造成难产，这是因为胎头是胎体的最大部分，也是胎儿通过产道最困难的部分。

（1）胎头颅骨　由顶骨、额骨、颞骨各两块及枕骨一块构成。颅骨间缝隙称颅缝，两顶骨间为矢状缝，顶骨与额骨间为冠状缝，枕骨与顶骨间为人字缝，颞骨与顶骨间为颞缝，两额骨间为额缝。两颅缝交界空隙较大处称囟门，位于胎头前方菱形称前囟（大囟门），位于胎头后方三角形称后囟（小囟门）（图10-4）。颅缝与囟门均有软组织覆盖，使骨板有

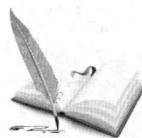

一定活动余地，胎头亦有一定可塑性。在分娩过程中，通过颅缝轻度重叠使头颅变形，缩小头颅体积，有利于胎头娩出。

（2）胎头径线　①双顶径：为两顶骨隆突间的距离，是胎头最大横径（图 10 - 4），临床用 B 型超声测此值判断胎儿大小．妊娠足月时平均值约为 9.3 cm；②枕额径：为鼻根至枕骨隆突的距离，胎头以此径衔接，妊娠足月时平均值约为 11.3 cm；③枕下前囟径：又称小斜径，为前囟中央至枕骨隆突下方的距离，胎头俯屈后以此径通过产道，妊娠足月时平均值约为 9.5 cm；④枕颏径：又称大斜径，为颏骨下方中央至后囟顶部的距离，妊娠足月时平均值约为 13.3 cm。

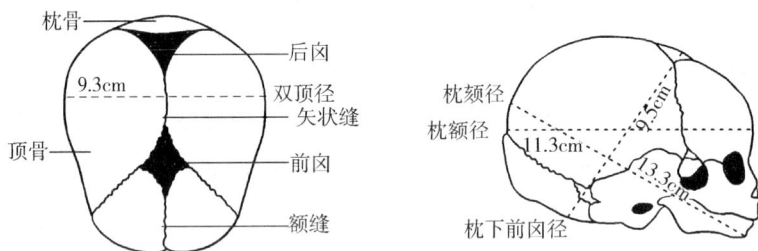

图 10 - 4　胎头颅骨、颅缝、囟门和径线

2. 胎位　产道为一纵行管道。若为纵产式（头先露或臀先露），胎体纵轴与骨盆轴相一致，容易通过产道。枕先露是胎头先通过产道，较臀先露易娩出，但需触清矢状缝及前后囟，以便确定胎位。矢状缝和囟门是确定胎位的重要标志。头先露时，在分娩过程中颅骨重叠，使胎头变形、周径变小，有利于胎头娩出。臀先露时，胎臀先娩出，较胎头周径小且软，阴道不会充分扩张，当胎头娩出时又无变形机会，使胎头娩出困难。肩先露时，胎体纵轴与骨盆轴垂直，妊娠足月活胎不能通过产道，对母儿威胁极大。

3. 胎儿畸形　胎儿部分发育异常，如脑积水、联体儿等，由于胎头或胎体过大，通过产道常发生困难。

（四）精神心理因素

分娩虽是生理现象，但分娩对于产妇确实是一种持久而强烈的应激源。分娩应激既可以产生生理上的应激，也可以产生精神心理上的应激。产妇精神心理因素能够影响机体内部的平衡、适应力和健康。产科医生必须认识到影响分娩的因素除了产力、产道、胎儿之外，还有产妇精神心理因素。

相当数量的初产妇从亲友处听到有关分娩时的负面诉说，害怕和恐惧分娩，怕疼痛、怕出血、怕发生难产、怕胎儿性别不理想、怕胎儿有畸形、怕有生命危险，致使临产后情绪紧张，常常处于焦虑、不安和恐惧的精神心理状态。现已证实，产妇的这种情绪改变会使机体产生一系列变化，如心率加快、呼吸急促、肺内气体交换不足导致子宫缺氧及收缩乏力、宫口扩张缓慢、胎先露部下降受阻、产程延长，致使产妇体力消耗过多；同时也促使产妇神经内分泌发生变化，交感神经兴奋，释放儿茶酚胺，血压升高，导致胎儿缺血、缺氧，出现胎儿窘迫。

待产室的陌生和孤独环境，产房频繁叫嚷的噪音，加之产妇自身的恐惧以及宫缩逐渐变频和增强，均能减少子宫胎盘血流量，极易发生胎儿窘迫。在分娩过程中，产科医生和助产士应该耐心安慰产妇，讲解分娩是生理过程，尽可能消除产妇不应有的焦虑和恐惧心

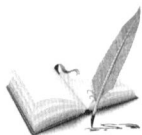

情，告知掌握分娩时必要的呼吸技术和躯体放松的技术，开展家庭式产房，允许丈夫或家人陪伴，以便顺利度过分娩全过程。

第二节　分娩机制

分娩机制是指胎儿先露部随着骨盆各平面的不同形态，被动地进行一连串适应性转动，以其最小径线通过产道的全过程。临床上以枕左前位最多见，故以枕左前位的分娩机制为例详加说明。

一、衔接

胎头双顶径进入骨盆入口平面，胎头颅骨最低点接近或达到坐骨棘水平，称衔接（图10－5）。胎头以半俯屈状态进入骨盆入口，以枕额径衔接，由于枕额径大于骨盆入口前后径，胎头矢状缝坐落在骨盆入口右斜径上，胎头枕骨在骨盆左前方。经产妇多在分娩开始后胎头衔接，部分初产妇在预产期前 1～2 周内胎头衔接。胎头衔接表明不存在头盆不称。若产妇已临产而胎头仍未衔接，应警惕有头盆不称。

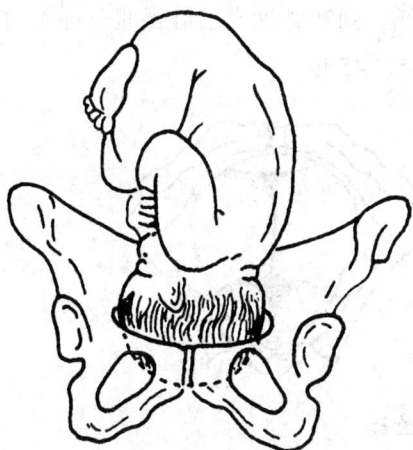

图 10－5　胎头衔接

考点提示

衔接是胎儿的枕额径，俯屈是枕下前囟径。

二、下降

胎头沿骨盆轴前进的动作称下降。下降动作贯穿于分娩全过程，与其他动作相伴随。下降动作呈间歇性，宫缩时胎头下降，间歇时胎头又稍退缩。临床上注意观察胎头下降程度，作为判断产程进展的重要标志之一。胎头在下降过程中，受骨盆底的阻力发生俯屈、内旋转、仰伸、复位及外旋转等动作。

三、俯屈

当胎头以枕额径进入骨盆腔后，继续下降至骨盆底时，原来处于半俯屈的胎头枕部遇肛提肌阻力，借杠杆作用进一步俯屈，使下颏接近胸部，变胎头衔接时的枕额径为枕下前囟径（图10－6），以最小径线适应产道，有利于胎头继续下降。

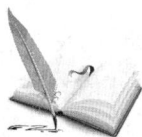

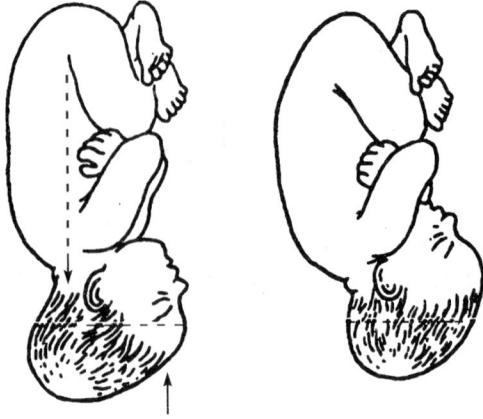

图 10 - 6　胎头俯屈

四、内旋转

胎头到达中骨盆为适应骨盆纵轴而旋转，使其矢状缝与中骨盆及骨盆出口前后径相一致的动作称内旋转（图 10 - 7）。内旋转使胎头适应中骨盆及骨盆出口前后径大于横径的特点，有利于胎头下降。枕先露时，胎头枕部位置最低，到达骨盆底，肛提肌收缩力将胎头枕部推向阻力小、部位宽的前方，枕左前位向中线旋转 45 度。

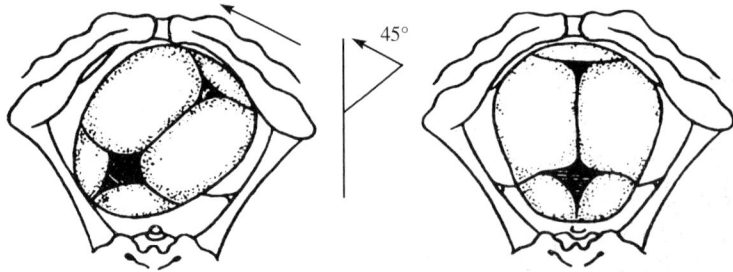

图 10 - 7　胎头内旋转

五、胎头仰伸

胎头枕骨达耻骨联合下缘时，在宫缩、腹压及肛提肌收缩力的作用下，以耻骨下缘为支点，使胎头顶、额、鼻、口、颏相继娩出。

六、复位及外旋转

胎儿双肩径转成与骨盆出口前后径相一致的方向，胎头枕部需在外继续向外旋转 45 度，以保持胎头与胎肩的垂直关系，称外旋转。

七、胎肩、胎儿娩出

胎儿完成外旋转后，前肩在耻骨弓下缘先娩出，随后后肩从会阴前缘娩出（图10 - 8）。胎体及胎儿下肢相继娩出。

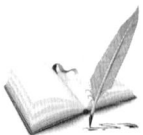

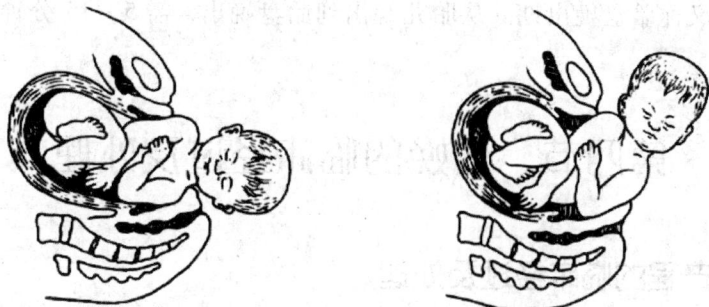

胎儿前（右）肩娩出　　　　　　　胎儿后（左）肩娩出

图 10 - 8　胎肩娩出

第三节　先兆临产、临产诊断及产程

一、先兆临产

分娩发动前，出现预示孕妇不久将临产的症状称先兆临产。

1. 假临产　孕妇在分娩发动前，常出现假临产。其特点是宫缩持续时间短且不恒定，间歇时间长且不规律，宫缩强度不增加，常在夜间出现、清晨消失，宫缩引起下腹部轻微胀痛，宫颈管不短缩，宫口扩张不明显，给予镇静剂能抑制假临产。

2. 胎儿下降感　多数初孕妇感到上腹部较前舒适，进食量增多，呼吸较轻快，系胎先露部下降进入骨盆入口使宫底下降的缘故。因压迫膀胱常有尿频症状。

3. 见红　在分娩发动前 24 ~ 48 小时内，因宫颈内口附近的胎膜与该处的子宫壁分离，毛细血管破裂经阴道排出少量血液，与宫颈管内的黏液相混排出，称见红，是分娩即将开始的比较可靠征象。若阴道流血量较多，超过平时月经量，不应认为是先兆临产，应想到妊娠晚期出血如前置胎盘等。

二、临产的诊断

临产开始的标志为有规律且逐渐增强的子宫收缩，持续 30 秒或以上，间歇 5 ~ 6 分钟，同时伴随进行性宫颈管消失、宫口扩张和胎先露部下降。

> **考点提示**
>
> 先兆临产和临产的标志是不同的。

三、产程

总产程即分娩全过程，是指从开始出现规律宫缩直到胎儿、胎盘娩出。临床分为 3 个产程。

第一产程　又称宫颈扩张期。从开始出现间歇 5 ~ 6 分钟的规律宫缩到宫口开全。初产妇的宫颈较紧，宫口扩张较慢，需 11 ~ 12 小时；经产妇的宫颈较松，宫口扩张较快，约需 6 ~ 8 小时。

第二产程　又称胎儿娩出期。从宫口开全到胎儿娩出。初产妇需 1 ~ 2 小时；经产妇通常数分钟即可完成，但也有长达 1 小时者。

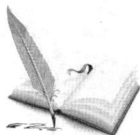

第三产程　又称胎盘娩出期。从胎儿娩出到胎盘娩出，需 5～15 分钟，不应超过 30 分钟。

第四节　分娩的临床经过及处理

一、第一产程的临床经过及处理

（一）临床表现

1. 规律宫缩　产程开始时，宫缩持续时间较短（约 30 秒）且弱，间歇期较长（5～6 分钟）。随产程进展，持续时间渐长（50～60 秒）且强度增加，间歇期渐短（2～3 分钟）。当宫口近开全时，宫缩持续时间可长达 1 分钟或以上，间歇期仅 1～2 分钟。

2. 宫口扩张　通过肛诊或阴道检查，可以确定宫口扩张程度。当宫缩渐频且不断增强时，宫颈管逐渐短缩直至消失，宫口逐渐扩张。宫口于潜伏期扩张速度较慢，进入活跃期后宫口扩张速度加快。若不能如期扩张，多因宫缩乏力、胎位不正、头盆不称等原因。当宫口开全（10 cm）时，子宫口边缘消失，子宫下段及阴道形成宽阔管腔。

3. 胎头下降　下降程度是决定能否经阴道分娩的重要观察项目。为能准确判断胎头下降程度，应定时行肛门检查，以明确胎头颅骨最低点的位置，并能协助判断胎位。

4. 胎膜破裂　简称破膜。宫缩时，子宫羊膜腔内压力增高，胎先露部下降，将羊水阻断为前后两部，在胎先露部前面的羊水，量不多约 100 ml，称前羊水，形成的前羊水囊，它有助于扩张宫口。宫缩继续增强，子宫羊膜腔内压力更高。当羊膜腔压力增加到一定程度时胎膜自然破裂。破膜多发生在宫口近开全时。

（二）观察产程及处理

1. 监测　为了细致观察产程，做到检查结果记录及时，发现异常能尽早处理，目前多采用胎儿监护仪描记宫缩曲线，较全面反映宫缩的客观指标。

2. 胎心　于潜伏期在宫缩间歇时每隔 1～2 小时听胎心一次。进入活跃期后，宫缩频时应每 15～30 分钟听胎心一次，每次听诊 1 分钟。此法简便，但仅能获得每分钟的胎心率，不能分辨瞬间变化，不能识别胎心率的变异及其与宫缩、胎动的关系，容易忽略胎心率的早期改变。

3. 宫口扩张及胎头下降　描记宫口扩张曲线及胎头下降曲线，是产程图（图 10-9）中重要的两项，最能说明产程进展情况，并能指导产程的处理。只有掌握宫口扩张及胎头下降的规律性，才能避免在产程进展中进行不适当干预。

（1）宫口扩张曲线　第一产程分为潜伏期和活跃期。潜伏期是指从开始出现规律宫缩至宫口扩张 3 cm。此期间扩张速度较慢，平均每 2～3 小时扩张 1 cm，约需 8 小时，最大时限为 16 小时，超过 16 小时称潜伏期延长。活跃期是指宫口扩张 3～10 cm。此期间扩张速度明显加快，约需 4 小时，最大时限为 8 小时。

（2）胎头下降曲线　是以胎头颅骨最低点与坐骨棘平面的关系标明。坐骨棘平面是判断胎头高低的标志。胎头颅骨最低点平坐骨棘平面时，以"0"表达；在坐骨棘平面上 1 cm 时，以"-1"表达；在坐骨棘平面下 1 cm 时，以"+1"表达，余依此类推（图 10-

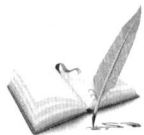

10）。胎头于潜伏期下降不明显，于活跃期下降加快，平均每小时下降 0.86 cm，可作为估计分娩难易的有效指标之一。

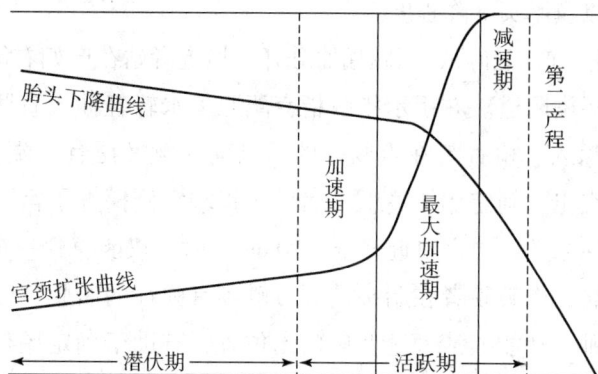

图 10 - 9　产程图（交叉型）

4. 胎膜破裂　胎膜多在宫口近开全时自然破裂，前羊水流出。一旦胎膜破裂，应立即听胎心，观察羊水性状、颜色和流出量，并记录破膜时间。先露为胎头时，羊水呈黄绿色混有胎粪，警惕胎儿窘迫，应立即行阴道检查明确有无脐带脱垂，并给予紧急处理。羊水清而胎头仍浮动未入盆时卧床防止脐带脱垂。破膜超过 12 小时尚未分娩者应给予抗炎药物预防感染。

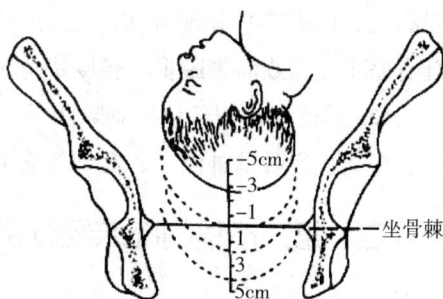

图 10 - 10　胎头高低的判断

5. 精神安慰　产妇的精神状态能够影响宫缩和产程进展。特别是初产妇，由于产程较长，容易产生焦虑、紧张和急躁情绪，不能按时进食和很好休息。助产人员应安慰产妇并耐心讲解分娩是生理过程，增强产妇对自然分娩的信心，调动产妇的积极性与助产人员密切合作，以便能顺利分娩。若产妇精神过度紧张，宫缩时喊叫不安，应在宫缩时指导其做深呼吸动作，或用双手轻揉下腹部。若产妇腰骶部胀痛时，用手拳压迫腰骶部，常能减轻不适感。也可选用针刺双侧太冲穴及三阴交穴，以减轻疼痛感觉。

6. 血压　于第一产程期间，宫缩时血压常升高 5 ~ 10 mmHg，间歇期恢复原状。应每隔 4 ~ 6 小时测量一次。若发现血压升高，应酌情增加测量次数，并给予相应处理。

7. 饮食　鼓励产妇少量多次进食，吃高热量易消化食物，并注意摄入足够水分，以保证精力和体力充沛。

8. 活动与休息　临产后，若宫缩不强且未破膜，产妇可在病室内活动，加速产程进展。若初产妇宫口近开全，或经产妇宫口已扩张 4 cm 时，应卧床并行左侧卧位。

9. 排尿与排便　临产后，应鼓励产妇每 2 ~ 4 小时排尿一次，以免膀胱充盈影响宫缩及胎头下降。因胎头压迫引起排尿困难者，应警惕有头盆不称，必要时导尿。初产妇宫口扩张小于 4 cm、经产妇小于 2 cm 时，应行温肥皂水灌肠，既能清除粪便避免分娩时排便污染，又能通过反射作用刺激宫缩加速产程进展。但有胎膜早破、阴道流血、胎头未衔接、胎位异常、有剖宫产史、宫缩强估计 1 小时内即将分娩以及患严重心脏病等情况时，均不宜灌肠。

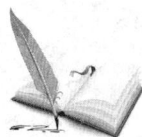

10. 肛门检查 临产后应适时在宫缩时进行，次数不应过多。临产初期隔 4 小时查一次，经产妇间隔应缩短。肛查能了解宫颈软硬程度、厚薄，宫口扩张程度，是否破膜，骨盆腔大小，确定胎位以及胎头下降程度。

11. 肛门检查方法 产妇仰卧，两腿屈曲分开。检查者站在产妇右侧，检查前用消毒纸遮盖阴道口避免粪便污染阴道。右手示指戴指套蘸肥皂水轻轻伸入直肠内，拇指伸直，其余各指屈曲以利示指深入。检查者在直肠内的示指向后触及尾骨尖端，了解尾骨活动度，再查两侧坐骨棘是否突出并确定胎头高低，然后用指端掌侧探查子宫颈口，摸清其四周边缘，估计宫口扩张的厘米数。当宫口近开全（10 cm）时，仅能摸到一个窄边。当宫口开全时，则摸不到宫口边缘，未破膜者在胎头前方可触到有弹性的胎膜。已破膜者则能直接触及胎头，若无胎头水肿，还能扪清颅缝及囟门的位置，有助于确定胎位。若触及有血管搏动的索状物，考虑为脐带先露或脐带脱垂，需及时处理。阴道检查应在严密消毒后进行，并不增加感染机会。阴道检查能直接摸清胎头，并能触清矢状缝及囟门确定胎位、宫口扩张程度，以决定其分娩方式。适用于肛查胎先露部不明、宫口扩张及胎头下降程度不明、疑有脐带先露或脐带脱垂、轻度头盆不称经试产 4～6 小时产程进展缓慢者。

12. 其他 外阴部位应剃除阴毛，并用肥皂水和温开水清洗；初产妇、有难产史的经产妇，应再次行骨盆外测量；有妊娠合并症者，应给予相应治疗等。

二、第二产程的临床经过及处理

（一）临床表现

宫口开全后，胎膜多已自然破裂。若仍未破膜，常影响胎头下降，应行人工破膜。破膜后，宫缩常暂时停止，产妇略感舒适，随后重现宫缩且较前增强，每次持续 1 分钟或以上，间歇期仅 1～2 分钟。当胎头降至骨盆出口压迫骨盆底组织时，产妇有排便感，不自主地向下屏气。随着产程进展，会阴渐膨隆和变薄，肛门括约肌松弛。于宫缩时胎头露出于阴道口，露出部分不断增大。在宫缩间歇期，胎头又缩回阴道内，称胎头拨露。直至胎头双顶径越过骨盆出口，宫缩间歇时胎头也不再回缩，称胎头着冠。此时会阴极度扩张，产程继续进展，胎头枕骨于耻骨弓下露出，出现仰伸动作，接着出现胎头复位及外旋转后，前肩和后肩相继娩出，胎体很快娩出，后羊水随之涌出。

经产妇的第二产程短，上述临床表现不易截然分开，有时仅需几次宫缩，即可完成胎头的娩出。

（二）观察产程及处理

1. 密切监测胎心 此期宫缩频而强，需密切监测胎儿有无急性缺氧，应勤听胎心，通常每 5～10 分钟听一次，必要时用胎心监护仪观察胎心及其基线变异。若发现胎心确有变化，应立即行阴道检查，尽快结束分娩。

2. 指导产妇屏气 宫口开全后，指导产妇正确运用腹压，方法是：让产妇双足蹬在产床上，两手握住产床上的把手，宫缩时先行深吸气屏住，然后如解大便样向下用力屏气以增加腹压。于宫缩间歇时，产妇全身肌肉放松、安静休息。宫缩再现时，再做同样的屏气动作，以加速产程进展。若发现第二产程延长，应及时查找原因，尽量采取措施结束分娩，避免胎头长时间受压。

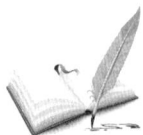

3. 接产准备 初产妇宫口开全、经产妇宫口扩张4 cm且宫缩规律有力时，应将产妇送进产室做好接产准备工作。让产妇仰卧于产床上（或坐于特制产椅上行坐位分娩），两腿屈曲分开，露出外阴部，在臀下放一便盆或塑料布，用消毒纱布球蘸肥皂水擦洗外阴部，顺序是大阴唇、小阴唇、阴阜、大腿内上1/3、会阴及肛门周围。然后用温开水冲掉肥皂水，为防止冲洗液流入阴道，用消毒干纱布球盖住阴道口，最后以0.1%苯扎溴铵（新洁尔灭）液冲洗或涂以碘附进行消毒，随后取下阴道口的纱布球和臀下的便盆或塑料布，铺以消毒巾于臀下。接产者按无菌操作常规洗手、戴手套、穿手术衣后，打开产包，铺好消毒巾准备接产。

（1）会阴撕裂的诱因 会阴水肿、会阴过紧缺乏弹力、耻骨弓过低、胎儿过大、胎儿娩出过快等，均易造成会阴撕裂，接产者在接产前应做出正确判断。

（2）接产要领 保护会阴的同时，协助胎头俯屈，让胎头以最小径线（枕下前囟径）在宫缩间歇时缓慢地通过阴道口，是预防会阴撕裂的关键，需产妇与接产者充分合作才能做到。接产者还必须正确娩出胎肩，胎肩娩出时也要注意保护好会阴。

（3）接产步骤 接产者站在产妇右边，当胎头拨露使阴唇后联台紧张时，应开始保护会阴。方法是：在会阴部盖消毒巾，接产者右肘支在产床上，右手拇指与其余四指分开，利用手掌大鱼际肌顶住会阴部。每当宫缩时应向上内方托压，同时左手应轻轻下压胎头枕部，协助胎头俯屈和使胎头缓慢下降。宫缩间歇时，保护会阴的右手稍放松，以免压迫过久引起会阴水肿。当胎头枕部在耻骨弓下露出时，左手应按分娩机制协助胎头仰伸。此时若宫缩强，应让产妇张口哈气以消除腹压作用，让产妇在宫缩间歇时稍向下屏气，使胎头缓慢娩出。当胎头娩出见有脐带绕颈一周且较松时，可用手将脐带顺胎肩推下或从胎头滑下。若脐带绕颈过紧或绕颈2周或以上，可先用两把血管钳将其一段夹住从中剪断脐带，注意勿伤及胎儿颈部。

胎头娩出后，右手仍应注意保护会阴，不要急于娩出胎肩，而应先以左手自胎儿鼻根向下挤压，挤出口鼻内的黏液和羊水，然后协助胎头复位及外旋转，使胎儿双肩径与骨盆出口前后径相一致。接产者的左手向下轻压胎儿颈部，使前肩从耻骨弓下先娩出，再托胎颈向上使后肩从会阴前缘缓慢娩出。双肩娩出后，保护会阴的右手方可放松。然后双手协助胎体及下肢相继以侧位娩出，并记录胎儿娩出时间。

胎儿娩出后1~2分钟内断扎脐带，在距脐带根部15~20 cm处，用两把血管钳钳夹，在两钳之间剪断脐带。胎儿娩出后，在产妇臀下放一弯盘接血，以测量出血量。

（4）会阴切开指征 会阴过紧或胎儿过大，估计分娩时会阴撕裂不可避免者，或母儿有病理情况急需结束分娩者，应行会阴切开术。

（5）会阴切开术 包括会阴后-斜切开术及会阴正中切开术。

1）会阴左侧后-斜切开术 阴部神经阻滞及局部浸润麻醉生效后，术者子宫缩时以左手中、示两指伸入阴道内，撑起左侧阴道壁起到引导剪开方向并保护胎头不受损伤。右手用钝头直剪自会阴后联合中线向左侧45°方向切开会阴。切口长4~5 cm，注意阴道黏膜与皮肤切口长度一致。会阴切开后出血较多，不应过早切开。切开后用纱布压迫止血，必要时钳夹扎止血。缝合最好在胎盘娩出后进行。

2）会阴正中切开术 局部浸润麻醉后，术者子宫缩时沿会阴后联合中央垂直切开，长约2 cm，切勿损伤肛门括约肌。此法有剪开组织少、出血量不多、术后局部组织肿胀及疼

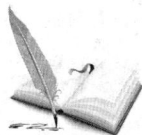

痛均轻微等优点，但切口有自然延长撕裂肛门括约肌的危险。故胎儿大、接产技术不熟练者不宜采用。

三、第三产程的临床经过及处理

（一）临床表现

胎儿娩出后，宫底降至脐平，产妇感到轻松，宫缩暂停数分钟后重又出现。由于宫腔容积明显缩小，胎盘不能相应缩小与子宫壁发生错位而剥离。剥离面有出血，形成胎盘后血肿。由于子宫继续收缩，增加剥离面积，直至胎盘完全剥离而排出（图 10 – 11）。

1. 胎盘剥离征象

（1）宫体变硬呈球形，胎盘剥离后降至子宫下段，下段被扩张，宫体呈狭长形被推向上，宫底升高达脐上。

（2）剥离的胎盘降至子宫下段，阴道口外露的一段脐带自行延长。

（3）阴道少量流血。

（4）用手掌尺侧在产妇耻骨联合上方轻压子宫下段时，宫体上升而外露的脐带不再回缩。

胎盘剥离开始　　　　　胎盘降至子宫下段　　　　　胎盘娩出后

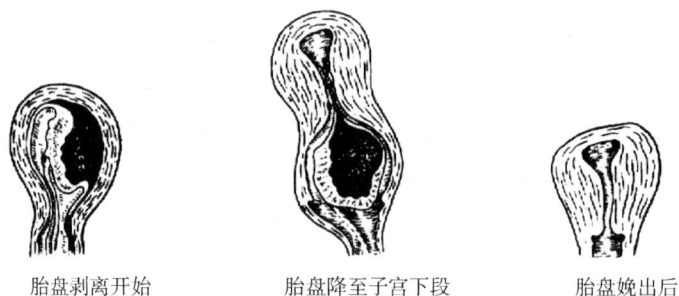

图 10 – 11　胎盘剥离时及娩出后子宫的形状

2. 胎盘剥离及排出　方式有两种：①胎儿面娩出式，胎盘胎儿面先排出。胎盘从中央开始剥离，而后向周围剥离，其特点是先排出胎盘，随后见少量阴道流血，多见。②母体面娩出式，胎盘母体面先排出。胎盘从边缘开始剥离，血液沿剥离面流出，其特点是先有较多量阴道流血，后排出胎盘，少见。

（二）处理

1. 新生儿处理

（1）清理呼吸道　断脐后继续清除呼吸道黏液和羊水，用新生儿吸痰管或导尿管轻轻吸除新生儿咽部及鼻腔黏液和羊水，以免发生吸入性肺炎。当确认新生儿呼吸道黏液和羊水已吸净而仍未啼哭时，可用手轻拍其足底。新生儿大声啼哭表示呼吸道已通畅。

（2）阿普加（Apgar）评分及其意义　新生儿阿普加评分法用以判断有无新生儿窒息及窒息严重程度，是以出生后 1 分钟内的心率、呼吸、肌张力、喉反射及皮肤颜色 5 项体征为依据，每项为 0 ~ 2 分（表 10 – 1）。满分为 10 分，属正常新生儿；7 分以上只需进行一般处理；4 ~ 7 分提示缺氧较严重，需清理呼吸道、人工呼吸、吸氧、用药等措施才能恢复；4 分以下提示缺氧严重，需紧急抢救，行喉镜在直视下气管内插管并给氧。缺氧较严重和严

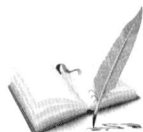

重的新生儿，应在出生后 5 分钟、10 分钟时分别评分，直至连续两次均≥8 分为止。1 分钟评分反映在宫内的情况，是出生当时的情况；而 5 分钟及以后评分则反映复苏效果，与预后关系密切。阿普加评分以呼吸为基础，皮肤颜色最灵敏，心率是最终消失的指标。临床恶化顺序为皮肤颜色→呼吸→肌张力→反射→心率。复苏有效顺序为心率→反射→皮肤颜色→呼吸→肌张力。肌张力恢复越快，预后越好。

表 10 – 1　阿普加评分表

体征	0 分	1 分	2 分
肌张力（肌肉紧张性）	无力、不动	四肢略呈现	四肢屈曲、动作活跃
心率	无心率	<100 次/分钟	>100 次/分钟
皱眉动作（反射性反应）	对插鼻管无反应	在抽吸口鼻腔时有皱眉动作	在抽吸口鼻腔时有皱眉、躲闪、咳嗽或打喷嚏
皮肤颜色	身体呈青灰色或苍白	身体颜色正常，但手足青紫	全身肤色正常
呼吸（呼吸作用）	无呼吸	哭声微弱、呼吸缓慢，而且不规则	哭声响亮、呼吸频率和力度均匀正常

（3）处理脐带　清理新生儿呼吸道约需 30 秒钟。随后用 75% 乙醇消毒脐带根部周围，在距脐根 0.5 cm 处用粗丝线结扎第一道，再在结扎线外 0.5 cm 处结扎第二道。必须扎紧防止脐出血，避免用力过猛造成脐带断裂。在第二道结扎线外 0.5 cm 处剪断脐带，挤出残余血液，用 20% 高锰酸钾液消毒脐带断面，药液切不可接触新生儿皮肤，以免发生皮肤灼伤。待脐带断面干后，以无菌纱布包盖好，再用脐带布包扎。目前还有用气门芯、脐带夹、血管钳等方法取代双重结扎脐带法，据报道均获得脐带脱落快和减少脐带感染的良好效果。处理脐带时，应注意新生儿保暖。

（4）处理新生儿　擦净新生儿足底胎脂，打足印及拇指印于新生儿病历上，经详细体格检查后，系以标明新生儿性别、体重、出生时间、母亲姓名和床号的手腕带和包被。将新生儿抱给母亲，让母亲将新生儿抱在怀中进行首次吸吮乳头。

2. 协助胎盘娩出　正确处理胎盘娩出可减少产后出血的发生。接产者切忌在胎盘尚未完全剥离时用手按揉、下压宫底或牵拉脐带，以免引起胎盘部分剥离而出血或拉断脐带。当确认胎盘已完全剥离时，子宫缩时以左手握住宫底（拇指置于子宫前壁，其余 4 指放于子宫后壁并按压），同时右手轻拉脐带，协助娩出胎盘。当胎盘娩出至阴道口时，接产者用双手捧住胎盘，向一个方向旋转并缓慢向外牵拉，协助胎盘胎膜完整剥离排出。若在胎膜排出过程中，发现胎膜部分断裂，可用血管钳夹住断裂上端的胎膜，再继续向原方向旋转，直至胎膜完全排出。胎盘胎膜排出后，按摩子宫刺激其收缩以减少出血协助胎膜娩出血，同时注意观察并测量出血量。

3. 检查胎盘胎膜　将胎盘铺平，先检查胎盘母体面胎盘小叶有无缺损。然后将胎盘提起，检查胎膜是否完整，再检查胎盘胎儿面边缘有无血管断裂，及时发现副胎盘。副胎盘为一小胎盘，与正常胎盘分离，但两者间有血管相连。若部分胎盘残留或大部分胎膜残留时，应在无菌操作下伸手入宫腔取出残留组织。若确认仅有少许胎膜残留，可给予子宫收缩剂待其自然排出。此外，还应检查胎盘、胎膜有无其他异常。

4. 检查软产道　胎盘娩出后，应仔细检查会阴、小阴唇内侧、尿道口周围、阴道及宫

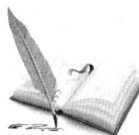

颈有无裂伤。若有裂伤，应立即缝合。

5. 预防产后出血　遇既往有产后出血史或易发生宫缩乏力的产妇（如分娩次数 ≥5 次的多产妇、双胎妊娠、羊水过多、滞产等），可在胎儿前肩娩出时静脉推注麦角新碱 0.2 mg，或缩宫素 10U 加于 25% 葡萄糖液 20 ml 内静脉推注。也可在胎儿娩出后立即经脐静脉快速注入生理盐水 20 ml 内加缩宫素 10U，均能促使胎盘迅速剥离减少出血。若胎盘未全剥离而出血多时，应行手取胎盘术。若胎儿已娩出 30 分钟，胎盘仍未排出，但出血不多时，应注意排空膀胱，再轻轻按压子宫及静脉推注子宫收缩剂，仍不能使胎盘排出时，应行手取胎盘术。

> **知识链接**
>
> ### 导乐分娩
>
> 　　导乐分娩亦称舒适分娩。指医护人员和导乐人员为产妇提供专业化、人性化的服务，并使用非药物、无创伤的导乐仪，阻断来自子宫底、子宫体和产道的痛感神经传导通路，达到持续、显著的分娩镇痛效果，让产妇在舒适、无痛苦、母婴安全的状态下顺利自然分娩。
>
> 　　"导乐"是希腊语"Doula"的音译，原意为"女性照顾女性"。在产妇分娩的全过程中，由一位富有爱心，态度和蔼、善解人意、精通妇产科知识的女性始终陪伴在产妇身边，这位陪伴女性即为"导乐"。"导乐"在整个产程中给分娩妈妈以持续的心理、生理及感情上的支持，并采取适宜的技术，帮助分娩妈妈渡过生产难关。

本章小结

　　通过课堂教学和临床示教使学生能够掌握枕先露分娩机制；熟悉先兆临产和临产的诊断依据和正常分娩的过程及正确处理方法；了解引起难产的可能环节；深刻理解产力、产道、胎儿及心理因素四者互相协调对正常分娩的重要性。

目标检测

一、选择题

【A1 型题】

1. 枕先露行阴道助产时，确定胎位除注意囟门外，可作为依据的颅缝是

　　A. 额缝　　　　　　　　　　　B. 矢状缝

　　C. 冠状缝　　　　　　　　　　D. 人字缝

　　E. 颞缝

2. 枕左前位胎头进入骨盆入口时其衔接的径线是

　　A. 双顶径　　　　　　　　　　B. 双颧径

扫码"练一练"

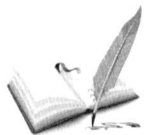

C. 枕下前囟径　　　　　　　D. 枕额径

E. 枕颏径

3. 初产妇开始保护会阴的时机是

　　A. 宫口开全后阴道口见胎头时　　B. 胎头拨露使阴唇后联合紧张时

　　C. 胎头着冠时　　　　　　　　　　D. 胎头开始仰伸时

　　E. 胎肩娩出前后

4. 临产后，肥皂水灌肠可用于

　　A. 胎膜早破　　　　　　　　　　B. 胎头未衔接

　　C. 胎位异常　　　　　　　　　　D. 初产妇宫口开大 3 cm

　　E. 严重心脏病

5. 协助胎儿胎先露在骨盆腔进行内旋转的产力是

　　A. 腹直肌收缩力　　　　　　　　B. 肛提肌收缩力

　　C. 腹内斜肌收缩力　　　　　　　D. 阴道收缩力

　　E. 膈肌收缩力

6. 初产妇的第一产程时间为

　　A. 2 ~ 4 小时　　　　　　　　　B. 4 ~ 6 小时

　　C. 6 ~ 8 小时　　　　　　　　　D. 9 ~ 11 小时

　　E. 11 ~ 12 小时

7. 经产妇的第一产程时间为

　　A. 2 ~ 4 小时　　　　　　　　　B. 4 ~ 6 小时

　　C. 6 ~ 8 小时　　　　　　　　　D. 9 ~ 11 小时

　　E. 11 ~ 12 小时

8. 下列关于产程分期的描述中，正确的是

　　A. 初产妇一产程需 5 ~ 8 小时

　　B. 初产妇二产程为数分钟

　　C. 初产妇二产程需 1 ~ 2 小时

　　D. 三产程 1 小时

　　E. 经产妇二产程为 3 小时

9. 枕先露时，通过产道最小径线的是

　　A. 枕下前囟径　　　　　　　　　B. 双顶径

　　C. 枕额径　　　　　　　　　　　D. 枕颏径

　　E. 大斜径

10. 分娩的四要素为

　　A. 产力，产道，胎儿，心理因素

　　B. 产力，产道，胎儿，助产士

　　C. 产道，胎儿，心理因素，助产士

　　D. 产力，产道，心理因素，助产士

　　E. 产力，胎儿，心理因素，助产士

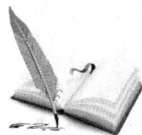

11. 临产后正常的子宫收缩起自

    A. 宫底部   B. 宫颈部

    C. 子宫下段   D. 两侧宫角部

    E. 两侧子宫侧壁

12. 胎儿 4 小时后方能娩出的分娩止痛可用

    A. 吗啡   B. 阿司匹林

    C. 氢埃托啡   D. 芬太尼

    E. 哌替啶

【A2 型题】

13. 女，30 岁，初产妇，孕期检查正常。妊娠 39 周规律性腹痛 7 小时。查体：宫口开大 3 cm，宫颈软，先露 S = 0，胎心 140 次/分。此时给予的处理是

    A. 观察产程   B. 剖宫产

    C. 人工破膜   D. 缩宫素静脉滴注

    E. 宫颈封闭

14. 女，23 岁，初产妇。规律宫缩 10 小时，胎膜已破。查体：宫口开大 9 cm，胎头拨露。最可能的诊断是

    A. 第一次产程延长   B. 正常产程

    C. 减速期延长   D. 潜伏期延长

    E. 活跃期延长

15. 女，28 岁。初产妇，妊娠 40 周，规律性宫缩 8 小时，宫口开大 4 cm，胎心率 140 次/分，骨盆无异常，此时最适合的处理是

    A. 严密观察产程进展   B. 剖宫产

    C. 手术助产缩短第二产程   D. 人工破膜

    E. 静脉滴注缩宫素引产

16. 初产妇，足月妊娠，宫口开全 1 小时 30 分钟尚未分娩。阴道检查：头先露，宫口开全，胎头位于坐骨棘水平下 3 cm，枕左横位，胎膜已破，羊水清，胎心率 140 次/分，估计胎儿重 3200 g。本例正确处理应是

    A. 行剖宫产术

    B. 缩宫素静脉滴注

    C. 等待阴道自然分娩

    D. 徒手将胎头枕部转向前方，然后阴道分娩

    E. 行产钳助产术

17. 初产妇，28 岁，妊娠 39 周，枕右前位。阵发性腹痛 9 小时，宫缩 9 分钟一次，持续 35 秒，宫口开大 2 cm。出现上述临床表现最可能的原因是

    A. 子宫收缩节律性异常   B. 子宫收缩对称性异常

    C. 子宫收缩极性异常   D. 子宫收缩缩复作用异常

    E. 腹肌和膈肌收缩力异常

18. 初产妇，24 岁。孕 41 周，规律下腹疼痛 6 小时，骨盆测量正常，胎儿发育正常胎

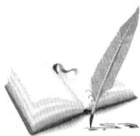

心率 150 次／分，枕左前位，宫颈口开大 4 cm。正确的处理措施是

    A. 静脉滴注缩宫素加强宫缩　　B. 立即剖宫产

    C. 等待自然分娩　　D. 会阴侧切，然后阴道分娩

    E. 行产钳助产术

二、简答题

1. 影响分娩的相关因素有哪些？

2. 产程图的组成？

3. 简单的叙述枕右前位的分娩机转？

4. 怎么判断胎盘剥离？

（陈菊霞）

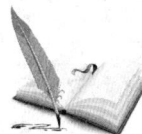

第十一章 异常分娩

> **学习目标**
>
> 1. **掌握** 子宫收缩乏力的原因、临床特点和诊断、处理与预防；狭窄骨盆的分类、诊断、对母儿影响及处理；臀先露的分类、诊断及处理原则。
> 2. **熟悉** 子宫收缩乏力对母儿的影响；子宫收缩过强的分类、诊断及处理；持续性枕后（横）位、肩先露的诊断及处理原则。
> 3. **了解** 软产道异常的分类。
> 4. 具有关心爱护产妇的人文关怀精神和良好的沟通技巧，能帮助和指导产妇顺利度过分娩期。

影响分娩的主要因素为产力、产道、胎儿及精神心理素，这些因素在分娩过程中相互影响。任何一个或一个以上的因素发生异常以及分娩因素间相互不能适应，而使分娩进展受到阻碍，称异常分娩。产力是分娩的动力，但受胎儿、产道和产妇精神心理因素的制约。分娩是个动态变化的过程，只有有效的产力，才能使宫口扩张及胎先露部下降。产妇精神心理因素可以直接影响产力，对分娩有顾虑的产妇，往往在分娩早期即出现产力异常即原发性宫缩乏力；头盆不称和胎位异常的产妇常出现产力异常即继发性宫缩乏力。过强、过频宫缩影响胎盘和胎儿的血液供应，使胎儿缺氧，出现胎儿窘迫征象。严重者造成胎死宫内或新生儿窒息死亡。

产力中以子宫收缩力为主，子宫收缩力贯穿于分娩全过程。在分娩过程中，子宫收缩的节律性、对称性及极性不正常或强度、频率有改变，称子宫收缩力异常。临床多因产道或胎儿因素异常形成梗阻性难产，使胎儿通过产道阻力增加，导致继发性子宫收缩力异常。

子宫收缩力异常临床上分为子宫收缩乏力（简称宫缩乏力）和子宫收缩过强（简称宫缩过强）两类，每类又分为协调性子宫收缩和不协调性子宫收缩。

第一节 产力异常

【子宫收缩乏力】

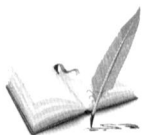

案例导入

> 初产妇，28 岁，孕 40 周临产。规律宫缩 18 小时。检查：宫高 32 cm，腹围 86 cm，胎位 LOA，宫口开大 6 cm，宫缩渐弱，20～30 秒/6～7 分钟，4 小时后复查，宫口仍开大 6 cm，S－1，骨盆外测量正常，胎心率 140 次/分，节律整齐。产妇一般情况好。

> **问题：**
> 1. 该患者初步诊断是什么？主要诊断依据是什么？
> 2. 首选的处理措施是什么？

一、病因

宫缩乏力多由几个因素综合引起，常见的原因如下。

1. 头盆不称或胎位异常 胎儿先露部下降受阻，不能紧贴子宫下段及宫颈内口，因而不能引起反射性子宫收缩，是导致继发性宫缩乏力的最常见原因。

2. 子宫因素 子宫发育不良、子宫畸形（如双角子宫等）、子宫壁过度膨胀（如双胎妊娠、巨大胎儿、羊水过多等）、经产妇子宫肌纤维变性、结缔组织增生或子宫肌瘤等，均能引起宫缩乏力。

3. 精神因素 初产妇尤其35岁以上高龄初产妇，精神过度紧张使大脑皮层功能紊乱、睡眠减少、临产后进食不足以及过多地消耗体力，均可导致宫缩乏力。

4. 内分泌失调 临产后，产妇体内雌激素、缩宫素、前列腺素、乙酰胆碱等分泌不足，孕激素下降缓慢，电解质（钾、钠、钙、镁）异常，均可影响子宫肌纤维收缩能力。目前认为，子宫平滑肌细胞收缩，需肌动蛋白、磷酸化肌浆蛋白及能量供应，上述任何一种因素变化均可影响肌细胞收缩，导致宫缩乏力。

5. 药物因素 临产后使用大剂量镇静剂与镇痛剂，如吗啡、氯丙嗪、硫酸镁、哌替啶、苯巴比妥钠等。可以使宫缩受到抑制。

6. 其他因素 于第一产程后期过早使用腹压，或膀胱充盈影响胎先露部下降，均可导致继发性宫缩乏力。

二、临床表现

子宫收缩乏力根据发生时期可分为原发性和继发性两种。原发性宫缩乏力是指产程开始就出现宫缩乏力，宫口不能如期扩张，胎先露部不能如期下降，导致产程延长；继发性宫缩乏力是指产程开始子宫收缩正常，只是在产程较晚阶段（多在活跃期后期或第二产程），子宫收缩转弱，产程进展缓慢甚至停滞。宫缩乏力有两种类型。

（一）协调性宫缩乏力

协调性宫缩乏力（低张性宫缩乏力）的子宫收缩具有正常的节律性、对称性和极性，但收缩力弱，宫腔内压力低，持续时间短，间歇期长且不规律，宫缩<2次/10分钟。当宫缩高峰时，宫体隆起不明显，用手指压宫底部肌壁仍可出现凹陷。此种宫缩乏力，多属继发性宫缩乏力，临产早期宫缩正常，但至宫口扩张进入活跃期后期或第二产程时宫缩减弱，常见于中骨盆与骨盆出口平面狭窄、持续性枕横位或枕后位等头盆不称时。协调性宫缩乏力时由于宫腔内压力低，对胎儿影响不大。

（二）不协调性宫缩乏力（高张性宫缩乏力）

不协调性宫缩乏力（高张性宫缩乏力）的子宫收缩的极性倒置，宫缩的兴奋点不是起

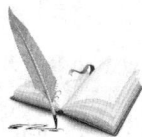

自两侧宫角部，而是来自子宫下段的一处或多处冲动，子宫收缩由下向上扩散，收缩小而不规律，频率高，节律不协调；宫腔内压力虽高，但宫缩时宫底部不强，而是子宫下段强，宫缩间歇期子宫壁也不完全松弛，表现为子宫收缩不协调，这种宫缩不能使宫口扩张，不能使胎先露部下降，属无效宫缩。此种宫缩乏力多属原发性宫缩乏力，需与假临产相鉴别。鉴别方法是给予强镇静剂哌替啶 100 mg 肌内注射。能使宫缩停止者为假临产，不能使宫缩停止者为原发性宫缩乏力。这些产妇往往有头盆不称和胎位异常，使胎头无法衔接，不能紧贴子宫下段及宫颈内口，不能引起反射性子宫收缩。产妇自觉下腹部持续疼痛、拒按，烦躁不安，严重者出现脱水和电解质紊乱、肠胀气、尿潴留；胎儿、胎盘循环障碍，出现胎儿宫内窘迫。产科检查：下腹部有压痛，胎位触不清，胎心不规律，宫口扩张早期缓慢或停止，胎先露部下降延缓或停止，潜伏期延长。

（三）产程曲线异常宫缩乏力

导致产程曲线异常的情况有以下 8 种。

1. 潜伏期延长　从临产规律宫缩开始至宫口扩张 3 cm 称潜伏期。初产妇潜伏期正常约需 8 小时，最大时限 16 小时，超过 16 小时称潜伏期延长。

2. 活跃期延长　从宫口扩张 3 cm 开始至宫口开全称活跃期。初产妇活跃期正常约需 4 小时，最大时限 8 小时，超过 8 小时称活跃期延长。

3. 活跃期停滞　进入活跃期后，宫口不再扩张达 2 小时以上，称活跃期停滞。

4. 第二产程延长　第二产程初产妇超过 2 小时、经产妇超过 1 小时尚未分娩，称第二产程延长。

5. 第二产程停滞　第二产程达 1 小时胎头下降无进展，称第二产程停滞。

6. 胎头下降延缓　活跃期晚期至宫口扩张 9~10 cm，胎头下降速度每小时少于 1 cm，称胎头下降延缓。

7. 胎头下降停滞　活跃期晚期胎头停滞在原处不下降达 1 小时以上，称胎头下降停滞。

8. 滞产　总产程超过 24 小时称滞产。必须避免发生滞产。

以上 8 种产程进展异常，可以单独存在，也可以合并存在。

> **考点提示**
>
> 宫缩乏力导致的产程异常的表现。

三、对母儿影响

1. 对产妇的影响　由于产程延长、产妇休息不好、进食少，精神与体力消耗，可出现疲乏无力、腹胀气、排尿困难等，影响子宫收缩，严重时可引起脱水、酸中毒、低钾血症。由于第二产程延长，膀胱被压迫于胎先露部（特别是胎头）与耻骨联合之间，可导致组织缺血、水肿、坏死，形成膀胱阴道瘘或尿道阴道瘘。胎膜早破以及多次肛查或阴道检查增加感染机会。产后宫缩乏力影响胎盘的剥离和娩出及子宫壁的血窦关闭，容易引起产后出血。

2. 对胎儿及新生儿的影响　协调性宫缩乏力容易造成胎头在盆腔内旋转异常，使产程延长，增加手术产机会，对胎儿不利；不协调性宫缩乏力，不能使子宫壁完全放松，对子宫胎盘循环影响大，胎儿在子宫内缺氧，容易发生胎儿窘迫。胎膜早破易造成脐带受压或

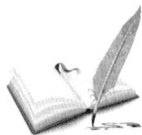

脱垂。造成胎儿窘迫甚至胎死宫内。

四、处理

（一）协调性宫缩乏力

一旦出现协调性宫缩乏力，不论是原发性还是继发性，首先应寻找原因，检查有无头盆不称与胎位异常，阴道检查了解宫颈扩张和胎先露部下降情况。若发现有头盆不称，估计不能经阴道分娩者，应及时行剖宫产术；若判断无头盆不称和胎位异常，估计能经阴道分娩者，应采取加强宫缩的措施。

1. 第一产程

（1）一般处理 消除孕妇精神紧张，多休息，鼓励多进食，注意营养与水分的补充。不能进食者静脉补充营养，静脉滴注 10% 葡萄糖液 500~1000 ml 内加维生素 C 2 g，如伴有酸中毒时应补充 5% 碳酸氢钠。低钾血症时应给予氯化钾缓慢静脉滴注。产妇过度疲劳，地西泮 10 mg 缓慢静脉推注或哌替啶 100 mg 肌内注射，经过一段时间充分休息，可使子宫收缩力转强。对初产妇宫口开大不足 4 cm 且胎膜未破者，应给予温肥皂水灌肠，促进肠蠕动，排除粪便及积气，刺激子宫收缩。排尿困难者，先行诱导法，无效时及时导尿，因排空膀胱能增宽产道，且有促进宫缩的作用。破膜 12 小时以上应给予抗生素预防感染。

（2）加强子宫收缩 经上述一般处理，子宫收缩力仍弱，确诊为协调性宫缩乏力，产程无明显进展，可选用下列方法加强宫缩。

1）人工破膜 宫口扩张 ≥3 cm、无头盆不称、胎头已衔接者，可行人工破膜。破膜后，胎头直接紧贴子宫下段及宫颈内口，引起反射性子宫收缩。加速产程进展。现有学者主张胎头未衔接、无明显头盆不称者也可行人工破膜，认为破膜后可促进胎头下降入盆。破膜时必须检查有无脐带先露，破膜应在宫缩间歇、下次宫缩将要开始前进行。破膜后术者手指应停留在阴道内，经过 1~2 次宫缩待胎头入盆后，术者再将手指取出。Bishop 提出用宫颈成熟度评分法（表 6-2），估计人工破膜加强宫缩措施的效果，满分为 13 分。若产妇得分 <3 分，人工破膜均失败，应改用其他方法。4~6 分的成功率约为 50%，7~9 分的成功率约为 80%，大于 9 分均成功。

2）地西泮静脉推注 地西泮能使宫颈平滑肌松弛，软化宫颈，促进宫口扩张，适用于宫口扩张缓慢及宫颈水肿时。常用剂量为 10 mg，间隔 2~6 小时可重复应用，与缩宫素联合应用效果更佳。

3）缩宫素静脉滴注 适用于协调性宫缩乏力、宫口扩张 3 cm、胎心良好、胎位正常、头盆相称者。将缩宫素 2.5 U 加于 5% 葡萄糖液 500 ml 内，从 8 滴/分钟开始，根据宫缩强弱进行调整，通常不超过 0.02 U/min（60 滴/分钟），维持宫缩间隔 2~3 分钟，持续 40~60 秒。对于不敏感者，可酌情增加缩宫素剂量。

缩宫素静脉滴注过程中，应有专人观察宫缩、听胎心率及测量血压。若出现宫缩持续 1 分钟以上或胎心率有变化，应立即停止静脉滴注。外源性缩宫素在母体血中的半衰期为 1~6 分钟，故停药后能迅速好转，必要时加用镇静剂。若发现血压升高，应减慢滴注速度。由于缩宫素有抗利尿作用，水的重吸收增加，可出现尿少现象，需警惕水中毒的发生。

经上述处理，若产程仍无进展或出现胎儿窘迫征象时，应及时行剖宫产术。

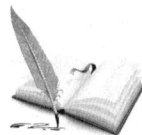

知识链接

地诺前列酮（前列腺素）有促进子宫收缩的作用。给药途径为静脉滴注及局部用药（放置于阴道后穹隆）。地诺前列酮 2 mg 和碳酸钠溶液 1 支加于 10 ml 生理盐水中，摇匀成稀释液，加于 5% 葡萄糖液 500 ml 中静脉滴注，能维持有效宫缩。若半小时后宫缩仍不强，可酌情增加剂量，副反应为宫缩过强、恶心、呕吐、腹泻、头痛、心率过速、视力模糊及浅静脉炎等，故应慎用。静脉滴注时，偶见类似静脉炎症状。停药后常自行消失。

针刺穴位也有增强宫缩的效果。通常针刺合谷穴、三阴交穴、太冲穴等穴位，用强刺激手法，留针 20~30 分钟。耳针可选子宫、交感、内分泌对应的等穴位。

2. 第二产程 若无头盆不称，于第二产程期间出现宫缩乏力时，也应加强宫缩，给予缩宫素静脉滴注促进产程进展。若胎头双顶径已通过坐骨棘平面，等待自然分娩，或行会阴后–斜切开以胎头吸引术或产钳术助产；若胎头仍未衔接或伴有胎儿窘迫征象，应行剖宫产术。

3. 第三产程 为预防产后出血，当胎儿前肩娩出时，可静脉推注缩宫素 10 U，并同时给予缩宫素 10~20 U 静脉滴注，使宫缩增强。促使胎盘剥离与娩出及子宫血窦关闭。若产程长、破膜时间长，应给予抗生素预防感染。

（二）不协调性宫缩乏力

处理原则是调节子宫收缩，恢复其极性。给予镇静剂哌替啶 100 mg、吗啡 10 mg 肌内注射或地西泮 10 mg 静脉推注，使产妇充分休息，醒后不协调性宫缩多能恢复为协调性宫缩。在宫缩恢复为协调性之前，严禁应用缩宫素。若经上述处理，不协调性宫缩未能得到纠正，或伴有胎儿窘迫征象，或伴有头盆不称，均应行剖宫产术。若不协调性宫缩已被控制，但宫缩仍弱时，可用协调性宫缩乏力时加强宫缩的各种方法处理。

五、预防

应对孕妇进行产前教育，进入产程后，重视解除产妇不必要的思想顾虑和恐惧心理，使孕妇了解分娩是生理过程，增强其对分娩的信心。目前，国内外均设康乐待产室（让其爱人及家属陪伴）和家庭化病房，有助于消除产妇的紧张情绪，可预防精神紧张所致的宫缩乏力。分娩前鼓励孕妇多进食，必要时静脉补充营养。避免过多使用镇静药物，注意检查有无头盆不称等，均是预防宫缩乏力的有效措施。注意及时排空直肠和膀胱，必要时可行温肥皂水灌肠及导尿。

【子宫收缩过强】

一、协调性子宫收缩过强

子宫收缩的节律性、对称性和极性均正常，仅子宫收缩力过强、过频。若产道无阻力，宫口迅速开全，分娩在短时间内结束，总产程不足 3 小时，称急产。经产妇多见。

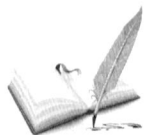

（一）对母儿影响

1. 对产妇的影响 宫缩过强过频、产程过快，可致初产妇宫颈、阴道以及会阴撕裂伤。接产时来不及消毒可致产褥感染。胎儿娩出后子宫肌纤维缩复不良，易发生胎盘滞留或产后出血。

2. 对胎儿及新生儿的影响 宫缩过强、过频影响子宫胎盘血液循环，胎儿在宫内缺氧，易发生胎儿窘迫、新生儿窒息甚至死亡。胎儿娩出过快，胎头在产道内受到的压力突然解除，可致新生儿颅内出血。若接产时来不及消毒，新生儿易发生感染。若新生儿坠地可致骨折、外伤。

（二）处理

有急产史的孕妇，在预产期前 1~2 周不应外出远走，以免发生意外，有条件应提前住院待产。临产后不应灌肠。提前做好接产及抢救新生儿窒息的准备。胎儿娩出时，勿使产妇向下屏气。急产来不及消毒及新生儿坠地者，新生儿应肌内注射维生素 K_1 10 mg 预防颅内出血，并尽早肌内注射精制破伤风抗毒素 1500 U。产后仔细检查宫颈、阴道、外阴，若有撕裂应及时缝合。若属未消毒的接产，应给予抗菌药物预防感染。

二、不协调性子宫收缩过强

（一）强直性子宫收缩

强直性子宫收缩通常不是子宫肌组织功能异常，几乎均是外界因素异常造成，如临产后由于分娩发生梗阻，或不适当地应用缩宫素，或胎盘早剥血液浸润子宫肌层，均可引起宫颈内口以上部分的子宫肌层出现强直性痉挛性收缩，宫缩间歇期短或无间歇。

1. 临床表现 产妇烦躁不安，持续性腹痛，拒按。胎位触不清，胎心听不清。有时可出现病理缩复环、血尿等先兆子宫破裂征象。

2. 处理 一当确诊为强直性宫缩，应及时给予宫缩抑制剂，如 25% 硫酸镁 20 ml 加于 5% 葡萄糖液 20 ml 内缓慢静脉推注（不少于 5 分钟），或肾上腺素 1 mg 加于 5% 葡萄糖液 250 ml 静脉滴注。若属梗阻性原因，应立即行剖宫产术。若胎死宫内可用乙醚吸入麻醉。若仍不能缓解强直性宫缩，应行剖宫产术。

（二）子宫痉挛性狭窄环

子宫壁局部肌肉呈痉挛性、不协调性收缩形成的环状狭窄，持续不放松，称子宫痉挛性狭窄环。狭窄环可发生在宫颈及宫体的任何部分。多在子宫上下段交界处，也可在胎体某一狭窄部，以胎颈、胎腰处常见。

1. 病因 多因精神紧张、过度疲劳以及不适当地应用宫缩剂或粗暴地进行阴道内操作所致。

2. 临床表现 产妇出现持续性腹痛，烦躁不安，宫颈扩张缓慢，胎先露部下降停滞，胎心时快时慢。阴道检查时在宫腔内触及较硬而无弹性的狭窄环，此环与病理缩复环不同。特点是不随宫缩上升。

3. 处理 应认真寻找导致子宫痉挛性狭窄环的原因，并及时纠正。停止一切刺激，如禁止阴道内操作、停用缩宫素等。若无胎儿窘迫征象，给予镇静剂如哌替啶 100 mg、吗啡

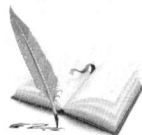

10 mg 肌内注射，也可给予宫缩抑制剂如沙丁胺醇 4.8 mg 口服或 25% 硫酸镁 10 ml 加于 25% 葡萄糖液 20 ml 内缓慢静脉推注，一般可消除异常宫缩。当宫缩恢复正常时，可行阴道助产或等待自然分娩。若经上述处理，子宫痉挛性狭窄环不能缓解，宫口未开全，胎先露部高，或伴有胎儿窘迫征象，均应立即行剖宫产术。若胎死宫内，宫口已开全，可行乙醚麻醉，经阴道分娩。

第二节　产道异常

产道包括骨产道（骨盆腔）及软产道（子宫下段、宫颈、阴道、外阴），是胎儿经阴道娩出的通道。产道异常可使胎儿娩出受阻，临床上以骨产道异常多见。

【骨产道异常】

▶ 案例导入

初产妇，30 岁，G_1P_0，孕 40 周临产。查：宫缩持续 30~40 秒，间歇 4~5 分钟，髂棘间径 21 cm，髂嵴间径 23 cm，骶耻外径 16 cm，出口横径 7 cm，出口后矢状径 6.5 cm；胎位 LOA，先露未入盆，胎心 144 次/分，估计胎儿体重约 3600 g。

问题：

1. 该案例初步诊断是什么？

2. 主要诊断依据是什么？

3. 恰当的处理原则是什么？

一、概述

由于径线过短或形态异常，致使骨盆腔小于胎先露部可通过的限度，阻碍胎先露部下降，影响产程顺利进展的骨盆，称为狭窄骨盆。狭窄骨盆可以为一条或多个径线过短径线过短，也可以为一个或多个平面同时狭窄。当一条径线过短时，要观察同一个平面其他径线的长度，再结合整个骨盆的大小与形态进行综合分析，做出正确判断。

二、诊断

在分娩过程中，骨盆是个不变的因素。狭窄骨盆影响胎位和胎先露部在分娩机制中的下降及内旋转，也影响宫缩。在估计分娩难易时，骨盆是考虑的一个重要因素。在妊娠期间应查清骨盆有无异常，有无头盆不称，及早做出诊断，以选择适当的分娩方式。

（一）病史

询问孕妇幼年有无佝偻病、脊髓灰质炎、脊柱和髋关节结核以及外伤史。若为经产妇，应了解既往有无难产史及其发生原因，新生儿有无产伤等。

（二）一般检查

测量身高，若孕妇身高在 145 cm 以下，应警惕均小骨盆。注意观察孕妇的体型，步态

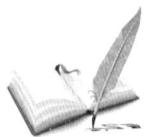

有无跛足，有无脊柱及髋关节畸形，米氏菱形窝是否对称，有无尖腹及悬垂腹等。

（三）腹部检查

1. 腹部形态　注意观察腹型，尺测耻上子宫高度及腹围，B型超声观察胎先露与骨盆的关系，还可测量胎头双顶径、胸径、腹径、股骨长度，预测胎儿体重，判断能否顺利通过骨产道。

2. 胎位异常　骨盆入口狭窄往往因头盆不称，胎头不易入盆导致胎位异常，如臀先露、肩先露。中骨盆狭窄影响已入盆的胎头内旋转，导致持续性枕横位、枕后位等。

3. 估计头盆关系　正常情况下，部分初孕妇在预产期前2周，经产妇于临产后，胎头应入盆。若已临产，胎头仍未入盆，则应充分估计头盆关系。检查头盆是否相称的具体方法：孕妇排空膀胱，仰卧，两腿伸直。检查者将手放在耻骨联合上方，将浮动的胎头向骨盆腔方向推压。若胎头低于耻骨联合平面，表示胎头可以入盆，头盆相称，称为跨耻征阴性；若胎头与耻骨联合在同一平面，表示可疑头盆不称，称为跨耻征可疑阳性；若胎头高于耻骨联合平面，表示头盆明显不称，称为跨耻征阳性。对出现跨耻征阳性的孕妇，应让其取两腿屈曲半卧位，再次检查胎头跨耻征，若转为阴性，提示为骨盆倾斜度异常，而不是头盆不称。

4. 骨盆测量

（1）骨盆外测量　骨盆外测量各径线 < 正常值 2 cm 或以上为均小骨盆；骶耻外径 < 18 cm 为扁平骨盆。坐骨结节间径 < 8 cm，耻骨弓角度 < 90°，为漏斗型骨盆。骨盆两侧斜径（以一侧髂前上棘至对侧髂后上棘间的距离）及同侧直径（从髂前上棘至同侧髂后上棘间的距离），两者相差 > 1 cm 为偏斜骨盆。

（2）骨盆内测量　骨盆外侧量发现异常，应进行骨盆内测量。对角径 < 11.5 cm，骶岬突出为骨盆入口平面狭窄，属扁平骨盆。中骨盆平面狭窄及骨盆出口平面狭窄往往同时存在。应测量骶骨前面弯度、坐骨棘间径、坐骨切迹宽度（即骶棘韧带宽度）。若坐骨棘间径 < 10 cm，坐骨切迹宽度 < 2 横指，为中骨盆平面狭窄。若坐骨结节间径 < 8 cm，应测量出口后矢状径及检查骶尾关节活动度，估计骨盆出口平面的狭窄程度。若坐骨结节间径与出口后矢状径之和 < 15 cm，为骨盆出口平面狭窄。

> **考点提示**
> 骨盆狭窄的诊断标准。

三、临床表现

（一）骨盆入口平面狭窄

我国妇女较常见。测量骶耻外径 < 18 cm，骨盆入口前后径 < 10 cm，对角径 < 11.5 cm。常见以下两种。

1. 单纯扁平骨盆　骨盆入口呈横扁圆形，骶岬向前下突出，使骨盆入口前后径缩短而横径正常。

2. 佝偻病性扁平骨盆　由于童年患佝偻病骨骼软化使骨盆变形，骶岬被压向前，骨盆入口前后径明显缩短，使骨盆入口呈肾形，骶骨下段向后移，失去骶骨的正常弯度，变直向后翘。尾骨呈钩状突向骨盆出口平面。由于髂骨外展，使髂棘间径等于或大于髂嵴间径；由于坐骨结节外翻，使耻骨弓角度增大，骨盆出口横径变宽。

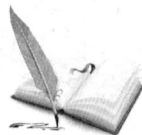

（二）中骨盆及骨盆出口平面狭窄

1. 漏斗骨盆　骨盆入口各径线值正常。由于两侧骨盆壁向内倾斜，状似漏斗，故称漏斗骨盆（图11-1）。特点是中骨盆及骨盆出口平面均明显狭窄，使坐骨棘间径、坐骨结节间径缩短，耻骨弓角度＜90°。坐骨结节间径与出口后矢状径之和＜15 cm，常见于男型骨盆。

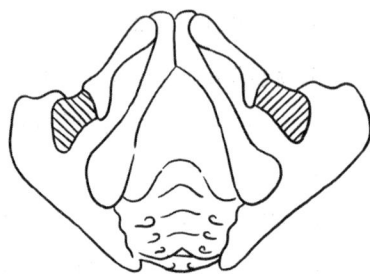

图11-1　漏斗骨盆

2. 横径狭窄骨盆　与类人猿型骨盆类似。骨盆入口、中骨盆及骨盆出口的横径均缩短，前后径稍长，坐骨切迹宽。测量骶耻外径值正常，但髂棘间径及髂嵴间径均缩短。

（三）骨盆三个平面狭窄

骨盆外形属女型骨盆，但骨盆入口、中骨盆及骨盆出口平面均狭窄，每个平面径线均小于正常值2 cm或更多，称为均小骨盆（图11-2），多见于身材矮小、体型匀称的妇女。

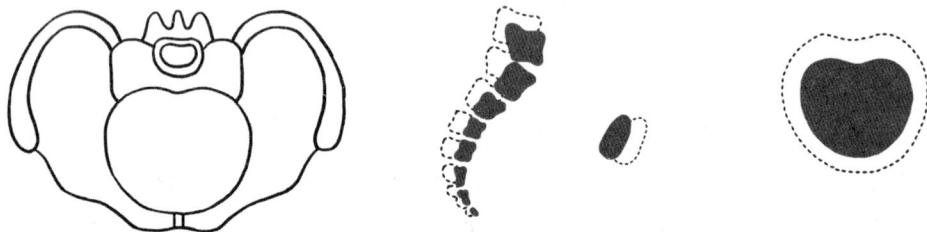

图11-2　均小骨盆

（四）畸形骨盆

骨盆失去正常形态。仅介绍下列两种。

1. 骨软化症骨盆　现已罕见。系因缺钙、磷、维生素D以及紫外线照射不足，使成人期骨质矿化障碍，被类骨组织代替，骨质脱钙、疏松、软化。由于受躯干重力及两股骨向内上方挤压，使骶岬突向前，耻骨联合向前突出，骨盆入口平面呈凹三角形，粗隆间径及坐骨结节间径明显缩短，严重者阴道不能容纳2指。

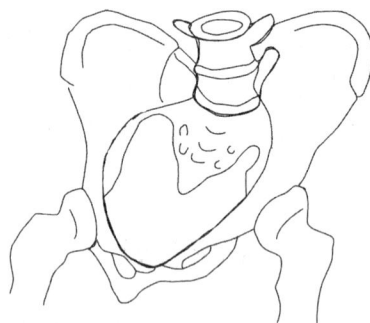

2. 偏斜骨盆　系一侧髂翼与髋骨发育不良所致骶髂关节固定，以及下肢和髋关节疾病，引起骨盆一侧斜径缩短的畸形骨盆（图11-3）。

图11-3　偏斜骨盆

（五）狭窄骨盆对母儿影响

1. 对母体的影响　若为骨盆入口平面狭窄，影响胎先露部衔接，容易发生胎位异常，引起继发性子宫收缩乏力，导致产程延长或停滞。若中骨盆平面狭窄，影响胎头内旋转，容易发生持续性枕横位或枕后位。胎头长时间嵌顿于产道内，压迫软组织引起局部缺血、水肿、坏死、脱落，于产后形成生殖道瘘；胎膜早破及手术助产易增加感染机会。严重梗阻性难产若不及时处理，可导致先兆子宫破裂，甚至子宫破裂，危及产妇生命。

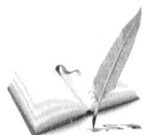

2. 对胎儿及新生儿的影响　头盆不相称容易发生胎膜早破、脐带脱垂，导致胎儿窘迫，甚至胎儿死亡；产程延长，胎头受压，缺血、缺氧容易发生颅内出血；产道狭窄，手术助产机会增多，易发生新生儿产伤及感染。

四、治疗

狭窄骨盆分娩时的处理原则是：明确狭窄骨盆的类别和程度，了解胎位、胎儿大小、胎心、宫缩强弱、宫颈扩张程度及破膜与否，结合年龄、产次、既往分娩史综合判断，决定分娩方式。

（一）一般处理

在分娩过程中，应安慰产妇，使其精神放松，信心倍增，保证营养及水分的摄入，必要时补液。还需注意产妇休息，监测宫缩强弱，勤听胎心及检查胎先露部下降程度。

（二）骨盆入口平面狭窄的处理

1. 明显头盆不称（绝对性骨盆狭窄）　骶耻外径 < 16 cm，骨盆入口前后径 < 8.5 cm 者，足月活胎不能入盆，不能经阴道分娩。应在接近预产期或临产后行剖宫产术结束分娩。

2. 轻度头盆不称（相对性骨盆狭窄）　骶耻外径 16 ~ 18 cm，骨盆入口前后径 8.5 ~ 9.5 cm，足月活胎体重 < 3000 g，胎心率正常，应在严密监护下试产。试产过程中若出现宫缩乏力，胎膜未破者可在宫口扩张 3 cm 时行人工破膜。若破膜后宫缩较强，产程进展顺利，多数能经阴道分娩。若试产 2 ~ 4 小时，胎头仍迟迟不能入盆，或伴有胎儿窘迫征象，应及时行剖宫产术结束分娩。若胎膜已破，为了减少感染，应适当缩短试产时间。

骨盆入口平面狭窄，主要为扁平骨盆的妇女，于妊娠末期或临产后，胎头矢状缝只能衔接于入口横径上。胎头侧屈使其两顶骨先后依次入盆，呈不均倾式嵌入骨盆入口，称为头盆均倾不均，若前顶骨先嵌入，矢状缝偏后，称前不均倾；若后顶骨先嵌入，矢状缝偏前，称后不均倾。当胎头双顶骨均通过骨盆入口平面时，即能较顺利地经阴道分娩。

3. 中骨盆及骨盆出口平面狭窄的处理　在分娩过程中，胎儿在中骨盆平面完成俯屈及内旋转动作。若中骨盆平面狭窄，则胎头俯屈及内旋转受阻，易发生持续性枕横位或枕后位。若宫口开全，胎头双顶径达坐骨棘水平或更低，可经阴道助产。若胎头双顶径未达坐骨棘水平，或出现胎儿窘迫征象，应行剖宫产术结束分娩。

骨盆出口平面是产道的最低部位，应于临产前对胎儿大小、头盆关系做出充分估计，决定能否经阴道分娩，不应进行试产。若发现出口横径狭窄，耻骨弓下三角空隙不能利用，胎先露部向后移，利用出口后三角空隙娩出。临床上常用出口横径与出口后矢状径之和估计出口大小。若两者之和 > 15 cm，多数可经阴道分娩；两者之和在 13 ~ 15 cm 时，多数需用胎头吸引术或产钳术助产；两者之和小于 13 cm 时，足月胎儿一般不能经阴道分娩，应行剖宫产术结束分娩。

4. 骨盆三个平面均狭窄的处理　主要是均小骨盆。若估计胎儿不大，头盆相称，可以试产。若胎儿较大，有绝对性头盆不称，胎儿不能通过产道，应尽早行剖宫产术。

5. 畸形骨盆的处理　根据畸形骨盆的种类、狭窄程度、胎儿大小、产力等情况具体分析。若畸形严重，头盆不称明显者，应及时行剖宫产术。

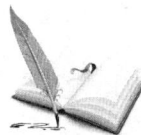

【软产道异常】

软产道包括子宫下段、宫颈、阴道及外阴。软产道本身的病变可引起难产，生殖道其他部分及其周围病变也可影响软产道使分娩发生困难，但以前者较常见。软产道异常所致的难产远比骨产道异常所致的难产少见，因而易被忽略，造成漏诊。软产道异常指子宫口、阴道、外阴部坚韧，伸展性不够，为此胎儿难以通过。

一、病因

1. 体质发育异常 子宫发育不良，会阴短、小、长，阴道狭窄，宫颈管长、窄、硬、缺乏伸展性和弹性，分娩时扩展开大困难。

2. 高龄初产妇 35岁以上的初产妇为高龄初产妇。如果35岁结婚即妊娠与结婚10年后达35岁的初产妇相比，又有所不同。前者不一定发生难产，后者可能因生殖器官发育不良发生分娩困难，一般软产道裂伤形成子宫脱垂的机会增多。因高龄初产妇盆底肌肉群和肌膜伸展不良，胎儿通过时容易损伤盆底肌肉和肌膜，易形成子宫脱垂。

二、诊断及鉴别诊断

（一）诊断

根据病情、临床表现、症状、体征选择做X线、B超等辅助检查，然后做出诊断。

1. 宫颈口扩张程度、厚度、软硬度 以宫缩高峰对比为准，宫颈有无水肿和水肿的部位、程度，以及宫颈与胎头间在宫缩高峰时是否有空隙，这些对难产的种类、性质和程度的判断都很有帮助。

2. 查清胎方位 其中矢状缝的走向与前后囟门的位置最重要。应特别注意在胎头严重水肿时及颅骨重叠明显时，有前囟、后囟被误认和矢状缝摸不清楚的可能。在第二产程，手术助产之前的阴道检查中常以扪清耳郭方向来协助判断胎方位查得是否准确。

3. 明确先露高低 这对于诊断难产（包括判断胎先露能否通过骨产道）和决定处理方式（阴道助产还是剖宫产）都极为重要，不容明显误差，故应对那些严重胎头水肿者在检查时特别注意以颅骨的最低点为胎先露高低的标准，有时还需要以另一手在产妇腹部（耻骨联合上）配合检查胎头双顶径是否确已通过骨盆入口平面，特别对那些胎头变形严重者，有时胎头最低点已经拨露，然而其双顶径还卡在骨盆入口之上。

（二）鉴别诊断

软产道异常需与以下情况相鉴别。

1. 子宫颈异常

（1）高龄初产妇，颈管坚韧、弹性差，宫颈扩张缓慢，易水肿，致使产程延长。

（2）宫颈电熨、锥形切除、部分截除成形术后，瘢痕形成。此类病史明确。产程若有停滞，行阴道检查可辩明原因。

2. 生殖器官肿瘤

（1）子宫颈癌 孕期多有白带增多和不规则流血。若孕期未发现，产程中可有出血或宫颈扩张缓慢等；若用窥器检查不难辨识。

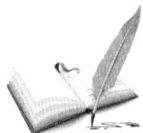

（2）子宫肌瘤　常随妊娠子宫增大而变大，检查发现附在宫体上的瘤状包块。若瘤体位于子宫间质部，可致使宫腔变形，有的影响胎位，有的可致流产和早产。若位于子宫下段或宫颈部，肌瘤可阻碍产道，影响胎先露部入盆或下降。若仅在浆膜下，一般对妊娠无影响。

（3）卵巢肿瘤　若占据小骨盆腔的一部分，可发生产道梗阻。若肿瘤在腹腔，可扪及宫体外包块；若无扭转等并发症多无感觉。分娩中有诱发肿瘤破裂的可能，症状酷似子宫破裂。

（4）阴道壁囊肿或肿瘤　肛诊和阴道检查多能发现异常，可明确诊断。

3. 产道畸形

（1）阴道纵隔、横隔、双阴道、双子宫等，因灼伤、手术、炎症所致的阴道瘢痕性狭窄。

（2）残角子宫妊娠，B 型超声波检查或 X 线摄影等辅助检查多可明确诊断。

（3）双角子宫经过矫形手术后妊娠者。

4. 会阴坚韧、外阴部水肿、静脉瘤等

三、治疗

1. 宫颈水肿　若宫颈口停滞在 5~6 cm 不继续开大，则应行剖宫产术。若宫颈口近开全，水肿的范围不大，可在行阴道检查时上推胎头，调整胎头位置，解除胎头与耻骨之间的压迫，用手指轻轻把水肿部分的宫颈上推，使水肿消退，有时可经阴道分娩。还可试行水肿部位注射阿托品 0.5 mg 或东莨菪碱 0.3 mg，也可试用宫颈旁组织封闭，即以 0.25% 普鲁卡因注射，每侧 5 ml，用药后观察 1~2 小时仍不见缓解、宫口不能继续扩张者，宜行剖宫产术。

2. 宫颈瘢痕　如妨碍宫口继续扩大，不宜久等，即行剖宫产术为宜，以防裂伤。宫颈坚韧者少见，多合并有其他并发症，也宜剖宫产结束分娩。

3. 子宫颈癌　若在妊娠期发现，当行剖宫取胎中止妊娠，若已近妊娠晚期或临产时更应剖宫产，后给予放射治疗。若病变范围许可也可行根治手术。

4. 子宫肌瘤　若在子宫下段且充塞部分盆腔者阻塞产道，须剖宫产。若不影响产道须预防产后出血。子宫肌瘤挖除术后妊娠足月者须严密观察，以防宫缩引起子宫瘢痕破裂。

5. 卵巢肿瘤　如在妊娠早期要严密观察，待妊娠 14~18 周时行手术切除。卵巢肿瘤若占据小骨盆腔之一部分者阻塞产道，可行剖宫产，并手术切除肿瘤。在卵巢肿瘤切除时，均需做快速病理检查，以确定其性质，如恶性肿瘤根据病情进一步处理。

6. 单纯阴道侧壁囊肿　可行穿刺抽液，待分娩后做适当处理。阴道肿瘤少见，可根据具体部位、大小做适当处理，以不影响产道为原则，如阻塞产道，则应剖宫产。

7. 产道畸形　尽可能在孕期确诊，并估计对分娩影响的程度，临产时作相应的处理。若为残角子宫妊娠，应行剖宫产术，并切除其残角子宫。双角子宫经过手术后妊娠者，分娩时应严密观察，预防瘢痕破裂，应放宽剖宫产指征。此类多有胎盘粘连，分娩后预防出血。

8. 会阴部水肿　严重者可在无菌条件下行多点穿刺放水肿液，分娩后预防感染。阴部静脉瘤应预防破裂，一旦破裂，应压迫和缝扎止血，并在分娩后做适当处置。会阴坚韧者

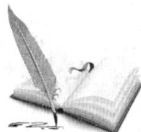

适时做会阴切开术，以减轻会阴裂伤。

软产道异常亦可引起难产，故在早孕期进行一次阴道检查，以了解外阴、阴道及宫颈情况，以及有无盆腔其他异常等，具有一定临床意义。

第三节　胎位异常

分娩时枕前位（正常胎位）约占 90%，而胎位异常约占 10%，其中胎头位置异常居多，有因胎头在骨盆腔内旋转受阻的持续性枕横位、持续性枕后位；有因胎头俯屈不良呈不同程度仰伸的面先露、额先露；还有高直位、前不均倾位等，总计占 6%~7%。胎产式异常的臀先露占 3%~4%，肩先露已极少见。此外还有复合先露。

【持续性枕后位、枕横位】

在分娩过程中胎头以枕后位或枕横位衔接，在下降过程中，胎头枕部因强有力宫缩绝大多数能向前转 135°或 90°转成枕前位而自然分娩。若胎头枕骨持续不能转向前方，直至分娩后期仍然位于母体骨盆的后方或侧方致使分娩发生困难者，称为持续性枕后位或持续性枕横位。

一、病因

1. 骨盆异常　常发生于男型骨盆或类人猿型骨盆。这两类骨盆的特点是入口平面前半部较狭窄，不适合胎头枕部衔接，后半部较宽，胎头容易以枕后位或枕横位衔接。这类骨盆常伴有中骨盆狭窄，影响胎头在中骨盆平面向前旋转而成为持续性枕后位或持续性枕横位。

2. 胎头俯屈不良　若以枕后位衔接，胎儿脊柱与母体脊柱接近，不利于胎头俯屈，胎头前囟成为胎头下降的最低部位，而最低点又常转向骨盆前方，当前囟转至前方或侧方时，胎头枕部转至后方或侧方，形成持续性枕后位或枕横位。

3. 子宫收缩乏力　影响胎头下降、俯屈及内旋转，容易造成持续性枕后位或枕横位。

4. 头盆不称　头盆不称使内旋转受阻，而呈持续性枕后位或枕横位。

二、临床表现

持续性枕后位、枕横位的症状是临产后胎头衔接较晚及俯屈不良，由于枕后位的胎先露部不易紧贴宫颈及子宫下段，常导致协调性子宫收缩乏力及宫颈扩张缓慢。因枕骨持续位于骨盆后方压迫直肠，产妇自觉肛门坠胀及排便感，致使宫口尚未开全时，过早使用腹压，容易导致宫颈前唇水肿和产妇疲劳，影响产程进展。持续性枕后位常致第二产程延长。若在阴道口虽已见到胎发，但历经多次宫缩时屏气却不见胎头继续顺利下降时，应想到可能是持续性枕后位。

三、对母儿的影响

1. 对母体的影响　胎位异常导致继发性宫缩乏力，使产程延长，常需手术助产，容易发生软产道损伤，增加产后出血及感染的机会。若胎头长时间压迫软产道，可发生组织缺

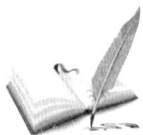

血、坏死、脱落，形成生殖道瘘。

2. 对胎儿及新生儿的影响　由于第二产程延长和手术助产的机会增多，常引起胎儿窘迫和新生儿窒息，使围生儿死亡率增高。

四、诊断

诊断主要依靠以下辅助检查。

1. 腹部检查　在宫底部触及胎臀，胎背偏向母体的后方或侧方，在对侧可以明显触及胎儿肢体。若胎头已衔接，有时可在胎儿肢体侧耻骨联合上方扪到胎儿颏部。胎心在脐下偏外侧听得最响亮，枕后位时因胎背伸直，前胸贴近母体腹壁，也可以在胎儿肢体侧的胎胸部位听到。

2. 肛门检查或阴道检查　当肛查宫颈部分扩张或开全时，若为枕后位，可感到盆腔后部空虚。查明胎头矢状缝位于骨盆斜径上，前囟在骨盆右前方，后囟（枕部）在骨盆左后方则为枕左后位；反之，为枕右后位。查明胎头矢状缝位于骨盆横径上，后囟在骨盆左侧方，则为枕左横位；反之，为枕右横位。若出现胎头水肿、颅骨重叠、囟门触不清，需行阴道检查借助胎儿耳郭及耳屏位置及方向判定胎位，若耳郭朝向骨盆后方，即可诊断为枕后位；若耳郭朝向骨盆侧方，则为枕横位。

3. B 型超声检查　根据胎头颜面及枕部的位置，可以准确探清胎头位置，一般可明确诊断，但应区别是枕后位还是枕横位。

五、治疗

1. 第一产程　严密观察产程，注意胎头下降、宫颈扩张程度、宫缩强弱及胎心有无改变，应估计到产程要长，需保证产妇充分的营养与休息，让产妇朝向胎背的对侧方向侧卧，以利胎头枕部转向前方。若宫缩欠佳，应尽早静脉滴注催产素。宫口开全之前，嘱产妇不要过早屏气用力，以免引起宫颈前唇水肿而阻碍产程进展。若产程无明显进展，胎头较高或出现胎儿窘迫征象，应考虑行剖宫产术结束分娩。

2. 第二产程　若第二产程进展缓慢，初产妇已近 2 小时，经产妇已近 1 小时，应行阴道检查。当胎头双顶径已达坐骨棘平面或更低时，可先行徒手将胎头枕部转向前方，使矢状缝与骨盆出口前后径一致，或自然分娩，或阴道助产（低位产钳术或胎头吸引术）。若转成枕前位有困难时，也可向后转成正枕后位，再以产钳助产。若以枕后位娩出时，需做较大的会阴侧切，以免造成会阴裂伤。若胎头位置较高，疑有头盆不称，则需行剖宫产术，中位产钳不宜使用。

3. 第三产程　因产程延长，容易发生产后子宫收缩乏力，故胎盘娩出后应立即肌内注射子宫收缩剂，以防发生产后出血。有软产道裂伤者，应及时修补。新生儿应重点监护。凡行手术助产及有软产道裂伤者，产后应给予抗生素预防感染。

【胎头高直位】

胎头高直位是指胎头以不屈不伸的姿态进入骨盆入口平面，即胎头的矢状缝落在骨盆入口平面的前后径上，大囟门及小囟门分别位于前后径两侧。其发病率仅次于持续性枕横位及枕后位。胎头高直位分胎头高直前位及高直后位。高直位可因骨盆形态异常，尤其是横径狭窄，胎儿过大、过小等原因引起。

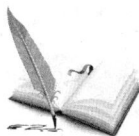

一、诊断

（一）临床表现

高直前位多表现头入盆困难，活跃早期宫口开张延缓或停滞，活跃期晚期，若胎头衔接，产程进展顺利；若胎头不衔接，则活跃期停滞。高直后位可有胎头不下降，宫口开张缓慢或不开张；或活跃早期宫口开张 3～5 cm 停滞；也可在宫口开全时，胎头先露部仍不下降，在棘平或棘上水平等表现。

（二）腹部检查

高直前位腹部前壁触及胎背，触不到肢体，胎头横径短，与胎儿大小不成比例，在腹中线偏左可听到胎心；高直后位时，腹部可全部触及肢体，在腹中线偏右听到胎心，耻骨联合上方可触及胎颏。

（三）阴道检查

高直前（或后）位胎头矢状缝均位于骨盆入口的前后径上，偏离角度不超过 15°，小囟门在耻骨联合下，大囟门在骶岬前，为高直前位，相反，则为高直后位。可触及胎头上有一与宫口开张大小一致，直径 3～5 cm 的局限性水肿，高直前位者位于枕骨正中，高直后位者位于两顶之间。

二、治疗

（一）高直前位的治疗

若骨盆正常、胎儿不大、产力强，应给予充分试产机会，加强宫缩促使胎头俯屈，可用手在阴道内推动胎头，使矢状缝衔接于骨盆斜径上，随宫缩后下降成枕前位或枕后位，可经阴道分娩或阴道助产。若试产失败，行剖宫产术结束分娩。

（二）高直后位的治疗

胎背与母体的腰骶岬相碰，妨碍胎头俯屈下降。一旦确诊，应行剖宫产术。

【前不均倾位】

枕横位的胎头（胎头矢状缝与骨盆入口横径一致）以前顶骨先入盆称前不均倾位。常发生在骨盆倾斜度过大、腹壁松弛、悬垂腹时，因胎儿身体向前倾斜，使胎头前顶骨先入盆，即使在头盆相称的情况下前不均倾位也可导致难产，若有头盆不称则分娩的困难更大。前不均倾位不论是否伴有头盆不称，常需行剖宫产术结束分娩。

一、临床表现

（1）胎膜早破发生率高。

（2）产程中容易出现尿潴留。

（3）产程早期，腹部检查可在耻骨联合上触及迟迟不衔接、不下降或出现骑跨征的胎头。

（4）直肠指检或阴道检查示宫颈前唇水肿，骨盆前半部被塞满，而骨盆后半部有空虚

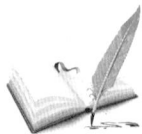

感，胎头矢状缝在骨盆横径位上，且后移至接近或偏向骶岬。胎头局限性水肿，与宫口开张大小一致，位于左或右顶部。

二、诊断

1. 临床表现 产程延长，胎头迟迟不衔接，即使衔接也难以顺利下降，多在宫口扩张至3～5 cm 时即停滞不前，因前顶骨紧嵌于耻骨联合后方压迫尿道及宫颈前唇，导致尿潴留、宫颈前唇水肿及胎膜早破。胎头受压过久，可出现胎头水肿。

2. 腹部检查 前不均倾位的胎头不易入盆。在临产早期，于耻骨联合上方可扪到胎头前顶部。随产程进展，胎头继续侧屈使胎头与胎肩折叠于骨盆入口处，因胎头折叠于胎肩之后使胎肩高于耻骨联合平面，于耻骨联合上方只能触到一侧胎肩而触不到胎头，易误认为胎头已入盆。

3. 阴道检查 胎头矢状缝在骨盆入口横径上，矢状缝向后移靠近骶岬，同时前后囟一起后移。前顶骨紧嵌于耻骨联合后方，产瘤大部分位于前顶骨，因后顶骨的大部分尚在骶岬之上，致使盆腔后半部空虚。

三、治疗

1. 妊娠期的治疗 发现异常，及时处理，除极少数胎儿小、骨盆宽大者可试产外，均应及时行剖宫产术结束分娩。

2. 分娩期的治疗 剖宫产切开子宫下段时，应上推胎肩，谨防胎儿前臂从切口脱出阻碍胎头娩出。

四、预防措施

凡会引起前不均倾位的因素，应于产前或临产早期尽量予以去除。

1. 腹壁松弛或悬垂腹者 可加用腹带纠正胎儿的倾斜姿势，避免前顶先入盆。

2. 骨盆倾斜度过大 应在产程早期予以纠正，方法有两种。

（1）令产妇在第1产程时取坐位，这样可缩小骨盆倾斜度，有利胎头入盆。

（2）产妇取半卧位，并将床的中下段抬高，使产妇双下肢抬高伴膝关节屈曲这样也有利于缩小骨盆倾斜度，避免前顶骨先入盆，防止前不均倾位。

【面先露】

胎头以面部为先露时称为面先露（face presentation），多于临产后发现。面先露以颏骨为指示点，有颏左（右）前、颏左（右）横、颏左（右）后6种胎位，以颏左前及颏右后较多见。我国15所医院统计面先露发病率为0.08%～0.27%，国外资料为0.17%～0.2%，经产妇多于初产妇。

一、病因

1. 骨盆狭窄 有可能阻碍胎头俯屈的因素均可能导致面先露。胎头衔接受阻，阻碍胎头俯屈，导致胎头极度仰伸。

2. 头盆不称 临产后胎头衔接受阻，造成胎头极度仰伸。

3. 腹壁松弛 经产妇悬垂腹时胎背向前反曲，胎儿颈椎及胸椎仰伸，形成面先露。

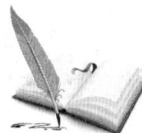

4. 脐带过短或脐带绕颈 使胎头俯屈困难。

5. 畸形 无脑儿因无顶骨，可自然形成面先露。先天性甲状腺肿胎儿胎头俯屈困难，也可导致面先露。

二、分娩机制

在骨盆入口平面很少发生面先露，通常是额先露在胎头下降过程中胎头进一步仰伸而形成面先露。分娩机制包括：仰伸、下降、内旋转及外旋转。

颏右前位时，胎头以前囟颏径衔接于骨盆入口左斜径上，下降至中骨盆平面。胎头极度仰伸，颏部为最低点，向左前方旋转45°，使颏部达耻骨弓下，形成颏前位。当先露部达盆底，颏部抵住耻骨弓，胎头逐渐俯屈，使口、鼻、眼、额、顶、枕相继自会阴前缘娩出，经复位及外旋转，使胎肩及胎体相继娩出。

颏后位时，若能内旋转135°，可以颏前位娩出；若内旋转受阻，称为持续性颏后位，足月活胎不能经阴道自然娩出。

颏横位时，多数可向前旋转90°为颏前位娩出，而持续性颏前位不能自然娩出。

三、诊断

1. 临床表现 潜伏期延长、活跃期延长或停滞，胎头迟迟不能入盆。

2. 腹部检查 因胎头极度仰伸入盆受阻，胎体伸直，宫底位置较高。颏前位时，耻骨联合上方为过度仰伸的颈部，胎头轮廓不清。在孕妇腹前壁容易扪及胎儿肢体，因胸部向前挺，胎心由胸部传出，故在胎儿肢体侧的下腹部听得最清楚。颏后位时，于耻骨联合上方可扪及胎儿枕骨隆突与胎背之间有明显凹沟，胎心较遥远而弱。

3. 肛门检查及阴道检查 可触到高低不平、软硬不均的颜面部，若宫口开大时可触及胎儿口、鼻、颧骨及眼眶，并依据面部所在位置确定其胎位。

4. B型超声检查 可看到过度仰伸的胎头，确定胎头枕部及眼眶的位置，可以明确面先露并能确定胎位。

四、对母儿影响

1. 对产妇的影响 颏前位时，因胎儿颜面部不能紧贴子宫下段及宫颈内口，常引起宫缩乏力，导致产程延长；颜面部骨质不能变形，容易发生会阴裂伤。颏后位时，导致梗塞性难产，若不及时处理，可造成子宫破裂，危及产妇生命。

2. 对胎儿及新生儿的影响 由于胎头受压过久，可引起颅内出血、胎儿窘迫、新生儿窒息。胎儿面部受压变形，颜面皮肤青紫、肿胀，尤以口唇为著，影响吸吮，严重时可发生会厌水肿，影响吞咽及呼吸。新生儿生后常保持仰伸姿势达数日之久。生后需加强护理。

五、治疗

颏前位时，若无头盆不称，产力良好，有可能经阴道自然分娩。若出现继发性宫缩乏力，第二产程延长，可用产钳助娩，但会阴后-侧切开要足够大。若有头盆不称或胎儿窘迫征象，应行剖宫产术。持续性颏后位时，难以经阴道分娩，应行剖宫产术结束分娩。颏横位若能转成颏前位，可经阴道分娩。持续性颏横位常出现产程延长或停滞，应剖宫产结

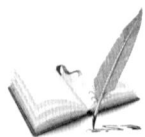

束分娩。

【臀先露】

臀先露是最常见的异常胎位，因胎头比胎臀大，且分娩时后出胎头无明显变形，往往娩出困难，加之脐带脱垂较多见，使围生儿死亡率增高，是枕先露的 3~8 倍。臀先露以骶骨为指示点，有骶左（右）前、骶左（右）横、骶左（右）后 6 种胎位。

一、病因

妊娠 30 周以前，臀先露较多见，妊娠 30 周以后多能自然转成头先露。临产后持续为臀先露的原因尚不十分明确，可能的因素如下。

1. 胎儿在宫腔内活动范围过大　羊水过多、经产妇腹壁松弛以及早产儿羊水相对偏多，胎儿易在宫腔内自由活动形成臀先露。

2. 胎儿在宫腔内活动范围受限　子宫畸形（如单角子宫、双角子宫等）、胎儿畸形（如脑积水等）及羊水过少等，容易发生臀先露。

3. 胎头衔接受阻　狭窄骨盆、前置胎盘、肿瘤阻塞盆腔等，也易发生臀先露。

二、分娩机制

在胎体各部中，胎头最大，胎肩小于胎头，胎臀最小。头先露时，胎头一经娩出，身体其他部位随即娩出。而臀先露时则不同，较小且软的臀部先娩出，最大的胎头却最后娩出，为适应产道的条件，胎臀、胎肩、胎头需按一定机制适应产道条件方能娩出，故需要掌握胎臀、胎肩及胎头 3 部分的分娩机制。以骶右前位为例加以阐述。

1. 娩出　临产后，胎臀以粗隆间径衔接于骨盆入口右斜径上，骶骨位于右前方。胎臀逐渐下降，前髋下降稍快故位置较低，抵达骨盆底遇到阻力后，前髋向母体右侧行 45° 内旋转，使前髋位于耻骨联合后方，此时粗隆间径与母体骨盆出口前后径一致。胎臀继续下降，胎体侧屈以适应产道弯曲度，后髋先从会阴前缘娩出，随即胎体稍伸直，使前髋从耻骨弓下娩出。继之双腿双足娩出。当胎臀及两下肢娩出后，胎体行外旋转，使胎背转向前方或右前方。

2. 胎肩娩出　当胎体行外旋转的同时，胎儿双肩径衔接于骨盆入口右斜径或横径上，并沿此径线逐渐下降，当双肩达骨盆底时，前肩向右旋转 45° 转至耻骨弓下，使双肩径与骨盆出口前后径一致，同时胎体侧屈使后肩及后上肢从会阴前缘娩出，继而前肩及前上肢从耻骨弓下娩出。

3. 胎头娩出　当胎肩通过会阴时，胎头矢状缝衔接于骨盆入口左斜径或横径上，并沿此径线逐渐下降，同时胎头俯屈。当枕骨达骨盆底时，胎头向母体左前方旋转 45°，使枕骨朝向耻骨联合。胎头继续下降，当枕骨下凹到达耻骨弓下缘时，以此处为支点，胎头继续俯屈，使颏、面及额部相继自会阴前缘娩出，随后枕部自耻骨弓下娩出。

三、诊断

1. 临床表现　孕妇常感肋下有圆而硬的胎头。由于胎臀不能紧贴子宫下段及宫颈，常导致子宫收缩乏力，宫颈扩张缓慢，致使产程延长。

2. 腹部检查　子宫呈纵椭圆形，胎体纵轴与母体纵轴一致。在宫底部可触到圆而硬、

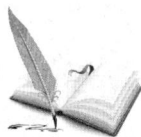

按压有时有浮球感的胎头；在耻骨联合上方可触到不规则、软而宽的胎臀，胎心在脐左（右）上方听得最清楚。

3. 肛门检查及阴道检查　肛门检查时，可触及软而不规则的胎臀或触到胎足、胎膝。若胎臀位置高，肛查不能确定时，需行阴道检查。阴道检查时，了解宫颈扩张程度及有无脐带脱垂。若胎膜已破可直接触到胎臀、外生殖器及肛门，此时应注意与颜面相鉴别。若为胎臀，可触及肛门与两坐骨结节连在一条直线上，手指放入肛门内有环状括约肌收缩感，取出手指可见有胎粪；若为颜面，口与两颧骨突出点呈三角形，手指放入口内可触及齿龈和弓状的下颌骨。若触及胎足，应与胎手相鉴别。

4. B 型超声检查　能准确探清臀先露类型以及胎儿大小、胎姿势等。

四、临床分类

根据双下肢所取的姿势（图 11-7）分为以下几种。

1. 单臀先露或腿直臀先露　胎儿双髋关节屈曲，双膝关节直伸，以臀部为先露。最多见。

2. 完全臀先露或混合臀先露　胎儿双髋关节及膝关节均屈曲有如盘膝坐，以臀部和双足为先露。较多见。

3. 不完全臀先露　以一足或双足、一膝或双膝或一足一膝为先露。膝先露是暂时的，产程开始后转为足先露。较少见。

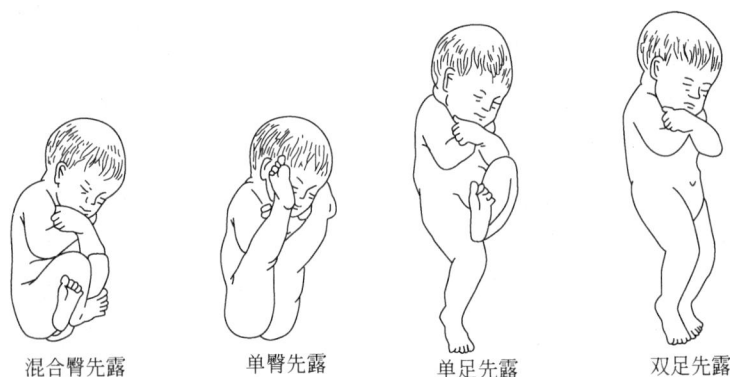

混合臀先露　　　单臀先露　　　单足先露　　　双足先露

图 11-7　臀先露分类

五、对母儿的影响

1. 对母体的影响　胎臀形状不规则，不能紧贴子宫下段及宫颈，容易发生胎膜早破或继发性子宫收缩乏力，宫颈扩张缓慢，致使产程延长，使产褥感染与产后出血的机会增多。若宫口未开全强行牵拉，容易造成宫颈撕裂甚至延及子宫下段。

2. 对胎儿及新生儿的影响　胎臀高低不平，对前羊膜囊压力不均匀，常致胎膜早破，脐带容易脱出，脐带受压可致胎儿窘迫甚至死亡。由于后出胎头牵出困难，可发生新生儿窒息、臂丛神经损伤及颅内出血。

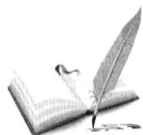

六、治疗

(一) 妊娠期

于妊娠 30 周前，臀先露多能自行转为头先露。若妊娠 30 周后仍为臀先露应予矫正。常用的矫正方法如下。

1. 胸膝卧位 让孕妇排空膀胱，松解裤带，胸膝卧位的姿势（图 11－4），每天 2 次，每次 15 分钟，连续做 1 周后复查。这种姿势可使胎臀退出盆腔，借助胎儿重心的改变，使胎头与胎背所形成的弧形顺着宫底弧面滑动完成。

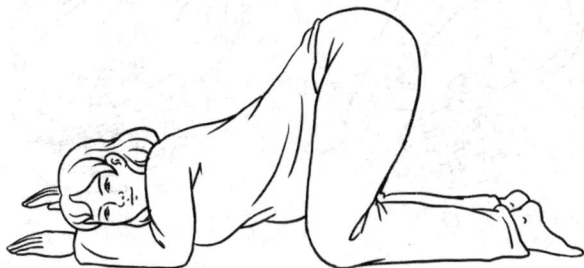

图 11－4　胸膝卧位

2. 激光照射或艾灸至阴穴 近年多用激光照射两侧至阴穴（足小趾外侧，距趾甲角 1 分），也可用艾条灸，每天 1 次，每次 15～20 分钟，5 次为一疗程。

3. 外倒转术 应用上述矫正方法无效者，于妊娠 32～34 周时，可行外倒转术，因有发生胎盘早剥、脐带缠绕等严重并发症的可能，应用时要慎重，术前半小时口服沙丁胺醇 4.8 mg。行外倒转术时，最好在 B 型超声监测下进行。孕妇平卧，露出腹壁。查清胎位，听胎心率。步骤包括松动胎先露部（两手插入先露部下方向上提拉，使之松动）和转胎（两手把握胎儿两端，一手将胎头沿胎儿腹侧轻轻向骨盆入口推移，另手将胎臀上推，与推胎头动作相配合，直至转为头先露）。动作应轻柔，间断进行。若术中或术后发现胎动频繁而剧烈、胎心率异常，应停止转动并退回原始位并观察半小时。

(二) 分娩期

应根据产妇年龄、胎产次、骨盆大小、胎儿大小、胎儿是否存活、臀先露类型以及有无合并症，于临产初期做出正确判断，决定分娩方式。

1. 选择性剖宫产的指征 狭窄骨盆、软产道异常、胎儿体重大于 3500 g、胎儿窘迫、高龄初产、有难产史、不完全臀先露等，均应行剖宫产术结束分娩。

2. 决定经阴道分娩的处理

（1）第一产程　产妇应侧卧，不宜站立走动。少做肛查，禁灌肠，尽量避免胎膜破裂。一旦破膜，应立即听胎心。若胎心变慢或变快，应行肛查，必要时行阴道检查，了解有无脐带脱垂。若有脐带脱垂，胎心尚好，宫口未开全者，为抢救胎儿，需立即行剖宫产术。若无脐带脱垂，可严密观察胎心及产程进展。若出现协调性宫缩乏力，应设法加强宫缩。当宫口开大 4～5 cm 时，胎足即可经宫口脱出至阴道。为了使宫颈和阴道充分扩张，消毒外阴之后，使用"堵"外阴方法（图 11－5）。当宫缩时用无菌巾以手掌堵住阴道口，让胎臀下降，避免胎足先下降，待宫口及阴道充分扩张后才让胎臀娩出。此法有利于后出胎头

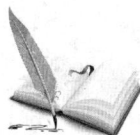

的顺利娩出。

（2）第二产程　接产前，应导尿排空膀胱。初产妇应做会阴侧切术。有3种分娩方式。①自然分娩：胎儿自然娩出，不做任何牵拉。极少见，仅见于经产妇、胎儿小、宫缩强、产道正常者。②臀助产术：当胎臀自然娩出至脐部后，胎肩及胎头由接产者协助娩出（图11-6）。脐部娩出后，一般应在2~3分钟娩出胎头，最长不能超过8分钟。后出胎头娩出有主张用单叶产钳效果佳。③臀牵引术：胎儿全部由接产者牵拉娩出，此种手术对胎儿损伤大，不宜采用。

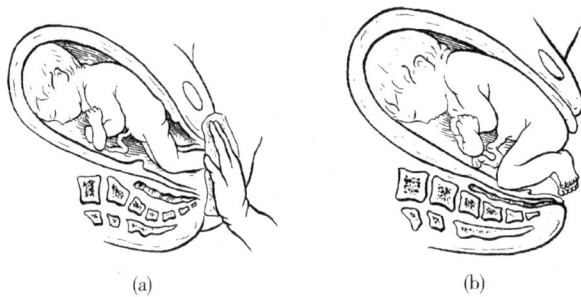

(a)　　　　　　　　　(b)

图 11-5　堵臀助宫颈阴道扩张

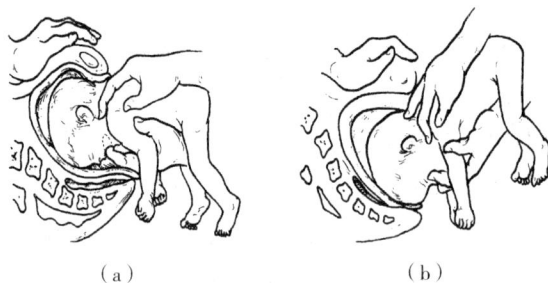

（a）　　　　　　　　　（b）

图 11-6　臀位助产娩出胎肩及胎头

（3）第三产程　产程延长易并发子宫乏力性出血。胎盘娩出后，应肌内注射催产素，防止产后出血。行手术操作及有软产道损伤者，应及时缝合，并给抗生素预防感染。

【肩先露】

胎体纵轴与母体纵轴相垂直为横产式。胎体横卧于骨盆入口之上，先露部为肩，称肩先露，占妊娠足月分娩总数的0.25%，是对母儿最不利的胎位。除死胎及早产儿胎体可折叠娩出外，足月活胎不可能经阴道娩出。若不及时处理，容易造成子宫破裂，威胁母儿生命。根据胎头在母体左（右）侧和胎儿肩胛朝向母体前（后）方，有肩左（右）前、肩左（右）后4种胎位。发生原因与臀先露类同。

一、诊断

1. 临床表现　先露部胎肩不能紧贴子宫下段及宫颈，易发生宫缩乏力；胎肩对宫颈压力不均，易发生胎膜早破。破膜后羊水外流，胎儿上肢或脐带容易脱出，导致胎儿窒迫甚至死亡。随着宫缩加强，胎肩及胸廓一部分挤入盆腔内，胎体折叠弯曲，胎颈拉长，上肢脱出于阴道口外，胎头和胎臀仍被阻于骨盆入口上方，形成嵌顿性（或称忽略性）肩先露

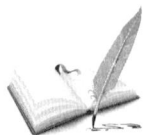

（图 11 - 8）。宫缩继续加强，子宫上段越来越厚，子宫下段被动扩张越来越薄，子宫上下段肌壁厚薄悬殊，形成环状凹陷，此环状凹陷随宫缩逐渐升高，可高达脐上，形成病理缩复环，是子宫破裂的先兆，若不及时处理，将发生子宫破裂。

2. 腹部检查 子宫呈横椭圆形，子宫横径宽。宫底部及耻骨联合上方空虚，在母体腹部一侧触到胎头，另一侧触到胎臀。胎心在脐周两侧最清楚。

3. 肛门检查及阴道检查 胎膜未破者，肛查不易触及胎先露部。胎膜已破、宫口已扩张者，阴道检查可触到肩胛骨或肩峰、肋骨及腋窝。腋窝尖端指向胎儿头端，据此决定胎头在母体左（右）

图 11 - 8 忽略性肩先露

侧。肩胛骨朝向母体前（后）方决定肩前（后）位。如胎头在母体右侧，肩胛骨朝向后方，则为肩右后位。胎手若脱出阴道口外，可用握手法，检查者只能与胎儿同侧手相握。例如肩右前位时左手脱出，检查者用左手与胎儿左手相握。

4. B 型超声检查 能确定肩先露具体胎位。

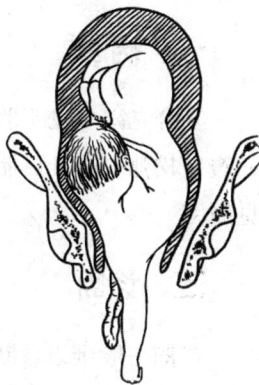

二、治疗

（一）妊娠期

妊娠后期发现肩先露应及时矫正。可采用胸膝卧位、激光照射（或艾灸）至阴穴。若上述矫正方法无效，应试行外转胎位术转成头先露，并包扎腹部以固定胎头。若行外转胎位术失败，应提前住院决定分娩方式。

（二）分娩期

根据胎产次、胎儿大小、胎儿是否存活、宫口扩张程度、胎膜是否破裂、有无并发症等，决定分娩方式。根据腋窝方向及肩胛骨位置确定胎位。

（1）足月活胎伴产科指征（如狭窄骨盆、前置胎盘、有难产史等）者，应于临产前剖宫产。

（2）初产妇、足月活胎者，临产后应剖宫产术。

（3）经产妇、足月活胎者，首选剖宫产术。若宫口开大 5 cm 以上，破膜不久，羊水未流尽，可在硬膜外麻醉或全麻下行内倒转术，转成臀先露，待宫口开全助产娩出。

（4）出现先兆子宫破裂或子宫破裂征象，无论胎儿死活，均应立即剖宫产。若术中发现宫腔感染严重，应将子宫一并切除。

（5）胎儿已死，无先兆子宫破裂征象，宫口近开全者，在全麻下行断头术或碎胎术。术后应常规检查子宫下段、宫颈及阴道有无裂伤，有裂伤应及时缝合。预防产后出血，给抗生素预防感染。

【复合先露】

复合先露（compound presentation） 即胎先露部（胎头或胎臀）伴有肢体（上肢或下肢）同时进入骨盆入口，临床以一手或一前臂沿胎头脱出最常见，多发生于早产者，发病率为 0.8‰ ~ 1.6‰。

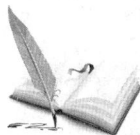

一、病因

复合先露多见于胎先露部不能完全充填骨盆入口或在胎先露部周围有空隙者。以经产妇腹壁松弛、临产后胎头高浮、骨盆狭窄、胎膜早破、早产、双胎妊娠及羊水过多等为常见原因。

二、诊断

产前一般难以诊断，但B超显像可以测知，但胎头尚未完全入盆固定，复合先露尚可改变。当产程进展缓慢时，行阴道检查发现胎先露部旁有肢体即可明确诊断。常见胎头与胎手同时入盆。诊断时应注意和臀先露及肩先露相鉴别。

三、对母儿影响

1. 对母体的影响　仅胎手露于胎头旁，或胎足露于胎臀旁者，多能顺利经阴道分娩。若在破膜后，上臂完全脱出则能阻碍分娩；下肢和胎头同时入盆时，直伸的下肢也能阻碍胎头下降，若不及时处理可致梗阻性难产，威胁母儿生命。

2. 对胎儿及新生儿的影响　胎儿可因脐带脱垂导致死亡；也可因产程延长、缺氧造成胎儿窘迫，甚至死亡等。

四、治疗

发现复合先露，首先应查清有无头盆不称。若无头盆不称，让产妇向脱出肢体的对侧侧卧，肢体常可自然缩回。脱出肢体与胎头已入盆，待宫口近开全或开全后上推肢体，将其回纳，然后经腹部下压胎头，使胎头下降，以产钳助娩。若头盆不称明显或伴有胎儿窘迫征象、肢体超过胎头先露部且上推还纳困难、肘先露还纳困难者，都应该及时剖宫产。

> **知识链接**
>
> 剖宫产已成为解决难产和某些产科合并症，挽救产妇和围生儿生命的有效手段。第一次活体剖宫产术发生在1610年，当时外科医生特劳特曼和顾斯第一次给产妇实行了剖宫产术，但产妇于术后25天死亡。剖宫产妇术中出血、术后血栓形成率、再次妊娠发生前置胎盘和子宫破裂的概率远高于经阴道分娩的产妇；同时剖宫产新生儿并发呼吸系统功能异常及发生弱视的概率高于阴道分娩新生儿，其抵抗力远低于阴道生产新生儿。无医学指征剖宫产不但不能降低围生儿的死亡率，反而增加了剖宫产术后病率及孕产妇死亡率，因此，不主张无医学指征者行剖宫产术。

本章小结

异常分娩与正常分娩可以相互转化，分娩的相关因素相互影响、相互因果。容易诊断是臀先露、肩先露；难以诊断是头位难产，但也是比较多见的。

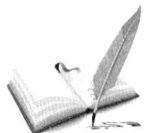

扫码"练一练"

目标检测

一、选择题

【A1 型题】

1. 下列疾病，与子宫收缩过强无关的是
   A. 羊水栓塞　　　　　　　　B. 急产
   C. 胎儿窘迫　　　　　　　　D. 产道裂伤
   E. 胎盘滞留

2. 完全臀先露的特点为胎儿
   A. 一膝或双膝关节先露　　　　　　B. 双髋关节及双膝关节均屈曲
   C. 双髋关节及双膝关节均伸直　　　D. 双髋关节伸直，双膝关节屈曲
   E. 双髋关节屈曲，双膝关节伸直

3. 子宫收缩乏力易发生
   A. 软产道裂伤　　　　　　　　B. 胎盘滞留
   C. 胎盘粘连　　　　　　　　　D. 胎盘嵌顿
   E. 凝血功能障碍

4. 子宫收缩过强易发生
   A. 软产道裂伤　　　　　　　　B. 胎盘滞留
   C. 胎盘粘连　　　　　　　　　D. 胎盘嵌顿
   E. 凝血功能障碍

5. 处理不协调性子宫收缩乏力的首选措施应是
   A. 静脉补充能量　　　　　　　B. 温肥皂水灌肠
   C. 行人工破膜　　　　　　　　D. 肌内注射哌替啶
   E. 静脉滴注缩宫素

【A2 型题】

6. 初产妇，28 岁，妊娠 39 周，枕右前位。阵发性腹痛 9 小时，宫缩 9 分钟一次，持续 35 秒，宫口开大 2 cm。此时处理原则应是
   A. 人工破膜　　　　　　　　B. 肌内注射哌替啶
   C. 肌内注射麦角新碱　　　　D. 静脉滴注缩宫素
   E. 立即行剖宫产术

7. 初产妇，28 岁，妊娠 39 周，枕右前位。阵发性腹痛 9 小时，宫缩 9 分钟一次，持续 35 秒，宫口开大 2 cm。若已进入第二产程 S + 3，胎心 140 次分，此时处理应是
   A. 等待自然分娩　　　　　　B. 继续加强宫缩等待分娩
   C. 胎头吸引器助产　　　　　D. 产钳助产
   E. 立即行剖宫产术

8. 初孕妇，29 岁。妊娠 39 周，宫缩 10 小时。查体：BP 140/90 mmHg。下腹压痛明显并出现凹陷。预测胎儿体重 3100 g，枕左前位，胎心 148 次/分。肛查：宫口开大 4 cm，

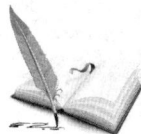

S－2，胎膜未破。目前应立即采取的措施是

A. 哌替啶肌内注射　　　　　　　B. 人工破膜

C. 地西泮静脉推注　　　　　　　D. 缩宫素静脉滴注

E. 肥皂水灌肠

9. 初产妇，23 岁。妊娠 39 周。BP 130/80 mmHg，枕左前位，估计胎儿体重 2800 g。临产后 10 小时，宫缩逐渐减弱，胎膜已破，宫口开大 7 cm，S＋2，胎心率 140 次/分。此时恰当的处理措施是

A. 肌内注射缩宫素　　　　　　　B. 静脉滴注缩宫素

C. 静脉推注麦角新碱　　　　　　D. 立即行剖宫产术

E. 静脉推注地西泮

10. 初产妇，26 岁。妊娠 39 周，估计胎儿体重 3600 g，坐骨结节间径 7 cm，出口后矢状径 6.5 cm。正确的处理措施应为

A. 产钳术　　　　　　　　　　　B. 剖宫产术

C. 等待自然分娩　　　　　　　　D. 静脉滴注缩宫素

E. 会阴切开分娩

11. 初产妇，26 岁。临产 6 小时胎头未进入骨盆入口。此时测量骨盆最有价值的径线为

A. 对角径　　　　　　　　　　　B. 出口横径

C. 坐骨结节间径　　　　　　　　D. 出口后矢状径

E. 中骨盆前后径

12. 初产妇，25 岁，孕 39 周。枕后位阵发性腹痛 8 小时，宫缩每 10 分钟一次，持续 30 秒，宫口开大 2 cm。此时应选的措施为

A. 人工破膜　　　　　　　　　　B. 肌内注射麦角新碱

C. 静脉滴注缩宫素　　　　　　　D. 肌内注射哌替啶

E. 剖宫产手术

13. 初产妇，25 岁，孕 39 周。枕后位阵发性腹痛 8 小时，宫缩每 10 分钟一次，持续 30 秒，宫口开大 2 cm。若进入二产程，宫缩规律，胎心良好，S＋3。此时应选的措施为

A. 等待分娩　　　　　　　　　　B. 行产钳助产术

C. 肌内注射麦角新碱　　　　　　D. 立即剖宫产

E. 继续静脉滴注缩宫素

14. 初产妇，26 岁，妊娠 39 周。肩右后位于 2 小时前胎膜已破，现宫口开大 6 cm，胎心 140 次/分，未见病理性缩复环。本例恰当处理应是

A. 持续吸氧　　　　　　　　　　B. 静脉注射地西泮

C. 静脉滴注缩宫素　　　　　　　D. 乙醚深麻醉下行内倒转术

E. 行剖宫产术

15. 初产妇，28 岁，妊娠 39 周，规律宫缩 2 小时，枕右前位，胎心良好。骨盆外测量正，B 超测胎头双顶径 9.3 cm，羊水平段 3.8 cm。若宫口开全，宫缩减弱，肛查发现盆腔后部空虚，S＋4，阴道检查胎头前囟在骨盆左前方。此时的处理方法应是

A. 行剖宫产术

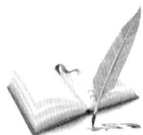

  B. 会阴侧切，转正胎头，产钳助娩

  C. 静脉滴注缩宫素加速产程进展，经阴道自娩

  D. 吸氧同时，静脉推注地西泮

  E. 静脉推注葡萄糖液内加维生素 C 同时肌内注射哌替啶

  16. 初产妇，27 岁，妊娠 40 周，阵发性腹痛 10 小时，宫缩 10 ~ 15 分钟 1 次，一次持续 30 秒，宫口开大 2 cm。若已进入第二产程，胎头 S + 4，胎心 102 次/分。此时的处理应是

  A. 立即行剖宫产术   B. 等待自然分娩

  C. 行产钳术助娩   D. 静脉滴注缩宫素加强宫缩

  E. 静脉推注地西泮加速产程进展

  17. 初产妇，27 岁，妊娠 40 周，阵发性腹痛 10 小时，宫缩 10 ~ 15 分钟 1 次，一次持续 30 秒，宫口开大 2 cm。此时的处理原则应是

  A. 静脉滴注缩宫素   B. 静脉滴注麦角新碱

  C. 肌内注射哌替啶   D. 人工破膜

  E. 立即行剖宫产术

  18. 初孕妇，26 岁，妊娠 38 周，肋下有块状物。腹部检查：子宫呈纵椭圆形，胎先露部较软且不规则，胎心在脐上偏左。本例应诊断为

  A. 枕先露   B. 臀先露

  C. 面先露   D. 肩先露

  E. 复合先露

  19. 初产妇，宫口开全 2 小时，诊断为持续性枕横位，S + 4，胎心 148 次/分。本病例最适宜的分娩方式是

  A. 静脉滴注缩宫素经阴道分娩

  B. 等待胎头转为枕前位后经阴道分娩

  C. 会阴侧切后行产钳术

  D. 会阴侧切后手转胎头行产钳术

  E. 行剖宫产术

【A3/A4 型题】

  (20 ~ 22 题共用题干) 初产妇，24 岁，妊娠 39 周，规律宫缩 9 小时入院。查体：髂棘间径 24 cm，骶耻外径 19 cm，坐骨棘间径 10 cm，坐骨结节间径 7.5 cm。枕左前位，胎心 140 次/分。肛查宫口开大 4 cm，S = 0。2 小时后产妇呼叫腹痛难忍，检查宫缩 1 分钟一次，持续 40 秒，宫缩时胎心 116 次/分，子宫下段压痛显。阴道检查宫口开大 5 cm，先露为胎头。

  20. 该孕妇此时产程受阻的原因主要是

  A. 骨盆入口狭窄   B. 骨盆出口狭窄

  C. 中骨盆狭窄   D. 扁平骨盆

  E. 漏斗骨盆

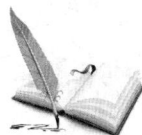

21. 该孕妇最可能的诊断是

    A. 胎儿窘迫   B. 不协调性子宫收缩过强

    C. 不协调性子宫收缩乏力   D. 先兆子宫破裂

    E. 重型胎盘早剥

22. 针对该孕妇应采取的措施是

    A. 即刻做宫缩应激试验，若异常行剖宫产术

    B. 停止静脉滴注缩宫素，继续观察产程

    C. 立即肌内注射哌替啶或地西泮

    D. 等待宫口开全行产钳术

    E. 立即行剖宫产术

二、简答题

1. 简述协调性宫缩乏力导致产程异常的分类。

2. 三个骨盆平面狭窄的诊断？

（陈菊霞）

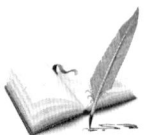

第十二章　分娩并发症

第一节　胎膜早破

扫码"学一学"

👉 **案例导入**

患者，女，28岁，孕2产0。因"妊娠 31^{+4} 周，阴道流液6小时"入院。患者既往月经规则，经期 5~6 天，周期28天，LMP：2016-4-30。本次发病前无明确诱因，起病较急，阴道流液，量估计约100 ml，色清亮，无异味；不伴腹痛及阴道流血；自觉胎动无异常。入院前1周行胎儿B超提示停经时间与胎儿孕周相符。

体格检查：T 36.8℃，R 20次/分，P 87次/分，BP 157.6 mmHg，身高165 cm，体重65 kg。神志清，呼吸平稳，自动体位。心、肺查体未见明显异常。四肢、神经等系统检查未见异常。

专科检查：腹部膨隆，经腹壁未扪及宫缩，宫高28 cm，腹围86 cm，胎方位LOA，未入盆，胎心单138次/分，律齐，估计胎儿体重2200克。阴道窥器下见：宫颈管未容受；见清亮液体自宫颈口流出，无异味。

辅助检查：IGFBP-1试纸检查结果　阳性。胎儿B超结果示宫内单活胎（ 31^{+4} 周孕），胎方位LOP，双顶径8.2 cm，头围30.2 m，腹围27.8 cm，股骨长6.4 cm，胎盘后壁，成熟度1~2级，羊水指数13.7 cm，胎心148次/分。脐血流SD值2.12。

问题：

1. 该患者的诊断及诊断依据是什么？

2. 该患者的治疗原则是什么？

胎膜早破是指临产前胎膜自然破裂。

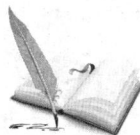

一、解剖生理概要

胎膜（fetal membrane）是由外层的平滑绒毛膜（chorion leave）和内层的羊膜组成。囊胚表面非着床部位的绒毛膜在发育过程中缺乏营养逐渐退化萎缩成为平滑绒毛膜。羊膜为无血管膜，结实坚韧而柔软，与覆盖胎盘、脐带的羊膜层相连。能转运溶质和水，参与羊水平衡的维持；能合成血管活性肽、生长因子和细胞因子，参与血管张力的调节。至妊娠晚期平滑绒毛膜与羊膜轻轻贴附并能分开。胎膜的重要作用是维持羊膜腔的完整性，对胎儿起到保护作用。胎膜含大量花生四烯酸（前列腺素前身物质）的磷脂，且含能催化磷脂生成游离花生四烯酸的溶酶体，在分娩发动上有一定作用。

二、病因

导致胎膜早破的因素很多，常是多因素相互作用的结果。

1. 生殖道感染 病原微生物上行性感染可引起胎膜炎，细菌可以产生蛋白酶、胶质酶和弹性蛋白酶，这些酶可以直接降解胎膜的基质和胶质，使胎膜局部抗张能力下降而破裂。

2. 羊膜腔压力增高 双胎妊娠、羊水过多、巨大儿宫内压力增加，覆盖于宫颈内口处的胎膜自然成为薄弱环节而容易发生破裂。

3. 胎膜受力不均 头盆不称、胎位异常使胎先露部不能衔接，前羊膜囊所受压力不均，导致胎膜破裂。因手术创伤或先天性宫颈组织结构薄弱，宫颈内口松弛，前羊膜囊楔入，受压不均；宫颈过短（<25 mm）、宫颈内口闭锁不全或宫颈锥形切除，胎膜接近阴道，缺乏宫颈黏液保护，易受病原微生物感染，导致胎膜早破。

4. 营养因素缺乏 维生素 C、锌及铜缺乏时，可使胎膜抗张能力下降，易引起胎膜早破。

5. 其他 细胞因子 IL-6、IL-8、TNF-α 升高，可激活溶酶体酶，破坏羊膜组织，导致胎膜早破；羊膜穿刺不当、人工剥膜、妊娠晚期性生活频繁等均有可能导致胎膜早破。

三、临床表现

（一）症状

阴道流液 孕妇突感较多液体自阴道流出，不能控制，有时可混有胎脂和胎粪。增加腹压阴道流液增多。

（二）体征

1. 阴道检查 触不到前羊膜囊，上推胎头时流液量增多。

2. 阴道窥器检查 可见羊水自宫口流出或阴道后穹隆有液池形成。

四、诊断

（一）病史

孕妇突感较多液体自阴道流出，不能控制，增加腹压后流液量增加，有时仅感外阴较平时湿润。

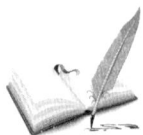

（二）典型表现

90%患者突感有较多液体从阴道流出，有时可混有胎脂及胎粪，无腹痛等其他产兆。肛诊上推胎先露部，见阴道流液增加。阴道窥器检查见阴道后穿隆有羊水积聚或有羊水自宫口流出，即可确诊胎膜早破。伴羊膜腔感染时，阴道流液有臭味，并有发热、母胎心率增快、子宫压痛、白细胞计数增多、C反应蛋白与降钙素（PCT）升高。隐匿性羊膜腔感染时，无明显发热，但常出现母、胎心率增快。流液后，常很快出现宫缩及宫口扩张。

（三）辅助检查

1. 阴道液酸碱度检查 阴道分泌液 pH 为 $4.5 \sim 5.5$，尿液 pH 为 $5.5 \sim 6.5$，羊水 pH 为 $7.0 \sim 7.5$。若流出液 pH$\geqslant$6.5 时，提示胎膜早破，准确率 90%，可出现假阳性。

2. 阴道液涂片检查 阴道液涂片干燥镜检有羊齿状结晶出现为羊水，诊断准确率可达 95%；用 0.5% 硫酸尼罗蓝染色，镜下可见橘黄色胎儿上皮细胞；用苏丹Ⅲ染色见到橘黄色脂肪小粒，可确定为羊水，比测 pH 可靠。

3. 胎儿纤维连接蛋白（fFN）测定 fFN 是胎膜分泌的细胞外基质蛋白，当宫颈及阴道分泌物 fFN 含量 >0.05 mg/L 时，提示胎膜抗张力下降，易发生胎膜早破。

4. 羊膜腔感染检测 ①羊水细菌培养；②羊水涂片革兰染色检查细菌；③羊水白细胞 IL-6 测定：IL-6$\geqslant$7.9 m/ml，提示羊膜腔感染；④血 C 反应蛋白 >8 mg/L，提示羊膜腔感染；⑤降钙素原结果$\geqslant$0.5ng/ml 提示感染存在。

5. 羊膜镜检查 可直视胎先露部，看见头发或其他胎儿部分，看不到前羊膜囊即可诊断为胎膜早破。

6. B 型超声检查 羊水量减少可协助诊断。

（四）绒毛膜羊膜炎的诊断

绒毛膜羊膜炎是胎膜早破的主要并发症，其诊断依据包括：母体心动过速$\geqslant$100 次/分，胎儿心动过速$\geqslant$160 次/分，母体发热$\geqslant$38℃，子宫激惹，羊水恶臭，母体白细胞计数$\geqslant$15 $\times$ 10^9/L、中性粒细胞$\geqslant$90%。出现上述任何一项表现应考虑有绒毛膜模羊膜炎。

五、对母儿的影响

1. 对母体影响 破膜后，阴道内的病原微生物易上行感染，感染程度与破膜时间有关，超过 24 小时，感染率增加 $5 \sim 10$ 倍。若突然破膜，有时可引起胎盘早剥。羊膜腔感染易发生产后出血。

2. 对胎儿及新生儿影响 围产儿死亡率为 2.5% $\sim$ 11%。常诱发早产，早产儿易发生呼吸窘迫综合征；并发绒毛膜羊膜炎时，易引起新生儿吸入性肺炎，严重者发生败血症、颅内感染等危及新生儿生命。脐带受压、脐带脱垂可致胎儿窘迫。破膜时孕周越小，胎肺发育不良发生率越高。如破膜潜伏期长于 4 周，羊水过少程度重，可出现明显胎儿宫内受压，表现为铲形手、弓形腿、扁平鼻等。

六、处理措施

处理原则为：妊娠 <24 周的孕妇应终止妊娠；妊娠 $28 \sim 35$ 周的孕妇若胎肺不成熟、无感染征象、无胎儿窘迫，可期待治疗，但必须排除绒毛膜羊膜炎；若胎肺成熟或有明显感染时，应立即终止妊娠；对胎儿窘迫的孕妇，妊娠 >36 周，终止妊娠。

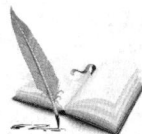

（一）足月胎膜早破的处理

足月胎膜早破常是即将临产的征兆，如检查宫颈已成熟，可以进行观察，一般在破膜后 2 小时内自然临产。若 12 小时内未临产，可予以药物引产。

（二）未足月胎膜早破的处理

1. 期待疗法　适用于妊娠 28~35 周、胎膜早破不伴感染、羊水池深度≥3 cm 者。

（1）一般处理　绝对卧床，保持外阴清洁，避免不必要的肛查及阴道检查，密切观察产妇体温、心率、宫缩、阴道流液性状和血白细胞计数。

（2）预防感染　破膜超过 12 小时，应给予抗生素预防感染，能降低胎儿及新生儿肺炎、败血症及颅内出血的发生率，也能大幅度减少绒毛膜羊膜炎及产后子宫内膜炎的发生。建议首先静脉应用抗生素 2~3 日，然后改口服抗生素维持。

（3）抑制宫缩　可预防早产，常用的药物有硫酸镁、利托君等。

（4）促胎肺成熟　妊娠 <35 周，应给予倍他米松 12 mg 静脉滴注，每天 1 次，共 2 次；或地塞米松 10 mg 静脉滴注，每天 1 次，共 2 次。

2. 终止妊娠　一旦胎肺成熟或发现明显感染征象，应立即终止妊娠。

（1）阴道分娩　妊娠 >35 周，胎肺成熟，宫颈成熟，可静脉滴注缩宫素引产。

（2）剖宫产　胎位异常、胎头高浮、宫颈不成熟、胎肺成熟、明显羊膜腔感染者，应在抗感染同时行剖宫产术，做好新生儿窒息抢救的准备。

七、预防

（1）加强围生期卫生宣教与指导，妊娠晚期禁止性生活，不宜过劳，避免腹压突然增加。

（2）积极预防与治疗下生殖道感染。

（3）加强营养，注意维生素、锌、铜、钙的补充。

（4）宫颈内口松弛者，于妊娠 14~18 周行宫颈环扎术并卧床休息。

（5）骨盆狭窄、胎位异常孕妇应提前入院待产，临产后卧床休息，不宜灌肠，少做肛门检查。

第二节　产后出血

扫码"学一学"

案例导入

患者，29 岁，因"停经 9 月，腹痛 3 小时"入院。自述平素月经 30 天，LMP 2017 年 1 月 19 日，EDC 2017 年 10 月 26 日。停经 40 天自测尿 HCG（+），至外院行 B 超检查示：宫内早孕。后停经 45 天出现晨起恶心、呕吐，持续二个月自行缓解，停经 4 个月自觉胎动。孕期按时产检，未见异常。孕期未用药，未接触有毒物质。孕晚期偶感头晕、视物模糊及下肢水肿。既往史、个人史及家族史无特殊。G_0P_0。

入院专科检查：宫高 33 cm，腹围 100 cm，头先露。已入盆，胎心 120 次/分，宫缩 30 s/5 min。骨盆外测量：26 - 28 - 20 - 8.5 cm。胎儿估重 3900 g。阴道检查：宫口开 2 cm，S -2，未破膜。骨盆内测量未见异常。拟阴道分娩。

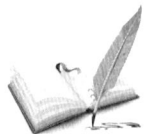

诊治过程：该产妇于 2017 - 10 - 19 1PM 以枕左前位阴道分娩一活男婴。产时阴道流血不多，量共约 150 ml，色暗红。有凝血块。胎儿娩出后 10 分钟发生阴道流血，量约 500 ml，色暗红。有凝血块。胎盘完整排出，产后 1 小时产妇出现头晕症状，述有肛门坠胀感，查体：产妇面色白，脉搏 120 次/分，血压 90/50 mmHg。

问题：

1. 该患者的诊断及诊断依据是什么？
2. 该患者的治疗原则是什么？

产后出血是指胎儿娩出后 24 小时内，阴道分娩者出血量≥500 ml、剖宫产分娩者出血量≥1000 ml；严重产后出血是指胎儿娩出后 24 小时内出血量≥1000 ml；难治性产后出血是指经宫缩剂、持续性子宫按摩或按压等保守措施无法止血，需要外科手术、介入治疗甚至切除子宫的严重产后出血。

一、解剖概要

1. 子宫肌层　较厚，非孕时厚约 0.8 cm，由大量平滑肌组织、少量弹力纤维与胶原纤维组成分为三层：内层肌纤维环形排列，痉挛性收缩，可形成子宫收缩环；中层肌纤维交叉排列，在血管周围形成"8"字形围绕血管，收缩时可压迫血管，有效地制止子宫出血；外层肌纤维纵行排列，极薄，是子宫收缩的起始点。

2. 子宫动脉　为髂内动脉前干分支，在腹膜后沿骨盆侧壁向下向前行，经过阔韧带基底部、宫旁组织到达子宫外侧，相当于子宫颈内口水平约 2 cm 处，横跨输尿管至子宫侧缘，此后分为上下两支：上支较粗，沿宫体侧缘迂曲上行，称为子宫体支，至宫角处又分为宫底支（分布于宫底部）、输卵管支（分布于输卵管）及卵巢支（与卵巢动脉末梢吻合）；下支较细，分布于子宫颈及阴道上段，称为子宫颈 - 阴道支。

3. 阴道动脉　为髂内动脉前干分支，分布于阴道中下段前后壁、膀胱顶及膀胱颈。阴道动脉与子宫颈 - 阴道支和阴部内动脉分支相吻合，阴道上段由子宫颈 - 阴道支供应，阴道中段由阴道动脉供应，阴道下段主要由阴部内动脉和痔中动脉供应。

4. 阴部内动脉　为髂内动脉前干终支，经坐骨大孔的梨状肌下孔穿出骨盆腔，环绕坐骨棘背面经坐骨小孔到达坐骨肛门窝，并分出 4 支。①痔下动脉：分布于直肠下端及肛门部；②会阴动脉：分布于会阴浅部；③阴唇动脉：分布于大小阴唇；④阴蒂动脉：分布于阴蒂及前庭球。

二、病因

子宫收缩乏力、胎盘因素、软产道裂伤及凝血功能障碍是产后出血的主要原因。这些原因可共存、相互影响或互为因果。

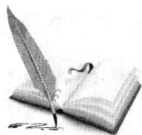

表 12 – 1　产后出血的原因及相应的高危因素

原因或病因	对应的高危因素
子宫收缩乏力	
全身因素	产妇体质虚弱、合并慢性全身性疾病
药物	过多使用镇静剂、麻醉剂、宫缩抑制剂等
产程因素	急产、产程延长或滞产、试产失败等
产科并发症	子痫前期等
羊膜腔内感染	胎膜破裂时间长、发热等
子宫过度膨胀	羊水过多、多胎妊娠、巨大儿等
子宫肌壁损伤	多产、剖宫产史、子宫肌瘤剔除术后等
子宫发育异常	双子宫、双角子宫、残角子宫等
产道损伤	
子宫颈、阴道或会阴裂伤	急产、手术产、软产道弹性差、水肿或瘢痕的形成，胎位不正、胎头位置过低等
剖宫产子宫切口延伸或裂伤，子宫破裂	子宫手术史
子宫体内翻	多产、子宫底部胎盘、第三产程处理不当
胎盘因素	
胎盘异常	多次人工流产或分娩史、子宫手术史等
胎盘、胎膜残留	前置胎盘、胎盘早剥、胎盘植入、多产、既往有胎盘粘连史
凝血功能异常	
血液系统疾病	遗传性凝血功能疾病、血小板减少史
肝脏疾病	重症肝炎、妊娠期急性脂肪肝
产科 DIC	羊水栓塞、II～III 度胎盘早剥、死胎滞留时间长、重度子痫前期及休克晚期

三、临床表现

胎儿娩出后阴道流血及出现失血性休克、严重贫血等相应症状是产后出血的主要临床表现。

1. 阴道流血　胎儿娩出后立即发生阴道流血，色鲜红，应考虑软产道裂伤；胎儿娩出后数分钟出现阴道流血，色暗红，应考虑胎盘因素；胎盘娩出后阴道流血较多，应考虑子宫收缩乏力或胎盘、胎膜残留；胎儿娩出后阴道持续流血，且血液不凝，应考虑凝血功能障碍；失血表现明显伴阴道疼痛而阴道流血不多，应考虑隐匿性软产道损伤，如阴道血肿。

剖宫产时主要表现为胎儿、胎盘娩出后胎盘剥离面的广泛出血，宫腔不断被血充满或切口裂伤处持续出血。

2. 低血压症状　头晕、面色苍白，出现烦躁、皮肤湿冷、脉搏细数、脉压缩小时，提示产妇已处于休克早期。

四、诊断

诊断产后出血的关键在于对出血量有正确的测量和估计，错误低估将会丧失抢救时机。突发大量的产后出血易得到重视和早期诊断，而缓慢、持续的少量出血和血肿容易被忽视。

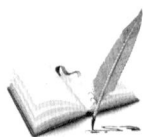

出血量的绝对值对不同体重者临床意义不同，因此，最好能计算出产后出血量占总血容量的百分比，妊娠末期总血容量的简易计算方法为非孕期体重（kg）×7% ×（1 +40%），或非孕期体质量（kg）×10%。

常用的估计出血量的方法有：①称重法或容积法；②监测生命体征、尿量和精神状态；③休克指数法，休克指数 = 心率/收缩压（mmHg）；④血红蛋白水平测定，血红蛋白每下降10 g/L，出血量为 400 ~500 ml。但是在产后出血早期，由于血液浓缩，血红蛋白值常不能准确反映实际出血量。值得注意的是，出血速度也是反映病情轻重的重要指标。重症产后出血情况包括：出血速度 >150 ml/min；3 小时内出血量超过总血容量的 50%；24 小时内出血量超过全身总血容量。

五、产后出血的处理

（一）一般处理

在寻找出血原因的同时进行一般处理，包括向有经验的助产士、上级产科医师、麻醉医师等求助，通知血库和检验科做好准备；建立双静脉通道，积极补充血容量；进行呼吸管理，保持气道通畅，必要时给氧；监测出血量和生命体征，留置尿管，记录尿量；交叉配血；进行基础的实验室检查（血常规、凝血功能、肝功能和肾功能等）并行动态监测。

（二）针对病因的处理

病因治疗是最根本的治疗，检查宫缩情况、胎盘、产道及凝血功能，针对出血原因进行积极处理。

1. 子宫收缩乏力的处理

（1）子宫按摩或压迫法　可采用经腹按摩或经腹经阴道联合按压，按摩时间以子宫恢复正常收缩并能保持收缩状态为止，应配合应用宫缩剂。

（2）应用宫缩剂

1）缩宫素　为预防和治疗产后出血的一线药物。治疗产后出血方法为：缩宫素 10 U 肌内注射、子宫肌层或子宫颈注射，以后 10 ~20 U 加入 500 ml 晶体液中静脉滴注，给药速度根据患者的反应调整，常规速度 250 ml/h，约 80 mU/min。静脉滴注能立即起效，但半衰期短（1~6 分钟），故需持续静脉滴注。缩宫素应用相对安全，但大剂量应用时可引起高血压、水中毒和心血管系统等副反应；快速静脉注射未稀释的缩宫素，可导致低血压、心动过速和（或）心律失常，禁忌使用。因缩宫素有受体饱和现象，无限制加大用量反而效果不佳，并可出现副反应，故 24 小时总量应控制在 60U 内。

2）卡贝缩宫素　其半衰期长（40 ~ 50 分钟），起效快（约 2 分钟），给药简便，100 μg 单剂静脉推注可减少治疗性宫缩剂的应用，其安全性与缩宫素相似。

3）卡前列素氨丁三醇　为前列腺素 $F_{2\alpha}$ 衍生物（15 – 甲基 $PGF_{2\alpha}$），能引起全子宫协调强有力的收缩。用法为卡前列素氨丁三醇 250 μg 深部肌内注射或子宫肌层注射，3 分钟起作用，30 分钟达作用高峰，可维持 2 小时；必要时重复使用，总量不超过 2000 μg。哮喘、心脏病和青光眼患者禁用，高血压患者慎用；常见的副反应有暂时性的呕吐、腹泻等。

4）米索前列醇　系前列腺素 E 的衍生物，可引起全子宫有力收缩，在没有缩宫素的情况下也可作为治疗子宫收缩乏力性产后出血的一线药物，应用方法：米索前列醇 200 ~

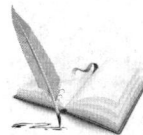

600 μg 顿服或舌下给药。但米索前列醇副反应较大，恶心、呕吐、腹泻、寒战和体温升高较常见；高血压、活动性心脏、肝脏、肾脏疾病及肾上腺皮质功能不全者慎用，青光眼、哮喘及过敏体质者禁用。

5）其他　治疗产后出血的宫缩剂还包括卡前列甲酯栓（可直肠或阴道给药，偶有一过性胃肠道反应或面部潮红，但会很快消失）以及麦角新碱等。

（3）止血药物　如果宫缩剂止血失败，或者出血可能与创伤相关，可考虑使用止血药物。推荐使用氨甲环酸，其具有抗纤维蛋白溶解的作用，1 次 1.00 g 静脉滴注或静脉注射，l 天用量为 0.75 ~ 2.00 g。

（4）手术治疗　在上述处理效果不佳时，可根据患者情况和医师的熟练程度选用下列手术方法。如合并凝血功能异常，除手术外，需补充凝血因子等。

1）宫腔填塞术　有宫腔水囊压迫和宫腔纱条填塞两种方法，阴道分娩后宜选用水囊压迫，剖宫产术中可选用水囊或纱条填塞。宫腔填塞术后应密切观察出血量、子宫底高度、生命体征变化等，动态监测血红蛋白、凝血功能状况，以避免宫腔积血，水囊或纱条放置 24 ~ 48 小时后取出，注意预防感染。

2）子宫压迫缝合术　最常用的是 B – Lynch 缝合术，适用于子宫收缩乏力、胎盘因素和凝血功能异常性产后出血，子宫按摩和宫缩剂无效并有可能切除子宫的患者。先试用两手加压，观察出血量是否减少以估计 B – Lynch 缝合术成功止血的可能性，应用可吸收线缝合。B – Lynch 缝合术后并发症的报道较为罕见，但有感染和组织坏死的可能，应掌握手术适应证。除此之外，还有多种改良的子宫缝合技术，如方块缝合等。

3）盆腔血管结扎术　包括子宫动脉结扎和髂内动脉结扎，子宫血管结扎术适用于难治性产后出血，尤其是剖宫产术中子宫收缩乏力或胎盘因素的出血，经宫缩剂和按摩子宫无效，或子宫切口撕裂而局部止血困难者。推荐实施 3 步血管结扎术法：双侧子宫动脉上行支结扎，双侧子宫动脉下行支结扎，双侧卵巢子宫血管吻合支结扎。髂内动脉结扎术手术操作困难，需要对盆底手术熟练的妇产科医师操作。适用于子宫颈或盆底渗血、子宫颈或阔韧带出血、腹膜后血肿、保守治疗无效的产后出血，结扎前后需准确辨认髂外动脉和股动脉，注意勿损伤髂内静脉，否则可导致严重的盆底出血。

4）经导管动脉栓塞术（TAE）　适用于有条件的医院。适应证：经保守治疗无效的各种难治性产后出血（包括子宫收缩乏力、产道损伤和胎盘因素等），孕产妇生命体征稳定。禁忌证：生命体征不稳定、不宜搬动的患者；合并有 DIC 者；严重的心、肝、肾和凝血功能障碍者；对造影剂过敏者。

5）子宫切除术　适用于各种保守性治疗方法无效者。一般为子宫次全切除术，如前置胎盘或部分胎盘植入子宫颈时行子宫全切除术。操作注意事项：由于子宫切除时仍有活动性出血，故需以最快的速度"钳夹、切断、下移"，直至钳夹至子宫动脉水平以下，然后缝合打结，注意避免损伤输尿管。对子宫切除术后盆腔广泛渗血者，可用大纱条填塞压迫止血并积极纠正凝血功能障碍。

2. 产道损伤的处理　充分暴露手术视野，在良好照明下，查明损伤部位，注意有无多处损伤，缝合时注意恢复解剖结构，并应在超过裂伤顶端 0.5 cm 处开始缝合，必要时应用椎管内麻醉。发现血肿尽早处理，可采取切开清除积血、缝扎止血或碘附纱条填塞血肿压迫止血（24 ~ 48 小时后取出）。

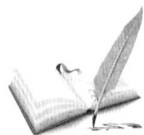

（1）子宫体内翻 如产妇无严重休克或出血，子宫颈环尚未缩紧，可立即将内翻子宫体还纳，还纳困难者可在麻醉后还纳。还纳后静脉滴注缩宫素，直至宫缩良好后将手撤出。如经阴道还纳失败，可改为经腹子宫还纳术，如果患者血压不稳定，在抗休克同时行还纳术。

（2）子宫破裂 立即开腹行手术修补或行子宫切除术。

3. 胎盘因素的处理 胎儿娩出后，尽量等待胎盘自然娩出。

（1）胎盘滞留伴出血 对胎盘未娩出伴活动性出血者可立即行人工剥离胎盘术，并加用强效宫缩剂。对于阴道分娩者术前可用镇静剂，手法要正确、轻柔，勿强行撕拉，以防胎盘残留、子宫损伤或子宫体内翻的发生。

（2）胎盘残留 对胎盘、胎膜残留者应用手或器械清理，动作要轻柔，避免子宫穿孔。

（3）胎盘植入 胎盘植入伴活动性出血，若为剖宫产可先采用保守治疗方法，如盆腔血管结扎、子宫局部楔形切除、介入治疗等；若为阴道分娩应在输液和（或）输血的前提下，进行介入治疗或其他保守性手术治疗。如果保守治疗方法不能有效止血，则应考虑及时行子宫切除术。

（4）凶险性前置胎盘 即附着于子宫下段剖宫产瘢痕处的前置胎盘，常常合并有胎盘植入，出血量大。此处将其单独列出以引起重视。如果保守治疗措施如局部缝扎或楔形切除、血管结扎、压迫缝合、子宫动脉栓塞等无法有效止血，应早期做出切除子宫的决策，以免发展为失血性休克和多器官功能衰竭而危及产妇生命。对于有条件的医院，也可采用预防性髂内动脉球囊阻断术，以减少术中出血。

4. 凝血功能障碍的处理 一旦确诊为凝血功能障碍，尤其是 DIC，应迅速补充相应的凝血因子。

（1）血小板 产后出血尚未控制时，若血小板计数低于（50~75）×10⁹/L 或血小板计数降低并出现不可控制的渗血时，则需考虑输注血小板，治疗目标是维持血小板计数在 50×10^9/L 以上。

（2）新鲜冰冻血浆 是新鲜抗凝全血于 6~8 小时内分离血浆并快速冰冻，几乎保存了血液中所有的凝血因子、血浆蛋白、纤维蛋白原。应用剂量为 10~15 ml/ kg。

（3）冷沉淀 输注冷沉淀主要为纠正纤维蛋白原的缺乏，如纤维蛋白原高于 1.5 g/L 不必输注冷沉淀。冷沉淀常用剂量为 0.10~0.15 U/kg。

（4）纤维蛋白原 输入纤维蛋白原 1 克可提升血液中纤维蛋白原 0.25 g/L，1 次可输入纤维蛋白原 4~6 g（也可根据患者具体情况决定输入剂量）。

总之，补充凝血因子的主要目标是维持凝血酶原时间及活化凝血酶原时间均 < 1.5 倍平均值，并维持纤维蛋白原水平在 1 g/L 以上。

（三）产后出血的输血治疗

成分输血在治疗产后出血尤其是严重产后出血中起着非常重要的作用。产后出血输血的目的在于增加血液的携氧能力和补充丢失的凝血因子。应结合临床实际情况掌握好输血的指征，既要做到输血及时、合理，又要做到尽量减少不必要的输血及其带来的相关不良后果。

1. 红细胞悬液 产后出血何时输注红细胞尚无统一的指征，往往是根据产妇出血量的

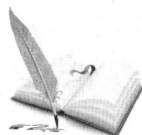

多少、临床表现如休克相关的生命体征变化、止血情况和继续出血的风险、血红蛋白水平等综合考虑来决定是否输注。一般情况下，血红蛋白 > 100 g/L 可不考虑输注红细胞，而血红蛋白 < 60 g/L 几乎都需要输血。另外，在剖宫产术中如果出血量超过 1500 ml，有条件的医院还可考虑自体血过滤后回输。

2. 凝血因子　补充凝血因子的方法同上述，包括输注新鲜冰冻血浆、血小板、冷沉淀、纤维蛋白原等。另外，在药物和手术治疗都无法有效止血且出血量较大并存在凝血功能障碍的情况下，有条件的医院还可考虑使用重组活化Ⅶ因子（rFⅦa）作为辅助治疗的方法，但由于临床研究证据不足而不推荐常规应用，应用剂量为 90 μg/kg，可在 15～30 分钟内重复给药。

3. 止血复苏及产科大量输血　止血复苏（hemostatic resuscitation）强调在大量输注红细胞时，早期、积极的输注血浆及血小板以纠正凝血功能异常（无须等待凝血功能检查结果），而限制早期输入过多的液体来扩容（晶体液不超过 2000 ml，胶体液不超过 1500 ml），允许在控制性低压的条件下进行复苏。过早输入大量的液体容易导致血液中凝血因子及血小板的浓度降低而发生"稀释性凝血功能障碍"，甚至发生 DIC 及难以控制的出血；过量的晶体液往往积聚于第三间隙中，可能造成脑、心、肺的水肿及腹腔间隔室综合征等并发症。

产科大量输血在处理严重产后出血中的作用越来越受到重视，应用也越来越多，但目前并无统一的产科大量输血方案（massive transfusion protocol，MTP），按照国内外常用的推荐方案，建议红细胞：血浆：血小板以 1：1：1 的比例（如 10 U 红细胞悬液 + 1000 ml 新鲜冰冻血浆 + 1 U 机采血小板）输注。如果条件允许，还可以考虑及早应用 rFⅦa。

六、产后出血的预防

（一）加强产前保健

产前积极治疗基础疾病，充分认识产后出血的高危因素，高危孕妇尤其是凶险性前置胎盘、胎盘植入者，应于分娩前转诊到有输血和抢救条件的医院分娩。

（二）积极处理第三产程

积极正确地处理第三产程能够有效降低产后出血量和产后出血的危险度，为常规推荐（I 级证据）。

（三）预防性使用宫缩剂

是预防产后出血最重要的常规推荐措施，首选缩宫素。应用方法：头位胎儿前肩娩出后、胎位异常胎儿全身娩出后、多胎妊娠最后 1 个胎儿娩出后，予缩宫素 10 U 加入 500 ml 液体中以 100～150 ml/h 静脉滴注或缩宫素 10 U 肌内注射。

（四）预防剖宫产产后出血

还可考虑应用卡贝缩宫素，方法同前。如果缺乏缩宫素，也可选择使用麦角新碱或米索前列醇。

七、产后出血的防治流程

产后出血的处理可分为预警期、处理期和危重期，分别启动一级、二级和三级急救方

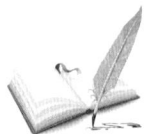

案。产后 2 小时出血量达到 400 ml 且出血尚未控制者为预警线，应迅速启动一级急救处理，包括迅速建立两条畅通的静脉通道、吸氧、监测生命体征和尿量、向上级医护人员求助、交叉配血，同时积极寻找出血原因并进行处理；如果继续出血，应启动相应的二、三级急救措施。病因治疗是产后出血的最重要的治疗，同时应抗休克治疗，并求助麻醉科、ICU、血液科医师等协助抢救。在抢救产后大出血时，团体协作十分重要。

如果缺乏严重产后出血的抢救条件，应尽早合理转诊。转诊条件包括：①产妇生命体征平稳，能够耐受转诊；②转诊前与接诊单位充分的沟通、协调；③接诊单位具有相关的抢救条件。但是，对于已经发生严重产后出血且不宜转诊者，应当就地抢救，可请上级医院会诊。

第三节　子宫破裂

扫码"学一学"

案例导入

女，31 岁，孕 1 产 0。以"停经 31 周，下腹胀痛 1 小时"为主诉急诊入院。末次月经：2010 年 8 月 2 日，预产期：2011 年 5 月 9 日。孕期无规范产前检查。1 小时前无明显诱因突感下腹剧烈胀痛，呈撕裂样，伴头晕、心慌、恶心、欲吐，急诊彩超检查提示：腹腔积液，子宫破裂可能。

既往史：患者于 2008 年 11 月在外院行经腹多发性子宫肌瘤剔除术，最大肌瘤 13 cm×10 cm×8 cm（子宫前壁肌壁间肌瘤）。

入院查体：体温 36.3℃，脉搏 87 次/分，呼吸 22 次/分，血压 110/65 mmHg。急性病容，表情痛苦，贫血貌，心、肺听诊无异常，腹膨隆，下腹部见长约 12 cm 纵形手术瘢痕，下腹部压痛明显，反跳痛（＋），腹肌紧张，腹部移动性浊音（＋）。

专科检查：宫高 30 cm，腹围 92 cm，胎方位：枕左前位，先露头，高浮，阴道少量流血，胎心 110～120 次/分。

辅助检查：血常规示白细胞 $14.21×10^9$/L，红细胞 $2.93×10^{12}$/L，血红蛋白 73 g/L，血小板 $255×10^9$/L。凝血功能，肝、肾功能和电解质等检查未见明显异常。

问题：

1. 该患者的诊断及诊断依据是什么？

2. 该患者的治疗原则是什么？

子宫破裂（uterine rupture）是指在妊娠期或分娩期子宫体部或子宫下段发生破裂，是直接威胁母儿生命的产科严重并发症。

一、病因

1. 胎先露下降受阻　如骨盆狭窄、头盆不称、软产道阻塞（如阴道横隔、宫颈瘢痕等）、胎位异常、胎儿发育异常，因胎先露部下降受阻，为克服阻力引起子宫收缩过强，导致子宫破裂。

2. 子宫因素　瘢痕子宫（如剖宫产史、子宫肌瘤剔除术后等）、子宫畸形、子宫发育

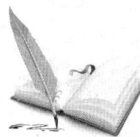

不良、子宫肌壁病理变化（如多次刮宫、感染），妊娠晚期或临产后，由于子宫收缩牵拉及宫腔内压力增大，使肌纤维拉长断裂，导致子宫破裂。

3. 宫缩剂使用不当　缩宫素使用指征掌握不当或剂量过大，子宫对缩宫素过度敏感，应用过程中缺乏监护，分娩前肌内注射缩宫素，前列腺素栓剂及其他子宫收缩药物使用不当，致使子宫强烈收缩造成破裂。

4. 产科手术损伤及外伤　不适当或粗暴的阴道助产术，如宫口未开全行臀牵引术或产钳术、内倒转操作不慎、严重胎盘粘连或胎盘植入时强行剥离等。少数可因外伤引起。

二、临床表现及诊断

子宫破裂多发生在分娩期，大多数可分为先兆子宫破裂和子宫破裂两个阶段。

（一）先兆子宫破裂

在分娩过程中，由于胎先露下降受阻或产程延长，强烈的子宫收缩使子宫下段被牵拉得越来越薄而子宫体增厚变短，两者之间形成明显环形凹陷，称为病理性缩复环，随着产程进展，此凹陷可逐渐上升达脐平甚至脐上，产妇下腹剧痛难忍，烦躁不安，呼吸、脉搏加快，膀胱受压充血，可出现排尿困难及血尿。由于宫缩过强，胎盘血供受阻，导致胎心率改变或听不清。若不及时处理，子宫将破裂。

> **考点提示**
> 先兆子宫破裂的主要临床表现。

（二）子宫破裂

根据破裂程度可分为完全性子宫破裂和不完全性子宫破裂两种。

1. 不完全性子宫破裂　子宫肌层部分或全部破裂，而浆膜层完整。宫腔与腹腔不相通，胎儿及其附属物仍在宫腔内。多见于子宫下段剖宫产切口瘢痕裂开。产妇全身症状不重，子宫轮廓清楚，破裂处压痛明显。若破裂发生在子宫侧壁，可导致急性大出血或形成阔韧带血肿，此时在身体一侧可触及边界不清，逐渐增大且有压痛的包块。胎心音多不规则或消失。

2. 完全性子宫破裂　子宫肌层全层破裂，宫腔与腹腔相通。子宫破裂时，产妇突感腹部撕裂样剧痛，子宫收缩停止，产妇感觉腹痛骤减，但很快出现持续性腹痛，同时出现休克征象。全腹有压痛和反跳痛，叩诊有移动性浊音。腹壁下可清楚扪及胎体，子宫体缩小位于侧方，胎动和胎心消失。阴道检查发现鲜血流出，宫颈口缩小，下降的先露部升高，有时可触及子宫破裂口。

三、治疗

1. 先兆子宫破裂　立即采取措施抑制子宫收缩，可肌内注射哌替啶 100 mg 或全麻等缓解子宫收缩，同时立即行剖宫产术。

2. 子宫破裂　一旦确诊，无论胎儿是否存活，均应在抢救休克的同时进行手术。根据产妇的状态、子宫破裂程度、部位、有无感染及产妇有无生育要求等决定手术方式。如产妇有生育要求、裂口整齐、无明显感染征象，可行裂口修补术，否则应行子宫次全切除术。如裂口延长至子宫颈，应行子宫全切术。手术后给予大量广谱抗生素预防感染。如必须转

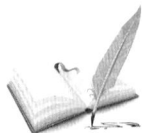

院时，应在大量输血、输液的同时，方可转运。

四、预防

1. 做好产前检查 有瘢痕子宫、产道异常等高危因素者，应提前入院待产。

2. 正确处理产程 严密观察产程进展，尽早发现先兆子宫破裂征象并及时处理。

3. 严格掌握缩宫素使用的适应证 对于有剖宫产史和多产史的妇女，不用缩宫素引产和加速产程；静脉滴注时需专人护理，从低浓度开始，防止宫缩过强；应用前列腺素制剂引产时亦应有相同的监护条件。

4. 正确掌握产科手术助产的指征和技术 阴道助产后应仔细检查软产道，如有损伤及时修补。

5. 正确掌握剖宫产指征 对前次剖宫产切口为子宫体部切口、子宫下段切口有撕裂、术后感染愈合不良者，均应行剖宫产终止妊娠。

第四节　羊水栓塞

👉 **案例导入**

　　患者 27 岁，孕 1 产 0，孕 42 周，因"停经 10 月余，下腹痛 8 小时"入院，生命征正常，心、肺听诊无异常，B 超，羊水正常，胎盘成熟度 I 级，脐带绕颈一周，胎监评分 8 分，辅助检查结果均正常，产程进展顺利，宫口开全一个半小时，胎头拔露，侧剪约 5 分钟，患者诉头晕，紧接着脸色苍白，两眼上翻，牙关紧闭，呼之不应，脸色发绀，测不到血压，休克，立刻推地塞米松，补液，胸外按压，患者清醒，胎儿娩出后轻度窒息。胎儿、胎盘娩出后，患者肌内注射 2 ml 安列克，出血量不多，患者诉心慌、难受，心率 100 次/分，肺部未闻及湿啰音，血压 90/60 mmHg，未做处理，转上级医院，直接到 ICU 抢救，呼吸机辅助呼吸，输血 5000 mmHg，确诊羊水栓塞。

　　问题：

　　1. 该患者的诊断及诊断依据是什么？

　　2. 该患者的治疗原则是什么？

扫码"学一学"

　　羊水栓塞（amniotic fluid embolism，AFE）是指在分娩过程中羊水及其内容物进入母体血液循环，引起过敏样综合征、肺动脉高压、休克、DIC、急性肾功能衰竭等一系列病理生理改变的严重分娩并发症，是导致产妇死亡的主要原因之一。发病率 1.9/10 万 ~7.7/10 万，死亡率高达 6%~70%。近年的研究认为，羊水栓塞与过敏性疾病相似，故建议更名为妊娠过敏样综合征。

一、病因

　　经子宫颈内膜静脉、经胎盘附着部位的血窦、经开放的子宫壁血窦或静脉，是羊水及羊水中的胎儿毳毛、角化上皮、胎脂、胎粪等进入母体血液循环的三个途径。而强烈的子

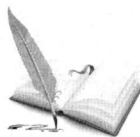

宫收缩造成羊膜腔内压力增高、宫颈或宫体破损处开放的血窦或静脉、胎膜破裂，是导致羊水进入母体血液循环的三个基本条件。高龄初产妇、多产妇、前置胎盘、胎盘早剥、宫缩过强、胎膜早破、子宫破裂、急产、引产、剖宫产术、钳刮术等均可诱发羊水栓塞。

二、病理生理

1. 肺动脉高压　羊水中有形物质如胎儿毳毛、角化上皮、胎脂、胎粪等直接形成栓子，经肺动脉进入肺循环，直接阻塞小血管；羊水中有形物质激活凝血过程，形成大量微血栓，进一步阻塞肺小血管。肺动脉高压可直接使右心负荷加重，引起急性右心扩张，继而导致呼吸循环功能衰竭，血压下降，休克，甚至死亡。

2. 过敏性休克　羊水中有形物质是很强的致敏原，作用于母体引起 I 型变态反应，发生过敏性休克。

3. DIC　羊水中含有大量促凝物质，进入母血后可激活外源性凝血系统，在血管内产生大量的微血栓，消耗大量凝血因子和纤维蛋白原，导致 DIC。同时，羊水中含有纤溶激活酶，可激活纤溶系统。由于大量凝血物质消耗和纤溶系统激活，产妇血液系统由高凝状态迅速转变为纤溶亢进，血液不凝固，极易发生严重产后出血及失血性休克。

4. 急性肾功能衰竭　循环功能衰竭引起肾缺血及 DIC 形成的微血栓堵塞肾内小血管，表现为急性肾缺血，导致肾功能紊乱甚至衰竭。

三、临床表现

羊水栓塞发病特点是发病急骤、病情凶险。多发生于分娩过程中，尤其是胎儿出前后的短时间内。在极短时间内患者可发生心力衰竭、肺功能衰竭、休克儿死亡。典型的临床表现一般经过三个阶段。

1. 心肺功能衰竭及休克　在分娩过程中，尤其是刚破膜不久，产妇突感寒战、烦躁不安、呛咳、气急等前驱症状，随后出现发绀、呼吸困难、抽搐、心率加快、昏迷、血压急剧下降、肺底部湿啰音等征象。发病严重者，产妇仅惊叫一声或打一个哈欠即进入昏迷状态，呼吸循环骤停，于数分钟内死亡。

2. 出血　患者经历心力衰竭、肺功能衰竭及休克后，进入凝血功能障碍阶段，表现为大量阴道流血为主的全身出血倾向，如切口及针眼大量渗血、全身皮肤黏膜出血，有时可有消化系统或泌尿系统大量出血，出血难以控制，产妇可死于失血性休克等。

3. 急性功能衰竭　存活的患者可出现少尿、无尿及尿毒症表现。

羊水栓塞临床表现的三个阶段基本上按顺序出现，但有时也可不全出现或出现不典型的临床表现。

四、诊断

（一）病史和临床表现

在诱发子宫收缩、子宫颈扩张或分娩、剖宫产过程中或产后短时间内现下列不能用其他原因解释的情况：①血压骤降或心脏骤停；②急性缺氧，如呼吸困难、发绀或呼吸停止；③凝血功能障碍，或无法解释的严重出血。可初步诊断羊水栓塞，应立即抢救。

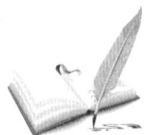

（二）辅助检查

1. 血涂片查找羊水有形物质 取下腔静脉血，镜检见到羊水有形成分即可确诊。

2. 床边胸部 X 线摄片 可见双肺出现弥散性点片状浸润影，沿肺门周围分布，伴有右心扩大。

3. 床旁心电图或心脏彩色多普勒超声检查 提示右心房、右心室扩大，而左心室缩小，ST 段下降。

4. 实验室检查 与 DIC 有关的实验室检查示凝血功能障碍。

5. 尸检 可见肺水肿、肺泡出血，主要脏器（如肺、心脏、脑等）组织镜检中可观察到羊水有形物质。

五、治疗

一旦考虑羊水栓塞，应立即抢救。抗过敏、纠正呼吸循环衰竭、抗休克、防治 DIC 和肾衰竭的发生等。

（一）抗过敏，解除肺动脉高压，改善低氧血症

1. 纠正呼吸困难 保持呼吸道通畅，立即面罩给氧，必要时做气管内插管正压给氧或气管切开，维持有效呼吸，预防及减轻肺水肿，改善心、脑、肾等重要脏器的缺氧状况。

2. 抗过敏 在改善缺氧的同时，应立即给予大剂量肾上腺糖皮质激素抗过敏、解痉，稳定体液，保护细胞。氢化可的松 100～200 mg 加入 5%～10% 葡萄糖注射液 50～100 ml 快速静脉推注，再用 300～800 mg 加人 5% 萄糖注射液 250～500 ml 静脉滴注，每日量可达 500～1000 mg。也可用地塞米松 20 mg 加入 25% 葡萄糖注射液静脉推注后，再加 20 mg 于 5%～10% 葡萄糖注射液中静脉滴注。

3. 解除肺动脉高压 应用解痉药物，缓解肺动脉高压，改善肺血流灌注，预防右心衰竭所致的呼吸循环衰竭。①盐酸罂粟碱：首选用药，30～90 mg 加入 10%～25% 葡萄糖注射液 20 ml 中缓慢静脉推注，日剂量不超过 300 mg。②阿托品：1 mg 加入 10%～25% 葡萄糖注射液 10 ml 中，每 15～30 分钟静脉推注 1 次，直至面色潮红、症状缓解为止。还可用氨茶碱和酚妥拉明。

（二）抗休克

1. 补充血容量，纠正酸中毒 扩容可用低分子右旋糖酐 24 小时输入 500～1000 ml，有条件者行下腔静脉插管，测定中心静脉压（CVP），了解心脏负荷情况、指导输液量及速度。用 5% 碳酸氢钠溶液 250 ml 静脉滴注纠正酸中毒，并及时纠正电解质紊乱。

2. 升压药物 多巴胺 20～40 mg 加于 10% 葡萄糖液 250 ml 静脉滴注；间羟胺 20～80 mg 加于 5% 葡萄糖液静脉滴注，根据血压调整速度。

3. 纠正心衰 常用毛花苷 C 0.2～0.4 mg 加人 10% 葡萄糖液 20 ml 静脉缓慢注射；或毒毛花苷 K 0.125～0.25 mg 同法静脉缓注，必要时 4～6 小时重复用药。

（三）防治 DIC

1. 肝素钠 早期应用尤其在发病后 10 分钟内使用效果更佳。在应用肝素时以试管法测定凝血时间控制在 15 分钟左右。肝素过量有出血倾向时，可用鱼精蛋白对抗，1 mg 鱼精蛋白对抗肝素 100 U。

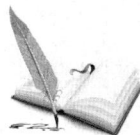

2. 补充凝血因子 应及时输新鲜血、血浆、冷沉淀、纤维蛋白原等。

3. 抗纤溶药物 纤溶亢进时，用氨甲环酸（0.5~1.0 g）或氨甲苯酸（0.1~0.3 g）加于 0.9% 氯化钠注射液或 5% 葡萄糖液 100 ml 静脉滴注，抑制纤溶激活酶，使纤溶酶原不被激活，从而抑制纤维蛋白的溶解。每次补充纤维蛋白原 2~4 g，使血纤维蛋白原浓度达 1.5 g/L。

（四）防治急性肾衰竭

治疗过程中密切观察尿量，尿量减少时，应及早补充血容量，如尿量仍少，可用利尿剂呋塞米 20~40 mg 静脉注射或 20% 甘露醇 250 ml 快速静脉滴注（10 ml/min），扩张肾小球动脉（心衰时慎用）预防肾衰竭，无效者应尽早采取血液透析。

（五）预防感染

选用肾毒性小的广谱抗生素。

（六）产科处理

原则上先进行抢救，待病情好转后再处理产科情况。第一产程发病者剖宫产终止妊娠；第二产程发病者可考虑阴道助产。对发生难以控制的子宫出血，应及时行子宫切除术，赢得抢救时机。

第五节 胎儿窘迫

扫码"学一学"

案例导入

　　孕妇，30 岁，以"停经 39 周，自觉胎动减少半天"就诊，产科检查：宫高 32 cm，腹围 109 cm，胎方位 LOA，胎心 145 次/分，不规律宫缩，阴道检查：宫颈管软，消退 50%，宫口未开，胎先露 S-3。骨盆测量无异常，入院辅助检查：彩超示双顶径 95 mm，腹围 321 mm，羊水指数 125 mm，胎盘功能 Ⅲ 级。NST 基线 120~130 次/分，平坦，监护 20 分钟可见 2 个变异减速。

　　问题：

　　1. 该病例诊断是什么？

　　2. 临床上如何处理？

　　胎儿窘迫是胎儿在子宫内因缺氧而危及其健康和生命体征的综合症状。分为急性胎儿窘迫及慢性胎儿窘迫。急性胎儿窘迫多发生于分娩期，慢性胎儿窘迫多发生于妊娠晚期，但在临产后多表现为急性胎儿窘迫。

一、病因

1. 母体因素 母血含氧量低是胎儿窘迫的重要因素。①微小动脉供血不足：如孕妇患有妊娠期高血压疾病、心血管痉挛等。②红细胞携氧不足：如重度贫血、一氧化碳中毒等。③急性失血：如胎盘早剥，前置胎盘等。④缩宫素使用不当，造成过强及不协调宫缩，使子宫胎盘血运受阻。

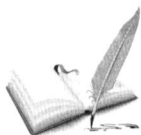

2. 脐带、胎盘因素　①脐带异常：如脐带扭转、脐带过短、脐带打结等。②胎盘因素：如胎盘老化。③胎盘发育异常：如膜状胎盘、帆状胎盘等。

3. 胎儿因素　胎儿严重的心血管疾病和呼吸系统疾病、母儿血型不合、宫内感染等致胎儿运输及利用氧能力下降。

二、病理生理变化

子宫胎盘单位为胎儿提供氧气及营养，排出二氧化碳及胎儿代谢产物。胎儿对宫内缺氧有一定的代偿能力，超出代偿能力会导致胎儿缺血、缺氧，缺血、缺氧会导致全身血流重新分配，分布到心、脑、肾等重要器官，胎心监护时出现短暂的、反复的晚期减速。如果缺氧得不到纠正，则无氧糖酵解增加，进一步发展为代谢性酸中毒。乳酸堆积会导致胎儿脑、心肌等重要器官出现进行性损害，如短期内得不到纠正，则可能导致永久性损害，如缺血缺氧性脑病、胎死宫内等。重度缺氧可能导致呼吸运动加深、羊水吸入、新生儿吸入性肺炎等。

妊娠期慢性缺氧可致子宫胎盘灌注不足、胎儿生长受限、肾血流减少引起的羊水过少等。

三、临床表现及诊断

根据胎儿窘迫发生的速度及程度，临床上分为以下几种。

（一）急性胎儿窘迫

主要发生于分娩期，多由于脐带因素、胎盘因素、子宫强直收缩及产妇处于休克或中毒状态等因素引起。

1. 胎心率异常　正常胎心基线是 110~160 bpm，缺氧初期，电子胎心监护可出现胎心基线代偿性加快，变异减速及晚期减速，随产程进展，特别是在较强宫缩刺激下，胎心基线可下降到 110 bpm 以下。当胎心基线 <100 bpm，基线变异 <5 bpm，伴随频繁的晚期减速或者重度变异减速，提示胎儿缺氧严重，可随时出现胎死宫内，如不及时处理，胎儿常结局不良。

2. 胎动异常　胎动是孕妇自我监护简单而且可靠的方法，缺氧初期常表现为胎动频繁，继而减弱及次数减少，进而消失。

3. 羊水胎粪污染　胎儿缺氧，兴奋迷走神经，肠蠕动亢进，肛门括约肌松弛，胎粪排入羊水中，羊水呈浅绿色、深绿色、进而黏稠棕黄色，即为羊水 Ⅰ 度污染、Ⅱ 度污染、Ⅲ 度污染。破膜后羊水流出可直接观察羊水的颜色及性状。若胎膜未破可通过羊膜镜观察羊水的性状。羊水中胎粪污染不是胎儿窘迫的征象。当出现羊水污染时如果胎心监护正常，不需要进行特殊处理，如果胎心监护异常，存在宫内缺氧情况，会引起胎粪吸入综合征（MAS），造成胎儿不良结局。羊水 Ⅰ 度、Ⅱ 度污染，胎心良好者，应密切监护胎心，不一定是胎儿窘迫；羊水 Ⅲ 度污染，应尽早结束分娩。羊水轻度污染，胎心监护有异常时，仍应诊断胎儿窘迫。

4. 酸中毒　采集胎儿头皮血进行血气分析，可反映胎儿宫内安危情况，若 pH < 7.20（正常值 7.25~7.35），PaO_2 < 10 mmHg，（正常值 15~30 mmHg），$PaCO_2$ > 60 mmHg（正常

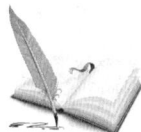

值 35 ~ 55 mmHg），可诊断为胎儿酸中毒。但该方法临床应用较少。

（二）慢性胎儿窘迫

主要发生在妊娠晚期，常延续至临产并加重。多因妊娠期高血压疾病、妊娠期糖尿病等母体合并症及并发症引起胎盘功能减退。临床多无明显体征，胎儿长时间缺氧可致宫内发育迟缓，下述检查可协助确诊。

1. 胎动减少或消失　胎动减少是胎儿缺氧的重要表现，应高度重视，临床常见胎动消失后，胎心在 24 小时后消失。

2. 产前电子胎心监护　胎动时胎心率加速不明显，基线变异小于 5 次/分，持续 20 ~ 40 分钟，提示胎儿窘迫。

3. 脐动脉多普勒超声血流信号异常　胎儿出现进行性舒张期血流降低，脐血流指数升高，严重病例出现舒张末期血流缺失或者倒置，提示缺氧严重，随时有胎死宫内的危险。

四、治疗

（一）急性胎儿窘迫

应采取果断措施，改善胎儿缺氧。

1. 一般处理　左侧卧位、吸氧。

2. 停用催产素　若是缩宫素引起子宫收缩过强，应给予硫酸镁、沙丁胺醇等 β 受体激动剂抑制宫缩，阴道检查除外脐带脱垂等情况。

3. 尽快终止妊娠

（1）宫口未开全或估计短期内无法经阴道分娩者均应立即行剖宫产。指征有：①胎心率基线变异消失伴胎心率基线 < 110 bpm，或者伴有频繁晚期减速或重度变异减速。②胎儿头皮血 pH < 7.20.

（2）宫口开全且胎头双顶径已达坐骨棘平面以下者，应尽快经阴道助娩。

无论阴道分娩还是剖宫产均应做好新生儿窒息的抢救准备工作。

（二）慢性胎儿窘迫

应针对病因，根据孕周、胎儿的成熟度及缺氧的严重程度决定处理。

1. 一般处理　左侧卧位，定时吸氧，每日吸氧 2 ~ 3 次/分，每次 30 分钟，积极治疗妊娠合并症及并发症。加强母儿监护，注意胎动。

2. 期待疗法　对于孕周小、出生后成活可能性小者，尽量保守治疗延长胎龄，同时促胎肺成熟，争取胎儿成熟后终止妊娠。

3. 终止妊娠　妊娠近足月、胎动减少、胎盘功能进行性减退者，胎心监护出现胎心基线率异常或胎心基线波动异常，或者 OCT 出现频繁晚期减速或重度变异减速。胎儿生物物理评分 < 4 分，均应行剖宫产终止妊娠。

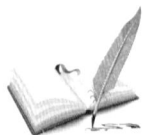

本章小结

　　本章共学习了胎膜早破、产后出血、子宫破裂、羊水栓塞、胎儿窘迫5个分娩并发症，其中产后出血、羊水栓塞、子宫破裂是导致孕产妇死亡的主要原因。胎膜早破是临产前的胎膜破裂，主要由生殖道病原微生物上行性感染所致。应注意胎膜早破的感染征象，一旦出现立即终止妊娠。产后出血易诊断，关键是找病因，较准确的评估出血量并相应的迅速止血，补充血容量以及抗休克、预防感染治疗。子宫破裂患者常出现下腹痛、血尿、面色苍白等休克症状，检查可发现病理性缩复环、子宫压痛、胎心消失等，一旦确诊，需立即在抗休克同时进行手术。羊水栓塞是产科发病率低但病死率极高的并发症，典型症状是呼吸困难、发绀、出血和昏迷。一旦考虑羊水栓塞，应尽早抗休克、纠正缺氧、抗过敏、预防DIC治疗。胎儿窘迫主要表现为胎心率异常或胎心监护异常、羊水污染、胎动减少或消失等。急性胎儿窘迫需尽快终止妊娠；慢性胎儿窘迫，除一般处理外，应积极处理妊娠合并症及并发症，缺氧严重时需剖宫产终止妊娠。

目标检测

一、选择题

【A1 型题】

1. 下列关于胎膜早破的病因，说法正确的是
   - A. 创伤
   - B. 宫颈内口松弛
   - C. 下生殖道感染
   - D. 羊膜腔内压力升高
   - E. 以上说法均正确

2. 下列关于胎膜早破患者阴道流液的 pH 值，说法正确的是
   - A. pH 值≤4.5
   - B. pH 值 4.5 ~ 5.5
   - C. pH 值 5.5 ~ 6.0
   - D. pH 值 6.0 ~ 6.5
   - E. pH 值≥6.5

3. 产程中，产妇子宫出现病理性缩复环提示
   - A. 子宫发育畸形
   - B. 子宫不协调性收缩
   - C. 先兆子宫破裂
   - D. 子宫破裂
   - E. 软产道损伤

4. 下列属于完全性子宫破裂临床表现的是
   - A. 病理性缩复环不再升高
   - B. 产妇突感子宫收缩停止
   - C. 产妇疼痛难忍
   - D. 胎体触不清
   - E. 阴道多量鲜血流出

5. 重型胎盘早剥与先兆子宫破裂共有的临床表现是
   - A. 合并妊娠期高血压疾病
   - B. 剧烈腹痛

扫码"练一练"

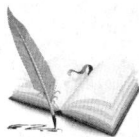

C. 跨耻征阳性   D. 子宫呈板状硬

E. 出现病理性缩复环

6. 关于子宫破裂的发生，下列说法错误的是

A. 可发生于子宫部或子宫下段   B. 均发生于分娩期

C. 经产妇发生率高于初产妇   D. 发生率逐年降低

E. 易发生于分娩受阻时

7. 引起产后出血最常见的原因是

A. 产道裂伤   B. 胎盘剥离不全

C. 宫缩乏力   D. 胎盘植入

E. 滞产

8. 产后出血的定义正确的是

A. 胎儿娩出 24 小时内，阴道分娩者出血量≥400 ml

B. 胎儿娩出 24 小时内，阴道分娩者出血量≥500 ml

C. 胎儿娩出 12 小时内，阴道分娩者出血量≥400 ml

D. 胎儿娩出 12 小时内，阴道分娩者出血量≥500 ml

E. 胎儿娩出 12 小时内，剖宫产分娩者出血量≥1000 ml

9. 常用估计产后出血量的方法有

A. 称重法或容积法   B. 休克指数法

C. 血红蛋白测定   D. 监测生命体征、尿量和精神状态

E. 监测体温法

10. 下列措施有利于预防产后出血的有

A. 预防性使用止血剂   B. 加强产前保健

C. 预防性使用宫缩剂   D. 延迟钳夹脐带和控制性牵拉脐带

E. 预防性使用麦角新碱

11. 产后出血的一般处理包括

A. 按流程进行求助和沟通   B. 建立两条可靠的静脉通道

C. 通知血库和检验科做好准备

D. 进行基础的实验室检查（血常规、凝血功能、肝功能和肾功能等）

E. 交叉配血

12. 下列不属于晚期产后出血的原因是

A. 胎盘胎膜残留   B. 继发性子宫收缩乏力

C. 胎盘附着面复旧不全   D. 胎盘附着面血栓脱落

E. 剖宫产后子宫切口感染或裂开

13. 晚期产后出血多发生于产后

A. 24 ~ 48 小时   B. 72 小时内

C. 1 ~ 2 周内   D. 4 周内

E. 6 周

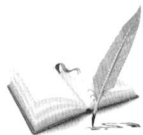

14. 下列可导致孕产妇发生右心衰竭的疾病是

A. 妊娠合并二尖瓣狭窄   B. 子痫

C. 羊水栓塞   D. 产褥感染

E. 败血症

15. 羊水栓塞发生的原因是

A. 胎粪进入母体血液循环   B. 胎儿血液有形成分进入母体血液循环

C. 子宫完全破裂可诱发羊水栓塞   D. 初产妇易发生

E. 临产前使用镇静剂

16. 急性胎儿窘迫最明显的临床征象是

A. 胎动变化   B. 羊水胎粪污染

C. 胎盘功能减退   D. 胎心率变化

E. 胎儿宫内发育迟缓

17. 头先露的胎儿宫内窘迫时，可存在的征象是

A. 羊水过多   B. 羊水过少

C. 羊水胎粪污染   D. 听诊胎心遥远

E. 子宫收缩乏力

18. 胎儿急性缺氧早期的胎动特点是

A. 胎动减慢   B. 胎动频繁

C. 胎动微弱   D. 胎动消失

E. 胎动无变化

19. 关于急性胎儿窘迫，下列护理措施中错误的是

A. 产妇取右侧卧位   B. 持续吸氧

C. 及早纠正酸中毒   D. 立即停止静脉滴注缩宫素

E. 做好剖宫术前准备

【A2 型题】

20. 初孕妇，28 岁，34 周妊娠，睡眠中突然出现大量阴道流液，起床后又有持续流液，因胎膜早破收入院。入院后确诊的方法有

A. 阴道检查   B. 肛门检查

C. 阴道液 pH 不变   D. 阴道后穹隆黏液涂片观察到羊齿状结晶

E. B 超观察羊水池深度

21. 初产妇，23 岁，32 周妊娠，阴道流水 1 小时入院。检查：无宫缩，胎心率 130 次/分，胎头先露，未入盆，阴道液 pH 呈碱性，考虑胎膜早破。以下哪项处理不正确

A. 卧床，抬高床尾   B. 注意胎心音变化

C. OCT 试验   D. 注意观察体温，测血常规

E. 注意保持会阴部清洁

22. 经产妇，临产 16 小时，破膜 18 小时。宫缩强，下腹压痛，枕左前位，先露高，胎心 150 次/分，宫口开大 2 cm，胎头双顶径 9.6 cm，导尿见肉眼血尿。最可能的诊断是

A. 子宫破裂   B. 先兆子宫破裂

C. 胎盘早剥   D. 忽略性肩先露

E. 脐带脱垂

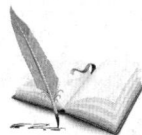

23. 初产妇，24岁，妊娠38周。腹痛2天，加剧1小时。查体：血压130/90 mmHg，心率106次/分。下腹拒按，阴道口可见胎儿上肢，胎心音消失。导尿呈淡红色。首选的处理措施是

    A. 行胎头吸引术   B. 内倒转后臀牵引

    C. 行毁胎术   D. 行产钳助产术

    E. 立即剖宫产

24. 一孕妇非孕期体质量50 kg，该孕妇妊娠末期总血容量为

    A. 4900～5000 ml   B. 4000～4500 ml

    C. 3900～4000 ml   D. 5900～6000 ml

    E. 3500～3900 ml

25. 一产妇，阴道分娩后12小时测心率120次/分，血压90/52 mmHg，估计该产妇产后出血量为

    A. 500～1000 ml   B. 1000～1500 ml

    C. 1500～2000 ml   D. 2500～3000 ml

    E. 3500～4000 ml

26. 一产妇经阴道分娩后6小时复查HGB 62 g/L，欲使该患者HGB达到80 g/L，应给该产妇输注同型红细胞悬液至少为

    A. 1.5 U   B. 2 U

    C. 3 U   D. 4 U

    E. 5 U

27. 初产妇，26岁，妊娠40周。临产后宫缩强，宫口开大9 cm时自然破膜。破膜后不久突然发生呛咳、呼吸困难、发绀，此时首选的应急措施是

    A. 气管插管，正压给氧   B. 静脉推注地塞米松40 mg

    C. 静脉缓注罂粟碱90 mg   D. 静脉滴注肝素50 mg

    E. 立即结束分娩

28. 初产妇，28岁，临产后静脉滴注缩宫素，破膜后不久突然出现烦躁不安、呛咳、呼吸困难、发绀，数分钟后死亡。本例最可能的诊断是

    A. 重度子痫前期   B. 低纤维蛋白原血症

    C. 羊水栓塞   D. Ⅲ度胎盘早剥

    E. 子宫破裂

29. 某女士，妊娠合并心脏病，在产前检查时咨询监护胎儿宫内缺氧的简便可靠方法。以下回答的正确是

    A. 增加产前检查次数   B. 每天自数胎动

    C. B超   D. 胎心监护

    E. 反复吸氧

30. 某初孕妇，妊娠40周，宫口开大4～5 cm，胎心率140次/分，胎儿电子监护显示：晚期减速。胎儿头皮血pH 7.16，最恰当的处理

    A. 吸氧

    B. 产妇取卧位，观察产程，等待自然分娩

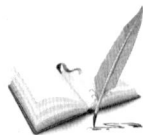

C. 静脉滴注缩宫素，加速产程

D. 立即行剖宫产术

E. 待宫口开全，阴道助产，缩短第二产程

31. 某初孕妇，妊娠 40 周，头浮，试产 3 小时，宫缩好，胎心率 140 次/分，忽然阴道流水量，抬头仍高浮，胎心率 80 次/分，应考虑是

A. 脐带过短　　　　　　　B. 胎头受压

C. 脐带脱垂　　　　　　　D. 脐带绕颈

E. 胎盘功能减退

【A3/A4 型题】

（32~34 题共用题干）34 岁初产妇，孕 4 产 0。因停经 40^{+5}周，阵发性腹痛 2 小时入院待产。入院后，因宫缩不强应用小剂量缩宫素引产。产程 1 小时 15 分钟。胎头娩出后，产妇忽感胸闷、呼吸困难，口唇发绀，心慌气短，血压降至 80/50 mmHg，心率 98 次/分、律整。

32. 本病例最可能的诊断是

A. 肺动脉栓塞　　　　　　B. 支气管哮喘

C. 羊水栓塞　　　　　　　D. 心力衰竭

E. 子宫破裂

33. 此时首先应实施的处理是

A. 立刻抽取静脉血查胎儿有形成分

B. 立刻做胸部透视

C. 立刻给予毒毛苷纠正心力衰竭

D. 肝素静脉滴注

E. 立即给予面罩吸氧，地塞米松静脉推注

34. 为了明确诊断，在积极抢救的同时还应

A. 心电图检查

B. 胸部 CT 检查

C. 抽取下腔静脉或肺动脉血液检查胎儿有形成分

D. 超声检查子宫破裂口位置

E. 抽取静脉血液检查血红蛋白浓度

（35~38 题共用题干）36 岁，孕 6 产 2。因停经 41 周，胎膜破裂，阵发性腹痛 6 小时入院。宫口开大 2 cm，因宫缩乏力静脉滴注缩宫素，宫口迅速开大，1 小时 30 分钟后胎儿经阴道娩出。诊断为羊水栓塞。

35. 该产妇可能会出现的症状、体征有

A. 忽感胸闷、呼吸困难，口唇发绀，血压下降

B. 腹部剧痛，牙关紧闭，四肢抽搐

C. 下肢水肿，血压升高，出现蛋白尿

D. 面色苍白，血压降低，心率加快，周身潮湿

E. 胸闷气短、呼吸困难，口唇发绀，半卧位

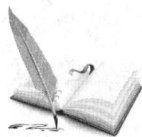

36. 采取"立即面罩吸氧，地塞米松静脉推注，罂粟碱静脉推注"后，病情因

    A. 治疗方案对症，症状逐渐缓解   B. 治疗方案错误，症状越来越重

    C. 治疗方案对症，立刻坐起   D. 治疗方案错误，立即死亡

    E. 治疗方案对症，症状均消失

37. 胎儿娩出 10 分钟后，胎盘胎膜娩出，20 分钟后，产妇阴道开始多量流血，3 分钟内出血达 500 ml，血液不凝，血压迅速下降。此时应首先考虑

    A. 会阴Ⅲ度裂伤伴活动性出血   B. 子宫破裂

    C. 子宫收缩乏力   D. 发生 DIC

    E. 胎盘粘连

38. 经用缩宫素、氨甲苯酸、地塞米松，输新鲜血、葡萄糖酐 40 和冻干健康人血浆及注射肝素和多巴胺等治疗，产妇仍处于昏睡状态，阴道流血不止，血不凝，血压降至 30/50 mmHg，心率 150 次/分。为了挽救产妇生命，应采取

    A. 结扎髂总动脉   B. 继续应用缩宫素和输新鲜血

    C. 子宫纱布条填塞   D. 输新鲜血同时切除子宫

    E. 按摩子宫

【X 型题】

39. 分娩期产妇，一旦发现先兆子宫破裂情况，首选的措施是

    A. 停止一切操作，抑制宫缩   B. 阴道助产，尽快结束分娩

    C. 立即通知值班医生   D. 备血，即刻术前准备

    E. 吸氧，开放静脉

40. 关于分娩时的子宫破裂，以下说法正确的是

    A. 子宫底迅速上升

    B. 大量阴道出血

    C. 宫缩更加强烈

    D. 子宫破裂后听不到胎心，也不能触摸到胎体

    E. 患者全腹部压痛、反跳痛

41. 初产妇，30 岁，38 周妊娠，宫口扩张至 5 cm 时胎膜自破，羊水量多，Ⅱ度混浊。胎心率 132 次/分，宫缩持续 60～70 秒，间隙 2～3 分钟，强度强，并有胎心率同步减慢，应如何处理

    A. 观察   B. 吸氧

    C. 立即剖宫产   D. 减弱宫缩

    E. 静脉滴注催产素

二、简答题

1. 如何预防子宫破裂？

2. 如何预防产后出血？

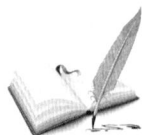

（付秀红）

第十三章 正常产褥

从胎盘娩出至产妇全身各器官(除乳腺外)恢复至正常未孕状态所需的一段时期,称为产褥期,通常为 6 周。

扫码"学一学"

第一节 产褥期母体变化

案例导入

经产妇,28 岁,产后一天,诉下腹部阵发性疼痛,喂奶时加剧。查体:体温 37.4℃,脉搏 80 次/分,呼吸 16 次/分,血压 110/80 mmHg,双乳房不胀,有少许乳淡黄色乳汁,宫底脐下 2 横指处,质硬,无压痛,恶露鲜红色,量如月经量,有血腥味,无臭味。

问题:
1. 该产妇下腹疼痛的原因是什么?
2. 根据该产妇的临床表现,应做何种处理?

一、生殖系统的变化

(一) 子宫

产褥期子宫变化最大。胎盘娩出后,子宫逐渐恢复至未孕状态的全过程,称为子宫复旧,一般需 6 周,主要变化有宫体肌纤维缩复及子宫内膜再生,同时还有子宫血管的变化、子宫下段和宫颈的复原等。

1. 子宫体肌纤维缩复 子宫复旧不是肌细胞数目减少,而是肌浆中蛋白质被分解排出致肌细胞缩小。随着宫体肌纤维不断缩复,子宫体积与重量均变小。子宫于产后 1 周缩小至约妊娠 12 周大小,在耻骨联合上方可扪及;产后 10 天降至盆腔内,腹部检查触不到宫底;6 周后子宫恢复至孕前大小。分娩结束时子宫重量约 1000 g;产后 6 周恢复至 50 g 左右。

2. 子宫内膜再生 胎盘附着处子宫内膜于产后 6 周全部修复,其余内膜约于产后第 3

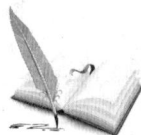

周修复。

3. 子宫血管变化 胎盘娩出后，胎盘附着面立即缩小，面积仅为原来一半，子宫复旧使开放的螺旋动脉及静脉窦压缩变窄，数小时后血管内形成血栓使出血量减少至停止。胎盘附着面复旧不良可导致晚期产后出血。

4. 子宫下段及宫颈变化 子宫下段肌纤维缩复使其逐渐恢复为未孕时的子宫峡部。产后 1 周宫颈内口关闭，宫颈管复原；产后 4 周宫颈恢复至未孕状态。分娩时宫颈外口 3 点、9 点处常发生轻度裂伤，使初产妇的宫颈外口由未产型（圆形）变成已产型（"一"字形）。

（二）阴道

产褥期阴道壁肌张力逐渐恢复，阴道腔逐渐缩小，阴道黏膜皱襞约于产后 3 周重新显现，但阴道在产褥期结束时并不能完全恢复至未孕时状态。

（三）外阴

分娩后外阴轻度水肿，于产后 2~3 天内自行消退。会阴部轻度撕裂或会阴切口缝合后，于产后 3~4 天愈合。处女膜于分娩时撕裂形成处女膜痕。

（四）盆底组织

分娩可使盆底组织弹性减弱，常伴有盆底肌纤维的部分撕裂。若产褥期加强盆底肌肉锻炼，可使其恢复至未孕状态。若盆底组织发生严重撕裂，产褥期又过早参加重体力劳动，可致阴道壁脱垂及子宫脱垂。

二、乳房的变化

产后乳房最主要的变化是泌乳。分娩后体内胎盘生乳素、雌激素、孕激素水平急剧下降，解除了对垂体泌乳素功能的抑制，乳腺开始泌乳。尽管垂体泌乳素是泌乳的基础，但以后乳汁分泌很大程度依赖哺乳时的吸吮刺激。婴儿吸吮乳头，不仅可促进乳汁分泌，还能刺激缩宫素释放，使乳腺腺泡周围的肌上皮收缩，使乳汁喷出，称为喷乳反射。吸吮是保持泌乳的关键环节。不断排空乳房是维持乳汁分泌的重要条件。乳汁分泌量还与产妇睡眠、营养、情绪及健康状况密切相关。产后 7 天内分泌的乳汁为初乳（colostrum），呈淡黄色、质稠、富含蛋白质及矿物质，还含有多种抗体，尤其是分泌型 IgA，脂肪及乳糖含量较少，极易消化，是新生儿早期最理想的天然食物。此后 4 周内的乳汁逐渐成为成熟乳，蛋白质含量减少，脂肪及乳糖含量增多。初乳及成熟乳均含大量抗体，可提高新生儿抵抗力；含有的维生素、矿物质及各种酶，对新生儿生长发育起重要作用。多数药物可经母血渗入乳汁，故哺乳期妇女用药时，必须考虑该药物是否对新生儿产生不良影响。

三、血液及循环系统的变化

由于子宫缩复，子宫胎盘循环停止，大量血液从子宫涌入产妇体循环，同时妊娠期潴留的组织间液重吸收，故产后 72 小时内，产妇循环血量增加 15%~25%，需预防发生心衰。循环血量于产后 2~3 周恢复至未孕状态。

产褥早期血液仍处于高凝状态，利于胎盘剥离创面形成血栓以减少产后出血量。产后 2~4 周内凝血酶、凝血酶原、血纤维蛋白原降至正常。产后 1 周左右血红蛋白回升。产褥

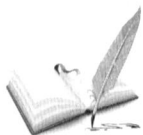

早期白细胞总数仍较高，可达（15～30）×10^9/L，1～2周恢复正常。淋巴细胞稍减少，中性粒细胞及血小板数增多，产后3～4周红细胞沉降率降至正常。

四、消化系统的变化

产后活动减少，腹肌及盆底组织松弛，肠蠕动减弱，容易引起便秘。产后1～2天内常感口渴，喜进流食或半流食，以后逐渐好转。

五、泌尿系统的变化

妊娠期潴留在体内的水分，在产褥期迅速排出，故产后1周内尿量增多。妊娠期发生的肾盂及输尿管扩张于产后2～8周恢复正常。产褥期尤其在产后24小时内，因膀胱肌张力降低，敏感性降低，加之外阴切口疼痛、器械助产、不习惯卧床排尿、麻醉等，均可增加尿潴留的发生。

六、内分泌系统的变化

产后1周，雌、孕激素降至未孕水平。胎盘生乳素于产后6小时不能测出。催乳素水平与是否哺乳有关，哺乳产妇的催乳素下降，但仍高于未孕时水平；未哺乳者于产后2周降至未孕水平。

月经复潮及排卵功能恢复受哺乳影响。未哺乳产妇通常于产后6～10周月经复潮，于产后10周左右恢复排卵；哺乳产妇月经复潮时间延迟，部分哺乳产妇哺乳期间月经一直不复潮，平均于产后4～6个月恢复排卵。产后较晚恢复月经者，首次月经来潮前多有排卵，故哺乳产妇未见月经来潮却有受孕的可能。

七、腹壁的变化

妊娠期间出现的下腹正中线的色素沉着，在产褥期逐渐消退。紫红色的妊娠纹变成银白色妊娠纹。腹壁肌肉受妊娠子宫的影响，使肌纤维断裂，腹直肌呈不同程度分离，故产后腹壁松弛，腹壁紧张度的恢复需6～8周。

> **考点提示**
> 1. 子宫复旧时间及主要变化。
> 2. 产褥期血容量的变化。

第二节　产褥期临床表现

产妇在产褥期的临床表现属于生理性变化。

一、生命体征

1. **体温**　产后的体温多数在正常范围。在产后24小时内部分略有升高，一般不超过38℃，于24小时内自行恢复，可能与分娩时过度疲劳有关。在产后3～4天内由于泌乳，乳房胀痛，体温可达38℃以上，一般持续10小时左右即下降，不属病态，但需排除其他原因特别是感染引起的发热。

2. **脉搏**　产后脉搏略缓慢，每分钟为60～70次，与子宫胎盘循环停止及卧床休息等因

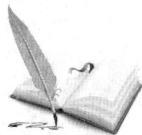

素有关，于产后 1 周恢复正常。

3. 呼吸 产后由于腹压减低，膈肌下降，故呼吸深且慢，每分钟 14 ~ 16 次。

二、子宫复旧

胎盘娩出后，子宫因收缩呈圆形且质地较硬，宫底降至脐下一指。产后第 1 天略升至平脐，以后每天下降 1 ~ 2 cm，于产后 10 天降至盆腔内。

三、产后宫缩痛

产褥早期因宫缩引起的下腹部阵发性剧烈疼痛，称为产后宫缩痛。产后 1 ~ 2 天出现，持续 2 ~ 3 天自然消失，多见于经产妇。哺乳时反射性缩宫素分泌增多使疼痛加重，一般不需特殊用药。

四、恶露

恶露指产后自阴道排出的分泌物，内含血液、坏死的蜕膜组织及宫颈黏液等。正常恶露有血腥味，无臭味，持续 4 ~ 6 周，总量为 250 ~ 500 ml。根据恶露的颜色、内容物及时间不同，可分为以下几种。

1. 血性恶露 含大量血液，色鲜红、量多，有时伴有小血块，持续 3 ~ 4 天后变为浆液恶露。

2. 浆液性恶露 含多量浆液，色淡红，持续 10 天左右，浆液逐渐减少，白细胞增多，变为白色恶露。

3. 白色恶露 色较白，黏稠，含大量白细胞、坏死蜕膜细胞及细菌等，持续约 3 周干净。

若子宫复旧不全或宫腔内残留多量胎膜、胎盘或合并感染时，恶露增多，血性恶露持续时间延长并有臭味。

> **考点提示**
>
> 1. 宫缩痛的原因及处理。
> 2. 恶露的概念及特征。

五、褥汗

产后一周内皮肤排泄功能旺盛，排出大量汗液，夜间睡眠与初醒时更明显，不属病态。

第三节 产褥期处理及保健

一、产褥期处理

(一) 产后 2 小时处理

产后 2 小时极易发生严重并发症，如产后出血、心力衰竭、子痫等，故产妇产后应留在产房内观察 2 小时，严密观察生命体征、子宫收缩情况、宫底高度、膀胱充盈情况、肛门坠胀感、会阴切口情况及阴道流血量。最好将弯盘或吸血垫置于产妇臀下收集阴道流血量。若发现宫缩乏力，应按摩子宫并肌内注射子宫收缩剂（缩宫素、米索前列醇或麦角新

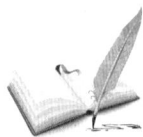

碱）。若阴道流血量虽不多，但子宫收缩不良、宫底上升者，提示宫腔内有积血，应挤压宫底排出积血，同时给予子宫收缩剂；若产妇自觉肛门坠胀，多有阴道后壁血肿，应行肛查确诊后予以及时处理。在此期间还应协助产妇首次哺乳。若产后 2 小时一切正常，将产妇与新生儿送回病室，加强巡视。

（二）饮食

产后 1 小时进流食或清淡半流食，以后可逐渐进普食。哺乳者应多食高蛋白、热量丰富的食物，并适当补充维生素与铁剂。

（三）排尿与排便

应让产妇于产后 4 小时内排尿。若排尿困难可选用以下方法，预防尿潴留：①用热水熏洗外阴，温开水冲洗尿道外口周围，热敷下腹部，按摩膀胱；②针刺关元穴、三阴交等穴位；③肌内注射甲硫酸新斯的明 1 mg，兴奋膀胱逼尿肌促其排尿；④导尿，留置导尿管 1~2 天，并予以抗生素预防感染。产褥期容易发生便秘，与产妇卧床较多、活动少、肠蠕动减弱、腹直肌及盆底肌松弛有关，应鼓励产妇多吃蔬菜及早日下床活动，也可服缓泻剂、开塞露塞肛或肥皂水灌肠。

（四）观察子宫复旧及恶露

产后每日同一时间测量子宫高度，以了解子宫复旧情况。测量前应嘱产妇排尿，并先按摩子宫使其收缩后，再测耻骨联合上缘距子宫底的距离。每日应观察恶露的量、颜色、气味。若子宫复旧不良，恶露增多，色红且持续时间延长，应给予子宫收缩剂如缩宫素、益母草颗粒等。若恶露有腐臭味且子宫压痛，提示合并感染，应给予广谱抗生素控制感染。

（五）会阴处理

保持外阴清洁以防感染。会阴有缝线者，应每日检查伤口周围有无红肿、硬结及分泌物等。用 0.05% 聚维酮碘液擦洗外阴，2~3 次/日，擦洗原则为由上至下，由内向外，会阴切口单独擦洗。会阴部水肿者可用 50% 硫酸镁溶液湿热敷。按裂伤程度及愈合情况在产后 3~5 天内拆线。若伤口感染，应提前拆线引流或行扩创处理，定时换药。

（六）观察情绪变化

产妇妊娠与分娩时的经历、对新生儿性别的期待、对哺育新生儿的担心、产褥期的不适等，均可造成产妇情绪的不稳定，尤其在产后 3~10 天，可表现为易哭、易激惹、忧虑、不安、喜怒无常及轻度抑郁等。应帮助产妇减轻身体不适，并予以精神关怀、安慰和鼓励，使其恢复自信。严重抑郁者，需服抗抑郁药物。

（七）指导母乳喂养

提倡母乳喂养、按需哺乳。母婴同室，早接触、早吸吮。

1. 母乳喂养的优点 ①温度适宜，方便喂养；②提供合理营养，促进发育；③提高免疫力；④有助于牙齿的发育及保护；⑤通过频繁接触，增进母子感情；⑥吸吮刺激产生缩宫素，以减少产后出血；⑦降低母亲患卵巢癌、乳腺癌的危险性；⑧哺乳期闭经，有助于产后恢复、延长生育间隔。

2. 指导哺乳 于产后半小时内开始哺乳。新生儿的需要及乳母感到奶胀决定哺乳时间及频率。哺乳前，母亲洗手后用温开水清洁乳房及乳头，母亲及婴儿均选择最舒适的体位

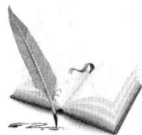

进行哺乳。母亲一手拇指置于乳房上方，其余四指置于乳房下方，将乳头及大部分乳晕放入新生儿口中，用手托起乳房以防止乳房堵住新生儿鼻孔。吸空一侧乳房后再让新生儿吸吮另侧乳房。哺乳后，抱起新生儿轻拍其背部1~2分钟，排出胃内空气以防吐奶。

3. 哺乳期间可能出现的情况及处理

（1）乳胀　若发生乳胀、乳腺管不通使乳房过胀而呈硬结时，应增加哺乳次数，也可热敷、按摩乳房，再行挤奶，疏通乳腺管。

（2）催乳　若乳汁不足，应鼓励产妇树立母乳喂养的信心，指导产妇哺乳方法，每次喂奶后，要把乳房剩余的乳汁排空，注意营养和睡眠，可服中药（黄芪、当归、王不留行、穿山甲、漏芦、瓜蒌、白芷）催乳，也可针刺膻中穴、外关穴、少泽穴等穴位。

（3）退奶　因疾病或其他原因不能哺乳者，在产后24小时开始回奶，最简单的方法是停止哺乳，不排空乳房，少食汤汁。其他的退奶方法有：①生麦芽60~90 g，用水煎服，1剂/天，连服3~5天；②芒硝250 g，分装两纱布袋内，敷于两乳房，湿硬时更换；③维生素B$_6$ 200 mg，口服，每天2~3次，连服5~7天。目前不推荐用雌激素或溴隐停退乳。

（4）乳头皲裂　轻者可继续哺乳，哺乳前湿热敷3~5分钟，挤出少许乳汁使乳晕变软，使新生儿含吮乳头及大部分乳晕，哺乳后挤少许乳汁涂于乳头及乳晕上，短暂暴露使其干燥。重者应停止哺乳，可挤出或用吸乳器吸出乳汁后喂给新生儿。

> **知识链接**
>
> **成功哺喂母乳的征象**
>
> 婴儿在吸吮母乳时喉咙处有吞咽动作；喂奶完毕后测试婴儿无寻乳反射；每日的尿片至少有6~8次尿湿的记录；体重有增加的情形。

二、产褥期保健

产褥期保健的目的是防止产后出血、感染等并发症产生，促进产后机体生理功能恢复。

1. 饮食起居　饮食合理，保持身体清洁，注意休息，至少3周后才能进行较重家务劳动，居室应清洁通风。

2. 适当活动及盆底功能锻炼　产后尽早适当活动，经阴道自然分娩的产妇，产后6~12小时内即可起床轻微活动，于产后第2天可在室内随意走动，行会阴切开或剖宫产的产妇，可适当推迟活动时间。产后适当活动及做产后健身操，避免负重劳动或蹲位活动，有利于促进腹壁、盆底肌肉张力的恢复，防止尿失禁、膀胱直肠壁膨出及子宫脱垂；预防血栓性静脉炎；促进肠胃蠕动，增进食欲和预防便秘。

3. 计划生育指导　产褥期内禁性交。恢复性生活者应采取避孕措施，哺乳者用工具避孕为宜，不哺乳者可采取工具法避孕或口服避孕药。

4. 产后访视　社区医疗保健人员于产妇出院后3天、14天及28天行3次产后访视，了解产妇与新生儿健康状况，内容包括：①了解产妇睡眠、饮食及心理状况；②检查两乳房并了解哺乳情况；③观察子宫复旧及恶露

> **考点提示**
>
> 1. 产后计划生育指导。
> 2. 母乳喂养注意事项。

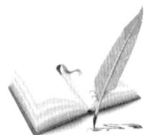

情况；④观察会阴切口、剖宫产切口等。

5. 产后检查 产后 42 天，产妇应到医院常规随访。①全身检查：测脉搏、血压，查血、尿常规并了解哺乳情况，有内科合并症或产科合并症者应做相应检查；②妇科检查：观察生殖器复旧情况，盆底肌肉的托力。还应带婴儿到医院做一次全面检查。

本章小结

产褥期机体各个系统均发生变化，恢复或接近孕前状态。产褥期最大的变化是子宫复旧。产后恶露的颜色及内容物随时间而变化，一般持续 4~6 周。产后 2 小时是严重并发症的高发时期，应留在产房严密观察。产后 72 小时，产妇循环血量显著增加，需预防发生心衰。

目标检测

一、选择题

【A1 型题】

1. 下列关于产褥期的描述，正确的是

    A. 从胎儿娩出到全身各器官恢复正常

    B. 从第二产程到生殖器官恢复正常

    C. 从胎儿娩出到生殖器官恢复正常

    D. 从胎盘娩出至产妇全身各器官（除乳腺外）恢复至正常未孕状态

    E. 从胎儿娩出到恶露干净

扫码"练一练"

2. 下列关于产褥期的临床表现，正确的是

    A. 产后脉搏一般偏快　　　　　　B. 产后第 1 天子宫底平脐

    C. 产后 10 天内血性恶露　　　　　D. 产后呼吸浅快

    E. 产后 24 小时内体温超过 38℃属正常

3. 胎盘附着部位的子宫内膜完全修复时间是产后

    A. 3 周　　　　　　　　　　　　B. 4 周

    C. 5 周　　　　　　　　　　　　D. 6 周

    E. 8 周

4. 关于产褥期血液系统的变化，下列说法正确的是

    A. 产褥早期血液仍处于低凝状态

    B. 血沉于产后 1~2 周降至正常

    C. 红细胞计数和血红蛋白值逐渐增多

    D. 白细胞数于产褥早期较低

    E. 血小板减少

5. 产后何时在耻骨联合上方扪不到宫底

    A. 2 天　　　　　　　　　　　　B. 10 天

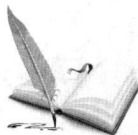

C. 6 周   D. 7 天

E. 4 周

6. 产后血性恶露一般持续

    A. 9~10 天   B. 7~8 天

    C. 5~6 天   D. 3~4 天

    E. 1~2 天

7. 有关产后恢复排卵时间的描述，正确的是

    A. 哺乳产妇在产后 2~4 个月   B. 哺乳产妇在产后 6~8 个月

    C. 哺乳产妇约在产后 10 周   D. 不哺乳产妇约在产后 12 周

    E. 不哺乳产妇约在产后 10 周

8. 产妇产后 4~6 小时应排尿的原因是

    A. 有利于伤口恢复   B. 有利于产妇舒适

    C. 有利于产妇活动   D. 有利于子宫收缩

    E. 有利于乳汁分泌

9. 可以进行产后锻炼的时间是

    A. 产后第 1 天   B. 产后第 2 天

    C. 产后第 3 天   D. 产后第 4 天

    E. 产后第 5 天

10. 下列说法不正确的是

    A. 产后生乳素分泌的抑制被解除

    B. 应用大量雌激素可促进乳汁分泌

    C. 缩宫素不影响乳汁分泌

    D. 心脏病产妇容易在产后 72 小时内发生心力衰竭

    E. 孕期乳腺发育是胎盘分泌的激素引起

二、简答题

1. 试述产褥期各器官的生理变化。

2. 试述产褥期妇女的临床表现及处理。

3. 如何做好产褥期妇女的健康教育及计划生育指导？

（谭 丽）

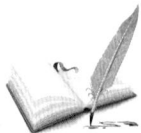

第十四章　异常产褥

产褥期母体各系统变化很大，但由于个体因素或其他原因，可能出现感染、出血、精神心理改变等异常情况，影响母体健康。

扫码"学一学"

第一节　产褥感染

👉 **案例导入**

产妇，自然分娩后 10 天，下腹痛伴发热 2 天，恶露多，血性，有臭味，来院就诊。体格检查：T 38.7℃，P 100 次/分，R 20 次/分，BP 110/60 mmHg，下腹压痛明显，双乳房无红肿压痛。妇科检查：阴道黏膜红肿，阴道内有少量脓血性分泌物，宫颈闭合，子宫拳头大小，质软，压痛（+），双附件未触及。

问题：

1. 该患者最可能的诊断是什么？
2. 应与哪些疾病相鉴别？
3. 应如何治疗和预防？

产褥感染（puerperal infection）是指分娩及产褥期生殖道受病原体侵袭，引起局部或全身感染，其发病率6%。产褥病率（puerperal morbidity）是指分娩24小时以后的10天内，每天用口表测量体温4次，间隔时间4小时，有2次体温≥38℃者。产褥病率常由产褥感染引起，但也包括由生殖道以外的急性乳腺炎、上呼吸道感染、泌尿系感染、血栓静脉炎、药物热等引起。产褥感染导致孕产妇死亡的原因之一。

一、病因

（一）诱因

妊娠和正常分娩通常不会增加感染机会。一旦有下列诱因存在即可造成产褥感染，如产妇体质虚弱、营养不良、孕期贫血、妊娠晚期性生活、胎膜早破、羊膜腔感染、慢性疾病、产科手术操作、产程延长、产前产后出血过多、多次宫颈检查等。

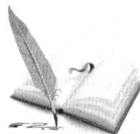

（二）病原体种类

孕期及产褥期生殖道内寄生大量需氧菌、厌氧菌、假丝酵母菌及支原体等，以厌氧菌为主，有些非致病菌在一定条件下可以致病。

1. 需氧性链球菌　是外源性产褥感染的主要致病菌。β-溶血性链球菌致病性最强，能产生致热外毒素与溶组织酶，使病变迅速扩散导致严重感染。其临床特点为发热早、寒战、体温 >38℃、心率快、腹胀、子宫复旧不良、子宫旁或附件区触痛，甚至并发败血症。

2. 厌氧革兰阳性球菌　消化链球菌和消化球菌存在于正常阴道中。当产道损伤、胎盘残留、局部组织坏死缺氧时，细菌迅速繁殖，若与大肠埃希菌混合感染，产生异常恶臭气味。

3. 大肠杆菌属　大肠埃希菌与其相关的革兰阴性杆菌、变形杆菌常寄生于阴道、会阴、尿道口周围，能产生内毒素，是菌血症和感染性休克最常见的病原菌，在不同环境对抗生素敏感性有很大差异。

4. 葡萄球菌　主要致病菌是金黄色葡萄球菌和表皮葡萄球菌。前者多为外源性感染，容易引起伤口严重感染，因能产生青霉素酶，易对青霉素耐药。后者存在于阴道菌群中，引起的感染较轻。

5. 类杆菌属　为一组厌氧的革兰阴性杆菌，有加速血液凝固特点，引起感染邻近部位的血栓性静脉炎。

6. 厌氧芽孢梭菌　主要是产气荚膜梭菌，产生外毒素，毒素可溶解蛋白质而能产气及溶血。产气荚膜梭菌引起感染，轻者为子宫内膜炎、腹膜炎、败血症，重者引起溶血、黄疸、血红蛋白尿、急性肾衰竭、循环衰竭、气性坏疽而死亡。

7. 支原体　解脲支原体及人型支原体均可在女性生殖道内寄生，引起生殖道感染，其感染多无明显症状，临床表现轻。

8. 其他　沙眼衣原体、淋病奈瑟菌均可导致产褥感染。

（三）感染途径

1. 外源性感染　由被污染衣物、各种器械、用具等引起的感染。

2. 内源性感染　寄生于正常孕妇生殖道的病原体多数并不致病，当抵抗力降低和（或）细菌数量、毒力增加等感染诱因出现时，由非致病菌转化为致病菌而引起感染。内源性感染不仅可导致产褥感染，而且还能通过胎盘、胎膜、羊水间接感染胎儿，导致流产、早产、胎儿生长受限、胎膜早破、死胎等。

二、病理及临床表现

发热、疼痛、异常恶露为产褥感染的三大主要症状。产褥早期发热的最常见原因是脱水，但若在 2~3 天低热后突然出现高热，应考虑感染可能。由于感染部位、程度、扩散范围不同，临床表现也不同。依感染发生部位分为会阴、阴道、宫颈、腹部伤口、子宫切口局部感染，急性子宫内膜炎，急性盆腔结缔组织炎，腹膜炎，血栓静脉炎，脓毒血症及败血症等。

1. 急性外阴、阴道、宫颈炎　分娩时会阴部损伤或手术产导致感染，以葡萄球菌、大肠埃希菌感染为主。表现为会阴部疼痛，坐位困难，局部伤口红、肿、发硬、裂开，压痛明显，脓性分泌物流出，可出现低热。阴道裂伤及挫伤感染表现为黏膜充血、水肿、溃疡、

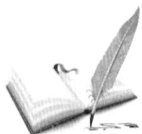

脓性分泌物增多。感染部位较深时，可引起阴道旁结缔组织炎。宫颈裂伤感染向深部蔓延，可达宫旁组织，引起盆腔结缔组织炎。

2. 急性子宫内膜炎、子宫肌炎　病原体经胎盘剥离面侵入，扩散至子宫蜕膜层称为子宫内膜炎，侵入子宫肌层称为子宫肌炎，两者常伴发。阴道手术助产、剖宫产、产程延长是引起产后急性子宫内膜炎、子宫肌炎的主要原因。若为子宫内膜炎，则子宫内膜充血、坏死，阴道内有大量脓性分泌物，浑浊有臭味。若为子宫肌炎，则腹痛，恶露增多呈脓性，子宫压痛明显、复旧不良，可伴发高热、寒战、头痛，白细胞明显增高等全身感染症状。

3. 急性盆腔结缔组织炎、急性输卵管炎　病原体沿宫旁淋巴和血行达宫旁组织，出现急性炎性反应而形成炎性包块，同时波及输卵管，形成急性输卵管炎。临床表现下腹痛、肛门坠胀，可伴寒战、高热、脉速、头痛等全身症状。体征为下腹明显压痛、反跳痛、肌紧张；宫旁一侧或两侧结缔组织增厚、压痛和（或）触及炎性包块，严重者整个盆腔形成"冰冻骨盆"。淋病奈瑟菌沿生殖道黏膜上行感染，达输卵管与盆腹腔，形成脓肿后，高热不退。患者白细胞持续增高，中性粒细胞明显增多，核左移。

4. 急性盆腔腹膜炎及弥漫性腹膜炎　炎症继续发展，扩散至子宫浆膜，形成盆腔腹膜炎。继而发展成弥漫性腹膜炎，全身中毒症状明显，高热、恶心、呕吐、腹胀，触诊时下腹部明显压痛、反跳痛。腹膜面分泌大量炎性渗出，纤维蛋白覆盖引起肠粘连，也可积聚在直肠子宫陷凹形成局限性脓肿，若脓肿波及肠管与膀胱，可出现腹泻、里急后重与排尿困难。急性期治疗不彻底可发展成盆腔炎性疾病后遗症，导致不孕。

5. 血栓静脉炎　盆腔内血栓静脉炎来源于胎盘剥离面感染，常侵及子宫静脉、卵巢静脉、髂内静脉、髂总静脉及阴道静脉，厌氧菌为常见病原体。病变单侧居多，产后1～2周多见，表现为寒战、高热，症状可持续数周或反复发作。由于病变部位较深，无典型的阳性体征，局部检查不易与盆腔结缔组织炎鉴别。下肢血栓静脉炎，病变多在股静脉、腘静脉及大隐静脉，多继发于盆腔静脉炎。产后2～3周出现寒战、高热，下肢持续性疼痛，局部静脉压痛或触及硬索状，使血液回流受阻，引起下肢水肿，皮肤发白，习称"股白肿"。病变轻时无明显阳性体征，彩色多普勒超声检查可协助诊断。

6. 脓毒血症及败血症　感染血栓脱落进入血循环可引起脓毒血症，随后可并发感染性休克和迁徙性脓肿（肺脓肿、左肾脓肿）。若病原体大量进入血循环并繁殖形成败血症，表现为持续高热、寒战、全身明显中毒症状，可危及生命。

三、诊断及鉴别诊断

（一）诊断

1. 详细询问病史及分娩全过程　对产后发热者，需排除引起产褥病率的其他疾病。

2. 全身及局部检查　仔细检查腹部、盆腔及会阴伤口，确定感染部位和严重程度。

3. 辅助检查　B型超声、彩色多普勒超声、CT、磁共振成像等辅助检查有助于对感染形成的炎性包块、脓肿做出定位、定性诊断。检测血清C反应蛋白 >8 mg/L，有助于早期诊断感染。

4. 确定病原体　通过宫腔分泌物、脓肿穿刺物、阴道后穹隆穿刺物做细菌培养和药物敏感试验，必要时需血培养和厌氧菌培养。病原体抗原和特异抗体检测可以作为快速确定

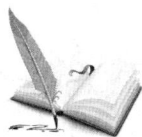

病原体的方法。

（二）鉴别诊断

主要与上呼吸道感染、急性乳腺炎、泌尿系统感染、产褥中暑相鉴别。

四、治疗

1. 加强营养　增强全身抵抗力，纠正水、电解质失衡。病情严重或贫血者，多次少量输新鲜血或血浆。取半卧位使炎症局限于盆腔并利于恶露引流。

2. 切开引流　会阴伤口或腹部切口感染，及时行切开引流术；疑盆腔脓肿可经腹或阴道后穹隆切开引流。

3. 胎盘胎膜残留处理　抗感染同时，清除宫腔内残留物。急性感染伴高热者，应有效控制感染，体温下降后再彻底刮宫，避免因刮宫引起感染扩散和子宫穿孔。

4. 应用抗生素　抗生素使用原则为广谱、联合、足量、静脉、彻底。未能确定病原体时，应根据临床表现及临床经验选用广谱高效抗生素，然后根据细菌培养和药敏试验结果调整抗生素种类和剂量。中毒症状严重者，短期加用肾上腺皮质激素，提高机体应激能力。

5. 血栓性静脉炎治疗　在应用大量抗生素同时，可加用肝素，即 150U／（kg·d）肝素加入 5% 葡萄糖注射液 500 ml 静脉滴注，每 6 小时一次，体温下降后改为每天 2 次，连用 4～7 天；尿激酶 40 万 U 加入 0.9% 氯化钠注射液或 5% 葡萄糖注射液 500 ml，静脉滴注 10 天。用药期间监测凝血功能。口服双香豆素、阿司匹林等，也可用活血化瘀的中药治疗。

6. 手术治疗　子宫感染严重，经积极治疗无效，炎症继续扩展，出现不能控制的出血、败血症或脓毒血症时，应及时行子宫切除术，清除感染源，抢救患者生命。

六、预防

加强孕期卫生宣传。妊娠最后 2 个月避免性生活及盆浴。加强营养，增强体质，时治疗外阴阴道炎及宫颈炎等慢性疾病和并发症。避免胎膜早破、滞产、产道损伤与产后出血。消毒产妇用物，接产过程应严格无菌操作，正确掌握手术指征，保持外阴清洁。必要时给予广谱抗生素预防感染。

> **考点提示**
>
> 产褥感染的主要症状，治疗原则及抗生素使用原则。

第二节　晚期产后出血

分娩 24 小时后，在产褥期内发生的子宫大量出血，称为晚期产后出血（late puerperal hemorrhage）。以产后 1～2 周最常见，有部分迟至产后 2 月余发病。表现为阴道持续或间断流血，少量或中等量；有时出现急骤大量出血，有血凝块排出。产妇多伴有寒战、低热，常因失血过多导致贫血或失血性休克。

一、病因与临床表现

1. 胎盘、胎膜残留　为阴道分娩最常见的原因，多发生在产后 10 天左右。残留胎盘组

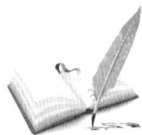

织发生变性、坏死、机化，形成胎盘息肉，当坏死组织脱落时，暴露出基底部血管，引起大量出血。临床表现为血性恶露持续时间延长，随后反复出血或突然大量流血。检查发现子宫复旧不全，宫口松弛，可见残留组织。

2. 蜕膜残留 蜕膜多在产后一周内脱落，并随恶露排出。若蜕膜因剥离不全而长时间残留，可影响子宫复旧，继发子宫内膜炎症，引起晚期产后出血。临床表现与胎盘残留不易鉴别，宫腔刮出物病理检查可见坏死蜕膜，但不见绒毛。

3. 子宫胎盘附着面复旧不全 胎盘娩出后其附着面血管即有血栓形成，继而血栓机化，出现玻璃样变，血管上皮增厚，管腔变窄、堵塞。胎盘附着部边缘有内膜向内生长，子宫内膜修复，此过程需 6 ~ 8 周。若胎盘附着面复旧不全，可引起血栓脱落，血窦重新开放，导致子宫出血。多发生在产后 2 周左右，表现为突然大量阴道流血，检查发现子宫大而软，宫口松弛，阴道及宫口有血块堵塞。

4. 感染 常见于子宫内膜炎症，感染引起胎盘附着面复旧不良和子宫收缩欠佳，血窦关闭不全导致子宫出血。

5. 剖宫产术后子宫伤口裂开 多见于子宫下段剖宫产横切口两侧端。引起切口愈合不良造成出血的原因主要有：术中止血不良，形成局部血肿或局部感染致切口不愈合；横切口选择过低或过高；缝合技术不当；切口感染等。上述因素均可因肠线溶解脱落，血窦重新开放，出现大量阴道流血，甚至引起休克，多发生在术后 2 ~ 3 周。

6. 其他 产后子宫滋养细胞肿瘤、子宫黏膜下肌瘤等均可引起晚期产后出血。

二、诊断

（一）病史

阴道分娩者，应注意产程进展及产后恶露变化，有无反复或突然阴道流血病史；若为剖宫产，应了解手术指征、术式及术后恢复情况。

（二）症状和体征

1. 症状

（1）阴道流血 胎盘胎膜残留、蜕膜残留引起的阴道流血多在产后 10 天发生。胎盘附着部位复旧不良常发生在产后 2 周左右，可反复多次阴道流血，也可突然大量阴道流血。剖宫产子宫切口裂开或愈合不良所致的阴道流血多在术后 2 ~ 3 周发生，常常是子宫突然大量出血，可导致失血性休克。

（2）腹痛和发热 常合并感染，伴恶露增加，有恶臭。

（3）全身症状 继发性贫血，严重者因失血性休克危及生命。

2. 体征 子宫复旧不佳可扪及子宫增大、变软，宫口松弛，有时可触及残留组织和血块，伴有感染者子宫明显压痛。

（三）辅助检查

1. 血常规检查 了解贫血和感染情况。

2. 超声检查 了解子宫大小、宫腔有无残留物及子宫切口愈合情况。

3. 病原菌和药敏试验 选择有效广谱抗生素。

4. 血 β‑HCG 测定 有助于排除胎盘残留及绒毛膜癌。

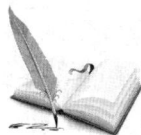

5. 病理检查 宫腔刮出物或切除子宫标本应送病理检查。

三、治疗

1. 少量或中等量阴道流血 应给予广谱抗生素、子宫收缩剂及支持疗法。

2. 疑有胎盘、胎膜、蜕膜残留或胎盘附着部位复旧不全 在静脉通道输液、备血及准备手术的条件下刮宫，操作应轻柔，以防子宫穿孔。刮出物应送病理检查，以明确诊断。术后继续给予抗生素及子宫收缩剂。

3. 疑剖宫产子宫切口裂开 少量阴道流血应住院密切观察病情变化，给予广谱抗生素及支持疗法；多量阴道流血，可行剖腹探查。若切口周围组织坏死范围小、炎症反应轻微，可行清创缝合及髂内动脉、子宫动脉结扎止血或行髂内动脉栓塞术。若组织坏死范围大，酌情行低位子宫次全切除术或子宫全切除术。

4. 肿瘤引起的阴道流血 应做相应处理。

四、预防

剖宫产时合理选择切口，避免子宫下段横切口两侧角部撕裂及合理缝合。产后应仔细检查胎盘、胎膜，若有残缺，应及时取出；不能排除胎盘残留时，应探查宫腔。术后应用抗生素预防感染，同时给予中药治疗，促进子宫复旧，减少晚期子宫出血的发生。

> **考点提示**
>
> 晚期产后出血的病因及临床表现。

第三节 产褥期抑郁症

产妇在产褥期间出现抑郁症状，称为产褥期抑郁症（postpartum depression，PPD），是产褥期精神综合征最常见的一种类型。主要表现为持续和严重的情绪低落、主动性下降、失眠、悲观等症候，甚至影响其对新生儿的照料能力。国外报道其发病率为30%，多在产后2周内出现症状。

一、临床表现

主要表现有：①情绪改变。心情压抑、沮丧、情绪淡漠，甚至焦虑、恐惧、易怒，夜间加重；有时表现为孤独、不愿见人或伤心、流泪。②自我评价降低。自暴自弃、自罪感，对身边的人充满敌意，与家人关系不协调。③创造性思维受损，主动性降低。④对生活缺乏信心，觉得生活无意义，出现厌食、睡眠障碍、易疲倦、性欲减退等表现。严重者甚至绝望，出现自杀或杀婴倾向，有时陷于错乱或昏睡状态。

二、诊断

产褥期抑郁症至今尚无统一的诊断标准。多采用《精神疾病的诊断与统计手册》（美国精神学会，1994 年）制定的产褥期抑郁症诊断标准，具体内容如下。

（一）在产后 2 周内出现下列 5 条或 5 条以上的症状，必须具备 1、2 两条

1. 情绪抑郁

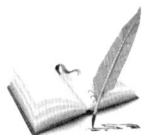

2. 对全部或多数活动明显缺乏兴趣或愉悦

3. 体重显著下降或增加

4. 失眠或睡眠过度

5. 精神运动性兴奋或阻滞

6. 疲劳或乏力

7. 遇事均感毫无意义或有自罪感

8. 思维能力减退或注意力不集中

9. 反复出现想死亡的想法

（二）在产后 4 周内发病

三、治疗

治疗方案包括心理治疗和药物治疗。

1. 心理治疗 为重要的治疗手段。通过心理咨询，解除致病的心理因素（如婚姻关系紧张、想生男孩却生了女孩、既往有精神障碍史等）。对产褥期妇女多加关心和无微不至地照顾，尽量调整好家庭关系，指导产妇对情绪和生活进行自我调节，养成良好的睡眠习惯。

2. 药物治疗 适用于中毒抑郁症及心理治疗无效的患者。应在专科医师指导下用药，尽量选用不进入乳汁的抗抑郁药。首选 5 - 羟色胺再吸收抑制剂，如帕罗西汀、舍曲林、氟西汀等。也可选用三环类抗抑郁药如阿米替林。

四、预后

预后良好，约 70% 患者于 1 年内治愈，极少数患者持续 1 年以上。再次妊娠复发率约 20%。其下一代认知能力可能受一定影响。

> **考点提示**
>
> 产褥期抑郁症的临床表现。

本章小结

掌握产褥感染与产褥病率的概念。产褥病率常由产褥感染引起，但也包括生殖道以外炎症等。发热、疼痛、异常恶露为产褥感染的三大主要症状。抗生素使用原则为广谱、联合、足量、静脉、彻底。晚期产后出血指分娩 24 小时后到产褥期内发生的子宫大量出血，以产后 1~2 周最常见，胎盘、胎膜残留为阴道分娩最常见的原因，子宫切口愈合不良为剖宫产最常见原因。产褥期抑郁症是产褥期精神综合征最常见的一种，主要表现为情绪改变。

目标检测

一、选择题

【A1 型题】

1. 下列关于产褥感染的诱因中，说法错误的是

扫码"练一练"

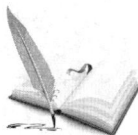

A. 分娩破坏女性生殖道自然防御功能

B. 妊娠末期性交、盆浴

C. 产妇体质虚弱、营养不良

D. 产程过长

E. 催产素的使用

2. 引起外源性产褥感染最常见的病原菌是

    A. 产气荚膜杆菌   B. 大肠埃希菌

    C. 厌氧性链球菌   D. β-溶血性链球菌

    E. 金黄色葡萄球菌

3. 有关产褥感染的处理原则，下列说法错误的是

    A. 选用有效的抗生素   B. 改善全身情况

    C. 半卧位以利引流   D. 禁用宫缩剂，避免感染扩散

    E. 胎盘残留者应控制感染后清宫

4. 导致产褥病率的主要原因是

    A. 手术切口感染   B. 乳腺炎

    C. 上呼吸道感染   D. 泌尿系感染

    E. 产褥感染

5. 产褥感染最常见的是

    A. 急性子宫内膜炎   B. 急性盆腔结缔组织炎

    C. 急性输卵管炎   D. 腹膜炎

    E. 血栓性静脉炎

6. 以下哪种因素不属于产褥感染的来源

    A. 产妇阴道或肠道的细菌   B. 妊娠末期性交

    C. 医务人员呼吸道   D. 产科手术器械

    E. 注射催产素

7. 下列严重的产褥感染可形成"冰冻骨盆"的是

    A. 急性子宫内膜炎   B. 急性子宫肌炎

    C. 急性输卵管炎   D. 急性盆腔结缔组织炎

    E. 急性盆腔腹膜炎

8. 下列不属于晚期产后出血原因的是

    A. 胎盘胎膜残留   B. 继发性子宫收缩乏力

    C. 胎盘附着面复旧不全   D. 胎盘附着面血栓脱落

    E. 剖宫产后子宫切口感染或裂开

9. 晚期产后出血多发生于产后

    A. 24~48 小时   B. 72 小时内

    C. 1~2 周   D. 4 周内

    E. 6 周

10. 产后抑郁症多发生于产后

    A. 2~4 天   B. 5~6 天

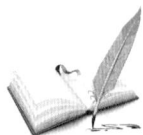

    C. 1~2 周   D. 2~4 周内

    E. 6 周

【A2 型题】

11. 某女，足月自然分娩后三天，出现下腹痛，体温正常，恶露多，有臭味，子宫底脐上 1 横指，子宫体软，本例应考虑为

    A. 急性子宫内膜炎   B. 急性子宫颈炎

    C. 急性盆腔结缔组织炎   D. 急性输卵管炎

    E. 急性盆腔腹膜炎

12. 某初产妇，顺产后发热 2 天，体温 37.8°C，恶露无臭味，宫体无压痛，两侧乳房胀，有硬结，会阴伤口愈合佳，考虑为

    A. 乳汁淤积   B. 会阴伤口感染

    C. 子宫内膜炎   D. 扁桃体炎

    E. 泌尿道炎

【A3/A4 型题】

(13~14 题共用题干) 某产妇产后 7 天，自觉下腹疼痛，恶露腥臭，子宫底位于脐上 2 横指，产时曾徒手剥离胎盘，体温 38℃，寒战、发热等。

13. 患者最可能的感染部位是

    A. 呼吸道   B. 泌尿系感染

    C. 生殖系   D. 乳腺炎

    E. 伤口感染

14. 该产妇可能的诊断是

    A. 子宫内膜炎   B. 输卵管炎

    C. 腹膜炎   D. 盆腔结缔组织炎

    E. 下肢栓塞性静脉炎

二、简答题

1. 产褥感染与产褥病率的定义是什么?

2. 产褥感染的病理及临床表现是什么?

3. 晚期产后出血常见的原因是什么?

(谭　丽)

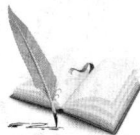

217

第十五章 妇科病史与检查

📖 **学习目标**

1. **掌握** 妇科临床实践的基本技能；双合诊和三合诊的检查方法。
2. **熟悉** 妇科患者常见症状及体征的诊断与鉴别诊断。
3. **了解** 妇科常用的辅助检查手段。

案例导入

患者，女，29岁，未婚，因"人流术后4周，下腹坠痛伴发热1天"入院。患者4周前诊断为早孕8周，于某门诊部行人流术，术后阴道少量出血10天后止，3天前有过性生活，1天前患者感下腹部疼痛，为下腹正中坠痛，伴恶心，未呕吐，伴发热，体温最高39.5℃，无阴道流血；白带呈黄色，脓性，稍有异味，无尿频、尿急、尿痛，无肛门坠胀及里急后重感，不伴腰酸。因疼痛难以忍受，遂入院就诊。患者自发病以来精神好，食欲睡眠差，大小便正常，体重无明显变化。平素月经周期规律，6/30天，量中等，无痛经，末次月经：12周前。未婚，G_3P_0，末次人流4周前。工具避孕。既往体健。

查体：T 39.8℃，P 110次/分，R 18次/分，BP 90/60 mmHg。急性病容，心、肺（−）。腹平坦，全腹有肌紧张，下腹正中压痛（＋），反跳痛（＋），肝、脾肋下未触及，未触及包块。移动性浊音（−）。

妇科检查：外阴已婚未产型，阴道畅，分泌物多，黄色较稀，有腥臭味，清洁度Ⅲ度，无滴虫；宫颈光滑，宫颈管内有脓性分泌物，宫颈举痛（＋）；子宫前位，正常大小，表面光滑，质中，活动可，痛（＋）；双附件区增厚，压痛（＋）；未触及包块。

辅助检查：WBC 15.1×10^9/L，RBC 4.03×10^{12}/L，Hb 124.0 g/L，中性分叶粒细胞85%，中性杆状粒细胞3%，淋巴细胞10%，单核细胞2%。尿妊娠试验（−）。B超示子宫大小正常，内膜线清晰，内膜厚8 mm，宫腔内未见残留，双附件未见异常。宫颈涂片未找到淋球菌。宫颈分泌物培养有金黄色葡萄球菌，血培养无细菌生长。

问题：

1. 该病例的病史特点是什么？
2. 该患者重要的全身及妇科检查是什么？
3. 该患者查体的主要发现是什么？

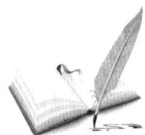

第一节　妇科病史

扫码"学一学"

妇科病史既是妇科医生搜集疾病资料的开端，也是临床思维的起点。真实全面的病史是初步诊断的重要根据之一。采集病史时不要遗漏各项细节内容。病史有严格的格式和项目内容，除了妇科检查之外，妇科病史和其他科病史基本上相同。包括以下内容。

一、一般项目

包括患者姓名、性别、年龄、民族（国籍）、婚姻状况、出生地、职业、入院日期、记录日期、病史陈述者、可靠程度。

二、主诉

是指促使患者就诊的主要症状（或体征）及持续时间。围绕主要症状或体征及其发生和经过的时限描述，突出重点。如有两项主诉，可按先后顺序列出。力求简明扼要，通常不超过20字。主诉一般采用症状学名称，除非有明确病理诊断，或者之前已经确诊某种疾病，需进一步治疗而住院外，尽量避免使用病名，如果主诉中出现诊断，需加双引号。妇科比较常见的主诉如绝经×年，阴道流血×天；停经××天，不规则阴道流血××天，下腹痛×天等。对于某些特殊情况，如患者就诊时无任何自觉症状，仅在妇科普查时发现子宫肌瘤，主诉可写为：普查发现"子宫肌瘤"××天。

三、现病史

通过详细询问病史，围绕主诉而展开的详细记录，是住院病史的核心部分，非常重要，主要体现妇科医生的逻辑思维和概括总结能力。内容包括患者本次疾病的发生、演变、诊疗等方面详细真实的情况，一般应按时间顺序书写。与其他临床科室一样，原则上包括以下7个方面。

1. 发病情况　发病时间、最初症状及其严重程度、发病诱因或病因。对于异常阴道出血，或者下腹痛等妇科情况，还需要简略描述患者的既往及近期的月经情况。对每一位妇科患者需记录末次月经情况（除某些特殊情况，如子宫已切除、原发闭经等）。

2. 主要症状特点及其发展变化情况　发病性质、部位、程度、持续时间，演变以及症状变化的可能原因。

3. 伴随症状　突出伴随症状与主要症状之间的关系及其演变等。

4. 发病后诊疗经过及结果　发病后何时、在何医院接受过哪些检查和治疗，详细写明手术情况或药物名称，结果如何。

5. 一般情况的变化　包括发病以来的一般情况，如情绪、精神、食欲、体重变化及大小便等有无改变。

6. 与疾病有鉴别意义的阴性症状　这部分可穿插于之前的症状特点或伴随症状部分，如腹痛时是否伴有发热，是否有恶心、呕吐等。

7. 诊疗经过　与本次发病有关的既往发病情况及其治疗经过。

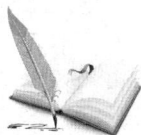

四、既往史

指患者过去的健康和疾病情况。内容包括既往一般健康状况、疾病史、传染病史、预防接种史、手术外伤史、输血史、药物过敏史及系统回顾等。对系统回顾应分段撰写，标题清楚、不可颠倒。若既往患有某一疾病，应写明疾病的名称、确诊单位及依据、确诊日期及治疗经过等。

五、月经史

需详细记录患者初潮年龄、月经周期、经期持续时间、经量多少及经期伴有症状，如是否有痛经等。如12岁初潮，月经周期28日，经期持续6日；可简写为12，6/28天。经量多少可描述每日需用卫生巾数，有无血块，是否伴有贫血等；经期伴随症状，包括有无下腹部疼痛、乳房胀痛、肢体水肿以及焦虑、情绪不稳定等。对于妇科患者，无论因何种症状就诊，均应询问末次月经（LMP）。若月经不规则，还应描述前次月经（PMP）。绝经后患者应问清绝经年龄，绝经后有无阴道流血、阴道分泌物情况或其他不适。

六、婚育史

结婚年龄及配偶情况等。生育情况包括足月产、早产、流产（包含人工流产及异位妊娠等）及现有子女数，如足月产1次、无早产、人工流产1次，现有子女1人，可简写为1－0－1－1。同时也应包括分娩过程中有无异常、计划生育情况等。

七、个人史

生活及居住情况，出生地及曾居留地区，有无烟酒嗜好。

八、家族史

父母、兄弟姐妹及子女等直系亲属中有无患与遗传有关疾病（糖尿病、肿瘤等）以及传染病等。

第二节　妇科检查

本部分与其他科室病史一样，需包含生命体征及所有系统情况，按内科诊断学标准循序书写。内容包括体温、脉搏、呼吸、血压，一般情况，皮肤、黏膜，全身浅表淋巴结，头部及其器官，颈部，胸部（胸廓、肺、心脏、血管等），腹部（肝、脾等），直肠、肛门，外生殖器（此部分在妇科检查处描述），脊柱，四肢，神经系统各常见重要反射等。记录时应按次序准确记录各项内容；与疾病有关的重要体征以及有鉴别意义的阴性体征均不应遗漏；不能用文字说明的可以用简图表示，并加以说明。

一、全身检查

测量体温、脉搏、呼吸及血压，必要时测量体重和身高。其他检查包括神志、精神状态、面容、体态、全身发育及毛发分布（是否有多毛或体毛稀少）情况、头部器官、颈

扫码"学一学"

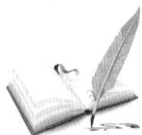

（注意甲状腺是否肿大）、乳房（对于青春期女性要注意其发育情况，观察局部皮肤有无凹陷，有无包块及乳头溢液）、心、肺、皮肤、浅表淋巴结（尤其是锁骨上和腹股沟浅淋巴结）、脊柱及四肢。

二、腹部检查

应在盆腔检查前进行。按视、触、叩、听的顺序进行描述。视诊观察腹部形状（腹平、隆起或呈蛙腹）；腹壁有无瘢痕、静脉曲张、妊娠纹；局部是否隆起等。触诊包括肝、脾有无增大或压痛；麦氏点情况；腹部软硬度，有无压痛、反跳痛或肌紧张；能否扪及异常包块，如有块物应描述其位置，大小（以 cm 表示）、形状、质地、活动度、表面是否光滑、有无压痛等。叩诊注意有无移动性浊音。听诊了解肠鸣音。对于妊娠女性应测量腹围，宫高，检查胎位、胎心率及估计胎儿大小等。

三、盆腔检查

盆腔检查又称妇科检查，这是妇科病历特有的部分。盆腔检查范围包括外阴、阴道、宫颈、宫体及两侧附件，附件包括输卵管及卵巢。

（一）检查前准备及注意事项

盆腔检查可能会引起患者不适、紧张或害怕；不恰当的检查也可能引起交叉感染。因此行盆腔检查时要注意以下事项。

（1）妇科检查室温度要适中，天冷时要注意保暖，注意隐私保护。环境要寂静，让患者感到舒适与放心。

（2）检查前应排尿，必要时导尿排空膀胱。若需做尿液检查（如尿常规、尿妊娠试验），应先取尿液样本送化验室，然后再行盆腔检查。粪便充盈者应在排便或灌肠后检查。

（3）置于患者臀部下面的垫单（纸或塑料纸）应是一次性使用，以免交叉感染。

（4）取膀胱截石位，患者臀部置于检查台缘，两手平放于身旁或交叉放于胸口，使腹肌松弛。

（5）检查前告知患者盆腔检查可能引起的不适，不必紧张。检查时动作要轻柔。

（6）避免在月经期做阴道检查。若为阴道异常流血，需做妇科检查时，应先消毒外阴，并使用无菌器械和手套，以防感染。

（7）对无性生活史患者，严禁做阴道窥器检查或双合诊检查，应行直肠–腹部诊。若必须做阴道窥器检查或双合诊才能了解病情时，应告知可能发生处女膜损伤需要修补的可能，并征得患者及其家属同意后方可进行检查。男医师对未婚患者进行检查时，需有其他女性在场，以减轻患者紧张心理和避免发生不必要的误会。

（8）对疑有子宫或附件病变的腹壁肥厚或高度紧张患者，盆腔检查往往不能清楚了解子宫及附件情况，此时可行 B 超检查。对于特殊情况，必要时可在麻醉下进行妇科检查，如需对宫颈癌患者进行准确临床分期时。

（二）检查方法及步骤

1. 外阴检查 主要以观察为主，包括了解外阴发育、阴毛分布和密度情况，注意大阴唇、小阴唇及会阴部位皮肤和黏膜有无皮肤变薄或增厚、有无抓痕、溃疡、赘生物、包块

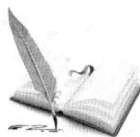

或色素减退等异常改变；阴蒂长度（一般不超过2.5 cm）、尿道口周围黏膜色泽及有无赘生物；处女膜是否完整；有无会阴后-侧切或陈旧性撕裂瘢痕。必要时应让患者用力向下屏气，观察有无阴道前后壁膨出、子宫脱垂，有异常者进一步行Pop-Q评分，嘱患者咳嗽了解有无压力性尿失禁等，并进行盆底泌尿系统相关检查和评估。

2. 阴道窥器检查 目前临床上一般都使用一次性的塑料可拆卸阴道窥器，有不同大小尺寸，根据阴道口大小和阴道壁松弛程度，选用大小适当的阴道窥器。放置窥器时注意动作轻柔，用阴道窥器检查阴道与宫颈时，要注意阴道窥器的结构特点，必要时旋转方向以免漏诊。对于有阴道前壁脱垂患者，检查时可卸下窥器前叶，仅用后叶压迫阴道后壁，可更准确判断前壁脱垂情况。

（1）检查阴道 观察阴道壁黏膜色泽、皱襞多少，有无溃疡、出血点、赘生物、囊肿、阴道隔（纵隔、横隔及斜隔）或双阴道等先天畸形等。注意阴道分泌物的量、色泽及有无异味。阴道分泌物常规做滴虫、假丝酵母菌检查，有异常者可行一般细菌及衣原体、支原体、淋球菌等培养。检查阴道时，要旋转阴道窥器，仔细检查阴道四壁及穹隆，以免由于阴道窥器两叶的遮盖而造成的漏诊。

（2）检查宫颈 观察宫颈大小、颜色、外口形状；有无接触性出血，注意有无柱状上皮异位、腺囊肿、息肉或赘生物等。描述时可按宫颈前后唇及宫颈口进行区别。同时可采集宫颈外口柱状上皮和鳞状上皮交界处或宫颈分泌物标本行宫颈细胞学检查。必要的时候采集标本送HPV检测。

3. 双合诊 针对有性生活史的女性患者，是盆腔检查中最重要的项目，也是一个妇科医生应掌握的基本功。检查者一手的两指或一指放入阴道，置于宫颈及后穹隆位置，另一手在腹部配合，在两手之间感触子宫及附件情况，称为双合诊。其目的主要是扪清阴道、宫颈、宫体、输卵管、卵巢、子宫韧带及胃旁结缔组织，了解有无压痛，有无异常盆腔肿块。若阴道黏膜病变或宫颈癌时，可了解病变组织质地或癌肿浸润范围。双合诊检查的准确性取决于检查者的经验及患者有无肥胖等（图15-1）。

图15-1 双合诊检查

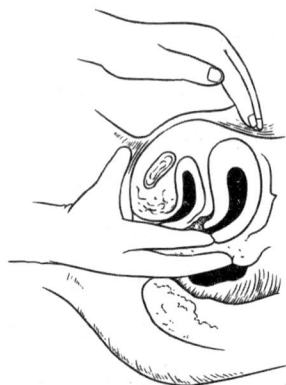

（1）查子宫及宫颈 应了解子宫大小、形状、位置、质地和活动度。多数妇女的子宫呈前倾前屈位。"倾"指宫体纵轴与身体纵轴的关系。前倾指宫体朝向耻骨；后倾指宫体朝向骶骨。"屈"指宫体与宫颈间的关系。前屈指两者间的纵轴形成的角度朝向前方；后屈指两者间形成的角度朝向后方。同时了解有无宫颈举痛、触动等。了解子宫后壁有无异常结节，是否触痛等。

（2）检查附件 附件包括输卵管和卵巢。正常输卵管和卵巢不能扪及；在检查比较瘦的女性时偶可扪及卵巢，为3 cm×2 cm×1 cm并可活动的块物，触之患者略有酸胀感。

图15-2 三合诊检查

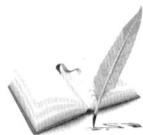

4. 三合诊 即腹部、阴道、直肠联合检查。是双合诊的补充检查。可了解后倾后屈子

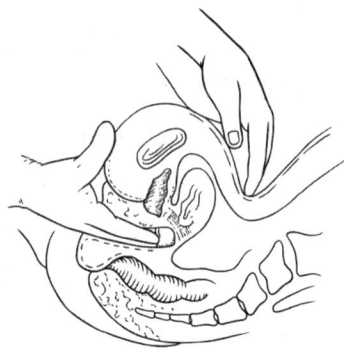

宫大小；有无子宫后壁、直肠子宫陷凹或宫骶韧带附近的病变；估计病变范围，尤其是癌肿以及深部子宫内膜异位症等的浸润范围，并可查清直肠阴道隔、骶骨前方或直肠内有无病变，区分后腹膜肿块等（图15-2）。

5. 直肠-腹部诊　适用于无性生活史或其他原因不宜行双合诊的患者，对于先天性处女膜闭锁、阴道或宫颈闭锁患者尤其重要。

6. 记录　通过盆腔检查，将检查结果按下列解剖部位先后顺序记录。

（1）外阴　发育情况，婚产式（未婚式、已婚未产式或经产式），有异常时应详加描述。

（2）阴道　是否通畅，黏膜情况，分泌物量、色、性状，以及有无臭味。

（3）宫颈　大小、硬度，有无柱状上皮异位、撕裂、息肉、赘生物、腺囊肿，有无接触性出血、举痛等。

（4）宫体　位置、形状、大小、硬度、活动度、有无压痛以及后壁有无触痛结节等。

（5）附件　有无块状物、增厚或压痛。若扪及肿块，记录其位置、大小、质地、表面光滑与否、活动度、有无压痛以及与子宫、肠曲及盆壁关系。左右情况需分别记录。

四、实验室与特殊诊断仪器检查

抄录已有的所有实验室常规检查（如血、尿常规，肝、肾功能）结果及检查日期、其他特殊实验室检查（肿瘤标志物、HCG等）及各种特殊诊断仪器（B超、病理学结果、MRI等）的检查结果。外院检查结果应注明医院名称及检查日期。

病史是一切疾病诊断的基础，目的在于提供重要的诊断依据和提出进一步检查的方向。查体是发现体征的基本方法，是赖以获得客观诊断的依据，并具有纠正和补充病史资料的意义。实验室检查及各种特殊诊断仪器的检查是辅助诊断的重要手段，能够获取更多的客观资料，不但有利于进一步诊断明确、鉴别诊断，并可对治疗效果进行评价及监测和随访。病史、查体、辅助检查三者紧密结合、互相补充，就能构成较全面的资料，为展开临床思维、确立诊断奠定物质基础。

第三节　妇科疾病常见症状的鉴别要点

扫码"学一学"

本部分内容仅对一些常见疾病的常见临床表现进行概括性阐述，主要罗列了一些促使患者前往妇科就诊的症状或体征，关于各个疾病的具体内容详见随后章节内容。首先要明确一点，任何一个患者都是一个整体，可能妇科疾病是全身状态的一种表现，也或者其他器官的异常由妇科疾病引起，特别是在处理妇科疾病时要考虑到其他疾病的影响，如是否合并糖尿病、心脏病、高血压等慢性病。另外，妇科作为妇产科的一个分支，与产科在某种程度上是密不可分的，会相互影响，所以需要一起考虑。如盆腔脏器脱垂和患者之前产科分娩过程、分娩次数密切相关。而妇科的疾病也会影响产科的处理，如子宫肌瘤术后可能引起妊娠过程中的子宫破裂，也会直接影响分娩过程。同时，妇科疾病与年龄关系密切。如异常子宫出血，在做出诊断时，除了依靠详细病史，检查结果外，还要考虑患者年龄，特别是在治疗方面，年龄的影响更大。如青春期与围绝经期发生的月经失调常由无排卵所致，而生育期多由黄体功能异常引起。青春期的异常子宫出血往往以对症处理为主，而围绝经期的异常出血，需更加积极的排查各种肿瘤相关疾病。

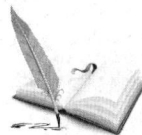

妇科门急诊患者就诊的常见症状有异常阴道流血、异常白带、下腹痛、外阴瘙痒以及下腹部肿块等。不同年龄女性所述症状虽相同，但其原因可能不同。

尽管有各种教材书本及文献对妇科各种疾病的典型特点有详细描述，但作为一个妇科临床医生，在诊断和处理妇科疾病时，一定要注意到个体化的因素。尽可能要首先考虑并排除危及生命的疾病，如各种生殖系统恶性肿瘤、异位妊娠等。首先，在接诊患者时要结合患者的年龄来考虑与患者诉说症状相关疾病的轻重，要重视患者的主诉；其次，将病史与检查结果（包括体格检查、妇科检查及各种辅助检查）最终确定其为妇科疾病，抑或外科、内科等学科的疾病或同时存在。

一、异常阴道流血的鉴别

首先要明确是否为真正的阴道流血，有不少女性会把尿道、肛门处的流血当成阴道流血而到妇科门诊就诊，这时候医生可通过详细询问出血的情况，并结合阴道检查来明确。阴道流血妇科门诊诊者最常见的就诊原因，也是女性生殖器疾病最常见的一种症状，是指来自生殖道任何部位的出血，如阴道、宫颈、子宫等处。阴道流血可能是生殖系统功能或者结构病变出现的现象，也可为凝血障碍性疾病的一种临床表现，如特发性血小板减少性紫癜、白血病、再生障碍性贫血以及肝功能损害等。

绝大多数阴道出血来自子宫，包括青春期前、育龄期及绝经后子宫。2011 年国际妇产科联盟（FIGO）针对育龄期非妊娠女性提出了异常子宫出血（AUB）的概念，并根据不同的病因进行了新的分类——PALM - COEIN 系统，废用了"功血"一词。中华医学会妇产科学分会妇科内分泌学组在 2014 年也根据上述标准制订了我国的 AUB 诊治指南。所谓的 PALM - COEIN 系统，具体为：子宫内膜息肉所致 AUB（AUB - P），子宫腺肌病所致 AUB（AUB - A），子宫肌瘤所致 AUB（AUB - L），子宫内膜恶变和不典型增生所致 AUB（AUB - M），全身凝血相关疾病所致 AUB（AUB - C），排卵功能障碍相关的 AUB（AUB - O），子宫内膜局部异常所致 AUB（AUB - E），医源性 AUB（AUB - I），未分类 AUB（AUB - N）。接诊时候要根据上述分类进行不同的鉴别和处理。

其他常见的流血来源有外阴、阴道壁、宫颈及输卵管，引起阴道流血的原因也各不相同。

（一）根据患者的年龄特点鉴别

根据患者的年龄及其性生活等情况，按病变危害程度的轻重，逐一鉴别阴道流血的病因。

（1）若患者为育龄期女性，且近期有性生活，应首先排除与病理性妊娠相关的疾病，如异位妊娠、不同类型的流产以及滋养细胞疾病等。其次考虑卵巢内分泌功能变化引起的异常子宫出血，根据 AUB 的分类进行相应鉴别。最后考虑内生殖器炎症，如阴道炎、宫颈炎和子宫内膜炎等，以及生殖器肿瘤，如子宫肌瘤、宫颈癌、子宫内膜癌等。

（2）若患者为绝经过渡期和绝经后期女性，则应首先排除内生殖器肿瘤，特别是子宫内膜癌、宫颈癌、具有分泌雌激素功能的卵巢肿瘤、子宫肉瘤、阴道癌及子宫肌瘤。其次考虑生殖器官炎症，如外阴炎、老年性阴道炎、宫颈炎和子宫内膜炎等，以及卵巢内分泌功能变化引起的子宫出血，特别还要关注是否有外源性激素的影响。上述疾病的鉴别需要

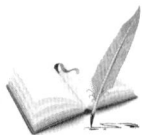

结合一系列的辅助检查，如宫颈脱落细胞、HPV、B 超、子宫内膜活检、诊断性刮宫甚至宫腔镜检查及活检等。

（3）若患者为青春期女性，则应首先排除卵巢内分泌功能变化引起的子宫出血，按 AUB 分类进行思考和鉴别。包括排卵障碍引起的子宫出血，以及雌激素水平短暂下降所致的子宫出血（所谓的"排卵期出血"）。其次要考虑全身性疾病，如特发性血小板减少性紫癜、白血病、再生障碍性贫血以及肝功能损害等。

（4）若患者为儿童期女性，则应首先排除外伤、阴道异物及外源性激素影响等因素，其次考虑宫颈葡萄状肉瘤和其他良、恶性病变的可能，必要时可在麻醉下以宫腔镜设备进行阴道检查。

（二）根据阴道流血的特点进行鉴别

阴道流血的临床表现不尽相同，可简单地分为有周期规律的阴道流血和无周期规律的阴道流血。

1. 有周期规律的阴道流血

（1）经量增多　主要表现为月经周期正常，但经量多或经期延长。此型流血量多与子宫内膜异常增生、子宫肌瘤、子宫腺肌病、放置宫内节育器及全身因素导致的凝血功能障碍等有关。

（2）月经间期出血　发生在两次月经来潮的中期，常历时 3～4 天，一般出血量少于月经量，偶可伴有下腹部疼痛或不适。此类出血是月经间期卵泡破裂，雌激素水平暂时下降子宫内膜脱落所致，故又称排卵期出血，可通过补充雌激素进行明确。

（3）经前或经后点滴出血　月经来潮前或来潮后数日持续少量阴道流血，常淋漓不尽。可见于子宫内膜息肉、子宫内膜增生症、排卵性月经失调或放置宫内节育器后的不良反应。部分子宫内膜异位症也可出现类似情况。另外，月经后淋漓少量出血也可见于剖宫产术后子宫瘢痕愈合不良，即剖宫产憩室，通过 B 超或者 MRI 可以鉴别。

2. 无周期规律的阴道流血

（1）接触性出血　于性交后或阴道检查后立即出现的阴道流血，色鲜红，量可多可少，常见于各种宫颈炎、早期宫颈癌或者癌前期病变、宫颈息肉或子宫黏膜下肌瘤，子宫内膜癌等。此类出血也可表现为性生活后第二天阴道排出少量的咖啡色分泌物。

（2）停经后阴道流血　若患者为育龄妇女，伴有或不伴有下腹部疼痛、恶心等症状，首先考虑与妊娠相关的疾病，如异位妊娠、流产或滋养细胞疾病等；若患者为青春期无性生活史女性或围绝经期妇女，且不伴有其他症状，应考虑无排卵性子宫出血，但还需排除生殖道恶性肿瘤。

（3）绝经后阴道流血　一般流血量较少，可持续不尽或反复流血。偶可伴有下腹部疼痛。比较常见的为子宫内膜癌或癌前期病变，出血一般暗红色。另外比较常见的是萎缩性阴道炎，也就是老年性阴道炎，表现为少量红色出血，或者粉红色白带，可伴有异味、局部刺痛等不适，妇科检查见阴道黏膜变薄，点状出血点。比较晚期的宫颈癌也会表现为绝经后阴道流血，一般为鲜红色出血，甚至出现突发的大量阴道出血伴血块，比较容易诊断。

（4）外伤后阴道流血　常发生在各种骑跨伤、车祸或受性侵后，流血为鲜红色，可多可少，伴外阴及阴道内疼痛。

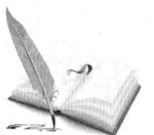

二、异常白带的鉴别

女性阴道内常有少量分泌液，主要由阴道黏膜渗出物，宫颈管、子宫内膜及输卵管腺体分泌物等混合而成，俗称白带。正常白带呈蛋清样或白色糊状、无腥臭味，量少。白带的量及性状随月经周期而呈现周期性改变，一般在月经前后 2~3 天，排卵期及妊娠期增多，特别是在排卵期，会呈现较多的蛋清样白带；青春期前及绝经后较少。若出现感染病原体后出现阴道炎、宫颈炎或各种生殖系统良恶性肿瘤及癌前期病变时，白带量会显著增多，伴有性状改变或异味等。妇科门诊患者因白带异常就诊的占很大比例，常见的有白带量多，白带异味及白带颜色异常，常伴外因瘙痒。

临床上常根据异常白带的状况鉴别其病因。

1. 灰黄色或黄白色泡沫状稀薄分泌物 多伴有异味，为滴虫阴道炎的特征，常见于经期前后、妊娠期或产后等阴道分泌物 pH 发生改变时明显增多，多伴外阴瘙痒。

2. 凝乳块或豆渣样分泌物 为假丝酵母菌阴道炎的特征，常呈白色膜状覆盖于阴道黏膜及宫颈表面，多伴外阴奇痒或灼痛，部分严重患者可表现为阴道壁黏膜充血、溃疡、外阴红肿等。

3. 灰白色匀质分泌物 为细菌性阴道病的特征。有鱼腥味，可伴有外阴瘙痒或灼痛。

4. 透明黏性分泌物 外观与正常白带相似，但量显著增加。可考虑宫颈病变（如宫颈柱状上皮异位，各种宫颈鳞状上皮内病变等），也可见于卵巢功能失调。偶见于宫颈高分化腺癌或阴道腺病等。

5. 脓性分泌物 色黄或黄绿，质稠伴臭味，多为病原微生物感染所致，如各种细菌、支原体、淋球菌等。临床上可见于急性阴道炎、宫颈炎、宫颈管炎，宫颈癌或阴道癌并发感染、宫腔积脓、阴道内异物等。

6. 血性分泌物 阴道分泌物中混有血液，呈淡红色，量多少不一，可由宫颈息肉、老年性阴道炎，宫颈癌、子宫内膜癌、子宫内膜间质肉瘤，子宫平滑肌肉瘤、子宫黏膜下肌瘤或输卵管肿瘤所致。部分放置宫内节育器也可引起血性分泌物。

7. 水样分泌物 量多、持续、淡乳白色（又称泔水样），常伴有明显异味。多见于宫颈管腺癌、晚期宫颈癌、阴道癌或子宫黏膜下肌瘤伴感染。间歇性排出清澈、黄红色液体，应考虑输卵管癌的可能。

三、下腹痛的鉴别

女性下腹痛首先要考虑妇科疾病引起，但也可以来自内生殖器以外的疾病，如泌尿系统、消化系统及后腹膜血管神经系统等异常引起。寻找下腹痛的病因，临床上应根据下腹痛起病缓急、部位、性质、时间以及伴随症状加以思考鉴别。下腹痛通常分为急性下腹痛与慢性下腹痛两种。

（一）急性下腹痛

既往无腹痛，起病急剧，疼痛剧烈，常伴有恶心、呕吐、出汗及发热等症状。伴随症状非常重要。查体可有局部较固定的压痛点，可伴有反跳痛。

1. 下腹痛伴阴道流血 详细询问月经情况，婚育情况及性生活史。可伴或不伴停经史。

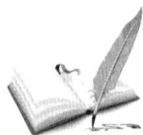

此类急性下腹痛多与病理妊娠有关，常见于输卵管妊娠（流产型或破裂型）与流产（多为不全流产，阵发性疼痛）。若由输卵管妊娠所致，下腹痛常表现为局限于一侧的突然撕裂样疼痛，随后疼痛略有缓解并有肛门坠胀感。疼痛也可向全腹部扩散；若为流产所致，疼痛常位于下腹中部，呈阵发性。

2. 下腹痛伴发热　有或无寒战。由炎症所致，一般见于盆腔炎症疾病、子宫内膜炎、输卵管卵巢脓肿或囊肿破裂伴感染。右侧下腹痛还应考虑急性阑尾炎的可能。

3. 下腹痛伴附件肿块　常为卵巢非赘生性囊肿或卵巢肿瘤扭转，子宫浆膜下肌瘤扭转，通常在突然改变体位后发生。还要考虑输卵管妊娠的可能。此外，囊肿或者肿瘤破裂也不少见。比如月经期突然发生的下腹痛可能是卵巢内膜样囊肿破裂，而黄体期在用力后，如大便时或性生活过程中，发生的突发下腹痛要考虑黄体破裂可能。右下腹痛伴肿块，还应考虑阑尾周围脓肿的可能。

（二）慢性下腹痛

起病缓慢，多为隐痛或钝痛，病程长。60%～80%患者并无盆腔器质性疾病。根据慢性下腹痛发作时间，可以分为非周期性与周期性两种。

1. 非周期性慢性下腹痛　常见于下腹部手术后组织粘连、子宫内膜异位症、慢性输卵管炎、残余卵巢综合征、盆腔静脉瘀血综合征及晚期妇科癌肿等。

2. 周期性慢性下腹痛　疼痛呈周期性发作，与月经关系密切。

（1）月经期慢性下腹痛　每次行经前后或月经期下腹部疼痛，经净数日后疼痛消失。多数是原发性痛经，一般与子宫局部前列腺素分泌增加有关，部分疼痛为病理状态条，如子宫腺肌病、子宫内膜异位症、宫颈狭窄或盆腔炎性疾病所致。

（2）月经间期慢性下腹痛　发生于月经间期，疼痛位于下腹一侧，常持续3~4天。多伴有阴道少量流血。此类下腹痛为排卵期疼痛。

人工流产或刮宫术后也可有周期性慢性下腹痛。其疼痛原因为宫颈或宫腔部分粘连，子宫反射性收缩，或经血倒流入腹腔刺激腹膜所致。

另外，在鉴别时还要考虑患者的年龄，不同年龄女性下腹痛的常见妇科病因不尽相同。青春期前女性的急性下腹痛多由卵巢肿瘤蒂扭转或破裂所致，最常见的为卵巢畸胎瘤扭转。青春期女性的急性下腹痛常由痛经、黄体破裂或卵巢肿瘤蒂扭转所致，慢性下腹痛多由处女膜闭锁、阴道横隔等引起积血所致；性成熟期女性的急性下腹痛多由痛经、异位妊娠、急性盆腔炎、黄体破裂、卵巢肿瘤蒂扭转、破裂及流产所致；慢性下腹痛多由子宫内膜异位症、炎症、盆腔内炎性粘连所致；围绝经期女性的急性下腹痛常由卵巢肿瘤破裂、蒂扭转所致，慢性下腹痛多为生殖器官炎症、盆腔内炎性粘连、晚期恶性肿瘤引起。

四、外阴瘙痒的鉴别

外阴瘙痒鉴别诊断相对比较简单，可由妇科疾病所致，也可由全身其他疾病引起，如皮肤科疾病。应根据外阴瘙痒持续时间、是否伴有局部皮损以及患者年龄加以思考。

（1）外阴瘙痒持续时间长，伴有局部皮损，可由外阴上皮良性（鳞状上皮增生、病毒感染所致的疣样病变等）或恶性病变（外阴癌等）引起，尤其是患者年龄较大，瘙痒和皮损久治不愈者。若外阴皮肤或大阴唇黏膜呈生牛肉状，要排除糖尿病的可能。需仔细观察

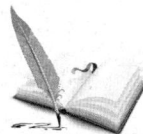

局部皮肤的改变，必要时，皮损处活检，明确诊断。

（2）外阴瘙痒，伴有白带增多，多为阴道分泌物刺激外阴所致，尤其是年轻患者，应检查白带的性状以及致病菌。常见的有霉菌性阴道炎，各种细菌性阴道炎等。

（3）外阴瘙痒伴内裤点状血染多为阴虱引起。

五、下腹部肿块的鉴别

女性下腹部肿块可以来自子宫与双侧输卵管、卵巢、肠道、腹膜后、泌尿系统及腹壁组织。许多下腹部肿块患者并无明显的临床症状，可能仅是患者本人偶然发现或做妇科普查时检查发现。对于发现有肿块的患者，需要结合病史、妇科检查（双合诊或三合诊）及相应的辅助检查以明确其性质。

通常可以根据下腹部肿块的性状考虑其病因。

（一）囊性肿块

所谓的囊性，是指囊肿内容物为液体，一般需要 B 超明确，超声下表现为无回声或低回声，一般为卵巢或输卵管来源良性肿物或炎性肿块。肿块在短时期内增大显著时，应考虑有恶性的可能性。

1. 活动性囊性肿块　位于子宫一侧，边界清楚，囊壁薄、光滑，无触痛的肿块，一般为卵巢或输卵管来源肿块。若囊肿为单房性，内壁无乳头，囊壁薄，增大缓慢，于月经净后略有缩小或消失的肿块，多数为卵巢非赘生性囊肿，如卵泡囊肿、黄体囊肿，或并发于滋养细胞疾病的双侧黄素囊肿；若囊肿壁有或无乳头，长时间随访不消失，且有增大趋势的肿块，多数为卵巢赘生性囊肿，如浆液性囊腺瘤等。囊肿在短期内增大明显者应考虑卵巢恶性肿瘤可能。如肿块有明显触痛，且患者有短期停经后阴道少量流血及腹痛史，应考虑输卵管妊娠。若肿块从右上到左下移动度大、部位较高，应考虑肠系膜囊肿。另外还需要排除腹膜来源的囊肿，有时候 B 超也无法确认，常见的有输尿管囊肿、神经鞘囊肿等。

2. 固定性囊性肿块　边界不清，囊壁厚或囊内见分隔组织，并固定于直肠子宫陷凹、子宫后壁的囊性肿块；若囊肿内压力高、伴压痛者，超声提示囊肿内见较多小光点，囊液较稠，常见于子宫内膜异位症。肿块压痛明显伴发热者，多为附件炎性包块、脓肿或盆腔结核性包块。若肿块位于右下腹，有明显压痛伴发热，兼有转移下腹部疼痛史，还应考虑阑尾周围脓肿的可能。此类肿块有时候很难和卵巢恶性肿瘤鉴别，需要结果病史及更进一步的检查，如 MRI、肿瘤标志物等。

（二）半实半囊性肿块

囊性与实性相间的肿块多来自子宫附件组织。

1. 活动性半实半囊性肿块　肿块位于子宫一侧、边界清楚、表面光滑或呈分叶状、无压痛、一般无症状者，多见于卵巢肿瘤。若伴腹水，卵巢恶性肿瘤居多。若为双侧囊肿，还要考虑卵巢转移性肿瘤的可能。

2. 固定性半实半囊性肿块　肿块位于子宫一侧或直肠子宫陷凹、边界不清楚、表面不规则。若伴腹水、肿块表面可扪及结节者，多数为卵巢恶性肿瘤；若肿块压痛明显且伴发热，应考虑输卵管卵巢脓肿或输卵管积脓的可能。

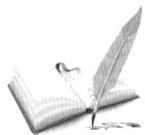

（三）实性肿块

首先要排除恶性肿瘤的可能。

1. 活动性实性肿块 首先要考虑是否为增大的子宫，如子宫肌瘤，子宫腺肌病及妊娠子宫，肿块边界清楚、表面光滑或呈分叶状、与宫体相连且无症状，多为子宫浆膜下肌瘤或卵巢肿瘤（如卵巢纤维瘤等）。

2. 固定性实性肿块 肿块固定于子宫一侧或双侧、表面不规则，尤其是盆腔内可扪及其他结节、伴有腹水或胃肠道症状的患者，多为卵巢恶性肿瘤。还要排除盆腔各种转移性肿瘤的可能。若肿块位于下腹部一侧，特别是左下腹，呈条块状、有轻压痛，伴便秘、腹泻或便秘与腹泻交替以及粪中带血或黏液者，应考虑结肠癌的可能，可做肠镜检查以明确。双子宫或残角子宫的患者，可于子宫一侧扪及与子宫对称或不对称的肿块，两者相连，质地相同，确诊需 B 超或 MRI。

本章小结

妇科基本医疗技能包括病史撰写、体格检查和妇科常见病症分析。每项内容都与诊治的整体效果密切相关。双合诊和三合诊是妇科检查的基本功，需要熟练掌握。妇科患者常见的症状及体征包括异常阴道出血、异常白带、下腹痛、外阴瘙痒及下腹部包块等，需要结合病史、详细检查及辅助检查加以鉴别。

目标检测

一、选择题

【A1 型题】

1. 病史的主要组成部分为

    A. 月经史及婚育史   B. 主诉

    C. 现病史   D. 过去史

    E. 个人史及家族史

2. 采集妇产科病史时，应避免

    A. 可询问患者家属   B. 遇患者有难言之隐，单独询问患者

    C. 结合辅助检查，了解病史   D. 索取外院病情记录

    E. 暗示，臆测

3. 采集妇科病史时，下列哪项是不恰当的

    A. 不管病情轻重缓急，必须在完全了解和掌握病情后才能开始抢救

    B. 对外院转诊者，应阅读病情介绍，作为重要参考资料

    C. 对患者可以启发，但应避免暗示

    D. 主诉应简单明确地指出主要症状和发病时间

    E. 对有鉴别诊断意义的阴性症状应列入现病史中

扫码"练一练"

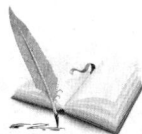

4. 了解已婚妇女子宫直肠陷凹病变应做的检查是

    A. 外阴检查   B. 阴道窥器检查

    C. 双合诊   D. 三合诊

    E. 肛腹诊

5. 监测女性的排卵功能，以下哪项检查是不必要的

    A. 腹腔镜   B. 基础体温

    C. 宫颈黏液   D. 子宫内膜活检

    E. B超检查卵泡发育

6. 宫颈黏液检查见羊齿状结晶提示

    A. 体内无雌激素和孕激素   B. 体内有一定量的雌激素

    C. 体内有一定量的孕激素   D. 体内有一定量的雄激素

    E. 体内有一定量的 HCG

7. 对于妇科检查，下列哪项是不恰当的

    A. 对疑有盆腔病变而检查不满意，可在麻醉下进行检查

    B. 男医师检查患者应有其他医护人员在场

    C. 检查前应排空膀胱

    D. 就诊患者均应行双合诊检查

    E. 避免经期做妇科检查

8. 对于子宫的位置下列哪种叙述是恰当的

    A. 宫颈口朝前宫体为前倾

    B. 宫颈口朝后宫体为后倾

    C. "倾" 是指宫体纵轴与身体纵轴的关系

    D. 宫体朝向骶骨为前屈

    E. 宫体朝向耻骨为后屈

9. 妇科检查何时行宫颈刮片

    A. 打开窥阴器前应使用润滑剂   B. 窥阴器打开暴露宫颈观察后做

    C. 暴露宫颈并将阴道分泌物擦拭干净   D. 双合诊检查完毕再做

    E. 放置窥阴器前做

10. 妇科子宫肿瘤最常见的症状为

    A. 下腹痛   B. 异常白带

    C. 阴道流血   D. 下腹包块

    E. 外阴瘙痒

11. 排卵期是指

    A. 性交后出血   B. 经间出血

    C. 绝经多年后阴道出血   D. 停经后阴道出血

    E. 经前或经后点滴出血

12. 影响基础体温的激素为

    A. 睾酮   B. 雌激素

    C. 黄体酮   D. 雌二醇

    E. 黄体酮

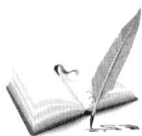

13. 有排卵的正常月经周期体温曲线为

    A. 单相曲线   B. 不规则曲线

    C. 双相曲线   D. 正弦曲线

    E. 对数曲线

14. 阴道脱落细胞主要来源于

    A. 输卵管   B. 子宫腔

    C. 阴道上段和宫颈阴道部   D. 阴道下段

    E. 宫颈管

15. 临产后，下列哪项是肛门检查的禁忌证

    A. 疑有胎儿窘迫   B. 试产 4~8 小时产程进展缓慢者

    C. 宫缩过强   D. 可疑有头盆不称

    E. 疑有前置胎盘者

16. 羊水过多时，在 B 超下为单一最大羊水暗区深度大于

    A. 7 cm   B. 4 cm

    C. 3 cm   D. 20 cm

    E. 8 cm

17. 下面能导致下腹部肿块的疾病有

    A. 子宫腺肌瘤   B. 子宫肌瘤

    C. 异位妊娠   D. 输卵管癌

    E. 以上都是

18. 下面可引起停经后阴道出血的疾病有

    A. 葡萄胎   B. 异位妊娠

    C. 无排卵性功血   D. 子宫内膜癌

    E. 以上都可以

19. 下列分泌物特点中最有可能是念珠菌感染的是

    A. 黄色泡沫状稀薄白带   B. 灰色鱼腥味白带

    C. 乳凝块状白带   D. 脓性白带

    E. 水样白带有臭味

【A2 型题】

20. 女性，28 岁，以突发左下腹痛 2 小时入院。体格检查：面色苍白，心率 110 次/分，血压 80/60 mmHg，B 超提示子宫大小正常，左侧附件区囊性占位，盆腔中度积液。最有价值的病史

    A. 有无晕厥   B. 有无停经史

    C. 有无外伤史   D. 有无恶心、呕吐

    E. 腹痛情况

21. 女性，60 岁，绝经 5 年，阴道排液 7 天，黄色伴有血迹，伴轻度下腹隐痛。妇科检查：宫颈光滑，左附件区有条状占位，大小不清。此患者可能的诊断是

    A. 卵巢囊肿   B. 子宫内膜癌

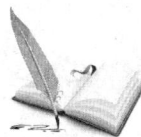

C. 输卵管癌
D. 宫颈癌

E. 老年性阴道炎

22. 女性，26 岁，月经规律，停经 50 天，少量阴道出血 6 天，偶有腹痛。妇科检查：宫颈软，宫体稍大而软，附件无异常。该患者最可能的诊断是

A. 功能性子宫出血
B. 子宫肌瘤

C. 宫外孕
D. 先兆流产

E. 子宫内膜炎

23. 女性，27 岁，停经 36 周，少量阴道出血 3 天，今大量阴道出血半小时，无腹痛。体检：子宫大小符合孕周，张力稍大，胎心率 144 次/分。该患者最可能的诊断是

A. 先兆早产
B. 胎盘早剥

C. 阴道静脉曲张破裂
D. 妊娠合并宫颈癌

E. 前置胎盘

24. 妇女，27 岁，停经 50 天，出现下腹坠胀感 1 日，查子宫稍大、呈球形。本例不恰当的诊断项目是

A. 早期妊娠
B. 宫腔积血

C. 子宫肌瘤
D. 子宫腺肌病

E. 卵巢囊肿

25. 妇女，28 岁，半年前足月妊娠分娩，近半月出现不规则阴道流血，伴咳嗽及咯血少量。子宫如孕 2 个月大，软，左侧附件区扪及活动良好、表面光滑，鹅卵大肿物。胸片见两肺中下叶多处片状及棉絮状阴影。本例与患者预后无关的项目是

A. 年龄（岁）
B. 血型（ABO）

C. 病程（月）
D. 先行妊娠

E. 血白细胞总数

26. 一中年女性，白带多，性交后出血已 3 个月。检查宫颈呈糜粒状外观，接触性出血，采取何种检查以明确诊断最适宜？

A. 宫颈涂片细胞检查
B. 宫颈活检

C. 阴道镜检查
D. 宫颈锥切检查

E. 宫颈上皮的染色体检查

【A3/A4 型题】

（27～28 题共用题干）30 岁女性，外阴瘙痒伴阴道分泌物增多。妇科检查：外阴充血，阴道内见多量豆渣样分泌物，黏膜红肿。

27. 下列何种疾病可能性最大

A. 支原体性阴道炎
B. 滴虫阴道炎

C. 细菌性阴道炎
D. 念珠菌阴道炎

E. 衣原体性阴道炎

28. 该患者行宫颈刮片检查，其标本应固定于

A. 70% 乙醇
B. 95% 乙醇

C. 2% 乳酸
D. 2% 过氧乙酸

E. 5% 甲醛

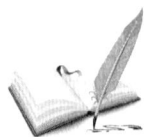

（29～30 题共用题干）一中年妇女，3 年前因患葡萄胎清宫 2 次，随访两年。现阴道少量流血 10 天，经过止血调经治疗无效。

29. 现行哪种检查最适宜

    A. 诊断性刮宫   B. B 超及血 HCG 检测

    C. 宫腔镜   D. 腹部平片

    E. 肺 X 线检查

30. 该患者若诊断为"子宫肌瘤"，最有可能出现的症状是

    A. 月经量多，经期延长，周期不变   B. 周期不规则的阴道出血

    C. 性交后出血   D. 绝经后反复阴道出血

    E. 停经后出血

二、简答题

妇科检查的内容包括什么？

（宋文嘉）

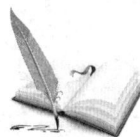

第十六章 女性生殖系统炎症

扫码"学一学"

📖 **学习目标**

1. **掌握** 女性生殖系统炎症的临床表现及治疗原则。
2. **熟悉** 女性生殖系统炎症的诊断。
3. **了解** 女性生殖系统炎症的病因及预防。
4. 具备根据病因及临床表现分析发病机理的能力。
5. 能按照临床思维方法对患者进行卫生宣教及预防指导。

女性生殖系统炎症是妇科常见病。相比较其他年龄段，育龄期女性发病率最高，可能与育龄期妇女性生活频繁以及分娩、宫腔手术相对其他年龄段较多有关。绝经期妇女及女婴由于雌激素水平低，阴道黏膜菲薄，抵抗力低，较易发生炎症。青春期女性相对较少发病。由于外阴、阴道直接与外界相通且邻近尿道、肛门，因此易受损伤及滋生细菌。

第一节　外阴炎及前庭大腺炎

一、病因

外阴与尿道、阴道、肛门毗邻，易受细菌、尿液、经血、炎性白带、粪便、产后恶露等污染，长期刺激会引发外阴局部炎症；前庭大腺位于两侧大阴唇下 1/3 深部，腺管开口于小阴唇内侧近处女膜处。因解剖部位的特点，在性交、流产、分娩等其他情况污染外阴部时，病原体容易侵入而引起前庭大腺炎，主要病原体为内源性病原体及性传播疾病的病原体，前者如葡萄球菌、大肠埃希菌，链球菌、肠球菌，后者主要为淋病奈瑟菌及沙眼衣原体。另外，穿化纤内裤、紧身牛仔裤等导致的通透性差、局部潮湿以及经期使用不合格卫生巾和非经期长期使用卫生护垫等，均可诱发外阴炎及前庭大腺炎。

二、临床表现

急性外阴炎皮肤局部瘙痒、灼痛，炎症好发于两侧小阴唇内外侧及大阴唇，重者波及整个外阴。妇科检查时会观察到外阴病变区皮肤肿胀、充血、糜烂，病变严重时形成溃疡或湿疹等。炎症转为慢性期时妇科检查可见皮肤粗糙、变厚，甚至出现皮纹加深变宽等苔藓样变，这主要是由于长期搔抓外阴导致。前庭大腺炎多为一侧发病，急性发作时，患侧外阴肿胀、疼痛、灼热感、步行困难，有时会致大小便困难。检查见局部皮肤红、肿、发热、触痛明显。若为淋病奈瑟菌感染，挤压局部可流出稀薄、淡黄色脓汁。当脓肿形成时，疼痛加剧，可触及波动感，如未处理，脓肿继续增大，出现发热等全身症状，常伴腹股沟

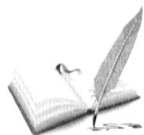

淋巴结肿大。脓肿可自行破溃，后自觉轻松，脓液不能完全流净时可反复急性发作。

三、诊断

根据病史，结合临床表现及妇科检查所见，可做出初步诊断。必要时做细菌培养。

四、治疗

外阴炎治疗原则是积极寻找病因，针对病因治疗。局部以 1 : 5000 高锰酸钾溶液坐浴，每日 2～3 次，每次约 15 分钟，干燥后涂红霉素软膏或金霉素软膏，瘙痒明显者也可涂氢化可的松软膏。苦参、蛇床子等中药制剂按比例兑水熏洗外阴部也有很好的疗效。急性发作期推荐加用局部红外线理疗，或者用无菌棉签蘸取中药制剂原液涂擦小阴唇内外侧，注意干燥并保护尿道口，避免药液刺激。

前庭大腺炎急性期需卧床休息，局部保持清洁。可取前庭大腺开口处分泌物做细菌培养，确定病原体。根据病原体选用口服或肌内注射抗生素。在获得培养结果之前，可选择广谱抗生素。此外，可选用清热解毒中药如蒲公英、紫花地丁、金银花、连翘等局部热敷或坐浴。脓肿形成后可切开引流并做造口术，尽量避免切口闭合后反复感染或形成囊肿。

五、预防

加强个人卫生，穿纯棉内裤并经常消毒，及时更换，每日保持外阴清洁、干燥，避免使用强刺激性或碱性清洁剂。

第二节 阴道炎症

【滴虫性阴道炎】

👉案例导入

患者，女，38 岁，外阴瘙痒伴白带增多 2 天。检查：阴道黏膜充血，黄白色稀薄分泌物，泡沫状，宫颈"草莓样"改变，子宫正常大小，双附件区（－）。白带检查：悬滴法见滴虫及增多白细胞。

问题：

1. 该患者的临床诊断是什么？

2. 诊断依据是什么？

一、病因

由阴道毛滴虫引起的阴道炎症。阴道毛滴虫的适宜生长温度是 25～40 ℃，适宜在 pH 5.5～6.5 的潮湿环境中生长，如果 pH≤5 或 pH≥7.5，则难以生存。月经前后阴道 pH 发生变化时，隐藏在腺体及阴道皱襞中的滴虫得以繁殖，引起炎症反复发作。滴虫大量繁殖时使阴道 pH 升高。滴虫不仅寄生于阴道，还常侵入尿道或尿道旁腺，甚至膀胱、肾盂以及

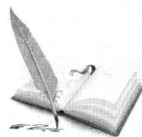

男性包皮皱褶、尿道或前列腺中。

二、临床表现

潜伏期为 4~28 天。部分患者感染初期无症状，近 1/3 患者在 6 个月内出现症状，主要症状为阴道分泌物增多及外阴瘙痒，分泌物为稀薄脓性、黄绿色、泡沫状、味臭。瘙痒部位主要为外阴及阴道口，偶有灼热、疼痛、性交痛等。若尿道口感染，则尿频、尿痛，偶见血尿。阴道毛滴虫可吞噬精子，导致受孕率低。检查见阴道黏膜充血，重者有散在出血斑点，甚至宫颈有出血点，阴道后穹隆有大量白带，有灰黄、黄白色稀薄液体或黄绿色脓性分泌物。带虫者阴道黏膜无异常改变。

三、诊断

在阴道分泌物中找到滴虫即可确诊。常用生理盐水悬滴法，镜下见滴虫及增多的白细胞，有症状者阳性率高。对可疑患者，多次悬滴法未能发现滴虫时，送培养。取分泌物前 1~2 天避免性交、阴道灌洗及阴道给药，窥器不涂润滑剂，分泌物取出后应及时送检并注意保暖，否则滴虫活力减弱，易导致辨认困难。

四、治疗

甲硝唑或替硝唑 2 g，单次口服。也可用甲硝唑 400 mg，每天 2 次，连服 7 天；或替硝唑 500 mg，每天 2 次，连服 7 天，需性伴侣同时治疗，治愈率高。服药后若出现头痛、皮疹、白细胞减少时应停药。治疗期间及停药 24 小时内禁饮酒。若在哺乳期用药，用药期间及用药后 24 小时内不宜哺乳。服用替硝唑者，服药后 3 天内避免哺乳。滴虫性阴道炎主要由性行为传播，性伴侣应同时进行治疗，治疗期间禁止性交。对极少数顽固复发病例，应进行培养及甲硝唑药物敏感试验，可加大甲硝唑剂量及应用时间，每天 2~4 g，连用 7~14 天。也可应用替硝唑或奥硝唑治疗。内裤及毛巾煮沸 5 分钟以上消毒，性伴侣同时治疗。滴虫性阴道炎常于月经后复发，应每次月经后检查白带，若连续 3 次检查均呈阴性，可认为治愈。

【外阴阴道假丝酵母菌病】

由白假丝酵母菌引起外阴阴道炎，也称外阴阴道念珠菌病，发病率高，约半数患者易复发。

一、病因

80%~90% 病原体为白假丝酵母菌，10%~20% 为光滑假丝酵母菌病、近平滑假丝酵母菌、热带假丝酵母菌等。假丝酵母菌在酸性环境下会大量繁殖，假丝酵母菌感染的阴道 pH 多在 4.0~4.7，通常小于 4.5。假丝酵母菌不耐热，60℃时加热 1 小时即死亡；但对干燥、日光、紫外线及化学制剂等抵抗力较强。白假丝酵母菌为机会致病菌，只有在全身及阴道局部免疫能力下降时出现阴道炎表现。

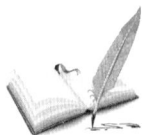

二、临床表现

主要为外阴瘙痒、灼痛，性交痛及尿痛，可伴尿频、白带增多。外阴瘙痒程度居各种阴道炎症之首，重者坐卧不宁，异常痛苦。阴道黏膜充血、水肿，小阴唇内侧及阴道黏膜上附白色状物，擦除后露出红肿黏膜表面，少数患者急性期可见糜烂及浅表溃疡。阴道分泌物由脱落上皮细胞和菌丝体、酵母菌和假菌丝组成，呈白色稠厚凝乳或豆渣样。检查可见外阴"地图样"红斑、水肿，常伴抓痕，重者可见皮肤皲裂、表皮脱落。

三、诊断

根据病史及妇科检查所见，不难诊断。在分泌物中找到白假丝酵母菌芽孢及菌丝可确诊。取少许凝乳状分泌物，放于盛有10% KOH 或生理盐水玻片上，混匀后在镜下找到芽孢和假菌丝。由于10% KOH 可溶解其他细胞成分，假丝酵母菌检出率高于生理盐水，也可用革兰染色检查。pH 测定有重要鉴别意义，若 pH < 4.5，可能为单纯假丝酵母菌病感染，若 pH > 4.5，并且涂片中有大量白细胞，可能有混合感染。

四、治疗

1. 原则 积极去除诱因；规范应用抗真菌药物；性伴侣无须常规治疗；急性期避免性生活或使用安全套；积极治疗其他性传播疾病。

2. 局部用药 ①咪康唑栓或咪康唑软胶囊 400 mg，每晚 1 次，共 3 天；②咪康唑栓 200 mg，每晚 1 次，共 7 天；③咪康唑软胶囊 1200 mg，单次用药；④克霉唑栓 100 mg，每晚 1 次，共 7 天；⑤克霉唑栓或克霉唑片 500 mg，单次用药；⑥制霉菌素片 50 万单位，每晚 1 次，共 14 天。

3. 全身用药 氟康唑 150 mg，顿服。也可选用伊曲康唑每次 200 mg，天日 1 次，连用 3~5 天；或用 1 日疗法，每天口服 400 mg，分 2 次服用。

4. 复发性外阴阴道假丝酵母菌病的治疗 根据培养和药物敏感试验选择药物。在强化治疗达到真菌学治愈后，给予巩固治疗至半年。对有症状男性应进行检查及治疗，预防重复感染。强化治疗至真菌指标转阴。①口服用药：氟康唑 150 mg，顿服，第 1、4、7 天应用。②阴道用药：咪康唑栓或软胶囊 400 mg，每晚 1 次，共 6 天；咪康唑栓 1200 mg，第 1、4、7 天应用；克霉唑栓或片 500 mg，第 1、4、7 天应用；克霉唑栓 100 mg，每晚 1 次，7~14 天。巩固治疗：建议对每月规律性发作 1 次者，可在发作前预防用药 1 次，连续 6 个月。对无规律发作者，可每周用药 1 次，预防发作，连续 6 个月。

5. 妊娠期外阴阴道假丝酵母菌病的治疗 孕期选择对胎儿无害的唑类阴道用药，避免口服抗真菌药物。长疗程方案疗效优于短疗程方案。症状持续存在或 2 个月内再发作者应随访。

6. 随访计划 复发者在治疗结束后 7~14 天、1 个月、3 个月和 6 个月各随访 1 次，3 个月及 6 个月时建议及时进行真菌培养。

【细菌性阴道病】

细菌性阴道病为阴道内正常菌群失调所致的一种混合感染。但临床及病理无炎症改变。

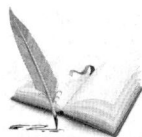

一、病因

正常阴道内乳杆菌占优势。细菌性阴道病时，乳杆菌减少，其他细菌大量繁殖，主要有加德纳菌、厌氧菌，其中以厌氧菌居多。菌群发生变化原因仍不明确。

二、临床表现

部分患者无症状，有症状者主要表现为阴道分泌物增多，有腥臭味，性交后加重，可伴轻度外阴瘙痒或烧灼感。检查见阴道黏膜无充血炎症表现，均质稀薄灰白色分泌物，黏附于阴道壁，易拭去。细菌性阴道病还可引起其他不良疾病，如导致妊娠期绒毛膜羊膜炎、胎膜早破、早产；非孕妇可引起子宫内膜炎、盆腔炎、子宫切除术后阴道顶端感染等。

三、诊断

1. 线索细胞阳性 取少许阴道分泌物，加 0.9% 氯化钠溶液 1 滴混合，镜下寻线索细胞，即阴道脱落的表层细胞与细胞边缘贴附颗粒状物，如为厌氧菌，尤其是加德纳菌，细胞边缘不清，与滴虫阴道炎不同的是白细胞极少。

2. 分泌物性状 阴道分泌物白色、稀薄、均质，黏附于阴道壁。

3. 阴道分泌物酸碱度 pH > 4.5。

4. 胺臭味试验阳性 取阴道分泌物少许放在玻片上，加入 10% 氢氧化钾溶液 1 滴，产生烂鱼肉样腥臭气味，系因胺遇碱释放氨所致。

具备上述标准 3 条即可诊断，其中第 1 条是必须条件。阴道的 pH 是最敏感指标，胺臭味试验是最具特异性的指标。本病还应与其他阴道炎相鉴别（表 16-1）。

表 16-1 细菌性阴道病与其他阴道炎鉴别要点

	细菌性阴道病	外阴阴道假丝酵母菌病	滴虫阴道炎
症状	分泌物增多，或轻度瘙痒	重度瘙痒，烧灼感	分泌物增多，轻度瘙痒
分泌物特点	白色，均质，腥臭味	白色，豆腐渣样	稀薄、脓性、泡沫状
阴道黏膜	正常	水肿、斑块	散在出血点
阴道 pH	> 4.5	< 4.5	> 5
胺试验	阳性	阴性	阴性
显微镜检查	线索细胞，极少白细胞	芽生孢子及假菌丝，少量白细胞	阴道毛滴虫，多量白细胞

四、治疗

治疗原则为选用抗厌氧菌药物，主要甲硝唑、克林霉素。口服药物首选甲硝唑 400 mg，每天 2 次，口服，共 7 天；或克林霉素 300 mg，每天 2 次，连服 7 天。局部治疗首选甲硝唑栓剂，每晚 1 次，连用 7 天；或 2% 克林霉素软膏阴道涂布，每次 5 g，每晚 1 次，连用 7 天。妊娠期细菌性阴道病与绒毛膜羊膜炎、胎膜早破、早产有关，任何有症状孕妇及无症状高危孕妇均需治疗，多选择口服药，甲硝唑 200 mg，每天 3 次，连服 7 天；或克林霉素 300 mg，每天 2 次，连服 7 天。

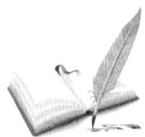

【萎缩性阴道炎】

一、病因

萎缩性阴道炎是由于卵巢功能衰退，雌激素水平降低，阴道黏膜萎缩变薄，上皮细胞内糖原减少，阴道 pH 增高，乳杆菌不再占优势，使得局部抵抗力降低，细菌侵入而发生炎症。常见于自然绝经及卵巢去势后的女性，也可见于产后闭经或药物假绝经治疗的妇女。外阴清洁卫生不佳、性生活频繁、营养不良、B 族维生素缺乏等也易患此病。

二、临床表现

阴道稀薄淡黄色分泌物增多，因感染病原菌不同可呈泡沫状、脓性或血性，可有外阴瘙痒、灼热和尿频、尿痛等症状。检查见阴道黏膜萎缩，皱襞消失，上皮菲薄、光滑、充血、红肿，也可见小出血点或出血斑，重者可有溃疡，水样臭味分泌物，如不及早治疗，溃疡可形成瘢痕收缩或粘连，使阴道狭窄，导致分泌物引流不畅，形成阴道积脓或宫腔积脓。

三、诊断

应取阴道分泌物检查，镜下见大量基底层细胞及白细胞而无滴虫及假丝酵母菌。对有血性白带者，应与子宫恶性肿瘤相鉴别，需做宫颈刮片，必要时行分段诊刮术，对阴道壁肉芽组织及溃疡，需与阴道癌相鉴别，可局部活检。

四、治疗

治疗原则以控制炎症，补充雌激素，增强抵抗力为主。

1. 控制炎症 可用 1% 乳酸或 0.5% 醋酸冲洗阴道，每天 1 次，增加阴道酸度，抑制细菌繁殖。冲洗后用甲硝唑 200 mg 或诺氟沙星 200 mg，每天 1 次，置于阴道深部，7～10 天为 1 个疗程。α-干扰素栓剂，6 U，每天 1 次，共 7 天。吡哌酸栓剂，隔天 1 次，共 5～7 天。

2. 增强抵抗力 补充雌激素。①局部给药：己烯雌酚 0.125～0.25 mg，每晚放入阴道深部，7 天为 1 个疗程；或用己烯雌酚软膏或普罗雌烯软膏或霜剂局部涂抹，每天 2 次；或应用雌三醇栓剂 1 mg，阴道用药，第 1 周内每天 1 次，1 周后改为每周 2 次。②全身用药：尼尔雌醇，首服 4 mg，每 2～4 周 1 次，每次 2 mg，维持 2～3 个月；对同时需要性激素替代治疗者，可予妊马雌酮（倍美力）0.3～0.625 mg 和甲羟孕酮 2 mg 口服，每天 1 次；或异炔诺酮 2.5 mg 每天或隔天口服。用药前需做子宫内膜和乳腺检查，如有乳腺增生、子宫内膜增生或子宫内膜癌变者禁用。

第三节　子宫颈炎症

子宫颈包括子宫颈阴道部及子宫颈管，其中子宫颈炎以急性子宫颈管黏膜炎多见。若急性子宫颈炎未经及时治疗或病原体持续存在，可转为慢性子宫颈炎症。

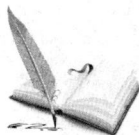

【急性子宫颈炎】

一、病因

子宫颈炎病原体包括：①性传播疾病病原体，以淋病奈瑟菌及沙眼衣原体为主，病变以子宫颈管明显，淋病奈瑟菌还侵袭尿道移行上皮、尿道旁腺及前庭大腺；②内源性病原体，与细菌性阴道病、生殖道支原体感染有关。部分子宫颈炎患者的病原体并不明确。

二、临床表现

多数患者无症状。有症状者主要表现在大量脓性黏液样分泌物，可引起外阴瘙痒及灼热感。部分患者甚至出现经间期出血、性交后出血等症状。合并尿路感染时，可出现尿急、尿频、尿痛等症状。检查可见子宫颈充血、水肿，子宫颈管口可见黏液脓性分泌物从子宫颈管流出，甚至宫颈管黏膜外翻。炎症可导致子宫颈管黏膜质地变脆，碰触易出血。淋病奈瑟菌感染时可累及尿道旁腺、前庭大腺，表现为尿道口、阴道口黏膜充血、水肿以及脓性分泌物。多数患者以阴道异常出血或接触性出血为主诉就诊。

三、诊断

根据病史及妇科检查所见可以做出初步诊断，治疗前需要做进一步诊断以明确病原体。

1. 特征性体征

（1）子宫颈管或子宫颈管棉拭子标本上，肉眼可见脓性或黏脓性分泌物。

（2）擦拭子宫颈管时，易诱发子宫颈管内出血。

2. 白细胞检测 可检测子宫颈管分泌物或阴道分泌物中的白细胞，后者需排除阴道炎症。

（1）子宫颈管脓性分泌物涂片 做革兰染色，中性粒细胞 >30/高倍视野。

（2）阴道分泌物湿片检查 白细胞 >10/高倍视野。

3. 病原体检测 以沙眼衣原体和淋病奈瑟菌最常见。

（1）淋病奈瑟菌检测 ①淋病奈瑟菌培养：为诊断淋病的金标准方法；②核酸检测：包括核酸杂交及核酸扩增。

（2）沙眼衣原体检测 ①酶联免疫吸附试验：检测沙眼衣原体抗原；②核酸检测：包括核酸杂交及核酸扩增。

同时需注意，多数子宫颈炎患者分离不出任何病原体，尤其是性传播疾病低危人群（如年龄 >25 岁的妇女）。子宫颈炎也可能是上生殖道感染征象，因此子宫颈炎患者应排除有无上生殖道感染。

四、治疗

1. 经验性治疗 适合有性传播疾病的高危因素患者（如年龄 <25 岁、多性伴侣或新性伴侣，且为无性交保护），可在未获得病原体检测结果前，采用针对衣原体的抗生素进行治疗。可予阿奇霉素 1 g，单次顿服；或多西环素 100 mg，每天 2 次，连服 7 天。如果患者所在人群中淋病患病率高，需同时使用抗淋病奈瑟菌感染药物。

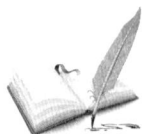

2. 针对病原体治疗

（1）淋病奈瑟菌感染 主张大剂量、单次给药，常用药物有头孢菌素，如头孢曲松钠 250 mg，单次肌内注射；或头孢克肟 400 mg，单次口服；或头孢唑肟 500 mg，肌内注射；或头孢西丁 2 g，肌内注射，加用丙磺舒 1 g，口服；或头孢噻肟钠 500 mg，肌内注射；也可选择氨基糖苷类抗生素中的大观霉素 4 g，单次肌内注射。

（2）沙眼衣原体感染 多西环素 100 mg，每天 2 次，连服 7 天；阿奇霉素 1 g，单次顿服，或红霉素 500 mg，每天 4 次，连服 7 天；氧氟沙星 300 mg，每天 2 次，连服 7 天；左氧氟沙星 500 mg，每天 1 次，连服 7 天。治疗时应同时应用抗衣原体药物。

（3）合并细菌性阴道病 需同时治疗细菌性阴道病。

3. 性伴侣治疗 患者诊断可疑衣原体淋病奈瑟菌或毛滴虫感染并得到相应治疗，性伴侣也应积极接受相应检查和治疗，治疗方法同患者，治疗期间应禁止性生活。

4. 随访 子宫颈炎患者在治疗后 6 个月内衣原体或淋病奈瑟菌重复感染较多见，建议随访。如果症状持续存在，患者需重新治疗，无论性伴是否治疗，治疗后 3~6 个月内重新检查。

【慢性子宫颈炎】

☞ 案例导入

患者，女，44 岁，已婚，主诉：白带增多，下腹及腰骶部疼痛 1 年。月经史：16 岁，5/28，量中等，色暗红，无血块，有痛经。现病史：1 年前腰骶部及下腹坠痛，经时疼痛加重，伴有白带量多，色黄，质稠，味臭，偶尔白带带血，一周前劳累后症状加重。既往体健。妇科检查：外阴发育正常，已婚经产型，阴道通畅，内见多量白色分泌物，宫颈稍肥大、质脆，碰触易出血，无赘生物，无举痛。子宫活动度好。双附件区未扪及异常。

问题：

1. 该患者的临床诊断是什么？
2. 诊断依据是什么？

一、病因

急性子宫颈炎迁延不愈或病原体持续感染可导致慢性子宫颈炎。慢性子宫颈炎病原体与急性子宫颈炎相似。

二、临床表现

多无症状，少数可有阴道分泌物增加，色淡黄，脓性。部分患者性交后出血、月经间期出血或外阴瘙痒。检查可见子宫颈糜烂，子宫颈口有黄色分泌物覆盖或分泌物从宫颈口流出。部分患者仅在体检时发现子宫颈息肉或子宫颈肥大。

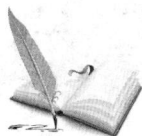

三、诊断

根据临床表现可初步做出慢性子宫颈炎的诊断。子宫颈重度糜烂和宫颈息肉需要与子宫颈和宫体恶性肿瘤相鉴别。

四、治疗

1. 宫颈糜烂样改变　需排除子宫颈上皮内瘤变和子宫颈癌。若为无症状生理性柱状上皮异位，则无须处理。如伴分泌物增多、乳头状增生或接触性出血，可予局部理疗。

理疗注意事项：①治疗前应常规行子宫颈癌筛查；②治疗选在月经净后 3～7 天内进行；③排除急性生殖道炎症；④理疗后可有阴道分泌物增多，甚至有大量水样分泌物，术后 1～2 周脱痂时可有少许出血；⑤在创面尚未痊愈时（4～8 周）禁盆浴、性交和阴道冲洗；⑥理疗有引起术后出血、子宫颈狭窄、不孕、感染的可能，治疗后应定期复查。观察创面愈合情况直至痊愈，同时注意有无子宫颈管狭窄。

2. 子宫颈息肉　摘除息肉并送病理检查。

3. 子宫颈肥大　行宫颈癌筛查，排除子宫颈上皮内瘤变和子宫颈癌后，一般无须治疗。

4. 慢性子宫颈管黏膜炎　了解有无沙眼衣原体以及淋病奈瑟菌感染、性伴侣是否接受治疗、阴道微生物失调是否持续存在，明确病因后针对病因进行治疗。对于无明显病原体和病因的患者，目前尚无有效治疗方法，可尝试理疗。

第四节　盆腔炎性疾病

案例导入

女，24 岁，主诉：阴道多量出血。月经史：13 岁月经初潮，7/23 天，平素月经量适中，色鲜红，无痛经、血块，无异常阴道流血史，白带正常。既往史：四个月前妊娠满 33 周顺产下一男活婴，产后胎盘粘连，遂行胎盘徒手剥离术，治疗至恢复出院。出院后恶露不净，一直少量血性分泌物，有臭味。现病史：1 天前用力大便后出现阴道出血增多，鲜红色，大于月经量。检查：B 超示子宫稍大，盆腔内未见明显占位性病变，产褥期子宫。

问题：

1. 该患者的临床诊断是什么？

2. 诊断依据是什么？

盆腔炎性疾病为女性内生殖道的一组感染性疾病，主要包括子宫内膜炎、输卵管炎、输卵管卵巢脓肿和盆腔腹膜炎等。炎症可局限也可扩散，以输卵管炎、输卵管卵巢炎最常见。盆腔炎性疾病多发生在性活跃期的育龄妇女，很少发于初潮前、无性生活史和绝经后的妇女。炎症可导致不孕、输卵管妊娠、慢性盆腔疼痛等。

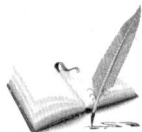

一、病因

（一）相关高危因素

1. 年龄 可以作为盆腔炎性疾病独立的高危因素，可能与育龄妇女性活动频繁、宫颈柱状上皮外移及宫颈黏液机械防御功能变化等因素有关。

2. 盆腔炎性疾病 多发生在性活跃期妇女，尤其是初次性交年龄小、多个性伴侣、性交过频及性伴侣有性传播疾病者。经期性交、使用不洁月经垫等，均可使病原体侵入而引起炎症。此外，受教育程度低、失业、低收入群体不注意性卫生保健者发病率高。

3. 下生殖道感染 如淋病、衣原体以及细菌感染的子宫颈炎、阴道病与此病的发生密切相关。

4. 子宫腔内手术 操作后感染，如刮宫术、输卵管通液术或造影术、宫腔镜检查、放置宫内节育器等，因手术所致生殖道黏膜损伤、出血、坏死，导致下生殖道内源性病原体上行感染。

5. 邻近器官炎症 如阑尾炎、腹膜炎等直接蔓延至盆腔。

6. 吸烟 女性患病率是非吸烟女性的 2 倍，且有更多盆腔炎性疾病后遗症，如不孕、异位妊娠等。

（二）病原体及致病特点

病原体分外源性和内源性，可单独存在，亦可混合感染。

1. 外源性病原体 主要为性传播疾病病原体，如沙眼衣原体、淋病奈瑟菌。其他有支原体，包括人型支原体、生殖支原体以及解脲支原体。

2. 内源性病原体 来自寄居于阴道内的微生物群和邻近器官（肠道）的病原体，包括多种需氧菌及厌氧菌，盆腔炎性疾病可以仅为需氧菌或厌氧菌的感染，但多数病例是需氧菌及厌氧菌的混合感染。主要的需氧菌及兼性厌氧菌有金黄色葡萄球菌、溶血性链球菌、大肠埃希菌，厌氧菌有脆弱类杆菌、消化球菌。厌氧菌感染的特点是容易形成盆腔脓肿、感染性血栓静脉炎。

二、感染途径

1. 黏膜上行蔓延 病原体侵入外阴、阴道后，或阴道内病原体沿宫颈黏膜、子宫内膜、输卵管黏膜，蔓延至卵巢及腹腔，是非妊娠期和非产褥期盆腔炎性疾病的主要感染途径。淋病奈瑟菌、沙眼衣原体及葡萄球菌等常沿此途径扩散。

2. 淋巴系统蔓延 病原体经生殖系统创伤处淋巴管侵入盆腔结缔组织及内生殖器其他部分，是产褥感染、流产后感染及放置宫内节育器后感染的主要感染途径。链球菌、大肠埃希菌、厌氧菌多沿此途径蔓延。

3. 血液循环传播 病原体先侵入人体其他系统，再经血液循环感染生殖器。为结核菌感染的主要途径。

4. 直接蔓延 腹腔其他脏器感染后，直接蔓延到邻近内生殖器，如阑尾炎可引起右侧输卵管炎。

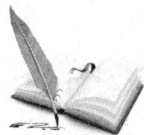

三、临床表现

1. 局部症状和体征 下腹部可出现轻重不等的疼痛，从轻微的坠胀到持续性剧痛。伴阴道分泌物异常或流血增多，严重时呈脓性，有异味；以病患侧局部压痛明显，重者可伴反跳痛及腹肌紧张；双合诊检查时可发现宫颈举痛或宫体压痛及附件区压痛，亦可发现子宫及双附件区压痛，增厚，以病灶处明显；局部脓肿扪诊界限不清、压痛或局部出现压迫症状。

2. 全身症状和体征 急性炎症患者或慢性盆腔炎急性发作可出现体温骤然上升至38℃以上，多伴有畏寒、精神萎靡、食欲缺乏等症状；久治不愈的慢性盆腔疼痛患者可伴有心理异常。

四、诊断及鉴别诊断

（一）诊断

根据病史、症状、体征及实验室检查可做出初步诊断。

盆腔炎性疾病的诊断标准可参考2010年美国疾病控制中心（CDC）推荐的标准进行临床筛查和诊断。该标准旨在对年轻女性腹痛或有异常阴道分泌物或不规则阴道流血者，提高对盆腔炎性疾病的认识，对可疑患者做进一步评价，及时治疗，减少后遗症的发生。

> **知识链接**
>
> **盆腔炎性疾病的诊断标准（美国CDC诊断标准，2010年）**
>
> 最低标准：宫颈举痛或子宫压痛或附件区压痛。
>
> 附加标准：体温超过38.3℃（口表）；宫颈或阴道异常黏液脓性分泌物；阴道分泌物湿片出现大量白细胞；红细胞沉降率升高；血C反应蛋白升高；实验室证实的宫颈淋病奈瑟菌或衣原体阳性。
>
> 特异标准：子宫内膜活检组织学证实子宫内膜炎；阴道超声或磁共振检查显示输卵管增粗，输卵管积液，伴或不伴有盆腔积液、输卵管卵巢肿块，或腹腔镜检查发现盆腔炎性疾病征象。

腹腔镜诊断盆腔炎性疾病的诊断标准：①输卵管表面充血明显；②输卵管壁水肿；③输卵管伞端及浆膜面有脓性分泌物。腹腔镜诊断输卵管炎准确率高，并能取感染部位分泌物作细菌培养，但临床应用有局限性，如对轻度输卵管炎诊断准确性较低、单独存在的子宫内膜炎无诊断价值。

（二）鉴别诊断

1. 急性阑尾炎 以转移性右下腹痛为主，可伴恶心、呕吐等症状，在未穿孔前以麦氏点压痛及反跳痛最为明显；一旦穿孔蔓延波及盆腔时与盆腔炎性疾病鉴别困难，必要时需借助超声或腹腔镜进行诊断。

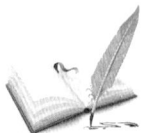

2. 输卵管妊娠流产或破裂　以短暂的停经后腹痛、阴道流血为主，血或尿 HCG 阳性，后穹隆穿刺抽出血液或血红蛋白的下降等可进行鉴别。

3. 卵巢囊肿蒂扭转或破裂　有囊肿病史，常有外力诱因后突然发生下腹一侧剧烈疼痛，检查可证实囊肿的存在可鉴别。

4. 盆腔子宫内膜异位症　大多数有进行性加重痛经，盆底痛性结节及位置固定的子宫或宫旁包块，多无盆腔广泛压痛，必要时可借助腹腔镜或诊断性治疗进行鉴别。

五、治疗

（一）一般治疗

适用于一般状况好，症状轻，能耐受口服或肌内注射抗生素的患者。常用方案：①头孢曲松钠，250 mg 单次肌内注射，或头孢西丁钠 2 g，单次肌内注射，同时口服丙磺舒 1 g，然后改为多西环素 100 mg，每天 2 次，连用 14 天，可同时口服甲硝唑 400 mg，每天 2 次，连用 14 天；或选用第三代头孢菌素与多西环素、甲硝唑合用。②氧氟沙星，400 mg 口服，每天 2 次，或左氧氟沙星 500 mg 口服，每天 1 次，同时加服甲硝唑 400 mg，每天 2 ~ 3 次，连用 14 天；或莫西沙星 400 mg，每天 1 次，连用 14 天。

（二）住院治疗

适用于患者一般情况差，病情重，伴发热、恶心、呕吐；或有盆腔腹膜炎；或输卵管卵巢脓肿；或门诊治疗无效等均应住院给予抗生素药物治疗为主的综合治疗。住院患者的支持疗法：半卧位有利于脓液积聚于直肠子宫陷凹而使炎症局限。给予高热量、高蛋白、高纤维素流质或半流质饮食，注意纠正电解质紊乱及酸碱失衡。高热时采用物理降温。避免炎症扩散，腹胀应行胃肠减压。住院患者的抗生素治疗：给药途径以静脉滴注为主。①头孢霉素类或头孢菌素类：头孢霉素类，如头孢西丁钠 2 g，静脉滴注，每 6 小时 1 次；或头孢替坦二钠 2 g，静脉滴注，每 12 小时 1 次。加多西环素 100 mg，每 12 小时 1 次，静脉或口服。头孢菌素类，如头孢呋辛钠、头孢唑肟钠、头孢曲松钠、头孢噻肟钠也可选用。临床症状改善至少 24 小时后转为口服药物替代，每次 500 mg，每天 1 次，连用 3 天。对不能耐受多西环素者，可用阿奇霉素替代，每次 500 mg，每日 1 次，连用 3 日。对输卵管卵巢脓肿患者，可加用克林霉素或甲硝唑。因淋病奈瑟菌对头孢克肟有耐药性，美国 CDC 不再建议头孢克肟作为淋病奈瑟菌感染的一线用药。②克林霉素与氨基糖苷类药物联合方案：克林霉素 900 mg，每 8 小时 1 次，静脉滴注；庆大霉素先给予负荷量（2 mg/ kg），然后给予维持量（1.5 mg/ kg），每 8 小时 1 次，静脉滴注。临床症状、体征改善后继续静脉应用 24 ~ 48 小时，克林霉素改为口服，每次 450 mg，每天 4 次，连用 14 天；或多西环素 100 mg，口服，每 12 小时 1 次，连服 14 天。③青霉素类与四环素类药物联合方案：氨苄西林/舒巴坦 3 g，静脉滴注，每 6 小时 1 次；加多西环素 100 mg，每天 2 次，连服 14 天。④喹诺酮类药物与甲硝唑联合方案：氧氟沙星 400 mg，静脉滴注，每 12 小时 1 次；或左氧氟沙星 500 mg，静脉滴注，每天 1 次；或莫西沙星 400 mg，静脉滴注，每 24 小时 1 次。联合甲硝唑 500 mg，静脉滴注，每 8 小时 1 次。

目前喹诺酮类不作为盆腔炎疾病首选药物。除非下列因素，可考虑应用喹诺酮类药物：淋病奈瑟菌地区流行和个人危险因素低、头孢菌素不能应用（对头孢菌素类药物过敏）等，

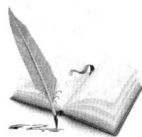

但在开始治疗前，必须进行淋病奈瑟菌检测。

（三）手术治疗

主要用于抗生素控制不佳的输卵管卵巢脓肿、盆腔脓肿、脓肿破裂或盆腔粘连等。根据患者情况选择经腹或经阴道穿刺引流、开腹或腹腔镜下手术，以选择创伤小、治疗效果好的手术方案和途径进行。手术方案的制定应根据患者病变范围、年龄、有无生育要求、病程长短、一般状况等全面考虑。年轻妇女有生育要求，尽量保留卵巢功能，以采用保守性手术为主；对年龄大、反复发作、治疗效果不佳的患者可采用病灶切除术；对极度衰弱危重的患者以姑息性手术为主，必要时可考虑二次手术。根据患者发病缓急、病程长短、脓肿位置、与周围组织关系等采用合适的手术途径。急性发病，脓液局限，可在超声引导下行经阴道或经腹部穿刺冲洗和引流，局部注入抗生素；如脓肿不规则、与周围器官粘连，且反复发作，需要切除感染灶或脓肿已破裂，亦可选择开腹或腹腔镜下手术，但应注意避免器官损伤。

六、疗效判断

对于抗生素治疗的患者，应在 72 小时内评估疗效，明确有无临床症状改善。患者在治疗后 72 小时内临床症状应改善，如体温下降、腹痛和反跳痛减轻，宫颈举痛和子宫压痛、附件区压痛减轻。若此期间症状无改善，需进一步检查排除局部脓肿形成，重新进行评价，必要时局部穿刺、腹腔镜或手术探查引流或病灶切除。对沙眼衣原体以及淋病奈瑟菌感染者，可在治疗后 4~6 周复查病原体。

七、预防

（1）注意性交卫生，对沙眼衣原体感染高危妇女筛查和治疗，以减少盆腔炎性疾病的发生。及时治疗下生殖道感染，降低盆腔炎性疾病发生率。

（2）加强公共卫生教育，提高公众对生殖道感染的认识及预防感染的重要性。

（3）严格掌握妇科手术指征，注意无菌操作，预防感染。

（4）及时治疗盆腔炎性疾病，防止后遗症发生。对首次诊断的盆腔炎性疾病的患者，在规范治疗后定期随访，避免复发。

（5）对于盆腔炎性疾病患者出现症状前 60 日内接触过的性伴侣应进行检查和治疗。如果最后一次性交发生在 6 个月前，则应对最后的性伴侣进行检查、治疗。

本章小结

生殖系统炎症是妇女常见疾病，引起炎症的病原体包括多种微生物如细菌、病毒、真菌及原虫等。女性生殖系统炎症不仅危害患者，还可危害胎儿、新生儿。因此，对生殖系统炎症应积极防治。女性生殖道的解剖、生理生化特点具有比较完善的自然防御功能，增强了对感染的防御能力。当自然防御功能遭到破坏，或机体免疫功能下降、内源性菌群发生变化或外源性致病菌侵入，均可导致炎症发生。女性生殖系统疾病的治疗应遵照足量、及时、规范的用药原则，重视随访。

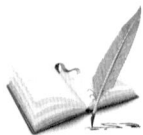

目标检测

一、选择题

【A1 型题】

扫码"练一练"

1. 关于宫颈重度糜烂的描述，下列哪项是错误的
   A. 首先做宫颈刮片细胞学检查　　　B. 物理治疗效果更好
   C. 月经前可做电烫、激光治疗　　　D. 理疗、中西药及手术综合治疗
   E. 术后两个月避免盆浴、性生活

2. 外阴奇痒，白带呈豆腐渣样，最可能的诊断是
   A. 念珠菌性阴道炎　　　　　　　　B. 滴虫性阴道炎
   C. 慢性宫颈炎　　　　　　　　　　D. 老年性阴道炎
   E. 前庭大腺炎

3. 关于念珠菌性阴道炎，下列哪项叙述不正确
   A. 主要通过性交直接传染　　　　　B. 孕妇容易发病
   C. 糖尿病患者容易发病　　　　　　D. 选用抗真菌药物治疗
   E. 外阴奇痒

4. 关于预防滴虫性阴道炎的描述，下列哪项是不正确的
   A. 提倡淋浴，公厕选择蹲厕　　　　B. 及时发现和治疗带虫者
   C. 勿互用内衣裤　　　　　　　　　D. 注意消毒隔离
   E. 做好保护性隔离

5. 阴道内大量稀薄泡沫状分泌物见于
   A. 老年性阴道炎　　　　　　　　　B. 盆腔炎
   C. 念珠菌性阴道炎　　　　　　　　D. 滴虫性阴道炎
   E. 细菌性阴道炎

6. 滴虫性阴道炎的治愈标准是
   A. 白带涂片检查阴性即为治愈　　　B. 月经前后复查白带连续 3 次阴性
   C. 治疗后复查白带连续 3 次阴性　　D. 月经干净后复查白带连续 3 次阴性
   E. 以上均不是

7. 滴虫性阴道炎直接传染的方式是
   A. 性交　　　　　　　　　　　　　B. 公共浴池
   C. 游泳池　　　　　　　　　　　　D. 坐式马桶
   E. 妇科检查器具

8. 老年性阴道炎进行阴道灌洗常用的药液是
   A. 1% 乳酸　　　　　　　　　　　B. 2% ~4% 碳酸氢钠
   C. 0.1% 苯扎溴铵　　　　　　　　 D. 0.1% 呋喃西林
   E. 0.9% 氯化纳溶液

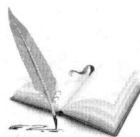

9. 滴虫性阴道炎治疗期间的注意事项，下列哪项是不正确的

    A. 治疗期间避免性交   B. 被褥、内裤勤洗晒

    C. 已婚男女同时治疗   D. 白带检查阴性为治愈

    E. 哺乳期禁用甲硝唑口服

10. 关于盆腔炎后遗症的临床表现，下列哪项是不正确的

    A. 下腹部及腰骶部酸痛，常于月经期、劳累后加重

    B. 常有月经失调、经量增多、痛经

    C. 一般不影响受孕

    D. 妇科检查子宫呈后位，活动受限

    E. 可有神经衰弱症状

11. 老年性阴道炎的治疗可在阴道内放置少量

    A. 孕激素   B. 雌激素

    C. 雄激素   D. 糖皮质激素

    E. 促性腺激素

12. 治疗滴虫阴道炎最常用的药物是

    A. 青霉素   B. 甲硝唑

    C. 诺氟沙星   D. 头孢拉啶

    E. 制霉菌素

【A2 型题】

13. 患者，女，48 岁，因胆道感染入院。应用抗生素 10 天，近 3 天外阴瘙痒明显，检查发现阴道黏膜发红，有白色膜状物，擦除后露出红肿黏膜面，最可能是

    A. 念珠菌性阴道炎   B. 滴虫性阴道炎

    C. 慢性宫颈炎   D. 老年性阴道炎

    E. 外阴瘙痒症

14. 患者，女，65 岁，近半个月来阴道流黄水样分泌物，有时带血，经检查排除恶性肿瘤，下列哪种可能性大

    A. 滴虫性阴道炎   B. 老年性阴道炎

    C. 宫颈糜烂   D. 宫颈息肉

    E. 子宫内膜炎

15. 患者，女，经检查发现宫颈糜烂面占宫颈面积的 2/3，最有效的治疗方法是

    A. 物理治疗   B. 宫颈切除

    C. 口服抗生素   D. 局部用消炎药

    E. 阴道灌洗

16. 患者，女，36 岁，近几天感到外阴瘙痒，白带增多，呈稀薄状且有腥臭味，应建议她到医院做

    A. 阴道分泌物悬滴检查   B. 子宫颈刮片

    C. 子宫颈管涂片   D. 阴道侧壁涂片

    E. 盆腔 B 超检查

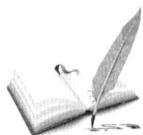

17. 患者外阴痒1周，查阴道钻膜覆以膜状物，擦除后露出红肿黏膜面。正确的处理应是

　　A. 局部用克林霉素软膏　　　　　B. 阴道内放置达克宁栓

　　C. 阴道内放置甲硝唑片　　　　　D. 阴道内放置尼尔雌醇片

　　E. 外阴部用0.5%醋酸液洗涤

18. 患者，女，54岁。白带增多，均匀稀薄，有臭味，阴道黏膜无明显充血，阴道 pH = 5，最可能的诊断是

　　A. 急性淋病　　　　　　　　　　B. 细菌性阴道病

　　C. 滴虫阴道炎　　　　　　　　　D. 念珠菌阴道炎

　　E. 老年性阴道炎

19. 患者，女，28岁，主诉白带增多，检查宫颈阴道部宫口周围外观呈细颗粒状红色区，占整个宫颈面积的2/3，宫颈刮片巴氏染色Ⅱ级。本例恰当处置应是

　　A. 涂硝酸银腐蚀　　　　　　　　B. 阴道内放置药物

　　C. 物理治疗　　　　　　　　　　D. 宫颈锥形切除

　　E. 宫颈切除

20. 女性，56岁，外阴痒1周，白带乳块状，镜检发现真菌菌丝，以下处理合理的是

　　A. 阴道内放置米康唑栓　　　　　B. 阴道内放置甲硝唑栓

　　C. 阴道内放置己烯雌酚栓　　　　D. 外阴应用氢化可的松软膏

　　E. 外阴应用0.5%醋酸液清洗

二、简答题

1. 滴虫性阴道炎的白带性状是怎样的？

2. 急性盆腔炎如何治疗？

（朱兰兰）

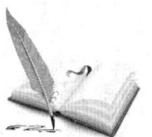

第十七章　女性生殖器肿瘤

📖 学习目标

1. **掌握**　子宫颈上皮内瘤变病因、病理、临床表现、诊断及治疗；子宫颈癌和子宫肌瘤的临床表现、诊断及治疗原则；子宫内膜癌的临床表现、诊断及治疗原则；良恶性卵巢肿瘤的鉴别诊断、并发症及治疗原则。

2. **熟悉**　子宫颈癌的病因、病理、转移途径、临床分期；子宫颈癌的预防、预后及随访；子宫肌瘤的病因、分类、病理、变性；子宫肌瘤合并妊娠；子宫内膜癌病因、高危因素、病理类型及预防措施；卵巢恶性肿瘤的临床表现、诊断及鉴别诊断。

3. **了解**　子宫内膜癌的病理、转移途径；卵巢肿瘤的组织学分类、手术病理分期、转移途径、随访与监测。

4. 具备对女性生殖器肿瘤的诊断能力。

5. 能对患者及家属进行病情沟通和健康教育、开展预防工作。

女性生殖器各部位均可发生肿瘤，分为良性及恶性两类。良性肿瘤以子宫肌瘤最常见，卵巢囊肿次之。恶性肿瘤以子宫颈癌、子宫内膜癌和卵巢癌为常见，其次为外阴癌、阴道癌，输卵管癌最少见。其中卵巢恶性肿瘤死亡率最高。

第一节　子宫颈上皮内瘤变

👉 案例导入

患者，女，45岁，体检发现宫颈Ⅱ度糜烂。自述白带多5年，偶有接触性出血史。月经规则。G_3P_1，结扎15年。既往体检。

妇科检查：外阴已婚式；阴道畅，白带黏稠，量多；宫颈颗粒样糜烂，面积Ⅱ度，触血（＋）；子宫前位，正常大小；附件区未及异常。

宫颈液基细胞学检查：意义未明的不典型鳞状细胞（ASCUS）。

宫颈HPV检测：HPV16（＋）。

问题：

1. 该患者怀疑自己患宫颈癌疾病，如何进一步确诊？

2. 宫颈活检病理为CINⅡ，应如何治疗？

子宫颈上皮内瘤变（CIN）是与子宫颈浸润癌密切相关的一组子宫颈病变，常发生于25～35岁妇女。大部分低级别CIN可自然消退，但高级别CIN具有癌变潜能，可能发展为

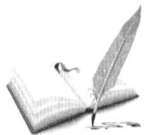

浸润癌，被视为癌前病变。CIN 反映了子宫颈癌发生发展中的连续过程，通过筛查发现 CIN，及时治疗高级别病变，是预防子宫颈癌行之有效的措施。CIN 还包括腺上皮内瘤变，比较少见，本节仅介绍子宫颈鳞状上皮内瘤变。

一、发病相关因素

1. HPV 感染　目前已知 HPV 共有 120 多个型别，其中 10 余种与 CIN 和子宫颈癌发病密切相关。已在接近90%的 CIN 和99%以上的子宫颈癌组织发现有高危型 HPV 感染，其中约70%与 HPV16 型和 18 型相关。

2. 性行为及分娩次数　多个性伴侣、初次性生活 <16 岁、早年分娩、多产与子宫颈癌发生有关。青春期子宫颈发育尚未成熟，对致癌物较敏感。分娩次数增多，子宫颈创伤概率也增加，分娩及妊娠内分泌及营养也有改变，患子宫颈癌的危险增加。孕妇免疫力较低，HPV DNA 检出率很高。与患阴茎癌、前列腺癌或其性伴侣曾患子宫颈癌的高危男子性接触的妇女，也易患子宫颈癌。

3. 其他　吸烟可增加感染 HPV 效应，屏障避孕法有一定的保护作用。

> **考点提示**
> 大多数的 CIN 和宫颈癌与高危型 HPV16、HPV18 相关。

二、子宫颈组织学特点

子宫颈上皮由子宫颈阴道部鳞状上皮和子宫颈管柱状上皮组成。

1. 子宫颈阴道部鳞状上皮　由深至浅分为基底带、中间带和浅表带。基底带由基底细胞和旁基底细胞组成。基底细胞为储备细胞，无明显细胞增殖表现，在某些因素刺激下可以发生增生，成为不典型鳞状细胞或分化为成熟鳞状细胞。旁基底细胞为增生活跃的细胞，偶见核分裂象。中间带与浅表带为完全不增生的分化细胞，细胞渐趋死亡、脱落。

2. 子宫颈管柱状上皮　柱状上皮为分化良好的细胞，柱状上皮下细胞为储备细胞，具有分化或增殖能力，通常在病理切片中见不到。柱状上皮下储备细胞的起源，有两种观点：①直接来源于柱状细胞；②来源于子宫颈鳞状上皮的基底细胞。

3. 转化区　也称为移行带，因其位于子宫颈鳞状上皮与柱状上皮交界部，又称为鳞－柱交界部或鳞－柱交界部。鳞－柱交界部又分为原始鳞－柱状交界部和生理鳞－柱交界部。原始鳞－柱交界部的内侧，由于覆盖的子宫颈管单层柱状上皮菲薄，其下间质透出呈红色，外观呈细颗粒状的红色区，称为柱状上皮异位。由于肉眼观似糜烂，过去称为"宫颈糜烂"，实际上并非真性糜烂；此后，在阴道酸性环境或致病菌作用下，外移的柱状上皮向子宫颈口方向逐渐被鳞状上皮替代，形成新的鳞－柱状交界部，即生理鳞－柱交界部。原始鳞－柱交界部和生理鳞－柱交界部之间的区域，称为转化区。在转化区有子宫颈腺囊肿，俗称纳氏囊肿，可作为辨认转化区的一个标志。

转化区成熟的化生鳞状上皮对致癌物的刺激相对不敏感，但未成熟的化生鳞状上皮却代谢活跃，在人乳头瘤病毒等的刺激下，发生细胞异常增生、分化不良、排列紊乱、细胞核异常、有丝分裂增加，最后形成 CIN。

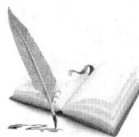

转化区表面被覆的柱状上皮被鳞状上皮替代的机制有：①鳞状上皮化生。暴露于子宫颈阴道部的柱状上皮受阴道酸性影响，柱状上皮下未分化储备细胞开始增殖，并逐渐转化为鳞状上皮，继之柱状上皮脱落，被复层鳞状细胞所替代。化生的鳞状上皮偶可分化为成熟的角化细胞，但一般均为大小形态一致、形圆而核大的未成熟鳞状细胞，无明显表层、中层、底层 3 层之分，也无核深染、异型或异常分裂象。化生的鳞状上皮既不同于子宫颈阴道部的正常鳞状上皮，镜检时见到两者间的分界线；又不同于不典型增生，因而不应混淆。子宫颈管腺上皮也可鳞化而形成鳞化腺体。②鳞状上皮化。子宫颈阴道部鳞状上皮直接长入柱状上皮与其基底膜之间，直至柱状上皮完全脱落而被鳞状上皮替代。

三、病理学诊断和分级

CIN 分为 3 级。

Ⅰ级　即轻度异型。上皮下 1/3 层细胞核增大，核质比例略增大，核染色稍加深，核分裂象少，细胞极性正常。

Ⅱ级　即中度异型。上皮下 1/3 ~ 2/3 层细胞核明显增大，核质比例增大，核深染，核分裂象较多，细胞数量明显增多，细胞极性尚存。

Ⅲ级　包括重度异型和原位癌。病变细胞占据 2/3 层以上或全部上皮层，细胞核异常增大，核质比例显著增大，核形不规则，染色较深，核分裂象多，细胞拥挤，排列紊乱，无极性。

四、临床表现

多无症状。偶有阴道排液增多，伴或不伴臭味。也可在性生活或妇科检查后发生接触性出血。检查子宫颈可光滑，或仅见局部红斑、白色上皮或子宫颈糜烂样表现。

五、诊断

1. 子宫颈细胞学检查　是 CIN 及早期子宫颈癌筛查的基本方法，同时也是诊断的必需步骤。有两种子宫颈细胞学检查方法被广泛用于宫颈癌筛查：巴氏涂片法或液基细胞涂片法。宫颈癌筛查一般在性生活开始 3 年后或 21 岁以后开始进行，且应定期复查。子宫颈细胞学检查的报告形式主要有巴氏 5 级分类法和 TBS 分类系统。巴氏分类法简单，不能很好地反映组织学病变程度。推荐使用 TBS 分类系统。

2. 高危型 HPV DNA 检测　相对于细胞学检查其敏感性较高，特异性较低。可与细胞学检查联合应用于子宫颈癌筛查。也可用于细胞学检查异常的分流，如果细胞学检查结果为意义未明的不典型鳞状细胞（ASCUS）时，应该进行高危型 HPV DNA 检测。阳性者行阴道镜检查，阴性者 12 个月后行细胞学检查。也可作为子宫颈癌初筛的方法。但由于年轻妇

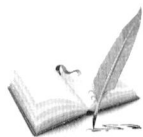

女的 HPV 感染者多发，且大多为一过性感染，推荐用于 30 岁以后的女性，在子宫颈癌高发或开展细胞学检查有困难的地区也可在 25 岁以后开始使用，阴性者常规随访，阳性者再行细胞学等检查进行分流。

3. 阴道镜检查 凡细胞学检查为 ASCUS 且高危 HPV DNA 检测阳性，或低度鳞状上皮内病变（LSIL）及以上者，应行阴道镜检查。

4. 子宫颈活组织检查 是确诊子宫颈鳞状上皮内瘤变及宫颈癌的最可靠方法。宫颈无明显病变者，可选择在子宫颈转化区 3、6、9、12 点处活检，或在碘试验（又称为 Schiller 试验）不染色区或涂抹醋酸后的醋酸白上皮区取材，或在阴道镜指导下取材以提高确诊率。对肉眼可见病灶者，应做单点或多点子宫颈活检。若需要了解子宫颈管的病变情况，应行子宫颈管内膜刮取术（ECC）。

> **考点提示**
>
> 确诊子宫颈鳞状上皮内瘤变及宫颈癌的最可靠方法。

六、治疗

1. CIN I 超过半数的 CIN I 会自然消退，若细胞学检查为 LSIL 及以下，只需观察随访。如果在随访过程中病变发展或持续存在 2 年，则需进行治疗。对于细胞学检查为高度鳞状上皮内病变（HSIL）应给予治疗，阴道镜检查满意者可采用冷冻和激光等治疗，阴道镜检查不满意或 ECC 阳性者推荐子宫颈锥切术。

2. CIN II 和 CIN III 约 20% CIN II 会发展为 CIN III，5% 发展为浸润癌。故所有的 CIN II 和 CIN III 均需要治疗。阴道镜检查满意的 CIN II 可用物理治疗或子宫颈锥切术；阴道镜检查不满意的 CIN II 和所有 CIN III 通常采用子宫颈锥切术，包括子宫颈环形电切除术（LEEP）和冷刀锥切术。子宫切除一般不作为 CIN II 和 CIN III 治疗的首选。

七、妊娠合并子宫颈上皮内瘤变

妊娠期间，增高的雌激素使柱状上皮外移至子宫颈阴道部，转化区的基底细胞出现不典型增生改变，妊娠期免疫功能异常，易被 HPV 感染。妊娠时转化区的基底细胞可有核增大、深染等表现，造成细胞学检查误诊，但产后 6 周可恢复正常。因此，大部分妊娠期 CIN 仅作观察，产后复查后再处理。

第二节 子宫颈癌

案例导入

某女，46 岁，阴道不规则流血 8 个月。既往月经规则，6/30，量中等，无痛经。追问病史性生活后白带有血丝约 5 年，未予重视。8 个月前出现月经间期阴道不规则出血，伴阴道排液，有异味，近期出血量渐渐增多。遂来就诊。

妇检：外阴已婚式；阴道畅，血染；宫颈肥大，直径约 3 cm，下唇可见指甲盖大小的凹陷性溃疡面；子宫正常大小，活动尚可；附件区未及异常。

三合诊：双侧宫颈旁未及异常，骶韧带及主韧带弹性好。

扫码"学一学"

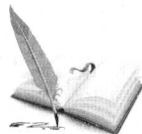

问题：

1. 该患者如何确诊？

2. 如为宫颈鳞状细胞癌，其临床分期为几期？

3. 根据临床分期请给出合适的治疗方案。

子宫颈癌是最常见的妇科恶性肿瘤。高发年龄为 50～55 岁。自 20 世纪 50 年代以来，由于子宫颈细胞学筛查的普遍应用，使子宫颈癌和癌前病变得以早期发现和治疗，子宫颈癌的发病率和死亡率已有明显下降。

一、病因素与组织的发生、发展

1. 宫颈癌的发病因素　同"子宫颈上皮内瘤变"。

2. 组织发生和发展　CIN 形成后继续发展，突破上皮下基底膜，浸润间质，形成子宫颈浸润癌（图 17-1）。

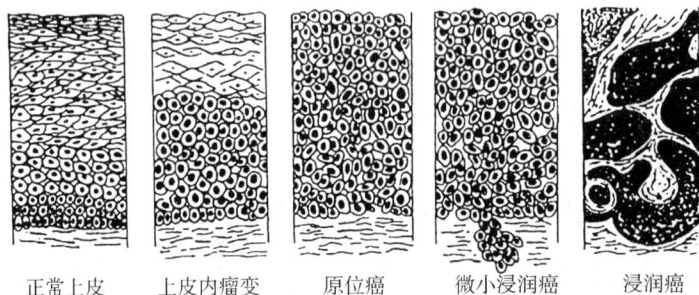

图 17-1　子宫颈正常上皮-上皮内瘤变-浸润癌

二、病理

（一）鳞状细胞浸润癌

鳞状细胞浸润癌占子宫颈癌的 75%～80%。

1. 巨检　微小浸润癌肉眼观察无明显异常，或类似子宫颈柱状上皮异位。随病变发展，可形成 4 种类型（图 17-2）。

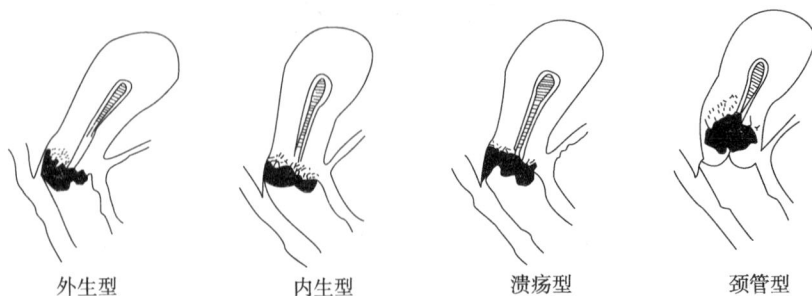

图 17-2　子宫颈癌巨检类型

（1）外生型　最常见，癌灶向外生长呈菜花样或乳头状。

（2）内生型　癌灶向子宫颈深部组织浸润，子宫颈肥大变硬，呈桶状，常累及宫旁

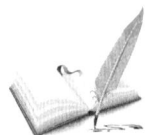

组织。

（3）溃疡型　癌组织继续发展合并感染坏死，脱落后形成溃疡或空洞，似火山口状。

（4）颈管型　癌灶在子宫颈管内，侵入子宫颈管及子宫峡部供血层及转移至盆腔淋巴结。

2. 显微镜检

（1）微小浸润癌　指在原位癌基础上镜检发现小滴状、锯齿状癌细胞团突破基底膜，浸润间质，诊断标准见临床分期。

（2）浸润癌　指癌灶浸润间质范围超出微小浸润癌，多呈网状或团块状浸润间质。

> **知识链接**
>
> 　　根据癌细胞分化程度，宫颈鳞癌可分为：Ⅰ级，为高分化鳞癌（角化性大细胞型）；Ⅱ级，为中分化鳞癌（非角化性大细胞型）；Ⅲ级，为低分化鳞癌即小细胞型。而大细胞角化性和非角化性癌有四种类型：淋巴上皮样癌、梭形细胞鳞状细胞癌、子宫颈疣状乳头状肿瘤和基底细胞样鳞状细胞癌。

（二）腺癌

1. 巨检　来自子宫颈管内，浸润管壁；或自子宫颈管内向子宫颈外口突出生长；常可侵犯宫旁组织；病灶向子宫颈管内生长时，子宫颈外观可正常，但因子宫颈管膨大，形如桶状。

2. 显微镜检　主要组织学类型有2种。

（1）黏液腺癌　最常见，来源于子宫颈管柱状黏液细胞，可分为高、中、低分化腺癌。镜下见腺体结构，腺上皮细胞增生呈多层，异型性明显，见核分裂象。

（2）恶性腺瘤　又称微偏腺癌，属高分化子宫颈管黏膜腺癌，常有淋巴结转移。癌性腺体多，大小不一，形态多变，呈点状突起伸入子宫颈间质深层，腺上皮细胞无异型性。

（三）腺鳞癌

腺鳞癌占子宫颈癌3%~5%。是由储备细胞同时向腺细胞和鳞状细胞分化发展而形成。癌组织中含有腺癌和鳞癌两种成分。

（四）其他

其他少见病理类型如神经内分泌癌、未分化癌、混合性上皮/间叶肿瘤、间叶肿瘤、黑色素瘤、淋巴瘤等。

三、临床表现

早期子宫颈癌常无明显症状和体征，子宫颈可光滑或类似宫颈柱状上皮异位表现。而颈管型患者因子宫颈外观正常易漏诊或误诊。随病变发展，可出现以下表现。

（一）症状

1. 阴道流血　常表现为接触性出血，即性生活或妇科检查后阴道流血。也可为不规则阴道流血，或经期延长、经量增多。老年患者常为绝经后不规则阴道流血。出血量与癌灶大小，侵及间质血管情况而不同。

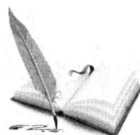

2. 阴道排液 多数患者有白色或血性、稀薄如水样或米泔状、有腥臭味阴道排液。晚期患者因癌组织坏死伴感染，可有大量米泔样或脓性恶臭白带。

3. 晚期症状 癌灶累及范围不同而出现不同的继发性症状。如癌肿压迫或累及输尿管时，可引起输尿管梗阻、肾盂积水及尿毒症；晚期可有贫血、恶病质等全身衰竭症状。

（二）体征

微小浸润癌可无明显病灶，子宫颈光或糜烂样改变。随病情发展，可出现不同体征。外生型子宫颈癌可见菜花状、息肉状赘生物，质脆易出血，常伴感染；内生型子宫颈癌则表现为子宫颈肥大、质硬、子宫颈管膨大；而晚期癌组织坏死脱落，形成溃疡或空洞伴恶臭。若阴道壁受累时，可见赘生物生长或阴道壁变硬；若宫旁组织受累时，双合诊、三合诊检查可扪及子宫颈旁组织增厚、结节状、质硬或形成"冰冻骨盆"状。

四、转移途径

子宫颈癌主要为直接蔓延和淋巴转移，血行转移极少见。

1. 直接蔓延 最常见，癌组织局部浸润，向邻近器官及组织扩散。常向下累及阴道壁；癌灶向两侧扩散可累及主韧带及子宫颈旁、阴道旁组织直至骨盆壁；当癌灶压迫或侵及输尿管时，可引起输尿管阻塞及肾积水。晚期可向前、后蔓延侵及膀胱或直肠，形成膀胱阴道瘘或直肠阴道瘘。

2. 淋巴转移 一级组包括子宫旁、子宫颈旁、闭孔、髂内、髂外、髂总、骶前淋巴结；二级组包括腹股沟深浅淋巴结和腹主动脉旁淋巴结。癌灶局部浸润后侵入淋巴管，形成瘤栓，随淋巴液引流进入局部淋巴结，在淋巴管内扩散。

3. 血行转移 极少见，晚期可转移至肺、肝或骨骼等。

五、临床分期

采用国际妇产科联盟（FIGO，2009 年）的临床分期标准。临床分期在治疗之前进行，治疗后不再更改（表 17 – 1）。

表 17 – 1 子宫颈癌临床分期（FIGO，2009 年）

期别	肿瘤范围
Ⅰ期	肿瘤严格局限于宫颈（扩展至宫体应被忽略）
ⅠA	镜下浸润癌（所有肉眼可见病灶甚至于仅仅是浅表浸润也都定为 Ib 期）间质浸润≤5 mm，水平宽度≤7 mm
ⅠA1	间质浸润深度≤3 mm，水平宽度≤7 mm
ⅠA2	间质浸润深度 >3 mm 且不超过 5 mm，水平宽度≤7 mm
ⅠB	临床可见病灶局限于宫颈，或者镜下病灶 >Ia2 期
ⅠB1	临床可见病灶最大径线≤4 cm
ⅠB2	临床可见病灶最大径线 >4 cm
Ⅱ期	肿瘤超出宫颈，但未达盆壁或未达阴道下 1/3
ⅡA	无宫旁浸润
ⅡA1	临床可见病灶最大径线≤4 cm
ⅡA2	临床可见病灶最大径线 >4 cm
ⅡB	有宫旁浸润，但未达骨盆壁
Ⅲ期	肿瘤扩展到骨盆壁和（或）侵犯到阴道下 1/3 和（或）有肾盂积水或肾无功能者（直肠检查时肿瘤与盆腔之间无间隙及任何不能找到其他原因的肾盂积水及肾无功能病例都应包括在内）

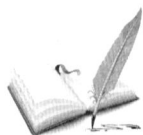

续表

期别	肿瘤范围
ⅢA	肿瘤累及阴道下1/3，没有扩展到骨盆壁
ⅢB	肿瘤扩展到骨盆壁和（或）引起肾盂积水或肾无功能
Ⅳ期	肿瘤播散超出真骨盆或（活检证实）侵犯膀胱或直肠黏膜。
ⅣA	肿瘤扩散至邻近盆腔器官
ⅣB	远处转移

六、诊断及鉴别诊断

（一）诊断

早期病例的诊断应采用子宫颈细胞学检查和（或）高危型 HPV DNA 检测、阴道镜检查、子宫颈活组织检查的"三阶梯"程序，确诊依据为组织学诊断。

子宫颈有明显病灶者，可直接在癌灶取材。子宫颈锥切术适用于子宫颈细胞学检查多次阳性而子宫颈活检阴性者，或子宫颈活检为 CIN Ⅱ 和 CIN Ⅲ 需确诊者，或可疑微小浸润癌需了解病灶的浸润深度和宽度等情况。可采用冷刀切除、环形电切除，切除组织应做连续病理切片检查。

确诊后根据具体情况选择胸部 X 线摄片、静脉肾盂造影、膀胱镜检查、直肠镜检、B 型超声检查及 CT、MRI、PET-CT 等影像学检查。

（二）鉴别诊断

主要依据子宫颈活组织病理检查，与有临床类似症状或体征的各种子宫颈病变相鉴别。包括：①子宫颈良性病变，如子宫颈柱状上皮异位、子宫颈息肉、子宫颈子宫内膜异位症和子宫颈结核性溃疡等；②子宫颈良性肿瘤，如子宫颈黏膜下肌瘤、子宫颈管肌瘤、子宫颈乳头瘤等；③子宫颈恶性肿瘤，如原发性恶性黑色素瘤、肉瘤、淋巴瘤及转移性癌等。

七、治疗

根据患者临床分期、年龄、生育要求、全身情况及医疗技术水平、设备条件等综合考虑，制定适当的个体化治疗方案。总原则为采用手术和放疗为主、化疗为辅的综合治疗。

（一）手术治疗

手术的优点是年轻患者可保留卵巢及阴道功能。主要用于早期子宫颈癌（ⅠA～ⅡA 期）患者。

1. ⅠA1 期　无淋巴脉管间隙浸润者行筋膜外全子宫切除术，有淋巴脉管间隙浸润者按 ⅠA2 期处理。

2. ⅠA2 期　行改良广泛性子宫切除术及盆腔淋巴结切除术。

3. ⅠB1 期和 ⅡA1 期　行广泛性子宫切除术及盆腔淋巴结切除术，必要时行腹主动脉旁淋巴取样。

4. ⅠB2 期和 ⅡA2 期　行广泛性子宫切除术及盆腔淋巴结切除术和腹主动脉旁淋巴结取样，或同期放、化疗后行全子宫切除术。也可采用新辅助化疗后行广泛性子宫切除术，化疗可使病灶缩小利于手术、减少手术并发症，但其远期疗效有待进一步验证。

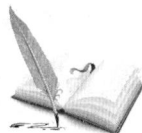

未绝经、年龄 <45 岁的鳞癌患者可保留卵巢。对要求保留生育功能的年轻患者，ⅠA1 期可行子宫颈锥形切除术，ⅠA2 期和肿瘤直径 < 2 cm 的ⅠB1 期患者，可行广泛性子宫颈切除术及盆腔淋巴结切除术。

（二）放射治疗

包括腔内照射及体外照射。腔内照射采用后装治疗机，放射源为^{137}铯、^{192}铱等，用以控制局部原发病灶。体外照射多用直线加速器或^{60}钴等，治疗子宫颈旁及盆腔淋巴结转移灶。早期病例以局部腔内照射为主，体外照射为辅；晚期病例以体外照射为主，腔内照射为辅。

> **知识链接**
>
> 放疗适应证：①部分ⅠB2 期和ⅡA2 期和ⅡB ~ ⅣA 期患者；②全身情况不适宜手术的早期患者；③子宫颈大块病灶的术前放疗；④手术治疗后病理检查发现有高危因素的辅助治疗。

（三）化疗

主要用于晚期或复发转移患者和同期放化疗。常用化疗药物有顺铂、卡铂、氟尿嘧啶和紫杉醇等。常采用以铂类为基础的联合化疗方案。多采用静脉化疗，也可用动脉局部灌注化疗。

八、预防

子宫颈癌病因明确，是一种可以预防的肿瘤，关键在于做好筛查并及时发现早期宫颈癌。预防方法如下：①普及、规范子宫颈癌筛查，早期发现 CIN，并及时治疗高级别病变，阻断子宫颈浸润癌的发生；②做好子宫颈癌相关知识的宣教，使得广大妇女自觉接受子宫颈癌筛查和预防性传播疾病；③推广 HPV 疫苗注射，通过阻断 HPV 感染预防子宫颈癌的发生。

九、子宫颈癌合并妊娠的处理

子宫颈癌合并妊娠的病例较少见。多数学者认为妊娠对宫颈癌的疗效及预后无明显影响，早期宫颈癌一般不影响妊娠，中晚期宫颈癌不利于妊娠，容易出现流产或早产，分娩时可能出现大出血。对妊娠期阴道流血、流液增多的孕妇应保持警惕，进行细胞学检查和 HPV 检测。可疑病变区要进行组织活检。只有在细胞学和组织学提示可能是浸润癌时，才行子宫颈锥切术。治疗方案的选择取决于患者宫颈癌分期、妊娠周数和患者及其家属对维持妊娠的意愿，采用个体化治疗措施。

对于不要求维持妊娠者，其治疗原则和非妊娠期子宫颈癌基本相同。对于妊娠合并微浸润癌者，定期随访，可以经阴道分娩，产后再治疗。对于妊娠合并早期宫颈浸润癌Ⅰ ~ ⅡA 者，以手术治疗为首选。对于妊娠合并晚期宫颈癌处理较为复杂。晚期宫颈癌以放疗为主，但是放疗可以造成流产。对于妊娠晚期可以存活的胎儿采取剖宫产分娩，同时行卵巢移位，术后接受放射治疗。化学治疗妊娠合并宫颈癌存在争议，一般做法是在妊娠 13 周以后进行，避免严重胎儿畸形。

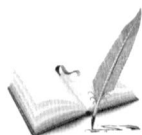

第三节 子宫肌瘤

案例导入

某女，48 岁，月经量多 8 年。该患者 8 年来无明显诱因下月经量增多，使用卫生巾有 10 片增至 20 片，经期常有大血块排出。月经周期及经期无改变，近 3 年，月经期延长，常常经后淋漓不尽至 10 余天。曾在当地医院就诊，超声提示子宫前壁低回声包块。给予保守治疗无效，近半年伴有小便次数增多。既往体健，G_2P_2，结扎 20 年。否认家族遗传病。

体检：T 37℃，BP 100/70 mmHg，P 80 次/分，R 18 次/分，轻度贫血貌，口唇黏膜偏苍白，五官端正，心、肺（－），腹软，肝、脾肋下未及，无压痛，肠鸣音 3 次/分。妇科检查：外阴已婚式，阴道畅，白带白色、无异味。宫颈肥大，光。子宫如孕 80 天大小，表面凹凸不平，活动度好。双侧附件区未触及异常。

超声检查提示：子宫 90 mm×80 mm×60 mm，子宫前壁见数枚低回声团块，最大直径 60 mm，宫颈增厚约 30 mm。

问题：

1. 该患者的诊断及诊断依据是什么？

2. 如果患者要求手术，请推荐合理的手术方案。

子宫肌瘤是女性生殖器最常见的良性肿瘤，由平滑肌及结缔组织组成。常见于 30～50 岁妇女，20 岁以下少见。据尸检统计，30 岁以上妇女约 20% 有子宫肌瘤。因肌瘤多无或很少有症状，临床报道发病率远低于肌瘤真实发病率。

因肌瘤好发于生育年龄，青春期前少见，绝经后萎缩或消退，提示其发生可能与女性性激素相关。生物化学检测证实肌瘤中雌激素受体浓度明显高于周边肌组织。此外，研究还证实孕激素有刺激肌瘤生长的作用。细胞遗传学研究显示，30% 子宫肌瘤存在细胞遗传学的异常。

一、病理及肌瘤变性

（一）病理

1. 巨检 肌瘤为实质性球形包块，表面光滑，质地较子宫肌层硬，压迫周围肌壁纤维形成假包膜，肌瘤与假包膜间有一层疏松网状间隙，易剥出。肌瘤长大或多个相融合时，呈不规则形状，切面呈灰白色，可见漩涡状或编织状结构颜色，和硬度与纤维组织多少有关。

2. 镜检 主要由平滑肌细胞和不等量纤维结缔组织构成。肌细胞大小均匀，排列成漩涡状，核为杆状。极少情况下尚有一些特殊的组织学类型，如富细胞型平滑肌瘤、奇异型平滑肌瘤、高分裂象平滑肌瘤、上皮样平滑肌瘤及静脉内和播散性腹膜平滑肌瘤病等，这类特殊类型平滑肌瘤的性质及恶变潜能尚有待确定。

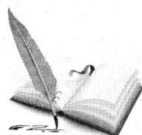

（二）肌瘤变性

肌瘤变性是肌瘤失去原有的典型结构。常见的变性如下。

1. 玻璃样变　又称透明变性，最常见。肌瘤剖面漩涡状结构消失，由均匀的透明样物质取代。镜下见病变区肌细胞消失，为均匀、透明无结构区。

2. 囊性变　子宫肌瘤玻璃样变继续发展，细胞坏死液化即可发生囊性变，此时子宫肌瘤变软，很难与妊娠子宫或卵巢囊肿区别。肌瘤内出现大小不等的囊腔，其间有结缔组织相隔，数个囊腔也可融合成大囊腔，腔内含清亮无色液体，也可凝固成胶冻状。镜下见囊腔为玻璃样变的肌瘤组织构成，内壁无上皮覆盖。

3. 红色样变　多见于妊娠期或产褥期，为肌瘤的一种特殊类型坏死，发生机制不清，可能与肌瘤内小血管退行性变引起血栓及溶血、血红蛋白渗入肌瘤内有关。患者可有剧烈腹痛伴恶心、呕吐、发热，白细胞计数升高，检查发现肌瘤迅速增大、压痛。肌瘤剖面为暗红色，如半熟的牛肉，有腥臭味，质软，漩涡状结构消失。镜检见组织高度水肿，假包膜内大静脉及瘤体内小静脉血栓形成，广泛出血伴溶血，肌细胞减少，细胞核常溶解消失。

4. 肉瘤样变　肌瘤恶变为肉瘤者少见，仅为 0.4%，多见于绝经后伴疼痛和出血的患者。但若绝经后妇女肌瘤增大，仍应警惕恶变可能。肌瘤恶变后组织变软且脆，切面灰黄色，似生鱼肉状，与周围组织界限不清。镜下见平滑肌细胞增生、排列紊乱，漩涡状结构消失，细胞有异型性。

5. 钙化　多见于蒂部细小、血供不足的浆膜下肌瘤以及绝经后妇女的肌瘤。常在脂肪变性后进一步分解成甘油三酯，再与钙盐结合，沉积在肌瘤内。X 线摄片可清楚看到钙化阴影。

二、分类

（一）按肌瘤生长部位分

宫体肌瘤（90%）和宫颈肌瘤（10%）。

（二）按肌瘤与子宫肌壁的关系分

1. 肌壁间肌瘤　占 60%～70%，肌瘤位于子宫肌壁间，周围均被肌层包围。

2. 浆膜下肌瘤　约占 20%，肌瘤向子宫浆膜面生长，并突出于子宫表面，肌瘤表面仅由子宫浆膜覆盖。若瘤体继续向浆膜面生长，仅有一蒂与子宫相连，称为带蒂浆膜下肌瘤，营养由蒂部血管供应。若血供不足肌瘤可变性坏死。若蒂扭转断裂，肌瘤脱落形成游离性肌瘤。若肌瘤位于宫体侧壁向宫旁生长，浆膜下肌瘤可突出于阔韧带两叶之间，称为阔韧带肌瘤。

3. 黏膜下肌瘤　占 10%～15%。肌瘤向宫腔方向生长，突出子宫肌壁间，肌瘤表面仅为黏膜层覆盖。黏膜下肌瘤易形成蒂，在宫腔内生长犹如异物，常引起子宫收缩，肌瘤可被挤出宫颈外口而突入阴道。

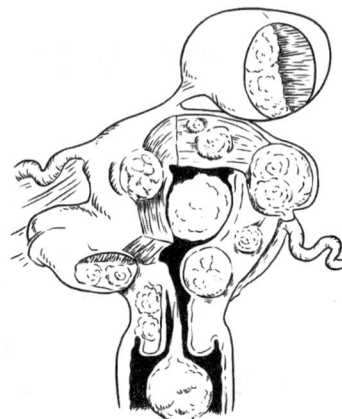

图 17-3　各型子宫肌瘤示意图

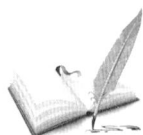

子宫肌瘤常为多个，各种类型的肌瘤可发在同一子宫，称为多发性子宫肌瘤（图17-3）。

三、临床表现

（一）症状

本病患者多无明显症状，仅在体检时偶然发现。常见症状如下。

1. 经量增多及经期延长 是子宫肌瘤最常见症状。多见于大的肌壁间肌瘤及黏膜下肌瘤。黏膜下肌瘤伴有坏死感染时，可有不规则阴道流血或血样脓性排液。长期经量增多可继发贫血，出现乏力、心悸等症状。

2. 下腹包块 肌瘤较小时在腹部触不到肿块，肌瘤逐渐增大使子宫超过3个月妊娠大小时可从腹部触及。巨大的黏膜下肌瘤可脱出阴道外，患者可因外阴脱出肿物就医。

3. 白带增多 肌壁间肌瘤使宫腔面积增大，内膜腺体分泌增多，并伴有盆腔充血致使白带增多；子宫黏膜下肌瘤一旦感染，可有大量脓样白带。

4. 压迫症状 子宫前壁下段肌瘤可压迫膀胱引起尿频、尿急；宫颈肌瘤可引起排尿困难、尿潴留；子后壁肌瘤（峡部或后壁）可引起下腹坠胀不适、便秘等症状。阔韧带肌瘤或宫颈巨型肌瘤向侧方发展，嵌入盆腔内压迫输尿管使上泌尿路受阻，形成输尿管扩张，甚至发生肾盂积水。

5. 其他 包括下腹坠胀、腰酸背痛，经期加重肌瘤红色样变时有急性下腹痛，伴呕吐、发热及肿瘤局部压痛；浆膜下肌瘤蒂扭转可有急性腹痛；子宫黏膜下肌瘤由宫腔向外排出时也可引起腹痛。黏膜下肌瘤和引起宫腔变形的肌壁间肌瘤可引起不孕或流产。

（二）体征

大肌瘤可在下腹部扪及实质性不规则肿块。妇科检查扪及子宫增大，表面不规则，单个或多个结节状突起。浆膜下肌瘤可扪及单个实质性球状肿块与子宫有蒂相连。黏膜下肌瘤位于宫腔内者子宫均匀增大，脱出于宫颈外口者窥器检查可看到宫颈口处有肿物，粉红色，表面光滑，宫颈四周边缘清楚。若伴感染时可有坏死、出血及脓性分泌物。总之，体征与子宫肌瘤大小、位置、数目及有无变性相关联。

> **考点提示**
> 子宫肌瘤最常见症状。

四、诊断及鉴别诊断

（一）诊断

根据病史及体征，结合辅助检查结果，诊断多无困难。B型超声能区分子宫肌瘤与其他盆腔肿块，是常用的辅助检查。如需要准确判断肌瘤大小、数目和位置，可选用MRI。依病情需要，宫腔镜、腹腔镜、子宫输卵管造影等均可协助诊断。

（二）鉴别诊断

子宫肌瘤应与下列疾病相鉴别。

1. 妊娠子宫 肌瘤囊性变时质地较软，应注意与妊娠子宫相鉴别。妊娠者有停经史、早孕反应，子宫随停经月份增大变软，借助尿或血HCG测定、B型超声可确诊。

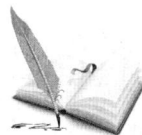

2. 卵巢肿瘤 多无月经改变，肿块呈囊性位于子宫一侧。注意实质性卵巢肿瘤与带蒂浆膜下肌瘤相鉴别，肌瘤囊性变与卵巢囊肿相鉴别。注意肿块与子宫的关系，可借助 B 型超声协助诊断，必要时腹腔镜检查可明确诊断。

3. 子宫腺肌病 可有子宫增大、月经增多等。局限型子宫腺肌病类似子宫肌壁间肌瘤，质硬。但子宫腺肌病有继发性痛经明显，子宫多呈均匀增大，很少超过 3 个月妊娠子宫大小。B 型超声检查有助于诊断。但有时两者可以并存。

4. 子宫恶性肿瘤 需要与子宫肌瘤鉴别的有子宫肉瘤、子宫内膜癌、子宫颈癌。

（1）子宫肉瘤 好发于老年妇女，生长迅速多有腹痛、腹部包块及不规则阴道流血，B 型超声及磁共振检查有助于鉴别。

（2）子宫内膜癌 以绝经后阴道流血为主要症状，好发于老年女性，子宫呈均匀增大或正常，质软。应注意围绝经期妇女肌瘤可合并子宫内膜癌。诊刮或宫腔镜有助于鉴别。

（3）子宫颈癌 有不规则阴道流血、白带增多或不正常排液等症状，外生型较易鉴别，内生型宫颈癌应与宫颈黏膜下肌瘤相鉴别。可借助于 B 型超声、宫颈脱落细胞学检查、宫颈活检、宫颈管搔刮及分段诊刮等方法鉴别。

5. 其他 卵巢子宫内膜异位囊肿、盆腔炎性包块、子宫畸形等，可根据病史、体征及 B 型超声检查结果鉴别。

五、治疗

治疗应根据患者的症状、年龄、生育要求以及肌瘤的类型、大小、数目全面考虑。

（一）观察等待

无症状肌瘤一般无须治疗，特别是近绝经期妇女。绝经后肌瘤多可萎缩和症状消失。每 3~6 个月随一次，若出现症状可考虑进一步治疗。

（二）药物治疗

药物治疗适用于症状轻、近绝经年龄或全身情况不宜手术者。

1. 促性腺激素释放激素类似物（GnRH - a） 可抑制 FSH 和 LH 分泌，降低雌激素至绝经后水平，以缓解症状并抑制肌瘤生长使其萎缩。但停药后又逐渐增大到原来大小。用药 6 个月以上可产生绝经综合征、骨质疏松等副反应，故长期用药受限制。一般应用长效制剂，每月皮下注射 1 次。常用药物有亮丙瑞林每次 3.75 mg 或戈舍林每次 3.6 mg。

2. 米非司酮 可作为术前用药或提前绝经使用。但不宜长期使用，因其拮抗孕激素后，子宫内膜长期受雌激素刺激，增加子宫内膜增生风险。米非司酮，每日 12.5 mg 口服。

> **知识链接**
>
> 促性腺激素释放激素类似物应用指征：①缩小肌瘤以利于妊娠；②术前治疗控制症状、纠正贫血；③术前应用缩小肌瘤，降低手术难度，或使经阴道或腹腔镜手术成为可能；④对近绝经妇女，提前过渡到自然绝经，避免手术。

（三）手术治疗

子宫肌瘤的手术适应证包括：包括月经过多致继发贫血，药物治疗无效；严重腹痛、性交

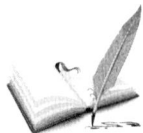

痛或慢性腹痛、有蒂肌瘤扭转引起的急性腹痛；体积大或引起膀胱、直肠等压迫症状；能确定肌瘤是不孕或反复流产的唯一原因者；疑有肉瘤变。子宫肌瘤的手术方式可经腹、经阴道或经宫腔镜及腹腔镜进行。

1. 肌瘤切除术　适用于希望保留生育功能的患者。黏膜下肌瘤或大部分突向宫腔的肌壁间肌瘤可给予宫腔镜下切除。突入阴道的黏膜下肌瘤可经阴道摘除。半数患者术后有复发机会，约1/3患者需再次手术。

2. 子宫切除术　不要求保留生育功能或疑有恶变者，可行子宫切除术，包括全子宫切除和次全子宫切除。术前应行宫颈细胞学检查，排除宫颈上皮内瘤变或子宫颈癌。发生于围绝经期的子宫肌瘤要注意排除合并子宫内膜癌。

（四）其他治疗

1. 宫腔镜子宫内膜切除术　适用于月经量多、没有生育要求但希望保留子宫或不能耐受子宫切除术的患者。

2. 子宫动脉栓塞术（UAE）　通过阻断子宫动脉及其分支，减少肌瘤的血供，从而延缓肌瘤的生长，缓解症状。但该方法可能引起卵巢功能减退并增加潜在的妊娠并发症的风险，对有生育要求的妇女一般不建议使用。

📖 **知识链接**

超声聚焦技术治疗子宫肌瘤

超声聚焦技术最早由美国学者1942年提出，经历数十年研究，在20世纪90年代以后逐步应用于临床，我国的体外超声聚焦技术走在世界前列的。应用最成熟的是子宫肌瘤、肝癌和骨肿瘤的治疗。该技术利用超声波热效应在生物组织内聚集，使焦点周围组织迅速升温变性，并发生生化反应，最终病变组织变性、重建。

子宫肌瘤合并妊娠

肌瘤合并妊娠占肌瘤患者0.5%～1%，占妊娠0.3%～0.5%，肌瘤小又无症状者常被忽略，实际发病率高于报道。

肌瘤对妊娠及分娩的影响与肌瘤类型及大小有关。黏膜下肌瘤可影响受精卵着床，导致早期流产；肌壁间肌瘤过大可使宫腔变形或内膜供血不足，引起流产。生长位置较低的肌瘤可妨碍胎先露下降，使妊娠后期及分娩时胎位异常、胎盘低置或前置、产道梗阻等。胎儿娩出后易因胎盘粘连附着面大或排出困难及子宫收缩不良导致产后出血。妊娠期及产褥期肌瘤易发生红色样变，但采用保守治疗通常能缓解。妊娠合并子宫肌瘤多能自然分娩，但应预防产后出血。若肌瘤阻碍胎儿下应行剖宫产术，术中是否同时切除肌瘤，需根肌瘤大小、部位和患者情况而定。

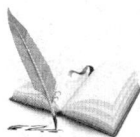

第四节　子宫内膜癌

案例导入

　　某女，61岁，绝经8年，反复阴道流血2个月。病程中无乏力，食欲减退，大小便正常，既往有高血压、糖尿病史。妇科检查：外阴已婚式，阴道畅，少许血性分泌物，阴道黏膜无异常改变，宫颈光，子宫正常大小，双侧附件区未及异常。

　　盆腔超声检查：子宫大小65 mm×56 mm×34 mm，内膜厚12 mm，内膜回声不均匀。

问题：

1. 该患者下一步需要做哪些检查？

2. 该患者如何确诊？

　　子宫内膜癌是发生于子宫内膜的一组上皮性恶性肿瘤，以来源于子宫内膜腺体的腺癌最常见。为女性生殖道三大恶性肿瘤之一，占女性全身恶性肿瘤7%，占女性生殖道恶性肿瘤20%~30%。平均发病年龄为60岁，其中75%发生于50岁以上妇女。近年发病率在世界范围内呈上升趋势。

一、病因及类型

　　病因不十分清楚。目前认为子宫内膜癌有两种发病类型。Ⅰ型是雌激素依赖型，其发生可能是在无孕激素拮抗的雌激素长期作用下，发生子宫内膜增生症（单纯型或复杂型，伴或不伴不典型增生），继而癌变。临床上可见于无排卵性疾病（无排卵性功血、多囊卵巢综合征）、分泌雌激素的卵巢肿瘤（颗粒细胞瘤、卵泡膜细胞瘤）、长期服用雌激素的绝经后妇女以及长期服用他莫昔芬的妇女。这种类型占子宫内膜癌的大多数，均为子宫内膜样腺癌，肿瘤分化较好，雌、孕激素受体阳性率高，预后较好。并且患者较年轻，常伴有肥胖、高血压、糖尿病、不孕或不育及绝经延迟。Ⅱ型是非激素依赖型，发病与雌激素无明确关系。这类子宫内膜癌的病理形态属于少见类型，如子宫内膜浆液性癌、透明细胞癌、腺鳞癌、黏液腺癌等。多见于老年体瘦妇女，在癌灶周围可以是萎缩的子宫内膜，肿瘤恶性度高，分化差，雌、孕激素受体多呈阴性，预后不良。

知识链接

　　有10%的子宫内膜癌与遗传有关，其中关系最密切的遗传症候群是林奇综合征，也称遗传性非息肉结直肠癌综合征，是一种常染色体显性遗传病，由错配修复基因突变引起，与年轻女性的子宫内膜癌发病有关。

二、病理

（一）巨检

子宫内膜癌大体可分为弥散型和局灶型。

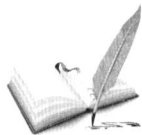

1. 局灶型　多见于宫腔底部或宫角部，癌灶小，呈息肉或菜花状，易浸润肌层。

2. 弥散型　子宫内膜大部或全部为癌组织侵犯，并突向宫腔，常伴有出血、坏死，较少有肌层浸润。晚期癌灶可侵及深肌层或宫颈，若阻塞宫颈管可引起宫腔积脓。

（二）镜检及病理类型

1. 内膜样腺癌　占80%～90%，内膜腺体高度异常增生，排列紊乱，上皮复层，癌细胞异型明显，核大、不规则、深染，核分裂活跃，腺结构消失，成实性癌块。按腺癌分化程度分为Ⅰ级（高分化）、Ⅱ级（中分化）、Ⅲ级（低分化）。分级越高，恶性程度越高。

2. 腺癌伴鳞状上皮分化　腺癌组织中含鳞状上皮成分，伴化生鳞状上皮成分者称为棘腺癌（腺角化癌），伴鳞癌者称为鳞腺癌，介于两者之间者称为腺癌伴鳞状上皮不典型增生。

3. 浆液性癌　又称为子宫乳头状浆液性腺癌，占1%～9%。恶性程度高，易有深肌层浸润和腹腔、淋巴及远处转移，预后极差。癌细胞异型性明显，多为不规则复层排列，呈乳头状或簇状生长，1/3可伴砂粒体。

4. 黏液性癌　约占5%，肿瘤半数以上由胞质内充满黏液的细胞组成，大多腺体结构分化良好，病理行为与内膜样癌相似，预后较好。

5. 透明细胞癌　约占4%，恶性程度高，易早期转移。镜下见癌细胞多呈实性片状、腺管样或乳头状排列，细胞质丰富、透亮，核呈异型性；或由靴钉状细胞组成。

三、转移途径

多数子宫内膜癌生长缓慢，局限于内膜或在宫腔内时间较长，部分特殊病理类型（浆液性腺癌、鳞腺癌）和低分化腺癌可发展很快，短期内出现转移。其主要转移途径为直接蔓延、淋巴转移，晚期可有血行转移。

1. 直接蔓延　癌灶初期沿子宫内膜蔓延生长，向上可沿子宫角波及输卵管，向下可累及宫颈管及阴道。若癌瘤向肌壁浸润，可穿透子宫肌层，累及子宫浆肌层，种植于盆腹膜、直肠子宫陷凹及大网膜。

2. 淋巴转移　为子宫内膜癌的主要转移途径。当癌肿累及宫颈、深肌层或癌组织分化不良时，易发生淋巴转移。转移途径与癌肿生长部位有关；宫底部癌灶常沿阔韧带上部淋巴管网经骨盆漏斗韧带转移至腹主动脉旁淋巴结。子宫角或前壁上部病灶沿圆韧带淋巴管转移至腹股沟淋巴结。子宫下段或已累及子宫颈管癌灶的淋巴结转移途径与子宫颈癌相同，可累及宫旁、闭孔、髂内、髂外及髂总淋巴结。子宫后壁癌灶可沿宫骶韧带转移至直肠淋巴结。约10%内膜癌经淋巴管逆行引流累及阴道前壁。

四、分期

子宫内膜癌的分期，采用国际妇产科联盟（FIGO，2009年）修订的手术病理分期见下表（表17-2）。

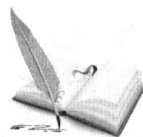

表 17－2　子宫内膜癌手术病理分期（FIGO，2009 年）

分期	肿瘤范围
Ⅰ 期	癌局限于宫体
Ⅰ A 期	肌层浸润 <1/2
Ⅰ B 期	肌层浸润 ≥1/2
Ⅱ 期	肿瘤累及宫颈间质，但无宫体外蔓延
Ⅲ 期	肿瘤局部和（或）区域扩散
Ⅲ A 期	肿瘤累及浆膜层和（或）附件
Ⅲ B 期	阴道和（或）宫旁受累
Ⅲ C 期	盆腔和（或）腹主动脉旁淋巴结转移
Ⅳ 期	肿瘤侵及膀胱和（或）直肠黏膜，和（或）远处转移
Ⅳ A 期	肿瘤侵及膀胱和（或）直肠黏膜
Ⅳ B 期	远处转移，包括腹腔内和（或）腹股沟淋巴结转移

五、临床表现

（一）症状

约 90% 的患者出现阴道流血或阴道排液症状，在诊断时无症状者不足 5%。

1. 阴道流血　主要表现为绝经后阴道流血，量一般不多。尚未绝经者可表现为月经增多、经期延长或月经紊乱。

2. 阴道排液　多为血性液体或浆液性分泌物，合并感染则有脓血性排液，恶臭味。因阴道排液异常就诊者约占 25%。

3. 下腹疼痛　若癌肿累及宫颈内口，可引起宫腔积脓，出现下腹胀痛及痉挛样疼痛。

4. 其他　晚期浸润周围组织或压迫神经可引起下腹及腰骶部疼痛。晚期可出现贫血、消瘦及恶病质等相应症状。

（二）体征

早期患者妇科检查可无异常发现。晚期可有子宫明显增大，合并宫腔积脓时可有明显压痛，宫颈管内偶有癌组织脱出，触之易出血。癌灶浸润周围组织时，子宫固定或在宫旁扪及不规则结节状物。

> **考点提示**
>
> 子宫内膜癌患者的主要症状。

六、诊断及鉴别诊断

（一）诊断

1. 病史及临床表现　对于绝经后阴道流血、绝经过渡期月经紊乱，均应排除子宫内膜癌后再按良性疾病处理。对有以下情况的异常阴道流血妇女要警惕子宫内膜癌：①有子宫内膜癌发病高危因素者，如肥胖、不育、绝经延迟等；②有长期应用雌激素、他莫昔芬或雌激素增高疾病史者；③有乳腺癌、子宫内膜癌家族史者。

2. 影像学检查　经阴道 B 型超声检查可了解子宫大小、宫腔形状、宫腔内有无赘生物、子宫内膜厚度、肌层有无浸润及浸润深度，可对异常阴道流血的原因做出初步判断并

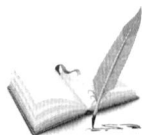

为进一步检查的选择提供参考。典型的子宫内膜癌的超声图像有宫腔不均回声区，或宫腔线消失、肌层内有不均回声区。彩色多普勒显像可显示丰富血流信号。其他影像学检查更多用于治疗前评估，如 MRI 和 CT。

3. 诊断性刮宫　是常用而有价值的诊断方法。如果临床或影像学检查怀疑有宫颈转移，或为鉴别子宫内膜癌和子宫颈管腺癌，应行分段诊刮。组织学检查是子宫内膜癌的确诊依据。

4. 宫腔镜检查　可直接观察宫腔及宫颈管内有无癌灶存在、癌灶大小及部位，直视下取材活检对局灶型子宫内膜癌的诊断更为准确。

5. 其他

（1）子宫内膜抽吸活检　方法简便，国外报道诊断的准确性与诊断性刮宫相当，但国内尚未普遍开展。

（2）血清 CA125 测定　有子宫外转移者，血清 CA125 值会升高。也可作为疗效观察的指标。

> **考点提示**
>
> 子宫内膜癌的确诊依据。

（二）鉴别诊断

子宫内膜癌应引起阴道流血的各种疾病相鉴别。

1. 功能失调性子宫出血　以月经紊乱（经量增多、经期延长及不规则阴道流血）为主要表现。妇科检查无异常发现，诊断性刮宫和活组织检查可以确诊。

2. 萎缩性阴道炎　主要表现为血性白带。检查时可见阴道黏膜变薄、充血或有出血点、分泌物增多等表现。B 型超声检查宫腔内无异常发现，治疗后可好转。必要时可抗感染治疗后，再进行诊断性刮宫。

3. 子宫黏膜下肌瘤或内膜息肉　有月经过多或不规则阴道流血，可行 B 型超声检查、宫腔镜检查以及诊断性刮宫以明确诊断。

4. 内生型子宫颈癌、子宫肉瘤及输卵管癌　均可有阴道排液增多或不规则流血。内生型子宫颈癌因瘤灶位于宫颈管内，宫颈管变粗、变硬或呈桶状。子宫肉瘤可有子宫明显增大、质软。输卵管癌以间性阴道排液、阴道流血、下腹隐痛为主要症状，可有附件包块。分段诊刮及影像学检查可协助鉴别。

七、治疗

主要治疗方法为手术、放疗及药物（化学药物及激素）治疗。应根据肿瘤累及范围及组织学类型，结合患者年龄及全身情况制定适宜的治疗方案。早期患者以手术为主，术后根据高危因素选择辅助治疗。

> **知识链接**
>
> 影响子宫内膜癌预后的高危因素有：非子宫内膜样癌或低分化腺癌、深肌层浸润、脉管间隙受侵、肿瘤体积大、宫颈转移、淋巴结转移和子宫外转移等。晚期采用手术、放射、药物等综合治疗。

1. 手术治疗　为首选的治疗方法。手术目的是进行手术病理分期，确定病变范围及与

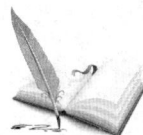

预后相关因素，同时切除病变子宫及其他可能存在的转移病灶。

> **知识链接**
>
> 　　子宫内膜癌术中首先留取腹腔积液或盆腔冲洗液进行细胞学检查，然后全面探查腹腔内脏器，对可疑病变取样送病理检查。子宫切除标本应在术中常规剖检，确定肌层侵犯深度，必要时可行冰冻切片检查，以进一步决定手术范围。手术可经腹或在腹腔镜下进行。切除的标本应常规进行病理学检查，癌组织还应行雌、孕激素受体检测，作为术后选用辅助治疗的依据。
>
> 　　Ⅰ期患者行筋膜外全子宫切除及双侧附件切除术。Ⅱ期行改良广泛性子宫切除及双侧附件切除术，同时行盆腔淋巴结切除及腹主动脉旁淋巴结取样术。Ⅲ期和Ⅳ期的手术应个体化，以尽可能切除所有肉眼可见病灶为目的，手术范围也与卵巢癌相同，进行肿瘤细胞减灭术。

有下述情况之一者，行盆腔淋巴结切除及腹主动脉旁淋巴结取样：①可疑的盆腔和（或）腹主动脉旁淋巴结转移；②特殊病理类型，如浆液性腺癌、透明细胞癌、鳞状细胞癌、癌肉瘤、未分化癌等；③子宫内膜样腺癌 G_3；④肌层浸润深度 $\geq 1/2$；⑤癌灶累及宫腔面积超过 50%。

2. 放疗　是治疗子宫内膜癌有效方法之一，分腔内照射及体外照射两种。腔内照射多用后装治疗机腔内照射，高能放射源为 [60] 钴或 [137] 铯。体外照射常用 [60] 钴或直线加速器。

（1）单纯放疗　仅用于有手术禁忌证或无法手术切除的晚期患者。对Ⅰ期 G_1、不能接受手术治疗者，可选用单纯腔内照射外，其他各期均应采用腔内腔外照射联合治疗。

（2）放疗联合手术及化疗　术后放疗是Ⅰ期高危和Ⅱ期内膜癌最主要的术后辅助治疗，可降低局部复发，改善无瘤生存期。术后辅助放疗可能使有深肌层浸润、G_3 及淋巴结转移者获益。对Ⅲ期和Ⅳ期病例，通过放疗和手术及化疗联合应用，可提高疗效。

3. 化疗　为晚期或复发子宫内膜癌综合治疗措施之一，也可用于术后有复发高危因素患者的治疗以期减少盆腔外的远处转移。常用化疗药物有顺铂、多柔比星、紫杉醇、环磷酰胺、氟尿嘧啶、丝裂霉素、依托泊苷等。可单独或联合应用，也可与孕激素合并应用。

4. 孕激素治疗　主要用于晚期或复发癌，也可试用于极早期要求保留生育功能的年轻患者。孕激素以高效、大剂量、长期应用为宜，至少应用 12 周以上方可评定疗效。孕激素受体（PR）阳性者有效率可达 80%。常用：醋酸甲羟孕酮，口服，200～400 mg/d；己酸黄体酮 500 mg，肌内注射，每周 2 次。长期使用可有水钠潴留、水肿或药物性肝炎等副反应，停药后即可恢复。

八、预防

预防措施包括：重视绝经后妇女阴道流血和绝经过渡期妇女月经紊乱的诊治；正确掌握雌激素应用指征及方法；对有高危因素的人群，如肥胖、不育、绝经延迟、长期应用雌激素及他莫昔芬者，应密切随访或监测；加强对林奇综合征妇女的监测，有建议可在 30～35 岁后开展每年一次的妇科检查、经阴道超声和内膜活检，甚至建议在完成生育后可预防性切除子宫和双侧附件，但这类措施对患者生存的最终影响尚不清楚。

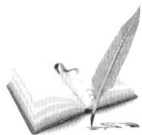

扫码"学一学"

第五节　卵巢肿瘤

案例导入

患者，女，45 岁，自觉腹部胀大 3 个月，该女既往体健。腹胀，腹围增大 3 个月，当地医院消化科就诊，发现腹水征阳性，腹腔穿刺抽出血性腹水送检，细胞学检查见到腺癌细胞。病程中有乏力，大小便正常，月经规则，既往身体健康。

妇科检查：外阴已婚式、阴道畅，黏膜正常，宫颈光滑，子宫后位，较正常略小，右附件扪及 12 cm×10 cm×10 cm 质软活动欠佳包块。

辅助检查：胸片提示双侧胸腔少量积液，疑诊卵巢肿瘤。

实验室检查：CA125 400 U/ml，HE4 65 pmol/L。

问题：

1. 该患者最可能的诊断及诊断依据是什么？

2. 请为该患者提供合理的治疗方案。

卵巢肿瘤是女性生殖系统常见肿瘤之一，可发生于任何年龄。卵巢肿瘤组织学类型多，并分为良性、交界性及恶性。由于卵巢位于盆腔深部，早期病变常无症状，晚期病变的症状缺乏特异性。卵巢恶性肿瘤缺乏有效的治疗手段，其死亡率占妇科恶性肿瘤的第一位，严重威胁妇女的生命健康。

卵巢组织成分非常复杂，是全身各脏器原发肿瘤类型最多的器官，不同类型卵巢肿瘤有不同的生物学行为。

一、组织学分类及病理

卵巢肿瘤分类方法多，最常用的是世界卫生组织的卵巢肿瘤组织学分类（2014 年）（表 17-3）。

表 17-3　卵巢肿瘤组织学分类（WHO，2014 年）

1. 上皮性肿瘤
　浆液性肿瘤
　黏液性肿瘤
　内膜样肿瘤
　透明细胞肿瘤
　Brenner 瘤
　浆黏液性肿瘤（颈管型黏液性肿瘤/混合性）
　　　　　　　　均有良性、交界性、恶性

2. 间叶组织肿瘤

3. 混合性上皮和间叶组织肿瘤

4. 性索-间质肿瘤
　纯间质肿瘤
　　纤维瘤
　　富细胞纤维瘤
　　卵泡膜细胞瘤
　黄素化卵泡膜细胞瘤伴硬化性腹膜炎
　纯性索肿瘤
　　成年型颗粒细胞瘤
　　幼年型颗粒细胞瘤
　　支持细胞瘤
　　环状小管性索瘤
　混合性性索-间质肿瘤

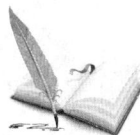

5. 生殖细胞肿瘤 — 无性细胞瘤
　　　　　　卵黄囊瘤
　　　　　　胚胎性癌
　　　　　　非妊娠性绒癌
　　　　　　成熟性畸胎瘤
　　　　　　未成熟畸胎瘤
　　　　　　混合性生殖细胞肿瘤

6. 单胚层畸胎瘤和起源于皮样囊肿的体细胞型肿瘤

7. 生殖细胞 - 性索 - 间质肿瘤

8. 杂类肿瘤

9. 间皮肿瘤

10. 软组织肿瘤

11. 瘤样病变

12. 淋巴和髓样肿瘤

13. 继发肿瘤

（一）卵巢上皮性肿瘤

卵巢上皮性肿瘤为最常见的卵巢肿瘤。多见于中老年妇女。肿瘤来源于卵巢表面的生发上皮，生发上皮来自原始体腔上皮，具有分化为各种上皮的潜能，向输卵管上皮分化，形成浆液性肿瘤；向宫颈黏膜分化，形成黏液性肿瘤；向子宫内膜分化，形成子宫内膜样肿瘤。卵巢上皮性肿瘤分为良性、交界性和恶性。交界性肿瘤是一种低度恶性潜能肿瘤。临床表现为生长缓慢、转移率低、复发迟。

1. 浆液性肿瘤

（1）浆液性囊腺瘤　占卵巢良性肿瘤 25%。多为单侧，球形，大小不等，表面光滑，囊性，囊内充满淡黄色清亮液体。镜下见囊壁为纤维结缔组织，内衬单层状上皮。

（2）交界性浆液性囊腺瘤　多为双侧，中等大小。镜下见乳头分支纤细而密，上皮复层不超过 3 层，细胞核轻度异型，无间质浸润，预后好。

（3）浆液性囊腺癌　占卵巢上皮性癌 75%。多为双侧，体积较大，囊实性。结节状或分叶状，灰白色，或有乳突状增生，切面为多房，腔内充满乳头，质脆，易出血、坏死。镜下囊壁上皮明显增生，在 4~5 层以上。癌细胞异型明显，向间质浸润。

2. 黏液性肿瘤

（1）黏液性囊腺瘤　占卵巢良性肿瘤的 20%。多为单侧，圆形或卵圆形，体积较大，表面光滑，灰白色。切面多房，囊腔内充满胶胨样黏液。镜下见囊壁为纤维结缔组织，内村单层柱状上皮。

（2）交界性黏液性囊瘤　较大，多单侧，表面光滑，多房。切面见囊壁增厚，有实质区和乳头状形成。镜下见上皮细胞轻度异型增生，不超过 3 层，无间质浸润。

（3）黏液性囊腺癌　占卵巢上皮癌 20%。多为单侧，瘤体较大，囊壁可见乳头或实质区，切面为囊实性，囊液混浊或血性。镜下见腺体密集，间质较少，上皮细胞超过 3 层，异型明显，并有间质浸润。

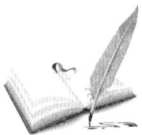

3. 卵巢子宫内膜样肿瘤　良性肿瘤较少见，多为单房，表面光滑，囊壁衬以单层柱状上皮，似正常子宫内膜。交界性瘤也很少见。卵巢子宫内膜样癌占卵巢上皮性癌2%，多为单侧，中等大，囊性或实性，有乳头生长。镜下特点与子内宫膜癌极相似，多为高分化腺癌或腺棘皮癌，常与子宫内膜癌并存。

（二）非卵巢上皮性肿瘤

常见的非卵巢上皮性肿瘤有生殖细胞肿瘤、性索-间质肿瘤和转移性肿瘤，约占卵巢恶性肿瘤的10%。

1. 卵巢生殖细胞肿瘤　为来源于原始生殖细胞的一组肿瘤，占卵巢肿瘤20%~40%。多发生于年轻妇女及幼女，青春期前患者多见，绝经后患者仅占4%。

（1）畸胎瘤　由多胚层组织构成。肿瘤组织多数成熟，少数未成熟；囊性，少数为实性。肿瘤的良、恶性及恶性程度取决于组织分化程度。①成熟畸胎瘤：又称为皮样囊肿，属良性肿瘤，占卵巢肿瘤的10%~20%、生殖细胞肿瘤的85%~97%、畸胎瘤的95%以上。可发生于任何年龄，以20~40岁居多。多为单侧。中等大，呈圆形或卵圆形，壁光滑、质韧。多为单房，腔内充满油脂和毛发，有时可见牙齿或骨质。成熟囊性畸胎瘤恶变率为2%~4%，多见于绝经后妇女。②未成熟畸胎瘤：属恶性肿瘤，占卵巢畸胎瘤1%~3%。多见于年轻患者。肿瘤多为实性，可有囊性区域。含2~3胚层，由分化程度不同的未成熟胚胎组织构成，主要为原始神经组织。该肿瘤复发及转移率均高，但复发后再次手术可见到未成熟肿瘤组织向成熟转化，即恶性程度逆转现象。

（2）无性细胞瘤　占卵巢恶性肿瘤5%。好发于青春期及生育期妇女。中度恶性，单侧居多，右侧多于左侧。肿瘤为圆形或椭圆形，中等大，实性，触之如橡皮样。表面光滑或呈分叶状，切面淡棕色。镜下见圆形或多角形大细胞，细胞核大，胞质丰富，瘤细胞呈片状或条索状排列，有少量纤维组织相隔，间质中常有淋巴细胞浸润。对放疗敏感。

（3）卵黄囊瘤　较罕见，常见于儿童及年轻妇女。多为单侧，较大，圆形或卵圆形。切面部分囊性，组织质脆，呈灰红或灰黄色。镜下见疏松网状和内皮窦样结构。瘤细胞可产生AFP，故患者血清AFP升高，是诊断及病情监测的重要标志物。恶性程度高，生长迅速，易早期转移，预后差，但该肿瘤对化疗十分敏感，现经手术及联合化疗，生存期明显延长。

2. 卵巢性索-间质肿瘤

知识链接

卵巢性索-间质肿瘤来源于原始性腺中的性索及间质组织，占卵巢肿瘤4.3%~6%。性索向上皮分化形成颗粒细胞瘤或支持细胞瘤；向间质分化形成卵泡膜细胞瘤或间质细胞瘤。此类肿瘤常有内分泌功能，故又称为卵巢功能性肿瘤。

（1）颗粒细胞-间质细胞瘤　由性索的颗粒细胞及间质的衍生成分（如成纤维细胞及卵泡膜细胞）组成。①颗粒细胞瘤：在病理上颗粒细胞瘤分为成人型和幼年型。成人型颗粒细胞瘤占95%，属低度恶性肿瘤，可发生于任何年龄，高峰为45~55岁。肿瘤能分泌雌激素，青春期前患者可出现性早熟，生育年龄患者出现月经紊乱，绝经后患者则有不规则阴道流血，常合并子宫内膜增生，甚至发生癌变。肿瘤多为单侧，圆形或椭圆形，呈分叶状，表面光滑，实性或部分囊性；切面组织脆而软，伴出血坏死灶。镜下见颗粒细胞环绕成小圆形囊腔，菊花样排列。预后较好，5年生存率达80%以上。幼年型颗粒细胞瘤罕见，

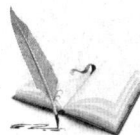

仅占5%，恶性度极高。主要发生在青少年，98%为单侧。镜下呈卵泡样，胞质丰富，核分裂更活跃，10%~15%呈重度异型性。②卵泡膜细胞瘤：常与颗粒细胞瘤同时存在，但也可单一成分。良性多为单侧，圆形、卵圆形或分叶状，表面被覆薄的有光泽的纤维包膜。切面为实性、灰白色。镜下见瘤细胞短梭形，细胞交错排列呈漩涡状。瘤细胞团为结缔组织分隔。常合并子宫内膜增生甚至子宫内膜癌。恶性较少见，预后比卵巢上皮性癌好。③纤维瘤：占卵巢肿瘤2%~5%，多见于中年妇女，单侧居多，中等大，实性、坚硬，表面光滑或结节状，切面灰白色。镜下见由梭形瘤细胞组成，排列呈编织状。纤维瘤伴有腹腔积液或胸腔积液者，称为梅格斯综合征，手术切除肿瘤后，胸腔积液、腹腔积液自行消失。

（2）支持细胞–间质细胞瘤　又称睾丸母细胞瘤罕见，多发生40岁以下妇女。单侧多见，通常体积较小，可局限在卵巢门区或皮质区，实性，表面光滑而滑润，有时呈分叶状，切面灰白色囊性变，囊内壁光滑，含血性浆液或黏液。境下见不同分化程度的支持细胞及间质细胞。高分化者属良性。中低分化为恶性，占10%~30%，具有男性化作用，少数无内分泌功能呈雌激素升高，5年生存率为70%~90%。

二、恶性肿瘤的转移途径

直接蔓延及腹腔种植、淋巴转移是卵巢恶性肿瘤主要的转移途径。其转移特点是盆腔和腹腔内广泛转移灶，包括横膈、大网膜、腹腔脏器表面、壁腹膜以及腹膜后淋巴结等部位。即使外观肿瘤局限在原发部位，也可存在广泛微转移，其中以上皮性癌表现最为典型。横膈为转移的好发部位，尤其右膈下淋巴丛密集、最易受侵犯。血行转移少见，晚期可转移到肺、胸膜及肝实质。

考点提示

卵巢恶性肿瘤主要的转移途径。

> **知识链接**
>
> 卵巢癌的淋巴转移途径有三种方式：①沿卵巢血管经卵巢淋巴管向上至腹主动脉旁淋巴结；②沿卵巢门淋巴管达髂内、髂外淋巴结，经髂总至腹主动脉旁淋巴结；③沿圆韧带进入髂外及腹股沟淋巴结。

三、恶性肿瘤分期

采用国际妇产科联盟（FIGO）的手术病理分期（表17-4）。

表17-4　卵巢癌、输卵管癌、腹膜癌手术病理分期（FIGO，2013年）

分期	肿瘤累及范围
I	肿瘤局限于卵巢或输卵管
I A	肿瘤局限于一侧卵巢（包膜完整）或输卵管，卵巢和输卵管表面无肿瘤；腹水或腹腔冲洗液未找到癌细胞
I B	肿瘤局限于双侧卵巢（包膜完整）或输卵管，卵巢和输卵管表面无肿瘤；腹水或腹腔冲洗液未找到癌细胞
I C	肿瘤局限于单或双侧卵巢或输卵管，并伴有如下任何一项
I C1	手术导致肿瘤破裂

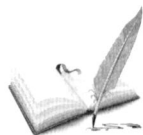

分期	肿瘤累及范围
ⅠC2	手术前肿瘤包膜已破裂或卵巢、输卵管表面有肿瘤
ⅠC3	腹水或腹腔冲洗液发现癌细胞
Ⅱ	肿瘤累及一侧或双侧卵巢或输卵管并有盆腔扩散（在骨盆入口平面以下）或原发性腹膜癌
ⅡA	肿瘤蔓延至或种植到子宫和（或）输卵管和（或）卵巢
ⅡB	肿瘤蔓延至其他盆腔内组织
Ⅲ	肿瘤累及单侧或双侧卵巢、输卵管或原发性腹膜癌，伴有细胞学或组织学证实的盆腔外腹膜转移或证实存在腹膜后淋巴结转移
ⅢA	
ⅢA1	仅有腹膜后淋巴结阳性（细胞学或组织学证实）
ⅢA1（i）	转移灶最大直径≤10 mm
ⅢA1（ii）	转移灶最大直径＞10 mm
ⅢA2	显微镜下盆腔外腹膜受累，伴或不伴腹膜后阳性淋巴结
ⅢB	肉眼盆腔外腹膜转移，病灶最大直径≤2 cm，伴或不伴腹膜后阳性淋巴结
ⅢC	肉眼盆腔外腹膜转移，病灶最大直线＞2 cm，伴或不伴腹膜后阳性淋巴结（包括肿瘤蔓延至肝包膜和脾，无转移到脏器实质）
Ⅳ	超出腹腔外的远处转移
ⅣA	胸腔积液中发现癌细胞
ⅣB	腹腔外器官实质转移（包括肝实质转移和腹股沟淋巴结和腹腔外淋巴结转移）

四、临床表现

1. 卵巢良性肿瘤 肿瘤较小时多无症状，常在妇科检查时偶然发现。肿瘤增大时，可感腹胀或腹部可扪及肿块。肿瘤增大占据盆腔、腹腔时，可出现尿频、便秘、气急、心悸等压迫症状。检查见腹部膨隆，包块活动度差，叩诊实音，无移动性浊音。双合诊和三合诊检查可在子宫一侧或双侧触及圆形或类圆形肿块，多为囊性，表面光滑，活动，与子宫无粘连。

2. 卵巢恶性肿瘤 早期常无症状。晚期主要症状为腹胀、腹部肿块、腹腔积液及其他消化道症状；部分患者可有消瘦、贫血等恶病质表现。肿瘤向周围组织浸润或压迫，可引起腹痛、腰痛或下肢疼痛；压迫盆腔静脉可出现下肢水肿；功能性肿瘤可出现不规则阴道流血或绝经后出血。妇科检查可在直肠子宫陷凹处触及质硬结节或肿块，肿块多为双侧，实性或囊实性，表面凹凸不平，活动差，与子宫分界不清，常伴有腹腔积液。有时可在腹股沟、腋下或锁骨上触及肿大淋巴结。

五、并发症

1. 蒂扭转 为常见的妇科急腹症，约10%卵巢肿瘤可发生蒂扭转。好发于瘤蒂较长、中等大、活动度良好、重心偏于一侧的肿瘤，如成熟畸胎瘤。常在体位突然改变，或妊娠期、产褥期等子宫大小、位置改变时发生蒂扭转（图17-4）。蒂扭转的典型症状

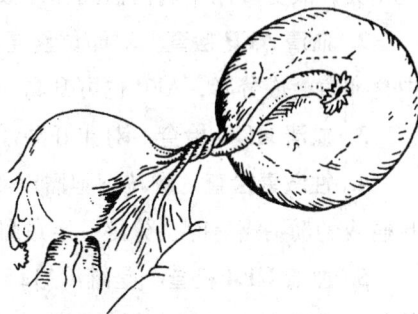

图 17-4 卵巢肿瘤蒂扭转

是体位改变后突然发生一侧下腹剧痛，常伴恶心、呕吐，甚至休克。双合诊检查可扪及压痛的肿块，以蒂部最明显。有时不全扭转可自然复位，腹痛随之缓解。治疗原则是一经确诊，尽快行手术治疗。

2. 破裂 约3%卵巢肿瘤会发生破裂。有自发性破裂和外伤性破裂。自发性破裂常因肿瘤发生恶性变，肿瘤快速、浸润性生长穿破囊壁所致。外伤性破裂则在腹部受重击、分娩、性交、妇科检查及穿刺后引起。症状轻重取决于破裂口大小、流入腹腔囊液的量和性质。大囊肿或畸胎瘤破裂后，患者常有剧烈腹痛伴恶心、呕吐、腹腔内出血、腹膜炎及休克。体征有腹膜刺激征、腹腔积液征。诊断肿瘤破裂后应立即手术。

3. 感染 较少见。多继发于蒂扭转或破裂。也可来自邻近器官感染灶（如阑尾脓肿）的扩散。患者发热、腹痛，有腹膜刺激征、腹部肿块及白细胞升高等。治疗原则是抗感染治疗后，手术切除肿瘤。

> **考点提示**
>
> 卵巢肿瘤的最常见并发症。

4. 恶变 肿瘤迅速生长尤其双侧性，应考虑有恶变可能，并应尽早手术。

六、辅助检查

常用的辅助检查如下。

（一）影像学检查

1. B 型超声检查 可了解肿块的部位、大小、形态、囊性或实性，囊内有无乳头。临床诊断符合率 >50%，但不易测出直径 <1 cm 的实性肿瘤。彩色多普勒超声扫描可测定卵巢及其新生组织血流变化，有助于诊断。

2. 腹部 X 线检查 卵巢畸胎瘤可显示牙齿及骨质钙化囊壁。

3. MRI、CT、PET 检查 MRI 可较好显示肿块及肿块与周围的关系，有利于病灶定位及病灶与相邻结构关系的确定。CT 可判断周围侵犯及远处转移情况，对手术方案的制订有较大优势。PET 或 PET‑CT 对卵巢肿瘤的敏感性和特异性均不高，一般不推荐用于初次诊断。

（二）肿瘤标志物检查

1. 血清 CA125 检查 80%卵巢上皮性癌患者血清 CA125 水平升高，但近半数的早期病例并不升高，故不单独用于卵巢上皮性癌的早期诊断。90% 以上患者 CA125 水平与病程进展相关，故更多用于病情监测和疗效评估。

2. 血清 AFP 检查 对卵黄囊瘤有特异性诊断价值。未成熟畸胎瘤、混合性无性细胞瘤中含卵黄囊成分者，AFP 也可升高。

3. 血清 HCG 检查 对非妊娠性卵巢绒癌有特异性。

4. 性激素检查 颗粒细胞瘤、卵泡膜细胞瘤产生较高水平雌激素，浆液性、黏液性囊腺瘤或勃勒纳瘤有时也分泌一定量雌激素。

5. 血清 HE4 检查 是继 CA125 后被高度认可的卵巢上皮性癌肿瘤标志物，目前推荐其与 CA125 联合应用来判断盆腔肿块的良恶性。

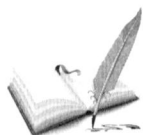

（三）腹腔镜检查

腹腔镜可直接观察肿块外观和盆腔、腹腔及横膈等部位，在可疑部位进行多点活检，抽取腹腔积液行细胞学检查。

（四）细胞学检查

抽取腹腔积液或腹腔冲洗液和胸腔积液，行细胞学检查。

七、诊断

结合病史和体征，辅以必要的辅助检查确定盆腔包块特点和性质，明确　①盆腔肿块是否来自卵巢；②卵巢肿块的性质是否为肿瘤；③卵期肿瘤是良性还是恶性；④肿瘤的可能组织学类型；⑤恶性肿瘤的转移范围。

八、鉴别诊断

卵巢良、恶性肿瘤的主要鉴别内容见表17-5。

表 17-5　卵巢良性肿瘤与恶性肿瘤的鉴别诊断

鉴别内容	卵巢良性肿瘤	卵巢恶性肿瘤
病史	病程长，生长缓慢	病程短，生长迅速
体征	肿瘤多为单侧，囊性，表面光滑，活动度好，多无腹水	肿块多为双侧，实性或囊实性，表面不平，活动度差，常伴有腹水，多为血性
一般情况	良好	逐渐出现恶病质
B 超	为液性暗区，可有间隔光带，边缘清晰	液性暗区内有杂乱光团、光点，肿块边界不清

（一）卵巢良性肿瘤的鉴别诊断

1. 卵巢瘤样病变　滤泡囊肿和黄体囊肿是育龄期妇女最常见卵巢瘤样病变。多为单侧，壁薄，直径≤8 cm。观察或口服避孕药2~3个月，可自行消失；若肿块持续存在或增大，卵巢肿瘤的可能性较大。

2. 输卵管卵巢囊肿　为炎性积液，常有盆腔炎性疾病史。两侧附件区有不规则条形囊性包块，边界较清，活动受限。

3. 子宫肌瘤　浆膜下肌瘤或肌瘤囊性变，容易与卵巢肿瘤混淆。肌瘤常为多发性，与子宫相连，检查时随宫体及宫颈移动。B 型超声检查可协助鉴别。

4. 腹腔积液　常有肝脏、心脏、肾脏病史，平卧时腹部两侧突出如蛙腹，叩诊腹部中间鼓音，两侧浊音，移动性浊音阳性；B 型超声检查见不规则液性暗区，液平面随体位改变，其间有肠曲光团浮动，无占位性病变。而巨大卵巢囊肿平卧时腹部中间隆起，叩诊浊音，腹部两侧鼓音，无移动性浊音，边界清楚；B 型超声检查见圆球形液性暗区，边界整齐光滑，液平面不随体位移动。但恶性卵巢肿瘤常伴有腹腔积液。

（二）卵巢恶性肿瘤的鉴别诊断

1. 子宫内膜异位症　可有粘连性肿块及直肠子宫陷凹结节，有时与卵巢恶性肿瘤很难鉴别。内异症常有进行性痛经、经量过多、不规则阴道流血等症状。B 型超声、腹腔镜检查有助于鉴别。

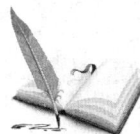

2. 结核性腹膜炎 常有肺结核史，合并腹腔液和盆腹腔内粘连性块物。多发生于年轻、不孕妇女，伴月经稀少或闭经。有消瘦、乏力、低热、盗汗、食欲缺乏等全身症状。肿块位置较高，形状不规则，界限不清，不活动。叩诊时鼓音和浊音分界不清。胸部 X 线摄片、B 型超声检查多可协助诊断，必要时行剖腹探查或腹腔镜检查取活检确诊。

3. 生殖道以外的肿瘤 卵巢肿瘤需与腹膜后肿瘤、直肠癌、乙状结肠等相鉴别。腹膜后肿瘤固定不动，位置低者可使子宫、直肠或输尿管移位。肠癌多有消化道症状。B 型超声检查、钡剂灌肠、乙状结肠镜检等有助于鉴别。

九、治疗

（一）卵巢上皮性肿瘤的治疗

1. 良性肿瘤 根据患者年龄、生育要求及对侧卵巢情况，决定手术范围。年轻、单侧肿瘤患者行患侧卵巢肿瘤剔除术或卵巢切除术，保留同侧正常卵巢组织和对侧正常卵巢；双侧良性肿瘤应行肿瘤剔除术。绝经后妇女可行子宫及双侧附件切除术或单侧附件切除术。术中应剖检肿瘤，必要时做冰冻切片组织学检查，明确肿瘤性质以确定手术范围。肿瘤应完整取出，尽可能防止肿瘤破裂、囊液流出，避免肿瘤细胞种植于腹腔。巨大良性囊性肿瘤可穿刺放液，待体积缩小后取出，但穿刺前须保护穿刺周围组织，以防被囊液污染。放液速度应缓慢，以免腹压骤降发生休克。

2. 恶性肿瘤 初次治疗原则是手术为主，辅以化疗、放疗等综合治疗。

（1）**手术治疗** 是治疗卵巢上皮性癌的主要手段。初次手术的彻底性与预后密切相关。早期（FIGO Ⅰ、Ⅱ期）卵巢上皮性癌应行全面分期手术。

> **知识链接**
>
> 　　卵巢癌的分期手术包括：足够大的腹部正中直切口；留取腹腔积液或腹腔冲洗液行细胞学检查；全面探查全部腹膜和腹腔脏器表面，活检和（或）切除任何可疑病灶、包块和粘连部位；正常腹膜随机盲检，包括右半横膈下面、膀胱反折、直肠子宫陷凹、左右侧结肠旁隐窝和双侧盆壁；全子宫和双附件切除；结肠下网膜切除；选择性盆腔淋巴结及腹主动脉旁淋巴结切除；黏液性肿瘤者应行阑尾切除。
>
> 　　对于年轻的早期患者需考虑其生育问题，但应根据肿瘤的范围仔细讨论其预后、签署知情同意书后方可行保留生育功能手术。手术方式包括全面手术分期、患侧附件切除、保留子宫和对侧附件。主要适用于肿瘤局限于单侧卵巢的Ⅰ期患者。

晚期卵巢上皮性癌性肿瘤细胞减灭术，手术的主要目的是切除所有原发灶，尽可能切除所有转移灶，使残余肿瘤病灶达到最小，必要时可切除部分肠管、膀胱、脾脏等脏器。对于经评估无法达到满意手术的Ⅲ、Ⅳ期患者，在获得明确的组织学诊断后可先行 2~3 个疗程的新辅助化疗后再进行手术。

（2）**化学药物治疗** 卵巢上皮性癌对化疗较敏感，即使已有广泛转移也能取得一定疗效。除经过全面分期手术的ⅠA 期和ⅠB 期且为 G_1 的患者无须化疗外，其他患者均需化疗。

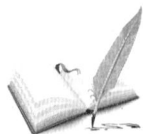

知识链接

卵巢癌化疗适应证：①初次手术后辅助化疗，以杀灭残留癌灶、控制复发，以缓解症状、延长生存期。②先辅助化疗使肿瘤缩小，为达到满意手术创造条件。③作为不能耐受手术者主要治疗，但很少应用。

常用的化疗药物有顺铂、卡铂、紫杉醇、环磷酰胺、依托泊苷等。多采用以铂类为基础的联合化疗，其中铂类联合紫杉醇为"金标准"一线化疗方案。

（3）放射治疗 其治疗价值有限。对于复发患者可选用姑息性局部放疗。

（4）其他治疗 目前临床应用较多的是细胞因子治疗，如IL-2、干扰素、胸腺素等。

分子靶向治疗作为卵巢癌的辅助治疗手段，已呈现出一定的临床疗效，如血管内皮生长因子抑制剂贝伐珠单抗等。

3. 交界性肿瘤 主要采用手术治疗。

参照卵巢癌手术方法进行全面分期手术或肿瘤细胞减灭术，但临床Ⅰ期的患者经仔细探查后可不行后腹膜淋巴结切除术。交界性肿瘤预后较好，对临床Ⅰ期、希望保留生育功能的年轻患者，均可考虑行保守性手术。交界性肿瘤术后一般不选择辅助性化疗，只有在腹膜、大网膜有浸润种植或术后短期内复发时考虑给予化疗。

（二）非卵巢上皮性肿瘤的治疗

1. 良性非卵巢上皮肿瘤 单侧肿瘤应行卵巢肿瘤剔除术或患侧附件切除术，双侧肿瘤者应行双侧卵巢肿瘤剔除术。绝经后妇女可考虑行全子宫及双侧附件切除术。

2. 恶性非卵巢上皮肿瘤

（1）恶性生殖细胞肿瘤 建议行全面分期手术。对年轻并希望保留生育功能者，无论期别早晚，只要对侧卵巢和子宫未被肿瘤浸润，均可行保留生育功能手术。对复发者仍主张积极手术。除Ⅰ期无性细胞瘤和Ⅰ期、G_1的未成熟畸胎瘤外，其他患者的需化疗。无性细胞瘤对放疗敏感，但放疗会破坏患者卵巢功能，故极少应用，仅用于复发患者。

（2）恶性性索间质肿瘤 手术方法参照卵巢上皮性癌，但可不行后腹膜淋巴结切除，希望保留生育功能的Ⅰ期患者在分期手术的基础上，可实施保留生育功能手术。复发患者也可考虑手术。Ⅰ期低危患者术后随访，不需辅助治疗；Ⅰ期高危患者（肿瘤破裂、G_3期、直径超过10~15 cm）术后可选择随访，也可选择化疗或放疗；而Ⅱ~Ⅳ期患者术后应给予化疗或残余灶放疗。

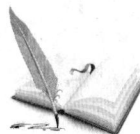

> 📖 **知识链接**
>
> ### 卵巢转移性肿瘤
>
> 卵巢转移性肿瘤占卵巢肿瘤5%～10%。体内任何部位如乳腺、肠、胃、生殖道、泌尿道等的原发性癌，均可能转移到卵巢。库肯勃瘤（Krukenberg tumor）即印戒细胞癌，是一种特殊的卵巢转移性腺癌，原发部位在胃肠道，肿瘤为双侧性，中等大，多保持卵巢原状或呈肾形。一般无粘连，切面实性，胶质样。镜下见典型印戒细胞，能产生黏液。
>
> 治疗原则是缓解和控制症状。若原发瘤已经切除且无其他转移和复发迹象，转移瘤仅局限于盆腔，可进行全子宫及双附件切除术，并尽可能切除盆腔转移灶，术后配合化疗或放疗。大部分卵巢转移瘤化疗效果不佳，预后很差。

十、预防

积极采取措施对高危人群严密监测随访。

1. 口服避孕药　流行病学调查显示口服避孕药是卵巢上皮性癌的保护因素，高危妇女可通过口服避孕药预防卵巢癌发生。

2. 正确处理附件包块　对实质性或囊实相间，或直径>8 cm的囊性附件包块，尤其对发现于绝经后或伴有消化道症状者，应通过肿瘤标志物和影像学等检查，必要时行腹腔镜检查明确诊断，有恶性征象时及早手术，切忌盲目观察随访。

3. 卵巢癌筛查　目前还缺乏有循证医学依据的卵巢癌筛查方案。应用血清CA125检测联合盆腔B型超声检查、盆腔检查用于筛查普通人群尚缺乏理想的敏感性和特异性。

4. 预防性卵巢切除　遗传性卵巢癌综合征（HOCS）家族成员是发生卵巢癌的高危人群，与BRCA基因突变密切相关，因此，对BRCA基因突变者建议行预防性卵巢切除以预防卵巢癌的发生。

本章小结

妇科肿瘤是育龄妇女的常见病，可发生在女性生殖器官的任何部位。良性肿瘤以子宫肌瘤最常见，其次为卵巢浆液性囊腺瘤及成熟畸胎瘤。恶性肿瘤以宫颈癌最常见，其次为子宫内膜癌和卵巢恶性肿瘤。卵巢恶性肿瘤因早期病变不易发现，晚期患者缺乏有效治疗手段，其死亡率居妇科恶性肿瘤的首位。

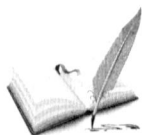

目标检测

扫码"练一练"

一、选择题

【A1 型题】

1. 确定子宫内膜癌的最可靠依据是
   A. 症状
   B. 体征
   C. 宫颈刮片
   D. 分段诊断性刮宫组织病理学检查
   E. 经宫颈取宫腔分泌物涂片找癌细胞

2. 卵巢肿瘤最常见的并发症是
   A. 囊肿破裂
   B. 感染
   C. 蒂扭转
   D. 恶性变
   E. 肿瘤远处转移

3. 恶性卵巢肿瘤的主要转移途径是
   A. 直接侵犯和腹腔种植
   B. 腹腔种植
   C. 淋巴转移
   D. 血行转移
   E. 血行转移与淋巴转移为主

4. 子宫内膜癌最主要的临床表现为
   A. 下腹及腰骶部疼痛
   B. 贫血、消瘦、恶病质
   C. 不规则阴道流血
   D. 白带增多伴阴部痒
   E. 下腹部可及包块

5. 子宫颈癌的好发部位是
   A. 宫颈阴道部
   B. 宫颈鳞 – 柱上皮交界部
   C. 宫颈管
   D. 子宫峡部
   E. 子宫体

6. 子宫颈癌最早出现的临床症状为
   A. 阴道接触性出血
   B. 阴道多量出血
   C. 阴道排出脓性臭味白带
   D. 腰骶部剧痛
   E. 高热、尿频

7. 子宫颈癌最重要的转移途径是
   A. 血行转移
   B. 淋巴转移和血行转移
   C. 直接蔓延和淋巴转移
   D. 播散种植
   E. 淋巴转移和血行转移为主

8. 子宫肌瘤继发贫血最常见于
   A. 浆膜下子宫肌瘤
   B. 黏膜下子宫肌瘤
   C. 肌瘤囊性变性
   D. 肌瘤红色变性
   E. 肌壁间子宫肌瘤

9. 下列属于宫颈癌的癌前病变的是
   A. 宫颈未分化储备细胞增生
   B. 宫颈鳞状上皮化

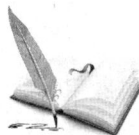

C. 宫颈鳞状上皮化生   D. CINⅢ

E. 宫颈重度糜烂。

10. 确诊子宫颈癌的方法是

  A. 子宫颈和子宫颈管活组织检查 B. 接触性出血

  C. 子宫颈刮片细胞学检查 D. 阴道镜检查

  E. 碘试验

11. 关于宫颈癌，下面说法不正确的是

  A. 发病与早婚、过早性交、性生活紊乱有关

  B. HPV 感染与其发病有关

  C. 宫颈上皮不典型增生，可继续发展为原位癌

  D. 以鳞状上皮癌为主

  E. 所有不典型增生均发展为宫颈癌

12. 关于宫颈涂片，下述哪项是错误的

  A. 宫颈涂片是一种简便易行、筛查宫颈癌的方法

  B. CINⅢ为重度非典型增生或原位癌

  C. CINⅡ以下者已经确诊，故不需复查

  D. 不能确定肿瘤来源者，需进一步检查

  E. 如有异常应做阴道镜检查并取活检

13. 最有实用价值的普查子宫颈癌的方法是

  A. 子宫颈刮片细胞学检查 B. 宫颈碘试验

  C. 阴道镜检查 D. 阴道后穹隆涂片检查

  E. 子宫颈活体组织检查

14. 辨别巨大卵巢囊肿与腹水，下列哪种方法是禁忌的

  A. 胃肠道造影 B. 腹部 X 线平片

  C. 超声波检查 D. 经腹壁穿刺囊肿内容物检查

  E. 叩诊腹壁移动性浊音

15. 关于卵巢浆液性囊腺癌病理特点，下述哪项是恰当的

  A. 多为单侧 B. 约占卵巢恶性肿瘤的25%

  C. 多呈囊性 D. 半实质性，质脆，可见出血、坏死

  E. 单层立方或柱状上皮乳头分枝较粗，间质可见砂粒体

16. AFP 最常用于以下哪种卵巢肿瘤的诊断

  A. 晚期上皮癌 B. 原发绒癌

  C. 畸胎瘤 D. 内胚窦瘤

  E. 无性细胞瘤

17. 下列哪项不是卵巢良性肿瘤的特征

  A. 肿瘤囊性，活动好 B. 肿瘤单侧多见

  C. 病程长，肿瘤生长慢 D. 常伴有腹水

  E. B 超见液性暗区，边缘清晰可见

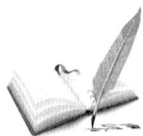

【A2 型题】

18. 某女，45 岁，接触性出血 20 天，白带米汤样，有恶臭，宫颈Ⅱ度糜烂，有 4 cm³ 的质地脆赘生物，易出血。子宫大小正常，触诊及双附件（-）。最可能的诊断是

    A. 子宫颈息肉　　　　　　　　　　B. 宫颈糜烂

    C. 子宫颈癌　　　　　　　　　　　D. 子宫颈结核

    E. 宫颈绒癌

19. 患者，女，54 岁，绝经一年，不规则阴道出血伴浆液血性白带 1 月余。妇科检查：阴道内无异常，宫颈光滑，子宫体略大，质软，双附件正常。此患者最可能的诊断是

    A. 更年期功能失调性子宫出血　　　B. 子宫颈癌

    C. 子宫内膜癌　　　　　　　　　　D. 子宫肉瘤

    E. 输卵管癌

20. 患者，女，40 岁，诊断为"子宫黏膜下肌瘤继发贫血"，血红蛋白 60 g/L，肌瘤未突出宫口。恰当的处理应为

    A. 观察随访　　　　　　　　　　　B. 大剂量雌激素

    C. 大剂量孕激素　　　　　　　　　D. 宫腔镜下肌瘤电切术

    E. 放射治疗

21. 患者，41 岁，白带增多 1 年，近期常有接触性出血症状，且白带黄色，无异味，间或有腰骶部疼痛。妇科检查提示宫颈正常大小，中度糜烂，颗粒状，盆腔正常，宫颈细胞学涂片可疑。为确诊应首选

    A. 阴道镜下多点活检　　　　　　　B. 诊断性刮宫

    C. 碘试验　　　　　　　　　　　　D. 宫腔镜检查

    E. 重复宫颈刮片细胞学检查

22. 某女，28 岁，已婚 3 年，G_0P_0，接触性出血一个月就诊。妇科检查宫颈中度糜烂面，阴道镜下活检，病理提示"重度非典型增生"。其处理下述哪项最恰当

    A. 激光治疗　　　　　　　　　　　B. 宫颈锥切

    C. 子宫广泛切除术　　　　　　　　D. 子宫全切术

    E. 子宫根治术及盆腔淋巴结清扫术

23. 某女，44 岁，阴道不规则流血 8 个月，妇科检查：阴道未及异常，宫颈肥大，见凹陷性溃疡，左侧宫颈旁组织增厚，质硬，未达盆壁，宫颈活检病理结果为鳞状细胞癌，请问其临床分期为

    A. 宫颈癌ⅣA 期　　　　　　　　　B. 宫颈癌ⅢB 期

    C. 宫颈癌ⅢA 期　　　　　　　　　D. 宫颈癌ⅡB 期

    E. 宫颈癌ⅡA 期

24. 某女，40 岁，因"阴道不规则流血 3 个月"就诊。妇科检查发现宫颈后唇菜花样赘生物，且侵及阴道后穹隆达 1 cm，双侧主韧带不增厚，子宫正常大小。宫颈活检病理提示"鳞状细胞癌"。请为该患者提供正确的治疗方法

    A. 子宫全切术 + 双侧附件切除术　　B. 化疗后行全子宫切除术

    C. 化疗后放疗　　　　　　　　　　D. 根治性子宫切除术 + 盆腔淋巴结切除术

    E. 单纯放疗

25. 某女，15岁，因"发现盆腔包块"行剖腹探查。术中见右侧卵巢直径 9~10 cm 的实性肿瘤，包膜完整，腹腔液体未找到癌细胞。左侧卵巢外观正常，冷冻切片病理提示"卵巢颗粒细胞瘤"。本患者恰当的处理方式为

    A. 全子宫及双侧附件切除，术后放疗

    B. 右侧附件切除术

    C. 肿瘤切除，术后放疗

    D. 肿瘤切除，术后化疗

    E. 患侧附件切除，术后化疗

26. 某女，25岁，人流术后 20 小时出现右下腹剧烈疼痛伴恶心、呕吐就诊。T 37.5℃，P 94 次/分，痛苦面容，下腹软，右下腹压痛。妇科检查、子宫正常大小，活动不良，其右侧扪及拳头大不活动囊性肿块，近子宫处压痛明显。白细胞总数 $15 \times 10^9/L$。请提供该患者最可能的诊断为

    A. 阑尾周围脓肿   B. 右侧盆腔脓肿

    C. 右侧输卵管妊娠流产   D. 右侧盆腔炎性包块

    E. 右侧卵巢囊肿蒂扭转

27. 某女，21岁，未婚。自觉下腹坠胀 2 个月，无明显腹痛。月经周期规则，经期下腹不适。妇检子宫正常大小，子宫左侧可触及 10 cm×8 cm×8 cm 囊性，中等硬度肿块，和子宫相近，表面光滑，活动。根据症状体征，初步印象诊断为

    A. 浆膜下子宫肌瘤   B. 子宫内膜异位囊肿

    C. 卵巢畸胎瘤   D. 卵巢炎性包块

    E. 输卵管积水

28. 39岁妇女，阴道不规则出血 4 个月，有时阴道分泌物呈脓血性，有臭味。妇科检查：阴道内触及直径 4 cm 大小实质性肿物，其周围可见宫颈组织包绕；子宫正常大小。诊断为

    A. 黏膜下子宫肌瘤   B. 宫颈癌

    C. 子宫内膜癌   D. 宫颈巨大息肉

    E. 宫颈腺囊肿

29. 50岁妇女，G_3P_2，月经量增多 4 年。妇科检查：子宫增大如孕 3 个月大小，B 超提示"多发子宫肌瘤"。最合适的治疗是

    A. 子宫切除术   B. 子宫肌瘤剔除术

    C. 性激素治疗   D. 放射治疗

    E. 中医治疗

30. 58岁妇女，绝经 4 年。阴道镜下宫颈活检未及异常，子宫稍大，宫颈表面光滑。曾行两次宫颈刮片均查到腺癌细胞。为明确诊断应如何选择

    A. 行宫颈锥切活组织检查   B. 行分段诊断性刮宫

    C. 再次行宫颈刮片检查   D. 行刮宫并活组织检查

    E. 再次阴道镜下活检

【A3/A4 型题】

(31~32题共用题干) 某女，55岁，绝经 2 年。不规则阴道流血 3 个月，出血量时多

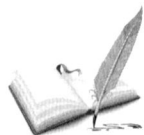

时少。妇科检查：宫颈为菜花样；子宫后位，正常大小，活动差；三合诊两侧宫旁组织较硬，但与盆壁之间尚有间隙；宫颈活检病理提示为"鳞癌Ⅱ级"。

31. 本患者宫颈癌的临床分期应该是
　　A. ⅠA 期　　　　　　　　　　　B. ⅡA 期
　　C. ⅡB 期　　　　　　　　　　　D. ⅠB 期
　　E. Ⅲ 期

32. 本患者最合适的治疗方法是
　　A. 化疗　　　　　　　　　　　　B. 放射治疗
　　C. 全子宫切除　　　　　　　　　D. 化疗后全子宫切除
　　E. 广泛性子宫全切及双侧盆腔淋巴结清扫术

（33～34 题共用题干）患者，女，57 岁，绝经 4 年，自诉白带带血丝 8 天，阴道检查见宫颈呈假性糜烂样改变。双合诊检查子宫稍小，附件区未及异常。

33. 以下哪项辅助检查可以确诊
　　A. 高危型 HPV DNA 检测　　　　B. 宫颈刮片细胞学检查
　　C. 分段刮宫活组织检查　　　　　D. 阴道镜下宫颈活组织检查
　　E. 宫颈碘试验及阴道镜检查

34. 若该患者行子宫切除，请问术后的随访如何做
　　A. 定期行盆腔 CT 检查　　　　　B. 定期行腹部 X 线摄片
　　C. 定期检测血尿常规　　　　　　D. 定期行 CA125 检查
　　E. 定期行妇检和阴道脱落细胞检查

（35～38 题共用题干）某女，42 岁，经量增多 5 年。妇检子宫增大如孕 80 天大小，表面凹凸不平，B 超提示子宫肌瘤。

34. 下面哪项与患者月经量增多有关
　　A. 肌瘤大小　　　　　　　　　　B. 肌瘤部位
　　C. 肌瘤变性　　　　　　　　　　D. 肌瘤伴感染
　　E. 肌瘤数目

36. 最不常见的肌瘤变性类型
　　A. 肉瘤样变　　　　　　　　　　B. 红色变性
　　C. 玻璃样变　　　　　　　　　　D. 囊性变
　　E. 钙化

37. 下列哪种类型子宫肌瘤易引发较早出现的月经不规则
　　A. 黏膜下肌瘤　　　　　　　　　B. 浆膜下肌瘤
　　C. 多发子宫肌瘤　　　　　　　　D. 肌壁间肌瘤
　　E. 阔韧带肌瘤

38. 下列最常见的肌瘤变性是
　　A. 红色变性　　　　　　　　　　B. 肉瘤样变性
　　C. 玻璃样变性　　　　　　　　　D. 钙化
　　E. 囊性变

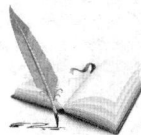

（39～40题共用题干）某女，62岁，绝经7年。近3个月反复阴道流血。有高血压及糖尿病5年。妇科检查提示阴道少许血性分泌物，黏膜未及异常，宫颈光滑，子宫正常大小，双侧附件区未及异常。

39. 下面哪项诊断最为可能

    A. 输卵管癌   B. 老年性子宫内膜炎

    C. 子宫内膜癌   D. 宫颈癌

    E. 子宫内膜息肉

40. 下面哪项为确诊方法

    A. 分段诊刮   B. 阴道分泌物检查

    C. 宫颈活检   D. 宫腔镜检查

    E. 宫腔涂片细胞学检查

二、简答题

1. 子宫肌瘤有哪几种变性？

2. 卵巢肿瘤什么情况下可手术治疗？

（马　丽）

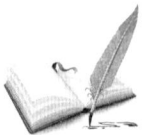

第十八章　妊娠滋养细胞疾病

学习目标

1. **掌握**　葡萄胎的临床表现及治疗原则。
2. **熟悉**　妊娠滋养细胞疾病的诊断。
3. **了解**　妊娠滋养细胞疾病的病因及预防。
4. 具备根据病因及临床表现分析葡萄胎的发病机制的能力。
5. 能按照临床思维方法对妊娠滋养细胞疾病患者进行预防指导及安排随访。

妊娠滋养细胞疾病是一组来源于胎盘滋养细胞的疾病。根据组织学将其分为葡萄胎、侵蚀性葡萄胎、绒毛膜癌（简称绒癌）及胎盘部位滋养细胞肿瘤等，其中侵蚀性葡萄胎、绒癌和胎盘部位滋养细胞肿瘤等均为恶性肿瘤，统称妊娠滋养细胞肿瘤。

由于侵蚀性葡萄胎和绒癌在临床表现、诊断和处理原则等方面基本相同，故在临床上将两者合称为妊娠滋养细胞肿瘤，并进一步根据病变范围分为两类：①无转移妊娠滋养细胞疾病，病变局限于子宫；②转移性妊娠滋养细胞肿瘤，病变扩散至子宫以外部位。胎盘部位滋养细胞肿瘤指起源于胎盘种植部位的一种特殊类型的滋养细胞肿瘤，临床罕见，多数不发生转移，预后较好。

扫码"学一学"

第一节　葡萄胎

案例导入

患者，女，35岁，有性生活史，停经8周，阴道少量流血6天。妇科检查：子宫颈着色，宫口闭，子宫如妊娠3个月大，质软，双附件区各有一鸡蛋大小囊性肿物，无压痛。B型超声检查：子宫增大如孕3月大，宫内未见妊娠囊，宫腔内充满落雪状物，双侧卵巢均见6 cm×6 cm×4 cm囊肿，有分隔。

问题：

1. 该患者的临床诊断是什么？
2. 针对该患者的治疗方案是什么？

葡萄胎因妊娠后胎盘绒毛滋养细胞增生、间质水肿，而形成大小不一的水泡，水泡间借蒂相连成串，形如葡萄而得名，也称水泡状胎块。葡萄胎可分为完全性葡萄胎和部分性葡萄胎两类。

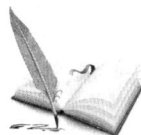

一、病因

葡萄胎的病因尚不明确。

1. 完全性葡萄胎

（1）营养状况与社会经济因素是可能的高危因素之一。

（2）饮食中缺乏维生素 A 及其前体胡萝卜素和动物脂肪者发生葡萄胎的概率显著升高。

（3）年龄是另一高危因素，大于 35 岁和 40 岁妇女的葡萄胎发生率分别是年轻妇女的 2 倍和 7.5 倍，而大于 50 岁的妇女妊娠时约 1/3 可能发生葡萄胎。相反，小于 20 岁妇女的葡萄胎发生率也显著升高。

（4）既往葡萄胎史也是高危因素，有过 1 次和 2 次葡萄胎妊娠史者，再次发生率分别为 1% 和 15% ~ 20%。

（5）流产和不孕史也可能是高危因素。

2. 部分性葡萄胎 高危因素尚不明确，可能相关因素有不规则月经和口服避孕药等。

二、临床表现

伴随诊断技术的进步，葡萄胎患者常在妊娠早期未出现症状或仅有少量阴道流血时，就可以确诊及治疗，故症状典型者较少见。

（一）完全性葡萄胎

典型症状如下。

1. 停经后阴道流血 大部分患者有阴道流血，为最常见症状。一般在停经 8 ~ 12 周开始不规则阴道流血，量多少不定。若大血管破裂，可造成大出血和休克，甚至死亡。葡萄胎组织有时可自行排出，但排出前和排出时常伴有大量流血。反复阴道流血若不及时治疗，可继发贫血和感染。

2. 子宫异常增大、变软 因葡萄胎迅速增长及宫腔内积血，使子宫增大，其中半数以上患者子宫大于停经月份，质地软，伴 HCG 水平异常升高。约 1/3 患者的子宫与停经月份相符，另有少数子宫小于停经月份，原因可能与水泡退行性变、停止发育有关。

3. 妊娠剧吐 多发生于子宫异常增大和 HCG 水平异常升高者，出现时间一般较正常妊娠早，症状严重且持续时间长。发生严重呕吐且未及时纠正时可导致水、电解质平衡紊乱。

4. 子痫前期征象 多发生于子宫异常增大者，可在妊娠 24 周前出现高血压、蛋白尿和水肿，但子痫罕见。若早期妊娠发生子痫前期，要考虑葡萄胎可能。

5. 甲状腺功能亢进 小部分患者可出现轻度甲状腺功能亢进表现，如心动过速、皮肤潮湿和震颤，血清游离 T_3、T_4 水平升高，但突眼少见。

6. 腹痛 因葡萄胎增长迅速和子宫过度、快速扩张所致，表现为阵发性下腹痛，一般不剧烈，能忍受，常发生于阴道流血之前。若发生卵巢黄素化囊肿扭转或破裂，可出现急性腹痛。

7. 卵巢黄素化囊肿 大量 HCG 刺激卵巢卵泡内膜细胞发生黄素化而造成，常为双侧，但也可单侧，大小不等，最小仅在光镜下可见，最大直径可在 20 cm 以上。囊肿表面光滑，

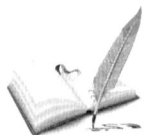

活动度好，切面为多房，囊壁薄，囊液清亮或琥珀色。光镜下见囊壁为内衬 2～3 层黄素化卵泡膜细胞。黄素化囊肿一般无症状。由于子宫异常增大，在葡萄胎排空前一般较难通过检查发现，多由 B 超检查做出诊断，黄素化囊肿常在葡萄胎清宫后 2～4 个月自行消退。

（二）部分性葡萄胎

部分性葡萄胎大多无完全性葡萄胎典型症状，程度也常较轻。阴道流血常见，但子宫多数与停经月份相符甚至更小，一般无子痫前期症状、卵巢黄素化囊肿、腹痛等，妊娠呕吐也较轻。

在正常情况下，葡萄胎排空后血清 HCG 逐渐下降，首次降至正常水平的平均时间大约 9 周，最长一般不超过 14 周。若葡萄胎排空后 HCG 持续异常要考虑妊娠滋养细胞肿瘤。完全性葡萄胎发生子宫局部侵犯和（或）远处转移的概率约分别为 15% 和 4%。当出现下列高危因素之一时应视为高危葡萄胎：①HCG > 100 000 U/L；②子宫明显大于相应孕周；③卵巢黄素化囊肿直径 >6 cm。另外，年龄 >40 岁和重复葡萄胎也视为高危因素。部分性葡萄胎发生子宫局部侵犯的概率约为 4%，一般不发生转移。

三、诊断及鉴别诊断

（一）诊断

凡有停经后不规则阴道流血、子宫大于停经月份者，要考虑葡萄胎可能。若在早期妊娠出现子痫前期、妊娠剧吐、甲亢征象、阴道排出葡萄样水泡组织等支持诊断。常选择下列辅助检查以进一步明确诊断。

1. B超检查 是诊断葡萄胎的一项可靠而敏感的辅助检查手段，通常采用经阴道彩色多普勒超声。完全性葡萄胎的典型超声图像为子宫大于相应孕周，无妊娠囊或胎心搏动，宫腔内充满不均质密集状或短条状回声，呈"落雪状"，水泡较大时则呈"蜂窝状"。常可测到双侧或一侧卵巢囊肿，彩色多普勒超声检查可见子宫动脉血流丰富，但子宫肌层内无血流或仅稀疏血流信号。部分性葡萄胎可在胎盘部位出现由局灶性水泡状胎块引起的超声图像改变，有时还可见胎儿或羊膜腔，胎儿通常畸形。由于部分性葡萄胎和妊娠早期的完全性葡萄胎超声表现常不典型，易造成误诊。当临床表现典型，结合 B 超检查结果，常可确诊。

2. 人绒毛膜促性腺激素测定 血清 HCG 测定是诊断葡萄胎的另一项重要辅助检查。正常妊娠时，滋养细胞在孕卵着床后数日便开始分泌 HCG。随孕周增加，血清 HCG 滴度逐渐升高，停经 8～10 周达高峰，持续 1～2 周后逐渐下降。但在葡萄胎时，血清 HCG 滴度常明显高于正常孕周的相应值，而且在停经 8～10 周以后继续持续上升。约半数完全性葡萄胎患者的血清 HCG 水平在 10 万 U/L 以上，最高可达 240 万 U/L，超过 8 万 U/L 支持诊断。但也有少数葡萄胎，尤其是部分性葡萄胎因绒毛退行性变，HCG 升高不明显。

临床上常用抗 HCG 抗体或抗 HCG-β 亚单位单克隆抗体检测血清或尿 HCG 水平。近年发现，HCG 并不是单一分子，除规则 HCG 外，还有其他结构变异体，包括高糖化 HCG、HCG 游离 β 亚单位等。正常妊娠时 HCG 的主要分子为规则 HCG，而在滋养细胞疾病时会产生更多的 HCG 结构变异体。因此，同时测定规则 HCG 及其结构变异体，有助于滋养细胞疾病诊断。

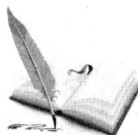

3. 其他检查　如母源表达印迹基因检测、X线胸片、血细胞和血小板计数、肝功能和肾功能等。

（二）鉴别诊断

1. 流产　葡萄胎病史与流产相似，容易相混淆。完全性葡萄胎与先兆流产的鉴别比较容易，B超检查可以确诊。但部分性葡萄胎与不全流产或稽留流产不仅临床表现相似，在病理检查时也因绒毛水肿、滋养细胞增生不明显等造成鉴别困难，需要通过DNA倍体分析和免疫组化染色等检查进行鉴别。

2. 双胎妊娠　子宫大于相应孕周的正常单胎妊娠，HCG水平也略高于正常，与葡萄胎相似，但双胎妊娠无阴道流血，B超检查可以确诊。

四、治疗

1. 清宫　葡萄胎诊断一经成立，应及时清宫。但清宫前首先应注意有无休克、子痫前期、甲状腺功能亢进及贫血等合并症，出现时应先对症处理，稳定病情。清宫应由有经验医生操作。一般选用吸刮术，其具有手术时间短、出血少、不易发生子宫穿孔等优点。由于葡萄胎清宫时出血较多，子宫大而软，容易穿孔，所以清宫应在手术室内进行，在输液、备血准备下，充分扩张宫颈管，选用大号吸管吸引。待葡萄胎组织大部分吸出、子宫明显缩小后，改用刮匙轻柔刮宫。为减少出血和预防子宫穿孔，可在术中应用缩宫素静脉滴注。缩宫素可能会引起滋养细胞转移，甚至导致肺栓塞，虽然目前尚无证据证实这一风险，但常推荐在充分扩张宫颈管和开始吸宫后使用缩宫素。子宫小于妊娠12周可以一次刮净，子宫大于妊娠12周或术中感到一次刮净有困难时，可于1周后行第二次刮宫。

在清宫过程中，极少数患者因子宫异常增大、缩宫素使用不当以及操作不规范等因素发生滋养细胞进入子宫血窦造成肺动脉栓塞，甚至出现急性呼吸窘迫、急性右心衰竭，要及时给予心血管及呼吸功能支持治疗，一般在72小时内恢复。急性呼吸窘迫可由甲状腺功能亢进、子痫前期等合并症引起。为安全起见，建议子宫大于妊娠16周或有合并症者应转送至有治疗经验的医院进行清宫。

组织学是葡萄胎的最终诊断依据，所以葡萄胎每次刮宫的刮出物，必须送组织学检查。取材应注意选择近宫壁种植部位、新鲜无坏死的组织送检。

2. 卵巢黄素化囊肿的处理　囊肿在葡萄胎清宫后会自行消退，一般无须处理。若发生急性蒂扭转，可在B型超声或腹腔镜下做穿刺吸液，囊肿也多能自然复位。若扭转时间较长发生坏死，则需做患侧附件切除术。

3. 子宫切除术　单纯子宫切除不能预防葡萄胎发生子宫外转移，只能去除葡萄胎侵入子宫肌层局部的风险，所以不作为常规处理。对于年龄接近绝经、无生育要求者可行全子宫切除术，两侧卵巢可以保留。当子宫小于妊娠14周大小时可直接切除子宫。手术后仍需定期随访。

五、预防

葡萄胎患者清宫后必须定期随访，以便尽早发现滋养细胞肿瘤并及时处理。随访应包括以下内容。①定期HCG测定：葡萄胎清宫后每周1次，直至连续3次阴性，以后每个月

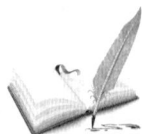

一次，共 6 个月，然后再每 2 个月一次共 6 个月，自第 1 次阴性后共计 1 年；②询问病史：包括月经状况，有无阴道流血及咳嗽、咯血等症状；③妇科检查：必要时可选择 B 型超声、X 线胸片或 CT 检查等。

葡萄胎患者随访期间应可靠避孕一年。HCG 成对数下降者阴性后 6 个月可以妊娠，但对 HCG 下降缓慢者，应延长避孕时间。妊娠后，应在妊娠早期做 B 型超声检查和 HCG 测定，以明确是否正常妊娠，产后也需随访 HCG 至正常。避孕方法可选用避孕套或口服避孕药。不选用宫内节育器，以免混淆子宫出血的原因或造成穿孔。

第二节　妊娠滋养细胞肿瘤

▶案例导入

患者，女，30 岁，人工流产术后 8 个月。术后持续不规则阴道流血，量不多。阴茎套避孕。现尿妊娠试验阳性，胸部 X 线摄片见两肺中下叶散在浅淡半透明圆形阴影及棉花团影。

问题：

1. 该患者的临床诊断是什么？
2. 针对该患者的治疗方法是什么？

一、病因

妊娠滋养细胞肿瘤 60% 继发于葡萄胎妊娠，30% 继发于流产，10% 继发于足月妊娠或异位妊娠，其中侵蚀性葡萄胎全部继发于葡萄胎妊娠，绒癌可继发于葡萄胎妊娠，也可继发于非葡萄胎妊娠。换言之，葡萄胎妊娠后可发生侵蚀性葡萄胎或绒癌，而非葡萄胎妊娠后只继发绒癌。侵蚀性葡萄胎恶性程度一般不高，大多数仅造成局部侵犯，仅 4% 的患者并发远处转移，预后较好。绒癌恶性程度极高，发生转移早而广泛，在化疗药物问世以前，其死亡率达 90% 以上。随着诊断技术及化疗的发展，绒癌患者的预后已得到极大的改善。

二、临床表现

（一）无转移滋养细胞肿瘤

多继发于葡萄胎妊娠。

1. 阴道流血　在葡萄胎排空、流产或足月产后，有持续的不规则阴道流血，量多少不定。也可表现为一段时间的正常月经后再停经，然后又出现阴道流血。长期阴道流血者可继发贫血。

2. 子宫复旧不全或不均匀性增大　常在葡萄胎排空后 4~6 周子宫尚未恢复到正常大小，质地偏软。也可受肌层内病灶部位和大小的影响，表现出子宫不均匀性增大。

3. 卵巢黄素化囊肿　由于 HCG 的持续作用，在葡萄胎排空、流产或足月产后，双侧或一侧卵巢黄素化囊肿持续存在。

4. 腹痛　一般无腹痛，但当子宫病灶穿破浆膜层时，可引起急性腹痛及腹腔内出血症

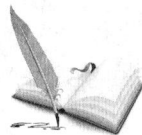

状。若子宫病灶坏死继发感染也可引起腹痛及脓性白带。黄素化囊肿发生扭转或破裂时也可出现急性腹痛。

5. 假性妊娠　由于 HCG 及雌激素、孕激素的作用，表现为乳房增大，乳头及乳晕着色，甚至有初乳样分泌，外阴、阴道、子宫颈着色，生殖道质地变软。

（二）转移性滋养细胞肿瘤

更多见于非葡萄胎妊娠后或为经组织学证实的绒癌。肿瘤主要经血行播散，转移发生早而且广泛。最常见的转移部位是肺（80%），其次是阴道（30%），以及盆腔（20%）、肝（10%）和脑（10%）等。由于滋养细胞的生长特点之一是破坏血管，所以各转移部位症状的共同特点是局部出血。转移性滋养细胞肿瘤可以同时出现原发灶和继发灶症状，但也有不少患者原发灶消失而转移灶发展，仅表现为转移灶症状，若不注意常会误诊。

1. 肺转移　可无症状，仅通过 X 线胸片或肺 CT 做出诊断。典型表现为胸痛、咳嗽、咯血及呼吸困难。这些症状常呈急性发作，但也可呈慢性持续状态达数月之久。在少数情况下，可因肺动脉滋养细胞瘤栓形成，造成急性肺梗死，出现肺动脉高压、急性肺功能衰竭及右心衰竭。

2. 阴道转移　转移灶常位于阴道前壁及穹隆，呈紫蓝色结节，破溃时引起不规则阴道流血，甚至大出血。一般认为系宫旁静脉逆行性转移所致。

3. 肝转移　为不良预后因素之一，多同时伴有肺转移。病灶较小时可无症状，也可表现为右上腹部或肝区疼痛、黄疸等，若病灶穿破肝包膜，可出现腹腔内出血，导致死亡。

4. 脑转移　预后凶险，为主要的致死原因。一般同时伴有肺转移和（或）阴道转移。转移初期多无症状。脑转移的形成可分为 3 个时期：首先为瘤栓期，可表现为一过性脑缺血症状，如猝然跌倒、暂时性失语、失明等；继而发展为脑瘤期，即瘤组织增生侵入脑组织形成脑瘤，出现头痛、喷射样呕吐、偏瘫、抽搐直至昏迷；最后进入脑疝期，因脑瘤增大及周围组织出血、水肿，造成颅内压进一步升高，脑疝形成，压迫生命中枢，最终死亡。

5. 其他转移　包括脾、肾、膀胱、消化道、骨等，其症状视转移部位而异。

三、诊断

根据葡萄胎排空后或流产、足月分娩、异位妊娠后出现阴道流血和（或）转移灶及其相应症状和体征，应考虑妊娠滋养细胞肿瘤可能，结合 HCG 测定等检查，妊娠滋养细胞肿瘤的临床诊断可以确立。

1. 血清 HCG 测定　HCG 水平是妊娠滋养细胞肿瘤的主要诊断依据。影像学证据支持诊断，但不是必需的，对于葡萄胎后滋养细胞肿瘤，凡符合下列标准中的任何一项且排除妊娠物残留或再次妊娠即可诊断为妊娠滋养细胞肿瘤：①HCG 测定 4 次高水平呈平台状态（±10%），并持续 3 周或更长时间，即第 1、7、14、21 天；②HCG 测定 3 次上升（>10%），并至少持续 2 周或更长时间，即第 1、7、14 天。

非葡萄胎后滋养细胞肿瘤的诊断标准：足月产、流产和异位妊娠后 HCG 多在 4 周左右转为阴性，若超过 4 周血清 HCG 仍持续高水平，或一度下降后又上升，在除外妊娠物残留或再次妊娠后，可诊断妊娠滋养细胞肿瘤。

2. 超声检查　是诊断子宫原发病灶最常用的方法。在声像图上子宫可正常大小或不同

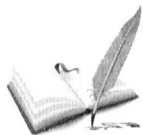

程度增大，肌层内可见高回声团块，边界清但无包膜；或肌层内有回声不均区域或团块，边界不清且无包膜；也可表现为整个子宫呈弥漫性增高回声，内部伴不规则低回声或无回声。彩色多普勒超声主要显示丰富的血流信号和低阻力型血流频谱。

3. X 线胸片　为常规检查。肺转移的最初 X 线征象为肺纹理增粗，以后发展为片状或小结节阴影，典型表现为棉球状或团块状阴影。转移灶以右侧肺及中下部较为多见 X 线胸片明确的肺转移支持妊娠滋养细胞肿瘤诊断。

4. CT 和磁共振检查　胸部 CT 对发现肺部较小病灶和脑、肝等部位的转移灶有较高的诊断价值。磁共振主要用于脑、腹腔和盆腔病灶诊断。对 X 线胸片阴性者，应常规检查胸部 CT。对 X 线胸片或胸部 CT 阳性者，应常规检查脑和肝脏的 CT 或磁共振。

5. 其他检查　如血细胞和血小板计数、肝肾功能等。

四、治疗

治疗原则为采用以化疗为主、手术和放疗为辅的综合治疗。必须在明确临床诊断的基础上，根据病史、体征及各项辅助检查的结果，做出正确的临床分期，并根据预后评分将患者评定为低危或高危（低危通常包括低于 6 分的 I 期患者，高危通常包括 7 分及以上的 I～Ⅲ期和Ⅳ期患者），再结合骨髓功能、肝功能、肾功能及全身情况等评估，制订合适的治疗方案，以实施分层治疗。

（一）化疗

常用的一线化疗药物有甲氨蝶呤（MTX）、放线菌素－D（Act－D）或放线菌素 D（KSM）、氟尿嘧啶（5－FU）、环磷酰胺（CTX）、长春新碱（VCR）、依托泊苷（VP－16）等。低危患者选择单一药物化疗，高危患者选择联合化疗。

1. 单一药物化疗　目前常用的单药化疗药物及用法（表 18－1）。

表 18－1　推荐常用单药化疗药物及其用法

药物	剂量、给药途径、疗程日数	疗程间隔
MTX	0.4 mg/（kg·d）肌内注射，连续 5 天	2 周
Weekly MTX	50 mg/m² 肌内注射	1 周
MTX +	1 mg/（kg·d）肌内注射，第 1、3、5、7 天	
四氢叶酸（CF）	0.1 mg/（kg·d）肌内注射，第 2、4、6、8 天（24 小时后用）	2 周
MTX +	250 mg 静脉滴注，维持 12 小时	
Art－D	10～12 μg/（kg·d）静脉滴注，连续 5 天	2 周
5－FU	28～30 mg/（kg·d）静脉滴注，连续 8～10 天	2 周

疗程间隔一般指上一疗程化疗的第一天至下一疗程化疗的第一天之间的间隔时间。

2. 联合化疗　首选 EMA－CO 方案或氟尿嘧啶为主的联合化疗方案（表 18－2）。

表 18－2　联合化疗方案及用法

方案	剂量、给药途径、疗程日数	疗程间隔
EMA－CO		2 周
第一部分 EMA		
第 1 天	VP－16 100 mg/m² 静脉滴注	

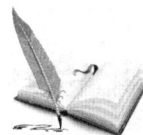

方案	剂量、给药途径、疗程日数	疗程间隔
第 2 天	Act－D 0.5 mg 静脉注射 MTX 100 mg/m² 静脉注射 MTX 200 mg/m² 静脉滴注 12 小时 VP16 100 mg/m²，静脉滴注	
第 3 天	Act－D 0.5 mg 静脉注射四氢叶酸（CF）15 mg，肌内注射 （从静脉注射 MTX 开始算起 24 小时给药，每 12 小时 1 次，共 2 次） 四氢叶酸 15 mg，肌内注射，每 12 小时 1 次，共 2 次	
第 4～7 天	休息（无化疗）	
第二部分 CO		
第 8 天	VCR，1.0 mg/m² 静脉注射	
5－FU + KSM	CTX 600 mg/m² 静脉注射	3 周*
5－FU	26～28 mg/（kg·d）静脉滴注 8 天	
KSM	6 μg/（kg·d）静脉滴注 8 天	

* 特指上一疗程化疗结束至下一疗程化疗开始的间隔时间

3. 疗效评估　在每一疗程化疗结束后，应每周一次测定血清 HCG，并结合妇科检查和影像学检查。在每疗程化疗结束至 18 天内，血 HCG 下降至少 1 个对数称为有效。

4. 毒副反应防治　化疗的主要毒副反应为骨髓抑制，其次为消化道反应和肝、肾功能损害及脱发等。所以化疗前应先检查骨髓及肝、肾功能等，用药期间严密观察，注意防治。

5. 停药指征　为 HCG 连续 3 次阴性后，低危患者至少给予 1 个疗程的化疗，而对于化疗过程中 HCG 下降缓慢和病变广泛者可给予 2～3 个疗程的化疗；高危患者继续化疗 3 个疗程，其中第一疗程必须为联合化疗。

（二）手术

主要用于辅助治疗。对控制大出血等各种并发症、切除耐药病灶、减少肿瘤负荷和缩短化疗疗程等方面有作用。

1. 子宫切除　对于无生育要求的无转移患者在初次治疗时可选择全子宫切除术，并在术中给予单药单疗程辅助化疗，也可多疗程至血 HCG 水平正常。对于大病灶、耐药病灶或病灶穿孔出血者，可在化疗的基础上行全子宫切除术，生育期年龄妇女应保留卵巢。对于有生育要求者，若穿孔病灶不大，可行病灶切除加子宫修补术；若耐药病灶为单个及子宫外转移灶已控制，血 HCG 水平不高，可考虑行病灶切除术。

2. 肺叶切除术　对于多次化疗未能吸收的孤立的耐药病灶，血 HCG 水平不高，可考虑行肺叶切除术。由于肺转移灶吸收后形成的纤维化结节可以在 HCG 转阴后在 X 线胸片上较长时间存在，所以在决定手术前应注意鉴别。

（三）放射治疗

应用较少，主要用于肝、脑转移和肺部耐药病灶的治疗。

（四）耐药复发病例的治疗

几乎全部无转移和低危转移患者均能治愈，但尚有 20% 左右的高危转移病例出现耐药和复发，并最终死亡。对这类患者如何治疗仍然是当今滋养细胞肿瘤治疗的一大难题，其策略包括：①治疗前准确分期和评分，给予规范的化疗方案，以减少耐药和复发；②采用

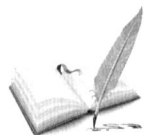

由有效二线化疗药物组成的联合化疗方案，常用药物有异环磷酰胺、铂类、博来霉素、紫杉醇等，由这些药物组成的化疗方案主要有 EP - EMA（EMA - CO 中的 CO 被顺铂和依托泊苷所替代），PVB（顺柏、长春新碱、博来霉素），BEP（博来霉素、依托泊苷、顺铂），VIP（依托泊苷、异环磷酰胺、顺铂或卡铂），TP/TE（紫杉醇、顺铂/紫杉醇、依托泊苷）等；③采用综合治疗和探索新的治疗手段。

五、预防

治疗结束后应严密随访，第 1 次在出院后 3 个月，然后每 6 个月 1 次至 3 年，此后每年 1 次直至 5 年，以后可每 2 年 1 次。也可Ⅰ～Ⅲ期低危患者随访 1 年，高危患者包括Ⅳ期随访 2 年。随访内容同葡萄胎。随访期间应严格避孕，一般于化疗停止 >12 个月后方可妊娠。

本章小结

葡萄胎、侵蚀性葡萄胎、绒毛膜癌是常见的滋养细胞疾病。葡萄胎治疗以清宫为主。侵蚀性葡萄胎和绒癌治疗以化疗为主，低危首选单一药物化疗，高危首选联合化疗。

目标检测

一、选择题

【A1 型题】

1. 葡萄胎最常出现的症状是
   A. 子宫较妊娠月份为大
   B. 妊娠高血压疾病征象
   C. 停经后阴道出血
   D. 妊娠剧吐
   E. 下腹胀痛

2. 能简便可靠诊断葡萄胎的依据是
   A. 停经后阴道出血
   B. 子宫比妊娠月份大
   C. 超声诊断
   D. 妊娠试验
   E. 卵巢黄素囊肿

3. 清除葡萄胎最好采用
   A. 吸刮术
   B. 点滴催产素引产
   C. 前列腺素引产
   D. 子宫切开术
   E. 水囊引产

4. 下列哪项不是葡萄胎清除后常规随访的项目
   A. 妇科检查
   B. 定期做阴道细胞涂片检查
   C. 定期做 HCG 定量测定
   D. 必要时做胸部 X 线摄片
   E. 盆腔 B 超检查

5. 葡萄胎随访中，下列提示恶变可能性大的是
   A. 月经周期紊乱
   B. 子宫稍大、稍软

扫码"练一练"

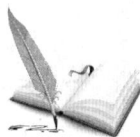

C. 间有咳嗽，咳痰　　　　　　　　D. 黄素化囊肿消退缓慢

E. HCG 降至一定水平后又转上升

6. 下列不符合葡萄胎预防性化疗的条件是

A. 凡年龄大于 40 岁者　　　　　　B. 伴有妊高症征象

C. 黄素化囊肿直径 >6 cm　　　　　D. 子宫明显大于停经月份

E. 无条件随访者

7. 侵蚀性葡萄胎的诊断依据是

A. 葡萄样水泡状物的大小　　　　　B. 病理分级

C. 绒毛膜促性腺激素的含量　　　　D. 黄素囊肿的大小

E. 是否侵入子宫肌层

8. 葡萄胎清宫术后出院者，以下哪项是不正确的

A. 必须监测 HCG　　　　　　　　B. 观察有无咳嗽、咯血及阴道流血

C. 做 X 线胸片检查　　　　　　　D. 做妇科检查

E. 避孕宜用宫内节育器

9. 治疗葡萄胎患者时，下述哪项不正确

A. 一旦确诊，即行吸宫术　　　　　B. 吸宫术中预防子宫穿孔

C. 均做预防性化疗　　　　　　　　D. 应取水泡送病检

E. 40 岁以上怀疑有癌变者可考虑行全子宫切除术

10. 葡萄胎的处理，下述哪项不妥

A. 吸宫术前应配血备用

B. 吸宫术时建立静脉通道

C. 选用小号吸管吸引，以减轻患者不适

D. 吸宫术后给抗生素

E. 两次刮宫术应间隔 7 天

11. 关于妊娠滋养细胞疾病，下列哪项正确

A. 侵蚀性葡萄胎可发生在流产后　　B. 绒毛膜癌可发生在葡萄胎之后

C. 绒毛膜癌不发生在正常产后　　　D. 绒毛膜癌最早出现的是脑转移

E. 前次妊娠为异位妊娠，不发生绒毛膜癌

12. 诊断葡萄胎最有价值的是

A. 停经

B. 子宫异常增大，大于妊娠周数

C. 妇科检查于附件区触到囊性肿物

D. 血清中 HCG 浓度异常增高

E. 不规则阴道流血

13. 葡萄胎确诊最可靠的依据是

A. 停经后不规则阴道流血　　　　　B. 停经后妊娠反应重

C. 子宫增长迅速　　　　　　　　　D. 阴道流血中混有水泡样组织

E. 子宫妊娠 5 个月大小时无胎动

14. 葡萄胎确诊后，首选的治疗是

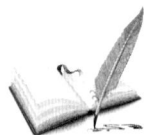

A. 化学治疗   B. 一经确诊，应及时清除宫腔内容物

C. 流血停止后清宫   D. 放射治疗

E. 行子宫切除

15. 侵蚀性葡萄胎发生阴道转移时的主要体征为

A. 阴道黏膜充血   B. 阴道黏膜散在出血点

C. 阴道黏膜溃疡   D. 阴道黏膜紫蓝色结节

E. 阴道黏膜水肿

16. 在葡萄胎患者的随访中，下列哪项最能说明恶变的可能性大

A. 持续阴道流血   B. 子宫稍大，稍软

C. 间有咳嗽，痰中带血   D. X 线胸片可见肺部阴影

E. 妊免试验由阴性转为阳性（已排除再次妊娠）

17. 葡萄胎彻底清宫后，血 HCG 达正常的时间最迟不应超过

A. 6 周   B. 8 周

C. 10 周   D. 12 周

E. 14 周

18. 下列哪项不是葡萄胎患者的高危因素

A. 子宫大于停经月份，尤其宫底达脐平者

B. 早婚、多产

C. 年龄大于 40 岁

D. 两次刮宫后血 HCG 水平持续升高

E. 伴有咳嗽

【A2 型题】

19. 患者，23 岁，停经 56 天，近一周有不规则阴道出血，检查子宫底脐下二指、质软，HCG 阳性，B 超见密集雪花样亮点，最可能的诊断是

A. 双胎   B. 羊水过多

C. 葡萄胎   D. 妊娠合并子宫肌瘤

E. 流产

20. 患者，女，27 岁，在手术切除的标本病理检查中，发现子宫肌层有滋养细胞并显著增生，细胞大小不一，形态不一致，有出血和坏死，但绒毛结构完整。最可能的诊断为

A. 葡萄胎   B. 侵蚀性葡萄胎

C. 绒毛膜癌   D. 子宫体癌

E. 卵巢肿瘤

二、简答题

1. 葡萄胎处理后的 HCG 何时下降至正常水平？

2. 如何区别侵蚀性葡萄胎和绒毛膜癌？

（朱兰兰）

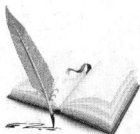

第十九章　子宫内膜异位症及子宫腺肌病

> **学习目标**
>
> 1. **掌握**　子宫内膜异位症的临床特征。
> 2. **熟悉**　子宫腺肌病的病理变化、临床特征及治疗方法。
> 3. **了解**　子宫内膜异位症的有关发病因素。

子宫内膜异位性疾病包括子宫内膜异位症和子宫腺肌病，两者均由具有生长功能的异位内膜所致，临床上常可并存。但两者的发病机制及组织发生不相同，临床表现及其对卵巢激素的敏感性亦有差异，前者对孕激素敏感，后者不敏感。

第一节　子宫内膜异位症

> **案例导入**
>
> 　某女，40岁，自由职业。痛经逐渐加重3年。患者既往有月经期下腹轻微疼痛，不影响生活和工作，近3年来痛经明显且呈进行性加重。月经期下腹坠胀，疼痛加剧，伴大血块排出。经量较前明显增多。每次月经使用卫生巾15片。追问病史患者1年前发现卵巢小肿块，直径约4cm，给予保守治疗。既往月经规则，5/30，无痛经，月经量正常，每次使用卫生巾7~10片。结婚15年，1-0-2-1，女儿13岁，末次妊娠10年前，上环9年。既往体健，否认传染疾病及遗传疾病史。
>
> 　妇科检查：外阴已婚式；阴道畅，未见异常分泌物；宫颈光滑；子宫饱满，活动度可，无压痛；左侧附件可触及直径6cm的囊性包块，张力高，推之活动欠佳，右侧附件区未触及异常。
>
> 　超声检查：左侧附件包块，IUD。
>
> 　**问题：**
>
> 　1. 该疾病的初步诊断是什么？
>
> 　2. 若腹腔镜确诊卵巢子宫内膜异位囊肿，请根据其病情为她推荐一种合适的手术方案。

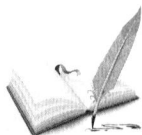

子宫内膜组织包括腺体和间质出现在子宫体以外的部位时，称为子宫内膜异位症（endometriosis，EMT），简称内异症。异位内膜可侵犯全身任何部位，如乳腺、脐、膀胱、肾脏、输卵管、肺、胸膜，甚至手臂，大腿等处，但绝大多数位于盆腔脏器和壁腹膜，以卵巢、宫骶韧带最常见，其次为子宫及其他脏腹膜、阴道直肠隔等部位，故有盆腔子宫内膜异位症之称（图19-1）。内异症在形态学上呈良性表现，但在临床行为学上具有类似恶性肿瘤的特点，如种植、侵袭及远处转移等。

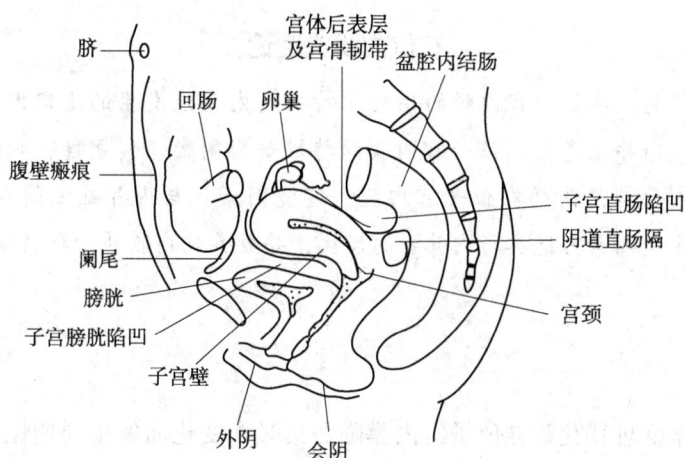

图 19-1 子宫内膜异位症的发生部位

> **知识链接**
>
> 流行病学调查显示，育龄期是内异症的高发年龄，其中76%在25~45岁。内异症是激素依赖性疾病，在绝经（包括自然绝经和人工绝经）后，异位内膜病灶可逐渐萎缩吸收；妊娠或使用性激素抑制卵巢功能，可暂时阻止疾病发展。生育少、生育晚的妇女发病明显高于生育多、生育早者。慢性盆腔疼痛、痛经、不孕与子宫内膜异位症有关，妇科手术中5%~15%患者被发现有子宫内膜异位症存在。

一、病因

异位子宫内膜来源至今说法不一，目前主要学说及发病因素如下。

1. 异位种植学说 由 Sampson 于 1921 年首先提出，即经期时子宫内膜腺上皮和间质细胞可随经血逆流，经输卵管进入盆腔，种植于卵巢和邻近的盆腔腹膜，并在该处继续生长、蔓延、形皮盆腔内异症。虽然多数临床和实验资料均支持这一学说。其仍然不能解释以下现象：多数育龄女性中存在经血逆流，但仅少数（10%~15%）女性发病。

2. 体腔上皮化生学说 卵果表面上皮、盆腔腹膜均是由胚胎期具有高度化生潜能的体腔上皮分化而来，体腔上皮分化来的组织在受到持续卵巢激素或经血及慢性炎症的反复刺激后，能被激活转化为子宫内膜样组织。

3. 诱导学说 未分化的腹膜组织在内源性生物化学因素诱导下，可发展成为子宫内膜组织，种植的内膜可以释放化学物质诱导未分化的间充质形成子宫内膜异位组织。

4. 遗传因素 内异症具有一定的家族聚集性，某些患者的发病可能与遗传有关。患者一级亲属的发病风险是无家族史者的 7 倍，人群研究发现单卵双胎姐妹中一方患有内异症时，另一方发生率可达75%。有研究发现内异症患者存在遗传易感性。

5. 免疫与炎症因素 研究表明免疫调节异常使其不能有效清除异位内膜导致内异症的发生、发展。研究还发现内异症具有自身免疫性疾病的特征，且与亚临床腹膜炎有关。

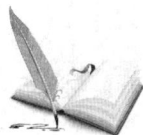

在位内膜决定论

　　中国学者认为：在位子宫内膜的生物学特性是内异症发生的决定因素，局部微环境是影响因素。内异症患者在位子宫内膜的特性如黏附性、侵袭性、刺激形成血管的能力均强于非内异症患者的在位子宫内膜。环境因素也与内异症之间存在潜在联系，二噁英、血管生成因素可能参与内异症的发生，导致异位内膜易于种植生长。

二、病理

　　内异症的基本病理变化为异位子宫内膜随卵巢激素变化而发生周期性出血，导致周围纤维组织增生和囊肿、粘连形成，在病变区出现紫褐色斑点或小泡，最终发展为大小不等的紫黑色实质性结节或包块。

（一）巨检

　　1. 卵巢　最易被异位内膜侵犯，约80%病变累及一侧卵巢，累及双侧占50%，异位病灶分为微小病灶型和典型病灶型两种。微小病灶型属早期，位于卵巢浅表皮层的红色、紫蓝色或褐色斑点或数毫米大的小囊，随病变发展，形成单个或多个囊肿型的典型病灶，称卵巢子宫内膜异位囊肿。囊肿增大时表面呈灰蓝色。囊肿在月经期出血增多，腔内压力大，特别是近卵巢表面的囊壁易反复破裂，破裂后囊内容物刺激局部腹膜发生局部炎性反应和组织纤维化，导致卵巢与邻近的子宫、阔韧带、盆侧壁或乙状结肠等紧密粘连，致使卵巢固定在盆腔内，活动度差。手术时若强行剥离，粘连局部囊壁极易破裂，流出黏稠、暗褐色陈旧血液，类似巧克力样，又称巧克力囊肿。这种粘连是卵巢子宫内膜异位囊肿的临床特征之一。

　　2. 宫骶韧带、直肠子宫陷凹和子宫后壁下段　这些部位处于盆腔后部较低处，与经血中的内膜碎屑接触最多，故为内异症的好发部位。病变早期局部有散在紫褐色出血点或颗粒状结节，宫骶韧带增粗或结节样改变。疾病后期子宫后壁与直肠前壁粘连，直肠子宫陷凹变浅甚至消失，严重者病灶向阴道直肠隔发展，在隔内形成肿块并向阴道后穹隆或直肠腔凸出。

　　3. 盆腔腹膜　盆腔腹膜内异症分为色素沉着型和无色素沉着型两种。前者呈紫蓝色或黑色结节，为典型病灶，含有内膜腺体和间质细胞、纤维素、血管成分，并有出血；后者为无色素的早期病灶，表现有红色火焰样、息肉样、白色透明变、卵巢周围粘连、黄棕色腹膜斑等，为有活性病灶。无色素异位病变发展成典型病灶需 6~24 个月。腹腔镜检查可以发现早期腹膜内异症病灶。

　　4. 输卵管及宫颈　异位内膜累及输卵管和宫颈少见。

　　5. 其他部位　阑尾、膀胱、直肠异位病灶呈紫蓝色或红棕色点、片状病损。会阴及腹壁瘢痕处异位病灶因反复出血致局部纤维增生而形成圆形结节。

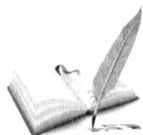

（二）镜下检查

典型的异位内膜组织在镜下可见子宫内膜上皮、腺体、内膜间质、纤维素及出血等成分。无色素型早期异位症处一般可见到典型的内膜组织，但异位内膜反复出血后，这些组织结构可被破坏而难以发现，镜下找到少量内膜间质细胞即可确诊内异症。临床表现和术中所见很典型，即使镜下仅能在卵巢囊壁中发现红细胞或含铁血黄素细胞等出血证据，亦应视为内异症。肉眼正常的腹膜组织镜检时发现子宫内膜腺体及间质，称为镜下内异症。

异位内膜极少发生恶变，发生率低于1%，恶变机制并不明确。内异症恶变的细胞类型为透明细胞癌和子宫内膜样癌。

三、临床表现

内异症的临床表现因个体和病变部位的不同而多种多样，症状特征与月经周期密切相关。有25%患者无任何症状。

（一）症状

1. 下腹痛和痛经　典型症状为继发性痛经，呈进行性加重，疼痛是内异症的主要症状，多位于下腹、腰骶及盆腔中部，有时可放射至会阴部、肛门及大腿，常于月经来潮时出现，并持续至整个经期。疼缩严重程度与病灶大小不一定呈正比。约1/3患者无痛经，因此痛经不是内异症诊断的必需症状。

2. 不孕　内异症患者不孕率高达40%。引起不孕的原因如盆腔微环境改变影响精卵结合及运送、免疫功能异常破坏子宫内膜正常代谢及生理功能、卵巢功能异常致使排卵障碍和黄体形成不良等。中重度患者的卵巢、输卵管周围粘连而影响受精卵运输。

3. 月经异常　15%～30%患者有经量增多、经期延长或月经淋漓不尽或经前期点滴出血。

4. 性交不适　多见于直肠子宫陷凹有异位病灶或因局部粘连是子宫后倾固定者。性交时碰撞或子宫收缩上提而引起疼痛，一般表现为深部性交痛，月经来潮前性交痛最明显。

5. 其他　盆腔外任何部位有异位内腹种植生长时，均可在局部出现周期性疼痛、出血和肿块，并出现相应症状。肠道内异症可出现腹痛、腹泻、便秘或周期性少量便血，甚至肠梗阻症状；膀胱内异症常在经期出现尿痛和尿频，而异位病灶侵犯和（或）压迫输尿管时，引起输尿管狭窄、阻塞，出现腰痛和血尿，甚至形成肾盂积水；手术瘢痕异位症患者常在剖宫产或会阴侧切术后数月至数年出现瘢痕处结节，周期性疼痛。

除上述症状外，卵巢子宫内膜异位囊肿破裂时，囊内容物流入盆腹腔引起突发性剧烈腹痛，伴恶心、呕吐和肛门坠胀。疼痛多发生于经期前后、性交后或其他腹压增加的情况，症状类似输卵管妊娠破裂的急腹症，但无腹腔内出血表现。

（二）体征

典型盆腔内异症双合诊检查时，可发现子宫后倾固定，直肠子宫陷凹、宫骶韧带或子宫后壁下方可扪及触痛性结节，一侧或双侧附件处触及囊实性包块，活动度差。病变累及直肠阴道间隙时，可在阴道后穹隆触及，触痛明显，或直接看到局部隆起的小结节或紫蓝色斑点。卵巢异位囊肿较大时，妇科检查可扪及与子宫粘连的肿块。囊肿破裂时腹膜刺激征阳性。

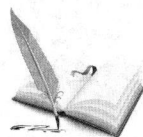

四、诊断与鉴别诊断

(一) 诊断

1. 病史特点 生育年龄女性有继发性痛经且进行性加重,不孕或慢性盆腔痛。

2. 盆腔检查 扪及与子宫相连的囊性包块或盆腔内有触痛性结节。

通常满足上述条件即可初步诊断为子内宫膜异位症。但临床上常需借助下列辅助检查。经腹腔镜检查的盆腔可见病灶和病灶的活组织病理检查是确诊依据,但病理学检查结果阴性并不能排除内异症的诊断。

3. 辅助检查

(1) 影像学检查 B 型超声检查是诊断卵巢异位囊肿和膀胱、直肠内异症的重要方法,可确定异位囊肿位置、大小和形状,其诊断敏感性和特异性均在 96% 以上。囊肿呈圆形或椭圆形,与周围特别与子宫粘连,囊壁厚而粗糙,囊内有细小的絮状光点。因囊肿回声图像无特异性,不能单纯依靠 B 型超声图像确诊。盆腔 CT 及 MRI 对盆腔内异症有诊断价值,但费用昂贵,不作为初选的诊断方法。

(2) 腹腔镜检查 是目前国际公认的内异症诊断的最佳方法,除了阴道或其他部位的直视可见的病变之外,腹腔镜检查在是确诊盆腔内异症的标准方法。在腹腔镜下见到大体病理所述典型病灶或可疑病变进行活组织检查即可确诊。下列情况应首选腹腔镜检查:疑为内异症的不孕症患者,妇科检查及 B 型超声检查无阳性发现的慢性腹痛及痛经进行性加重者,有症状特别是血清 CA125 水平升高者。只有在腹腔镜检查或剖腹探查直视下才能确定内异症临床分期。

(3) 实验室检查 血清 CA125 水平可能增高,重症患者更为明显,但变化范围很大,临床上多用于重度内异症和疑有深部异位病灶者。鉴于 CA125 诊断内异症的敏感性和特异性均较低,与腹腔镜相比尚缺乏作为诊断工具的价值。因此,血清 CA125 水平用于监测异位内膜病变活动情况,评估疗效和预测复发。

> **考点提示**
> 子宫内膜异位症的诊断特点。

(二) 鉴别诊断

内异症易与下述疾病混淆,应予以鉴别。

1. 卵巢恶性肿瘤 早期无症状,有症状时多呈持续性腹痛、腹胀、病情发展快,一般情况差。B 型超声图像显示包块为混合性或实性,血清 CA125 值多显著升高,多大于 100 IU/ml。腹腔镜检查或剖腹探查可鉴别。

2. 盆腔炎性包块 多有急性或反复发作的盆腔感染史,疼痛无周期性平时亦有下腹部隐痛,可伴发热和白细胞增高等,抗生素治疗有效。

> **考点提示**
> 子宫内膜异位症的鉴别诊断。

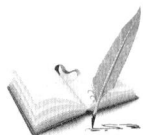

3. 子宫腺肌病 痛经症状与内异症相似,但多位于下腹正中且更剧烈,子宫多呈均匀性增大,质硬。经期检查时,子宫触痛明显。此病常与内异症并存。

五、治疗

症状轻或无症状的轻微病变可选用期待治疗；有生育要求的轻度患者经过全面诊断评估后可以先给予药物治疗，症状重者行保留生育功能手术；年轻无生育要求的重度患者，可行保留卵巢功能手术，并辅以性激素治疗；症状及病变均严重的无生有要求者，考虑行根治性手术。

> **知识链接**
>
> 　　治疗内异症应遵循"缩减和去除病灶，减轻和控制疼痛，治疗和促进生育，预防和减少复发"的原则。治疗方法应根据患者年龄、症状、病变部位和范围以及对生有要求等加以选择，强调治疗个体化。

（一）非手术治疗

1. 期待治疗　适用于轻度内异症患者，采用定期随访，对症处理病变引起的轻度经期腹痛，可给予吲哚美辛、萘普生、布洛芬等前列腺素合成酶抑制剂治疗；希望生育者一般不用期待治疗，应尽早促使其妊娠，妊娠后异位内膜病灶坏死萎缩，且分娩后症状缓解并有望治愈。

2. 药物治疗　适用于有慢性盆腔痛、痛经症状明显、有生育要求及无卵巢囊肿形成患者。包括抑制疼痛的对症治疗、抑制雌激素合成使异位内膜萎缩、阻断下丘脑－垂体－卵巢轴的刺激和出血周期为目的的性激素治疗，采用使患者假孕或假绝经性激素疗法，已成为临床治疗内异症的常用方法。但对较大的卵巢内膜异位囊肿，特别是卵巢包块性质未明者，宜采用手术治疗。

（1）口服避孕药　其目的是降低垂体促性腺激素水平，并直接作用于子宫内膜和异位内膜，导致内膜萎缩和经量减少。长期连续服用避孕药造成人工闭经，称假孕疗法。此法适用于轻度内异症患者。目前临床上常用低剂量高效孕激素和炔雌醇复合制剂，用法为每日1片，连续用6~9个月，副反应主要有恶心、呕吐，并警惕血栓形成风险。

（2）孕激素　单用人工合成高效孕激素，通过抑制垂体促性腺激素分泌，造成无周期性的低雌激素状态，并与内源性雌激素共同作用，造成高孕激素性闭经和内膜蜕膜化形成假孕。各种制剂疗效相近，且费用较低。所用剂量为避孕剂量3~4倍，连续应用6个月，如甲羟孕酮30 mg/d，副反应有恶心、轻度抑郁、水钠潴留、体重增加及阴道不规则点滴出血等。患者在停药数月后痛经缓解，月经恢复。

（3）孕激素受体拮抗剂　米非司酮具有强抗孕激素作用，每日口服25~100 mg造成闭经使病灶萎缩。副反应轻，无雌激素样影响，亦无骨质丢失危险，长期疗效有待证实。

（4）孕三烯酮　为19－去甲睾酮甾体类药物，有抗孕激素、中度抗雌激素和抗性腺效应，能增加游离睾酮含量，减少性激素结合球蛋白水平，抑制FSH、LH峰值并减少LH均值，使体内雌激素水平下降，异位内膜萎缩、吸收，也是一种假绝经疗法。该药在血浆中半衰期长，每周仅需要用药两次，每次2.5 mg，于月经第一天开始服药，6个月为1个疗程。治疗后50%~100%患者发生闭经，症状缓解率达95%以上。

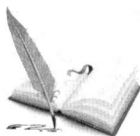

（5）达那唑 为合成的 17a – 乙炔睾酮衍生物。抑制 FSH、LH 峰；抑制卵巢甾体激素生成并增加雌激素和孕激素的代谢；直接与子宫内膜雌激素、孕激素受体结合抑制内膜细胞增生，最终导致子宫内膜萎缩，出现闭经。因 FSH、LH 呈低水平，又称假绝经疗法。适用于轻度及中度内异症痛经明显的患者。用法：月经第 1 天开始口服 200 mg，每天 2 ~ 3 次，持续用药 6 个月。若痛经不缓解或未闭经，可加至每天 4 次。疗程结束后约 90% 症状消失。停药后 4 ~ 6 周恢复月经及排卵。副反应有恶心、头痛、潮热、乳房缩小、体重增加、性欲减退、多毛、痤疮、皮脂增加、肌痛痉挛等，一般能耐受。药物主要在肝脏代谢，疑有肝功能损害者不宜使用，也不适用于高血压、心力衰竭、肾功能不全者。

（6）促性腺激素释放激素激动剂 为人工合成的十肽类化合物，其作用与体内 GnRH 相同，促进垂体 LH 和 FSH 释放，但其对 GnRH 受体的亲和力较天然 GnRH 高百倍，且半衰期长、稳定性好，抑制垂体分泌促性腺激素，导致卵巢激素水平明显下降，出现暂时性闭经，

> **考点提示**
>
> 假孕疗法、假绝经疗法及药物性卵巢切除。

此疗法又称药物性卵巢切除。目前常用的 GnRH – a 类药物有：亮丙瑞林 3.75 mg，月经第 1 天皮下注射后，每隔 28 天注射 1 次，共 3 ~ 6 次；戈舍瑞林 3.6 mg，用法同前。用药后一般第 2 个月开始闭经，可使痛经缓解，停药后在短期内排卵可恢复。副反应主要有潮热、阴道干燥、性欲减退和骨质疏松等绝经症状，停药后多可消失。但骨质疏松需时 1 年才能逐渐恢复正常。因此在应用 GnRH – a 3 ~ 6 个月时可以酌情给予反向添加治疗提高雌激素水平，预防低雌激素状态相关的血管症状和骨质丢失的发生，可以增加患者的顺应性，如妊马雌酮 0.625 mg 加甲羟孕酮 2 mg，每日 1 次或替勃龙 1.25 mg/d。

（二）手术治疗

适用于药物治疗后症状不缓解、局部病变加剧或生育功能未恢复者，较大的卵巢内膜异位囊肿者。腹腔镜手术是首选的手术方法，目前认为腹腔镜确诊、手术＋药物为内异症的金标准治疗。手术方式如下。

1. 保留生育功能手术 切净或破坏所有可见的异位内膜病灶、分离粘连、恢复正常的解剖结构，但保留子宫、一侧或双侧卵巢，至少保留部分卵巢组织。适用于药物治疗无效、年轻和有生育要求的患者。术后复发率约 40%，因此术后尽早妊娠或使用药物以减少复发。

2. 保留卵巢功能手术 切除盆腔内病灶及子宫，保留至少一侧或部分卵巢。适用于 Ⅲ、Ⅳ 期患者、症状明显且无生育要求的 45 岁以下患者。术后复发率约 5%。

3. 根治性手术 将子宫、双附件及盆腔内所有异位内膜病灶予以切除和清除，适用于 45 岁以上重症患者。术后不用雌激素补充治疗者，几乎不复发。双侧卵巢切除后，即使盆腔内残留部分异位内膜病灶，也能逐渐自行萎缩退化直至消失。

> **考点提示**
>
> 子宫内膜异位症的首选手术方法和金标准治疗。

4. 手术与药物联合治疗 手术治疗前给予 3 ~ 6 个月的药物治疗，使异位病灶缩小、软化，有利于缩小手术范围和手术操作。对保守性手术、手术不彻底或术后疼痛不缓解者，术后给予 6 个月的药物治疗，推迟复发。

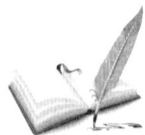

六、预防

内异症病因不明确、多因素起作用，并且其组织学发生复杂，因此预防作用有限，主要注意以下几点以减少其发病。

1. 防止经血逆流　及时发现并治疗引起经血潴留的疾病，如先天性生殖道畸形、闭锁、狭窄和继发性宫颈粘连、阴道狭窄等。

2. 防止医源性异位内膜种植　月经前禁做输卵管通畅试验。宫颈及阴道手术如冷冻、电灼、激光和微波治疗以及整形术等均不宜在经前进行。尽量避免频繁的宫腔手术操作。进入宫腔内的经腹手术，均应保护好子宫切口周围术野；关腹后应冲洗腹壁切口。人工流产吸宫时，宫腔内负压不宜过高，避免突然将吸管拔出，使宫腔血液和内膜碎片随负压被吸入腹腔。

3. 药物避孕　口服避孕药可抑制排卵、促使子宫内服萎缩，内异症的发病风险有所降低，有高发家族史、容易带器妊娠者，可以选择。

第二节　子宫腺肌病

▷案例导入

某女，42 岁，痛经 5 年，该患者近 5 年来月经量增多，痛经逐渐加重，且伴经期低热。G_5P_1，带环避孕 10 年。

妇科检查：外阴已婚式；阴道畅，白带正常色泽；宫颈光滑，肥大；子宫均匀增大，孕 8 周大小，质地硬，活动尚好，压痛（＋）；双侧附件区未及包块。

经阴道超声：子宫大小 68 mm×53 mm×65 mm，体积增大，实质回声欠均匀，子宫前壁见一大小 17 mm×16 mm 偏低回声，境界清。超声印象：子宫腺肌症，子宫肌瘤。

问题：

1. 该患者的诊断及诊断依据是什么？

2. 该病的发病因素有哪些？

当子宫内膜腺体及间质侵入子宫肌层时，称子宫腺肌病。多发生于 30～50 岁经产妇，约15% 同时合并内异症，约半数合并子宫肌瘤。但有 35% 患者无典型症状。子宫腺肌病与子宫内膜异位症病因不同，但均受雌激素的调节。

一、病因

子宫腺肌病患者部分子宫肌层中的内膜病灶与宫腔内膜直接相连，故认为内异症由基底层子宫内膜侵入肌层生长所致，多次妊娠及分娩、人工流产、慢性子宫内膜炎等造成子宫内膜基底层损伤，与腺肌病发病密切相关。由于内膜基底层缺乏黏膜下层，内膜直接与肌层接触，缺乏了黏膜下层的保护作用，使得在解剖结构上的子宫内膜易于侵入肌层。腺肌病常合并有子宫肌瘤和子宫内膜增生，提示高水平雌激素刺激，也可能是促进内膜向肌

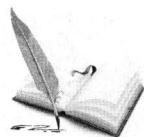

层生长的原因之一。

二、病理

异位内膜在子宫肌层多呈弥漫性生长，累及后壁居多，故子宫常常均匀性增大，前后径增大明显，呈球形，一般不超过12周妊娠子宫大小。剖面见子宫肌壁显著增厚且硬，无漩涡状结构，于肌壁中见粗厚肌纤维带和微囊腔，腔内偶有陈旧血液。少数腺肌病病灶呈局限性生长，形成结节或团块，似肌壁间肌瘤，称为子宫腺肌瘤（adenomyoma），因局部反复出血导致病灶周围纤维组织增生所数，故与周围肌层无明显界限，手术时难以剥出。镜检特征为肌层内有岛状分布的异位内膜腺体及间质，特征性的小岛由典型的子宫内膜腺体与间质组成，且为不成熟的内膜，属基底层内膜，对雌激素有反应性改变，但对孕激素无反应或不敏感，故异位腺体常呈增生期改变，偶尔见到局部区域有分泌期改变。

三、临床表现

（一）症状

1. 经量过多、经期延长 子宫腺肌病患者中月经过多发生率为40%～50%，表现为连续数个月经周期中月经期出血量多，一般超过80毫升，并影响患者的生活质量。月经过多主要与子宫内膜面积增加、子宫内膜增生、子宫肌层纤维增生使子宫肌层收缩不良等因素有关。

2. 逐渐加重的进行性痛经 疼痛位于下腹正中，常开始于经前1周，直至月经结束。子宫腺肌病痛经的发生率为15%～30%，无症状者有时与子宫肌瘤不容易鉴别。

> **考点提示**
>
> 1. 子宫腺肌病的主要症状。
>
> 2. 子宫腺肌病的体征特点。

（二）体征

妇科检查子宫呈均匀增大或有局限性结节隆起，质硬且有压痛，经期时压痛更甚。

四、诊断

可依据典型的病史及体征做出初步临床诊断。对有进行性痛经和月经过多患者，结合妇科检查子宫均匀增大或局限性隆起、质硬且有压痛者，建议行影像学检查和MRI可酌情选择，确诊取决于术后的病理检查。主要和子宫肌瘤鉴别诊断。

五、治疗

应视患者症状、年龄和生育要求而定。

1. 药物治疗 目前无根治性的有效药物。对于症状较轻、有生育要求及近绝经期患者可试用达那唑、孕三烯酮或GnRH-a治疗，均可缓解症状，但需要注意药物的副反应，并且停药后症状可复现，在GnRH-a治疗时应注意患者骨质疏松的风险，可以给予反向添加治疗和补充钙剂。

2. 手术治疗 年轻或希望生育的子宫腺肌瘤患者，可试行病灶挖除术，但术后有复发风险；对症状严重且无生育要求或药物治疗无效者，应行全子宫切除术。是否保留卵巢，

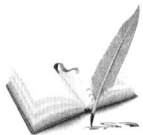

取决于卵巢有无病变和患者年龄。

本章小结

　　子宫内膜异位症在育龄期妇女高发年龄段，目前有多种学说解释其发病原因；子宫内膜异位症绝大多数位于盆腔脏器和壁腹膜，以卵巢、宫骶韧带最常见；其主要症状为下腹痛与痛经、不孕及性交不适；腹腔镜检查是确诊的盆腔内异症的标准方法。子宫腺肌病多发生于生育年龄的经产妇，常合并内异症和子宫肌瘤，主要症状是月经改变和进行性痛经。无根治性药物，手术时主要的治疗手段。

目标检测

一、选择题

【A1 型题】

1. 子宫内膜异位症典型的临床表现为
   A. 痛经　　　　　　　　　　　B. 月经失调
   C. 不孕　　　　　　　　　　　D. 性交痛
   E. 腹痛、腹泻或便秘

扫码"练一练"

2. 子宫内膜异位症最好发的部位是
   A. 卵巢　　　　　　　　　　　B. 腹膜
   C. 宫颈　　　　　　　　　　　D. 输卵管
   E. 直肠子宫陷凹

3. 子宫内膜异位症造成不孕有多种因素，下列哪项是错误的
   A. 自身免疫反应干扰受精和着床　　B. 盆腔的广泛粘连及输卵管蠕动减弱
   C. 黄体功能不足　　　　　　　　　D. LUFS
   E. 子宫后位

4. 关于子宫腺肌病的说法，下列哪项是正确的
   A. 多数合并子宫内膜异位症　　　　B. 多发生于初产妇
   C. 病灶中子宫内膜对卵巢激素敏感　D. 假孕疗法有效
   E. 月经量多，继发痛经，月经期延长，子宫均匀增大，质硬

5. 子宫内膜异位症患者中，需切除子宫保留卵巢功能的手术适用于
   A. 年龄在 45 岁以下，无生育要求者
   B. 年龄在 30 岁以下，要求生育者
   C. 年轻患者病变严重者
   D. 年轻尚未生育的妇女
   E. 近绝经的症状较重的患者

6. 预防子宫内膜异位症的措施中，下列各项中哪项是错误的
   A. 避免手术操作时引起的内膜种植

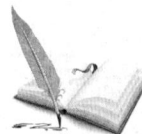

B. 月经期应避免不必要的妇科检查

C. 防止经血倒流

D. 人工流产时不要突然降低负压

E. 输卵管通液术应在月经前进行

7. 子宫内膜异位症较少累及的部位是

   A. 子宫后壁下段   B. 直肠子宫陷凹

   C. 输卵管   D. 宫骶韧带

   E. 卵巢

8. 子宫内膜异位症多见于

   A. 绝经前期   B. 青春期

   C. 育龄期   D. 绝经期

   E. 绝经后

9. 下列哪种药物不是治疗子宫内膜异位症的药物

   A. 甲羟孕酮   B. 雌二醇

   C. 孕三烯酮   D. 达那唑

   E. GnRH - a

10. 药物性卵巢切除导致闭经时应使用下面哪一种药物

   A. 米非司酮   B. 达那唑

   C. 甲羟孕酮   D. GnRH - a

   E. 孕三烯酮

11. 卵巢子宫内膜异位囊肿首选的治疗方法是

   A. 假绝经疗法   B. 假孕疗法

   C. 穿刺   D. 腹腔镜手术

   E. 开腹手术

12. 盆腔子宫内膜异位症的典型体征是

   A. 直肠子宫陷凹触痛结节   B. 子宫压痛

   C. 附件区压痛   D. 子宫增大

   E. 宫颈举痛

13. 对症状严重的 45 岁子宫腺肌病患者，首选的治疗措施是

   A. 药物对症治疗   B. 假孕疗法

   C. 高效孕激素治疗   D. 子宫切除术，保留双附件

   E. 保留生育功能的保守治疗

14. 子宫内膜异位症的确诊方法是

   A. 盆腔触及小结节   B. 腹腔镜检查及活组织病理检查

   C. 孕激素治疗   D. B 型超声检查

   E. 输卵管通畅试验

15. 下列哪一项不是子宫内膜异位症病理变化的项目

   A. 异位内膜发生周期性出血

   B. 粘连形成

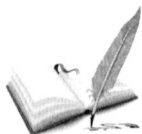

  C. 紫褐色斑点

  D. 子宫肌层内有呈岛状分布的异位内膜腺体及间质

  E. 异位内膜周围纤维组织增生

16. 镜下确诊子宫内膜异位病灶必须见到

  A. 红细胞   B. 内膜间质细胞

  C. 纤维增生   D. 粘连

  E. 含铁血黄素的巨噬细胞

【A2 型题】

17. 经产妇，44 岁，近 3 年痛经逐渐加重，伴经量多。子宫后倾，如鸭卵大，质硬。最可能的诊断是

  A. 子宫肌瘤   B. 子宫内膜结核

  C. 功能性痛经   D. 子宫腺肌病

  E. 子宫内膜癌

18. 某女，28 岁，继发性痛经进行性加重 3 年，结婚 2 年未孕，妇科检查：子宫后为活动受限，子宫右前方可触及一囊性包块，不活动。最可能的诊断是

  A. 卵巢癌   B. 卵巢巧克力囊肿

  C. 右侧阔韧带内肌瘤   D. 子宫腺肌瘤

  E. 子宫腺肌病

19. 患者，女，42 岁，经量增多 6 年，经期 6 天，痛经进行性加重，周期尚规则。妇检：子宫增大，如孕 2 月余。最可能的诊断是

  A. 子宫腺肌病   B. 子宫内膜癌

  C. 子宫肌瘤   D. 子宫肥大症

  E. 子宫畸形

20. 某女，28 岁，G_1P_0，原发痛经，子宫如孕 6 周大小，左侧卵巢子宫内膜异位囊肿 6 cm 大小，与周围组织粘连，治疗应该选择

  A. 子宫切除加囊肿剥除   B. 全子宫加双附件切除

  C. 单纯囊肿剥除   D. 假孕疗法

  E. 假绝经疗法

【A3/A4 型题】

(21 ~ 22 题共用题干) 29 岁不孕妇女，痛经逐渐加重约 4 年。妇科检查：子宫后壁可触及 3 个触痛质硬结节，右侧附件区扪及鸭卵大小、活动欠佳的囊性肿物，压痛不明显。

21. 该患者右侧附件区囊肿最可能是

  A. 卵巢内膜异位囊肿   B. 卵巢黄体囊肿

  C. 卵巢滤泡囊肿   D. 多囊卵巢综合征

  E. 输卵管卵巢囊肿

22. 为进一步明确诊断，最有价值的辅助检查方法是

  A. 盆腔 B 型超声检查   B. 腹腔镜检查

  C. 腹部 X 线摄片   D. 子宫输卵管碘油造影

  E. 诊断性刮宫

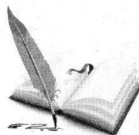

（23～25 题共用题干）31 岁女性，婚后 3 年未孕，既往月经规则，近 1 年来进行性痛经，曾给予输卵管通液检查提示双侧输卵管通畅，体检：子宫正常大小，后位，活动欠佳，后壁有触痛性小结节，左侧附件区可触及 5 cm×3 cm×3 cm 包块，不活动，压痛（+）

23. 下列处理方法，不正确的是

    A. 腹腔镜检查   B. 试验性假孕疗法

    C. 宫腔镜检查   D. B 型超声检查

    E. 试用妇康片治疗

24. 为明确诊断，应首选哪一项检查

    A. 子宫内膜病理检查   B. 腹腔镜检查

    C. 剖腹探查   D. 基础体温测定

    E. 输卵管碘油造影

25. 假如该患者确诊子宫内膜异位症，下面的治疗方式错误的是

    A. 直接行体外 - 胚胎移植术助孕

    B. 药物治疗控制病情后，使用人工授精助孕

    C. 使用亮丙瑞林治疗 3～6 个月后指导其自然怀孕

    D. 使用孕三烯酮治疗 3～6 个月后指导其自然怀孕

    E. 一直口服避孕药

二、简答题

1. 子宫内膜异位症治疗方法有哪些？

2. 如何预防子宫内膜异位症？

（马　丽）

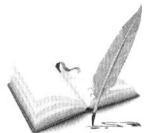

第二十章 生殖内分泌疾病

第一节 功能失调性子宫出血

扫码"学一学"

👉 案例导入

女，15 岁，学生。因"不规则阴道流血 20 天"为主诉于门诊就诊。13 岁月经初潮，初潮后月经规律，经期 5~7 天，月经周期 30~35 天月经量中等，色暗红，无痛经；20 天前月经来潮后出现阴道淋漓流血，量少于平日月经量，每日更换 2-3 片卫生巾，无腹痛，持续至今。既往体健，否认性生活史。

体格检查：T 36.2℃，P 76 次/分，R 19 次/分，BP 110/80 mmHg。身高 163 cm，体重 51 kg，BMI 19.2 kg/m²，无贫血貌及其他异常体征。肛诊：子宫前位，正常大小，活动度可，无压痛，双侧附件区未触及异常。

辅助检查：血常规示 WBC 4.6×10^9/L，HGB 107 g/L，Plt 215×10^9/L；盆腔彩超示子宫前位，大小形态正常，内膜厚 7 mm；双侧附件区未见异常。

问题：

1. 该患者的可能性诊断及诊断依据是什么？

2. 为什么要查血常规？是否需要查性激素？

3. 治疗原则是什么？

异常子宫出血（abnormal uterine bleeding，AUB）是指与正常月经的周期频率、规律性、经期长度、经期出血量等任何一项不符的、源自子宫腔的异常出血，也即非正常情况下的子宫出血。异常子宫出血可以由全身或生殖系统器官器质性病变引起，也可由生殖系

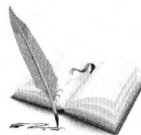

统功能异常引起。其中由生殖系统功能异常，也即调节生殖的神经内分泌机制失常引起的异常子宫出血，而全身及生殖器官检查均未发现明显的器质性疾病（即下丘脑－垂体－卵巢轴功能异常），引起的子宫出血又叫功能失调性子宫出血，简称功血。按照发病机制，功血又分为无排卵性功血和排卵性功血两大类。无排卵性功血常见，多见于青春期和绝经过渡期女性。排卵性功血相对少见，多见于育龄期女性。

【无排卵性功能失调性子宫出血】

无排卵性功能失调性子宫出血，最常见于青春期和绝经过渡期女性，育龄期女性少见。

一、病因及病理生理

青春期女孩由于下丘脑－垂体－卵巢轴尚未完全建立，尤其是对雌激素的正反馈作用缺陷，虽然有大量卵泡生长，但不能形成稳定的周期性卵泡发育、成熟和排卵。由于卵泡发育失去周期性，体内雌、孕激素变化失去周期性，从而使月经周期紊乱或发生异常子宫出血。

围绝经期女性由于卵巢功能下降，卵巢内剩余卵泡数减少，且剩余卵泡对垂体激素的反应性下降，所以卵泡不能发育成熟或生长期缩短，不能正常排卵。

育龄期女性可因某种应激反应，如劳累、情绪波动、外伤、疾病等，引起暂时无排卵；也可因某种疾病，如多囊卵巢综合征、高泌乳素血症等，引起持续性无排卵。

各种年龄、各种原因引起的无排卵或卵泡发育不良，均可使子宫内膜受单一雌激素影响，而无孕激素拮抗，出现雌激素突破性出血或雌激素撤退性出血。

二、临床表现

由于卵巢无稳定的周期性排卵，因此无排卵性功能失调性子宫出血失去正常月经的周期性和自限性，主要表现为不规律子宫出血，即出血时间的不定、出血持续时间不等、出血间隔时间不一；且出血量也表现多样，可以是点滴出血，也可以是大量出血，不能自止，甚至出现贫血或者休克。

三、诊断与鉴别诊断

（一）诊断

诊断主要依据病史、体格检查、辅助检查等。

1. 病史　详细询问病史，了解患者年龄；月经初潮时间、月经持续时间及月经周期，月经量；有无性生活史，有无避孕及避孕措施；有无外源性激素使用史；有无全身及生殖系统器官疾病史；出血前有无停经史及末次月经情况；既往诊疗经过等。

2. 体格检查　包括全身检查和妇科检查。全身检查包括生命体征的测定、有否贫血貌，全身皮肤黏膜有无瘀点、瘀斑，有无多毛、痤疮等高雄激素的表现，乳房有无泌乳等。有性生活史的女性应进行妇科检查，排除生殖系统器官肿瘤及来源于外阴、阴道、宫颈的出血。

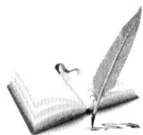

3. 辅助检查

（1）盆腔超声 了解有无生殖器官肿瘤及子宫内膜厚度。

（2）血常规 了解有无贫血及贫血程度。

（3）血凝常规 了解血凝状态。

（4）妊娠试验 包括血、尿 HCG 测定，以排除妊娠及妊娠相关疾病。

（5）宫颈细胞学检查 排除宫颈病变。

（6）基础体温测定（BBT） 如为单相型，提示无排卵。

（7）内分泌激素测定 疑有内分泌系统疾病如多囊卵巢综合征、高泌乳素血症、甲状腺疾病时，测定内分泌激素以辅助诊断。有时测定血清孕激素值，可以辅助判断有无排卵。

（8）诊断性刮宫 对于药物治疗无效或存在子宫内膜癌高危因素的围绝经期或育龄期功血，可行诊断性刮宫，以帮助止血及明确诊断。

（9）宫腔镜检查 疑有子宫内膜病变者，可在宫腔镜直视下选择可疑部位活检。

（二）鉴别诊断

诊断无排卵性功能失调性子宫出血，需要排除妊娠及产褥相关疾病、生殖器官肿瘤、生殖器官炎症、生殖道外伤、外源性激素使用不当、宫内节育器或异物致出血以及全身性疾病如血液系统疾病、肝功能或肾功能异常、甲状腺功能异常等。

四、治疗

无排卵性功能失调性子宫出血的主要病理生理改变是无排卵及由无排卵导致的孕激素缺乏，子宫内膜失去周期性的孕激素作用而导致的子宫内膜病变。因此，青春期及育龄期女性治疗原则以止血、调整月经周期、必要时促排卵为主；绝经过渡期女性治疗原则以止血、调整月经周期、减少月经量、预防子宫内膜病变为主。

（一）一般支持治疗

出血期间注意休息，避免剧烈运动及过度劳累，加强营养。轻、中度贫血患者注意补充铁剂，重度贫血患者需要输血治疗。出血时间长者预防感染。

（二）止血

1. 内膜生长法 足量的雌激素可使内膜同步增殖、短期内修复创面而迅速止血，适用于出血时间长、血红蛋白浓度小于 80 g/L 的青春期功能失调性子宫出血患者。具体用法如下。

（1）戊酸雌二醇片 3～5 mg，每 6～8 小时一次，口服。血止 3 天后减量，每 3 天递减 1/3 剂量直至维持量，同时补血治疗。待血红蛋白浓度达到 90～100 g/L 以上时，加用孕激素撤退。

（2）苯甲酸雌二醇 2 mg，肌内注射，4～6 小时一次。血止 3 天后每 3 天递减 1/3 剂量。待血红蛋白浓度达到 90～100 g/L 以上时，加用孕激素撤退。

2. 内膜脱落法 又称"药物性刮宫"，因停药后短期内可出现撤退性出血，适用于出血时间短、出血量少、内膜已受雌激素作用的轻度贫血（血红蛋白浓度大于 80 g/L）患者（包括青春期和绝经过渡期功能失调性子宫出血患者）。具体用法如下。

（1）黄体酮针剂 20 mg，肌内注射，连用 3～5 天。

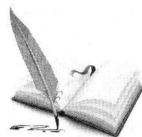

（2）口服微粒化黄体酮　每天 200 ~ 300 mg，连用 10 ~ 14 天。

（3）地屈孕酮　每天 10 ~ 20 mg，口服，连用 10 ~ 14 天。

3. 复方短效口服避孕药法　适用于长期无排卵的青春期或育龄期女性功血。常用药物有去氧孕稀炔雌醇（妈富隆）、炔雌醇环丙孕酮（达英 – 35）、屈螺酮炔雌醇（优思明）等。具体用法如下。

（1）每次 1 片，6 ~ 8 小时一次；血止 3 天后减量至每次 1 片，12 小时一次；3 天后再减量至每次 1 片，一天一次至 21 天周期结束。

（2）每次 1 片，8 小时一次，连服 7 天；7 天后减量至每次 1 片，12 小时一次，连服 7 天；7 天后再减量至每次 1 片，一天一次，连服 7 天停药。

4. 内膜萎缩法　使用高效孕激素使子宫内膜萎缩从而达到止血目的，适用于绝经过渡期功能失调性子宫出血患者。具体用法如下。

（1）炔诺酮　5 ~ 15 mg/d，血止 3 天后每 3 天递减 1/3 量至维持量 5 mg/d，连续 20 ~ 25 天。

（2）醋酸甲羟孕酮　6 ~ 10 mg/d，血止 3 天后每 3 天递减 1/3 量至维持量 6 mg/d，连续 20 ~ 25 天。

（三）调整月经周期

对于无排卵性功能失调性子宫出血，止血只是治疗的第一步，止血后月经周期的调整也非常重要，一般止血后连续调整 3 ~ 6 个周期。

1. 孕激素后半周期法　适用于青春期或绝经过渡期功血。于月经周期的后半周期（第 15 ~ 20 天），服用微粒化黄体酮或地屈孕酮，连续 10 ~ 14 天；或者醋酸甲羟孕酮（4 ~ 10 mg/d），连续 10 ~ 14 天；

2. 孕激素全周期法　适用于体内尚有一定雌激素水平的绝经过渡期功血。如微粒化孕酮 200 mg/d、地屈孕酮 20 mg/d 或醋酸甲羟孕酮（4 ~ 10 mg/d），于月经或撤退性出血第 5 天开始，连续 20 ~ 22 天；

3. 雌、孕激素序贯法　适用于青春期或育龄期期功血，内源性雌激素水平较低者。也即人工周期治疗。使用方法如下：自月经周期或撤退性出血第 5 天开始，雌激素（如戊酸雌二醇 2 ~ 4 mg/d）连服 21 ~ 28 天，后 10 天加用孕激素（如微粒化孕酮 200 mg/d 或地屈孕酮 20 mg/d）。或者使用复方口服制剂，如戊酸雌二醇片/雌二醇环丙孕酮（克龄蒙）、雌二醇/雌二醇地屈孕酮（芬吗通）等。

4. 复方口服避孕药法　适用于青春期或育龄期功血。自月经周期或撤退性出血第 3 ~ 5 天开始，每天 1 片口服，连续 21 天。但应注意口服避孕药的潜在风险，有血栓性疾病及家族史、35 岁以上且抽烟、肥胖（BMI≥30）、存在心脑血管疾病高危因素女性不用。

5. 孕激素宫内缓释系统　左炔诺孕酮宫内缓释系统（LNG – IUS，曼月乐环），适用于育龄期无生育要求或绝经过渡期功血者。其可在宫腔内局部缓慢释放左炔诺孕酮，抑制内膜生长，从而治疗功血。

（四）手术治疗

对于药物治疗无效或有用药禁忌证、无生育要求的患者可考虑手术治疗。

1. 刮宫　主要适用于围绝经期功血患者。可通过刮宫迅速止血，并获取子宫内膜组织

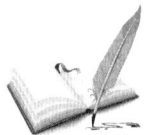

病理学信息。未婚无性生活史的青春期功血患者不轻易刮宫，除非药物治疗无效的反复出血患者。

2. 子宫内膜去除术 适用于药物治疗无效、无生育要求且对于子宫切除术存在手术禁忌证的患者。

3. 全子宫切除术 适用于药物治疗无效、无生育要求、不易随访且无手术禁忌证的患者。尤其是 40 岁以上，子宫内膜病理提示合并不典型增生的子宫内膜增生患者，可由患者及家属充分知情同意后选择全子宫切除术。

【有排卵性功能失调性子宫出血】

常发生于育龄期女性，患者有排卵，但卵泡发育不良或者黄体功能异常，常见有三种类型。

一、排卵期出血

排卵期出血多见于育龄期女性。

（一）发病机制

在围排卵期，如卵泡发育不良或体内雌激素水平波动较大，子宫内膜失去稳定的雌激素支持而发生剥脱出血。

（二）临床表现

一般排卵期出血量较少，持续 3~5 天，偶有出血量较大类似月经来潮。

（三）诊断

先排除其他器质性病变及非子宫来源出血。如果反复发生排卵期出血或者出血量较大，须行宫腔镜检查以排除子宫内膜病变。

（四）治疗

排卵期出血一般无须特殊处理。如出血量多或患者有治疗需求，方法如下。

1. 复方口服避孕药法 适用于无生育要求患者。月经第 1~3 天开始，每天 1 片口服，连续 21 天，酌情使用 3~6 月。常用药物见无排卵性功能失调性子宫出血。

2. 周期性孕激素法 在月经周期后半周期，或者在预测排卵期左右开始用药，连续 10~14 天，酌情使用 3~6 月。常用药物见无排卵性功能失调性子宫出血。

3. 雌、孕激素序贯法 单纯孕激素治疗效果不佳，可考虑是否内源性雌激素不足，可给予雌孕激素序贯疗法。使用方法同无排卵性功能失调性子宫出血。

4. 促排卵治疗 对于有生育要求，卵泡发育不良患者可给予促排卵治疗。常用药物如下。

（1）氯米酚 通过竞争性结合雌激素受体抑制内源性雌激素作用，从而促进垂体释放 FSH 和 LH，促进卵泡发育。从月经第 3~5 天开始，每天 1~2 粒口服，连续服用 5 天。5 天后监测卵泡发育，必要时加用尿促性素。

（2）来曲唑 芳香化酶抑制剂，通过抑制芳香化酶抑制雌激素合成，从而促进垂体释放 FSH 和 LH，促进卵泡发育。从月经第 3~5 天开始，每天 1~2 粒口服，连续服用 5 天。

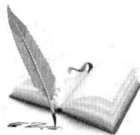

5 天后监测卵泡发育，必要时加用尿促性素。

二、黄体功能不足

黄体功能不足在青春期和育龄期女性均可见到。

（一）发病机制

在一个月经周期中有卵泡发育和排卵，但由于卵泡发育不良或排卵后形成的黄体功能不全或黄体过早萎缩，孕激素分泌不足，致使子宫内膜分泌反应不良。

（二）临床表现

主要为月经周期缩短，尤其是黄体期缩短小于 11 天；其次为经前期淋漓流血；第三表现为不易受孕或易于在孕早期流产。

（三）诊断

根据育龄期女性，月经周期缩短、不孕或孕早期流产；经前期阴道淋漓流血，但未发现引起阴道流血的器质性病变；BBT 双相型，但高温相上升缓慢，上升幅度低于 0.3 ~ 0.5 ℃，高温相持续不足 11 天；黄体中期至少 2 次检查发现孕激素水平偏低可做出诊断。

（四）治疗

（1）如果患者有生育要求，可给予促排卵治疗（方法见排卵期出血治疗）。

（2）如果患者无生育要求，可给予后半周期孕激素治疗 10 ~ 14 天；或复方短效口服避孕药口服（方法见第二十章第一节）。

三、子宫内膜不规则脱落

子宫内膜不规则脱落多见于育龄期女性。

（一）发病机制

由于下丘脑 - 垂体 - 卵巢轴功能紊乱，在一个月经周期中有卵泡发育和排卵，黄体功能正常，但黄体萎缩过程延长，子宫内膜持续受孕激素作用，从而不规则脱落，导致经期延长。

（二）临床表现

月经周期正常，经期延长超过 1 周，长达 9 ~ 10 天，且月经量一般不多。

（三）诊断

根据育龄期女性，月经周期正常，经期延长；BBT 双相型，但下降缓慢可诊断。但要除外宫颈病变、子宫内膜增生等器质性病变，还要排除宫内节育器引起的阴道流血。

（四）治疗

同黄体功能不足治疗。

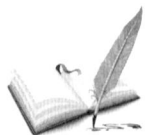

第二节 闭 经

扫码"学一学"

☞**案例导入**

　　患者，女，29 岁，职员。以"清宫后半年，无月经来潮"为主诉就诊。13 岁月经初潮，初潮后月经规律，3～4/28 天，量中等，无痛经。3 年前足月阴道分娩一子，产后 1 年月经复潮，周期、性状同前。半年前因"孕 2 月胚胎停育"行清宫术，清宫后至今无月经来潮，不伴其他不适，现来院就诊。

　　查体：T 36.4，P 72 次/分，R 18 次/分，BP 120/80 mmHg。营养中等，神志清，皮肤巩膜无黄染，心、肺未见异常，双乳发育 V 级。腹软，全腹无压痛及反跳痛。

　　专科检查：外阴已婚已产式，阴毛分布呈女性型；阴道畅，容二指，黏膜色泽正常；宫颈光滑，无触痛；子宫前位，质中，正常大小，活动度好，无压痛；双附件区未触及异常包块及压痛。

　　盆腔超声：子宫 27×35×31 mm，肌层回声均匀，内膜显示不清。双附件区未见明显包块。

　　实验室检查：尿 HCG（-）

　　问题：

　　1. 该患者的诊断是什么，需要做哪些进一步检查？

　　2. 该患者的治疗原则是什么？

　　闭经为常见的妇科症状，表现为无月经或月经停止。根据既往有无月经来潮，分为原发性闭经和继发性闭经两类。原发性闭经指年龄超过 13 岁，第二性征未发育；或年龄超过 15 岁，第二性征已发育，月经还未来潮。继发性闭经指正常月经建立后月经停止 6 个月，或按自身原有月经周期计算停止 3 个周期以上者。

一、闭经的分类

　　正常月经周期的建立有赖于下丘脑-垂体-卵巢轴的神经内分泌调节、子宫内膜对性激素的周期性反应以及生殖道的通畅。任何环节发生障碍，均可导致闭经。

（一）根据病变解剖部位分类

　　根据病变解剖部位将引起闭经的病因分为四个种。

　　1. 子宫性闭经　生殖道引流障碍或子宫靶器官病变引起的闭经。

　　2. 卵巢性闭经　卵巢病变引起的闭经。

　　3. 垂体性闭经　垂体病变引起的闭经。

　　4. 下丘脑性闭经　中枢神经-下丘脑分泌 GnRH 缺陷或功能失调引起的闭经，也称中枢神经性闭经。

（二）按血促性腺激素水平高低分类

　　按血促性腺激素水平高低分为高促性腺激素性闭经和低促性腺激素性闭经。

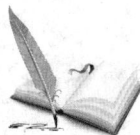

1. 高促性腺激素性闭经 促性腺激素 FSH≥30 U/L，提示病变在卵巢。

2. 低促性腺激素性闭经 FSH 及 LH 均低于 5 U/L，提示病变在下丘脑或垂体。

（三）按闭经的严重程度分类

按闭经的严重程度分为 I 度闭经和 II 度闭经。

1. I 度闭经 指卵巢具有分泌雌激素的功能，体内有一定的雌激素，用孕激素后有撤退性出血。

2. II 度闭经 指卵巢分泌雌激素的功能缺陷或停止，体内雌激素水平低，用孕激素后无撤退性出血。

二、病因

一般认为原发性闭经多由遗传学原因或先天性发育缺陷引起，继发性闭经多考虑后天发生的疾病。临床上以继发性闭经多见，约占闭经总数的 95%。根据调控正常月经周期的主要环节发生失调，分别加以介绍。

（一）原发性闭经

较为少见，如先天性卵巢发育不全综合征（Turner 综合征）等。

> **知识链接**
>
> 先天性卵巢发育不全综合征（Turner 综合征）：属于性腺先天性发育不全。性染色体异常，核型为 45，X 或 45，X/46，XX。表现为原发性闭经、卵巢不发育、身材矮小、第二性征发育不良，常有蹼颈、盾胸、后发迹低、肘外翻等临床特征，可伴主动脉缩窄、肾脏和骨骼畸形、听力下降及高血压等。

（二）继发性闭经

临床多见，病因复杂，根据控制正常月经周期的主要环节发生失调，分以下几类。

1. 下丘脑性闭经 是最常见的一类闭经，中枢神经系统、下丘脑功能失调均可影响垂体，进而影响卵巢引起闭经。

（1）神经、精神因素 过度紧张、恐惧、忧虑以及环境气候的改变都可以干扰中枢神经系统与下丘脑的功能。

（2）全身性疾病、体重下降 长期营养不良是 GnRH 浓度将至青春期前水平，以致促性腺激素和雌激素水平低下而闭经。

（3）药物性闭经 长期应用抑制精神失常及高血压类药物，如氯丙嗪、阿片类、利血平等，可抑制下丘脑分泌功能，引起 PRL 升高而促性腺素降低。此种闭经是可逆的，多能在停药后 3~6 个月即自然恢复月经。

（4）颅咽管瘤 是罕见的闭经原因。瘤体增大可压迫下丘脑和垂体柄，引起闭经、生殖器萎缩、肥胖、颅内压增高、视力障碍等症状，也称肥胖生殖无能营养不良症。

2. 垂体性闭经 主要病变在垂体。腺垂体器质性病变或功能失调可影响促性腺激素的分泌，继而影响卵巢功能而引起闭经。

（1）垂体梗死 常见的为希恩综合征。由于产后大出血休克，导致垂体尤其是腺垂体

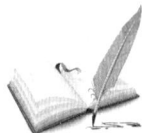

促性腺激素分泌细胞缺血坏死，引起腺垂体功能低下而出现一系列症状：闭经、无泌乳、性欲减退、毛发脱落等，第二性征衰退，生殖器官萎缩以及肾上腺皮质、甲状腺功能减退，出现畏寒、嗜睡、低血压，可伴有严重而局限的眼眶后方疼痛、视野缺损及视力减退等症状，基础代谢率降低。

（2）垂体肿瘤　位于蝶鞍内的腺垂体各种腺细胞均可发生肿瘤。最常见的是分泌 PRL 的腺瘤，闭经程度与 PRL 对下丘脑促性腺激素分泌的抑制程度有关，即引起闭经泌乳综合征。其他的还包括蝶鞍内腺垂体各种腺细胞发生的生长激素腺瘤、促甲状腺激素腺瘤、促肾上腺皮质激素腺瘤以及无功能的垂体腺瘤，可出现闭经及相应症状，系因肿瘤分泌激素抑制促性腺激素分泌和（或）压迫分泌细胞，使促性腺激素分泌减少所致。

（3）垂体被破坏　手术和（或）放射治疗可损伤正常的垂体组织而造成闭经。

3. 卵巢性闭经　闭经的原因在卵巢。由于卵巢分泌的性激素水平低下，子宫内膜不发生周期性变化而导致闭经。

（1）卵巢早衰　女性在 40 岁前绝经者称卵巢早衰。常伴围绝经期症状，具有低雌激素及高促性腺激素特征。病因迄今不清，可能与染色体突变、代谢异常、药物作用及免疫性因素有关。

（2）创伤性　如手术切除双侧卵巢或放射治疗破坏卵巢组织导致闭经。

（3）卵巢功能性肿瘤　双侧卵巢组织被肿瘤破坏，产生雄激素的睾丸母细胞瘤正常，过量的雄激素抑制下丘脑–垂体–卵巢轴功能而闭经。分泌雌激素的颗粒–卵泡膜细胞瘤，因持续分泌雌激素抑制了排卵，使子宫内膜增生过长而闭经。

（4）多囊卵巢综合征　以长期无排卵和高雄激素为特征，表现为闭经、不孕、多毛和肥胖。

4. 子宫性闭经　闭经原因在子宫。继发性子宫性闭经的病因包括感染、创伤导致宫腔粘连引起的闭经。月经调节功能正常，第二性征发育也正常。

（1）Asherman 综合征　为子宫性闭经最常见原因。多因人工流产刮宫过度或产后、流产后出血刮宫损伤子宫内膜，引起宫腔粘连或闭锁而引起的闭经。宫颈管粘连者有月经产生，但经血不能流出而潴留于宫腔内，导致周期性腹痛；宫腔完全粘连者则无月经产生。

（2）手术切除子宫或放疗　破坏子宫内膜也可闭经。

（5）其他　内分泌功能异常如甲状腺、肾上腺、胰腺等功能紊乱也可引起闭经。常见疾病有甲状腺功能减退或亢进、肾上腺皮质功能亢进、肾上腺皮质肿瘤等。

三、诊断及鉴别诊断

闭经是症状，诊断时需要先寻找闭经原因，确定病变部位，然后再明确是何种疾病所引起。

（一）病史

了解有无先天性缺陷或其他疾病以及家族史；详细询问月经史，包括初潮年龄、第二性征发育情况、月经周期、经期、经量等。发病前有无任何导致闭经的诱因，如精神因素、环境改变、体重增减、剧烈运动、各种疾病及用药影响等。已婚妇女则需注意其生育史及产后并发症。还应询问闭经的伴随症状，如闭经同时伴随有头痛、视力障碍及恶心、呕吐

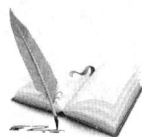

等提示垂体或蝶鞍肿瘤可能，如伴有周期性腹痛则提示有子宫腔粘连综合征的可能，应做进一步检查。

（二）体格检查

体格检查包括全身检查和妇科检查。

1. 全身检查 发育营养状况，精神智力状态，身高，体重，第二性征（如毛发分布、乳房发育），有无乳汁分泌，腹股沟区有无肿块等。

2. 妇科检查 注意外阴发育，阴毛分布，有无阴蒂肥大，阴道及子宫发育情况，有无先天畸形，双侧附件有无肿物及炎症等。

（三）辅助检查

生育年龄妇女闭经首先需要排除妊娠。通过病史及体格检查，对闭经病因及病变部位有初步了解，在通过有选择的辅助检查明确诊断。

1. 功能试验

（1）药物撤退试验 用于评估体内雌激素水平，以确定闭经程度。

1）孕激素试验 孕酮注射液，每日肌内注射 20 mg，连续 5 天；或口服甲羟孕酮，每天 10 mg，连用 8～10 天（表 20 - 1）。停药后出现撤药性出血（阳性反应），提示子宫内膜已受一定水平雌激素影响。停药后无撤药性出血（阴性反应），说明患者体内雌激素水平低下，以致对孕激素无反应，应进一步进行雌、孕激素序贯试验。

表 20 - 1　孕激素试验用药方法

药物	剂量	用药时间
孕酮针	20 mg/次，1 次/天，肌内注射	3～5 天
醋酸甲羟孕酮	10 mg/次，1 次/天，口服	8～10 天
地屈孕酮	10～20 mg/次，1 次/天，口服	10 天
微粒化孕酮	100 mg/次，2 次/天，口服	10 天
孕酮凝胶	90 mg/次，1 次/天，阴道	10 天

2）雌、孕激素序贯试验 适用于孕激素试验阴性的闭经患者。每晚睡前服妊马雌酮 1.25 mg，最后 10 天加用醋酸甲羟孕酮，每天口服 10 mg；停药后发生撤药性出血者为阳性，提示子宫内膜功能正常，可排除子宫性闭经，引起闭经的原因是患者体内雌激素水平低落，应进一步寻找原因。停药后无撤退性出血者为阴性，应重复一次试验，若仍无出血，提示子宫内膜有缺陷或被破坏，可诊断为子宫性闭经。

（2）垂体兴奋试验 又称 GnRH 刺激试验。当血中 FSH 与 LH 含量均低时，用 GnRH 刺激试验确定病变部位为垂体或下丘脑。当注射外源性 LHRH 后 LH 值升高，说明垂体功能正常，病变在下丘脑；经多次重复试验，LH 值无升高或升高不明显，说明垂体功能减退。

2. 激素测定 建议停用雌孕激素药物至少两周后行 FSH、LH、PRL、TSH 等激素测定，以协助诊断。

（1）血类固醇激素测定 包括雌二醇、孕酮及睾酮测定。血黄体酮水平升高，提示排卵。雌激素水平低，提示卵巢功能不正常或衰竭；睾酮水平高，提示可能为多囊卵巢综合征或卵巢支持 - 间质细胞瘤等。

（2）催乳素及垂体促性腺激素测定 PRL 升高时称高催乳素血症，应进一步排除垂体

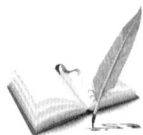

肿瘤；FSH、LH 高于正常水平提示卵巢功能不足。如 PRL 低于正常水平表示垂体功能减退，病变可能在垂体或下丘脑，应做下一步检查。

（3）肥胖、多毛、痤疮患者还需行胰岛素、雄激素（血睾酮、硫酸脱氢表雄酮、尿 17 酮等）测定、口服葡萄糖耐量试验、胰岛素释放试验等，以确定是否存在胰岛素抵抗、高雄激素血症及先天性 21 - 羟化酶功能缺陷等。Cushing 综合征可测定 24 小时尿皮质醇或 1 mg 地塞米松抑制试验排除。

3. 影像学检查

（1）盆腔超声检查　观察盆腔有无子宫和卵巢，子宫形态、大小及内膜厚度，卵巢大小、形态及卵泡数目等。

（2）CT 或 MRI　用于盆腔及头部蝶鞍区检查，了解盆腔肿块和中枢神经系统病变性质，诊断卵巢性肿瘤、下丘脑病变、垂体微腺瘤、空蝶鞍等。

（3）静脉肾盂造影　怀疑米勒氏管发育不全综合征时，用以确定有无肾脏畸形。

（4）宫腔镜检查　以精确诊断子宫内膜病变及有无宫腔粘连。

（5）腹腔镜检查　能直视下观察卵巢形态、子宫大小，对诊断多囊卵巢综合征等有价值。

（6）染色体检查　对鉴别性腺发育不全病因及指导临床处理有重要意义。

（7）其他检查　对靶器官反应检查，包括测量基础体温、子宫内膜取样等。怀疑结核或血吸虫病，应行内膜培养。

（四）诊断步骤

详细询问病史及体格检查，初步除外器质性病变，然后按图 20 - 1 和图 20 - 2 所示的闭经诊断步骤进行，其中血 HCG、PRL 测定应作为最先检查的项目。

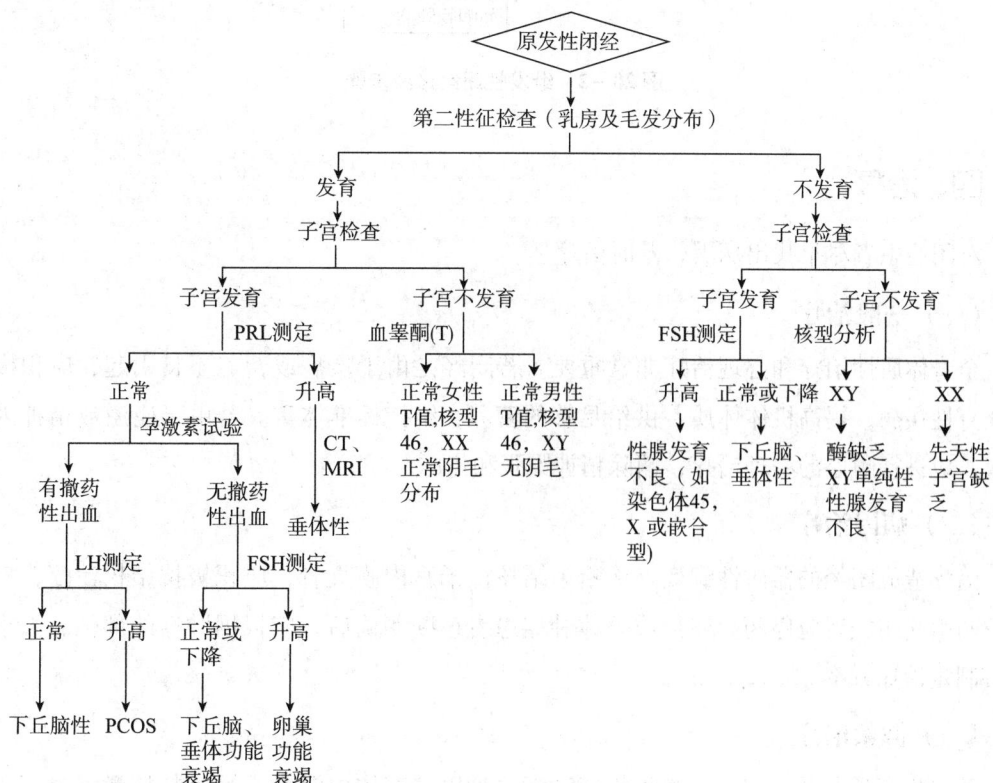

图 20 - 1　原发性闭经诊断步骤

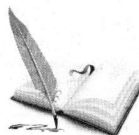

继发性闭经

妊娠试验（有性生活者）

阴性 — 阳性

阳性 → 妊娠或相关疾病

孕激素试验 — 血PRL

孕激素试验：无出血 / 有出血

血PRL：正常 / 升高

升高 → TSH

TSH：正常 / 升高

升高 → 甲状腺功能减退症

无出血 → 雌孕激素试验

雌孕激素试验：无出血 / 有出血→FSH、LH

无出血 → 子宫性

有出血→FSH、LH

FSH>25~40U/L → 卵巢功能衰竭

LH/FSH≥3 → 多囊卵巢综合征

正常 → FSH:5~20 U/L LH:5~20 U/L

低 → FSH<5 U/L LH<5 U/L

蝶鞍，头颅 CT或MRI

(−) → 垂体兴奋试验

(+) → 垂体肿瘤 颅咽管瘤

LH不增高 → 垂体性

LH增高 → 下丘脑性

(−) → 垂体催乳素肿瘤 空蝶鞍 颅咽管肿瘤

(+) → 高PRL血症

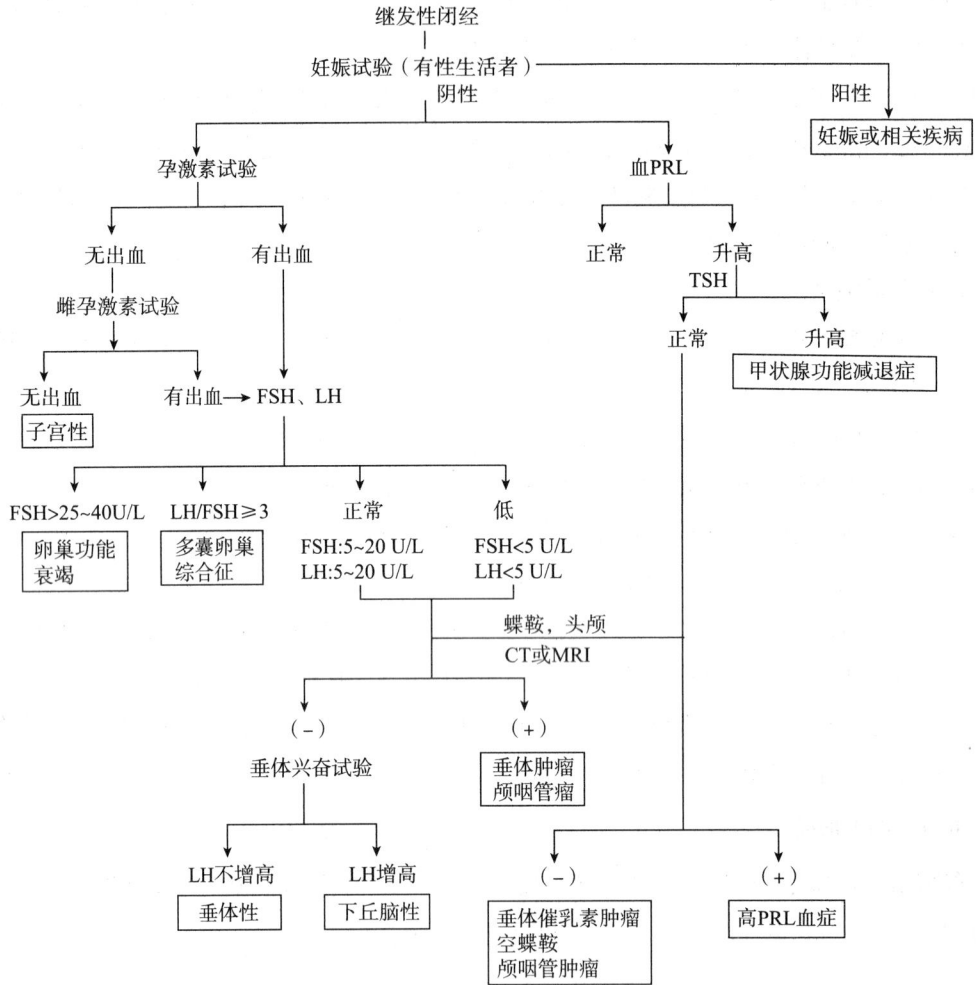

图 20 - 2 继发性闭经诊断步骤

四、治疗

对闭经患者尽早找出病因，及时治疗。

（一）一般治疗

全身体质性治疗和心理治疗非常重要。若闭经是由于疾病或营养不良引起，应积极治疗全身性疾病，提高机体体质，供给足够的营养，维持标准体重。若由于应激或精神因素引起，应进行耐心的心理治疗，消除精神紧张和焦虑。

（二）病因治疗

治疗造成闭经的器质性病变。诊断为结核性子宫内膜炎者，应积极抗结核治疗，口服避孕药引起闭经者应停药。卵巢或垂体肿瘤患者诊断明确后，应根据肿瘤的部位、大小和性质制定治疗方案。

（三）激素治疗

明确病变环节及病因后，给予相应激素治疗以补充体内激素不足或拮抗激素过多，达到治疗目的。

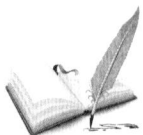

1. 雌、孕激素替代治疗　适用于子宫发育不良及卵巢功能衰竭者。常用人工周期替代卵巢激素。

2. 氯米芬　自撤药性出血第 5 天开始，每天口服 50～150 mg，连续 5 天。若无效，下一周期可逐步加量。适用于卵巢、垂体有正常反应，而下丘脑功能不足且有生育要求者。

3. 促性腺激素　对有生育要求且垂体功能不全者，自撤药出血第 5 天起，每日肌内注射 HMG 1 支，连续 7 天，无反应时加至每天 2 支，至宫颈黏液评分≥8 分，B 型超声测定卵泡直径≥18 mm 时，停用 HMG，加用 HCG 10000 U 肌内注射，以诱发排卵并维持黄体。

4. 溴隐亭　用于高催乳素血症及垂体微腺瘤患者。根据血 PRL 水平，每天口服溴隐亭 2.5～7.5 mg，从小剂量开始。

5. 甲状腺素　适用于甲状腺功能低下引起的闭经。用法：甲状腺素 30～40 mg 口服，每天 1～3 次，连续服用，根据患者症状及基础代谢率调整剂量。

6. 肾上腺皮质激素　适用于先天性肾上腺皮质功能亢进所致闭经，一般用泼尼松或地塞米松。

（四）辅助生殖技术

对于有生育要求，诱发排卵后未成功妊娠、合并输卵管疾病的闭经患者或男方因素不孕者可采用辅助生育技术治疗。

（五）手术治疗

针对各种器质性病因，采用相应的手术治疗。

1. 生殖器畸形　如处女膜闭锁、阴道横隔或阴道闭锁，均可通过手术切开或成形，使经血流畅。宫颈发育不良若无法手术矫正者，则应行子宫切除术。

2. Asherman 综合征　多采用宫腔镜直视下先分离宫腔粘连，然后放置宫腔节育器，每天口服妊马雌酮 2.5 mg，第 3 周开始加服醋酸甲羟孕酮每天 10 mg，共 7 天，根据撤药后出血量，重复上述用药 3～6 个月。宫颈狭窄和粘连可通过宫颈扩张治疗。

3. 肿瘤　卵巢肿瘤一经确诊，应于手术治疗。垂体肿瘤患者，应根据肿瘤部位、大小及性质确定治疗方案患者。对于催乳素瘤，常采用药物（溴隐亭）治疗，手术多用于药物治疗无效或巨腺瘤产生压迫症状者。其他中枢神经系统肿瘤，多采用手术和放疗治疗。

第三节　绝经综合征

案例导入

扫码"学一学"

患者，女，53 岁，公务员。因"潮热、多汗、心烦、失眠 2 年余"就诊。患者于 3 年前（50 岁）绝经，绝经后即出现潮热、多汗、心烦、易激惹、乏力、失眠、多梦，逐渐出现阴道干燥，性交疼痛，并伴有心慌等不适，上述症状日渐加重，有时影响正常生活和工作。曾经无明显诱因突发心慌、胸闷、气急，可自行缓解，自以为患心血管系统疾病，曾经就诊于心内科，给予改善心脑血管循环药物（具体不详），上述症状无明显改善，仍间断发作。患者现自觉无法忍耐，遂来妇科内分泌门诊就诊。

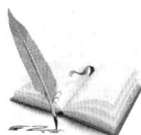

既往体健，否认药物过敏史、传染病史及家族遗传病史，无手术及外伤史。G_2P_1，人流 1 次。

妇科检查：外阴经已婚已产式，阴毛呈女性分布；阴道通畅，未见黏膜充血；宫颈光滑，质中，大小正常；子宫前位，略小，无压痛；双附件区未触及包块，无压痛。

辅助检查：2 月前单位体检结果示血常规、尿常规、胸片、心电图、乳腺超声、盆腔超声未见异常。

问题：

1. 该患者的诊断及诊断依据是什么？
2. 该患者的处理原则是什么？

绝经综合征（menopause syndrome）指妇女绝经前后出现性激素波动或减少所致的一系列躯体及精神心理症状。绝经分为自然绝经和人工绝经。自然绝经指卵巢内卵泡生理性耗竭，不再有卵泡发育和雌激素分泌，不能刺激子宫内膜生长所致的绝经；人工绝经指两侧卵巢经手术切除或放射线照射毁坏等所致的绝经。

绝经前后最明显变化是卵巢功能衰退，随后表现为下丘脑 - 垂体功能退化。绝经过度早期卵泡对 FSH 敏感性降低，FSH 水平升高，此期雌激素水平波动较大，甚至可高于正常卵泡期水平，而当卵泡停止生长发育时，雌激素水平急速下降。雌激素水平降低诱导下丘脑释放促性腺激素释放激素增加，刺激垂体释放 FSH 增加。卵泡闭锁导致雌激素水平降低和 FSH 水平升高，是绝经的主要信号。

一、临床症状

1. 月经紊乱 是绝经综合征的常见症状，大致分为三种类型：①月经周期不规律，经期延长，经量增多，甚至大出血或出血淋漓不断。②月经周期延长，经量减少，最后绝经。③月经突然停止。此期症状的出现取决于卵巢功能状态的波动性变化。

2. 血管舒缩症状 主要表现为潮热、潮红及出汗，为血管舒缩功能不稳定所致，是雌激素降低的特征性症状。其特点是反复出现短暂的面部、颈部及胸部皮肤阵阵发红，伴有轰热，继之出汗。潮热发作的频率及严重程度个体差异较大，有些偶尔发作，时间短促，有些每天发作数次甚至数十次，持续数秒至数分钟。大部分妇女该症状可持续 1~5 年，有时长达 10 年或更长。潮热严重时可影响妇女的工作、生活和睡眠，是绝经后期妇女需要性激素治疗的主要原因。

3. 神经精神症状 神经症状主要为自主神经功能不稳定症状，常出现如心悸、眩晕、头痛、失眠、耳鸣等自主神经失调症状。精神症状主要包括情绪、记忆及认知功能症状。围绝经期妇女常表现为情绪波动大，如激动易怒、焦虑不安或情绪低落、抑郁、不能自我控制等情绪症状。注意力不易集中及记忆力减退也较常见。

4. 泌尿生殖道症状 主要表现为泌尿生殖道萎缩症状，出现阴道干燥、性交困难和反复阴道感染、盆腔脏器脱垂、压力性尿失禁及排尿困难、尿痛、尿急等反复发生的尿路感染。绝经后妇女 30% 会发生老年性阴道炎，主要症状为白带增多、外阴瘙痒、阴道灼热感，

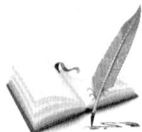

检查可见阴道黏膜充血，出血点。

5. 心血管系统症状 主要包括围绝经期高血压、心悸和假性心绞痛。绝经后妇女糖脂代谢异常增加，动脉硬化、冠心病的发病风险较绝经前明显增加，目前发病机制不清，可能与雌激素水平低下有关。

6. 骨质疏松 绝经后妇女雌激素缺乏使骨矿含量丢失，骨的脆性增加，出现骨质疏松症状。主要表现为脆性骨折、疼痛和骨骼变形，出现驼背。50 岁以上妇女半数以上会发生绝经后骨质疏松，一般发生在绝经后 5~10 年内。

7. 其他 皮肤弹性消失、干燥，皮脂腺分泌减少，毛发脱落，乳腺萎缩，脂肪向心分布，腰围增加等。

二、诊断

1. 临床症状 仔细询问病史，需注意除外相关症状的器质性病变及精神疾病。

2. 体格检查 包括全身检查和妇科检查。

3. 实验室检查 检查血清 FSH 值及 E_2 值可了解卵巢功能。绝经过渡期血清 FSH > 10 U/L，提示卵巢储备功能下降。闭经、FSH > 40 U/L 且 E_2 < 10~20 pg/ml 时，提示卵巢功能衰竭。

三、治疗

治疗目标为缓解近期症状，并能早期发现、有效预防骨质疏松症、动脉硬化等老年性疾病。

（一）一般治疗

通过心理疏导，使绝经过渡期妇女了解此期是自然的生理过程，应以乐观的心态相适应。必要时选用适量镇静药以助睡眠，如睡前服用艾司唑仑 2.5 mg。谷维素有助于调节自主神经功能。鼓励建立健康生活方式，包括坚持身体锻炼，增加日晒时间，摄入足量蛋白质和高钙食物。

（二）激素补充治疗

有适应证且无禁忌证时选用激素补充治疗，以补充雌激素为主。激素替代治疗（HRT）是针对绝经相关健康问题而采取的一种医疗措施，可有效缓解绝经相关症状，从而改善生活质量。在卵巢功能开始衰退并出现相关症状时即可开始应用 HRT。需定期评估，明确受益大于风险方可继续应用。

1. 适应证

（1）绝经相关症状 潮热、盗汗、睡眠障碍、疲倦、情绪障碍，如易激动、烦躁、焦虑、紧张或情绪低落等。

（2）泌尿生殖道萎缩相关的问题 阴道干涩、疼痛、排尿困难、性交痛、反复发作的阴道炎、反复泌尿系统感染、夜尿多、尿频和尿急。

（3）低骨量及骨质疏松症 有骨质疏松症的危险因素（如低骨量）及绝经后期骨质疏松症。

2. 禁忌证 ①已知或可疑妊娠；②原因不明的阴道流血；③已知或可疑患有乳腺癌；④已知或可疑患有性激素依赖性恶性肿瘤（最近 6 个月内）；⑤患有活动性静脉或动脉血栓

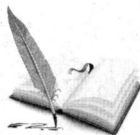

栓塞性疾病；⑥严重肝及肾功能障碍；⑦血卟啉病和耳硬化症；⑧脑膜瘤（禁用孕激素）。

3. 慎用情况　并非禁忌证，但在 HRT 应用前和应用过程中，应咨询相关专业的医师，共同确定应用 HRT 的时机和方式，并采取比常规随诊更为严密的措施，监测病情的进展。慎用情况包括：①子宫肌瘤；②子宫内膜异位症；③子宫内膜增生史；④尚未控制的糖尿病及严重高血压；⑤有血栓形成倾向；⑥胆囊疾病、癫痫、偏头痛、哮喘、高催乳素血症；⑦系统性红斑狼疮；⑧乳腺良性疾病；⑨乳腺癌家族史。

4. 常用方法

（1）单用孕激素　周期使用，适用于绝经过渡期，调整卵巢功能衰退过程中出现的月经问题。

（2）单用雌激素　适用于已切除子宫的妇女。应用雌激素原则上应选择天然制剂。

（3）联合应用雌、孕激素　适用于有完整子宫的妇女。

5. 制剂及剂量选择　选用最低的有效剂量，剂量和用药方案应个体化。

（1）雌激素制剂　应用雌激素原则上应选择天然制剂。①口服药：戊酸雌二醇（补佳乐），0.5 ~ 2 mg/d；结合雌激素（倍美力），0.3 ~ 0.625 mg/d。②雌二醇皮贴：每周更换一次；③经阴道用药：结合雌激素软膏，雌三醇软膏。

（2）组织选择性雌激素活性调节剂　替勃龙，口服，1.25 ~ 2.5 mg/d。

（3）孕激素制剂　常用醋酸甲羟孕酮（MPA），口服，2 ~ 6 mg/d。天然孕激素制剂，如微粒化黄体酮，口服，100 ~ 300 mg/d。

6. 具体用法

（1）单纯雌激素补充治疗　结合雌激素 0.3 ~ 0.625 mg/d，或戊酸雌二醇片 0.5 ~ 2 mg/d，连续应用。

（2）周期序贯治疗　周期应用克龄蒙或芬吗通；结合雌激素 0.3 ~ 0.625 mg/d，或戊酸雌二醇片 1 ~ 2 mg/d，连用 21 ~ 28 天，后 10 ~ 14 天加用醋酸甲羟孕酮 4 ~ 6 mg/d 或地屈孕酮 10 mg/d 或微粒化孕酮胶丸 100 ~ 300 mg/d，停药 2 ~ 7 天后再开始新一周期。

（3）连续序贯治疗　结合雌激素 0.3 ~ 0.625 mg/d 或戊酸雌二醇片 1 ~ 1.5 mg/d，不间断，每间隔 2 周加服 2 周醋酸甲羟孕酮 4 ~ 6 mg/d 或地屈孕酮 10 mg/d 或微粒化黄体酮胶丸 100 ~ 300 mg/d。

（4）连续联合用药　连续应用倍美罗；或结合雌激素 0.3 ~ 0.45 mg/d 或戊酸雌二醇片 0.5 ~ 1.5 mg/d，同时加用醋酸甲羟孕酮 1 ~ 3 mg/d 或地屈孕酮 5 mg/d 或微粒化孕酮胶丸 100 mg/d。连续应用替勃龙，剂量为 1.25 ~ 2.5 mg/d。

7. 副反应及危险性

（1）子宫出血　性激素补充治疗时的子宫异常出血，多为突破性出血，必须高度重视，查明原因，必要时行诊断性刮宫，排除子宫内膜病变。

（2）性激素副反应　①雌激素：剂量过大可引起乳房胀、白带多、头痛、水肿、色素沉着等，应酌情减量，或改用雌三醇。②孕激素：可引起抑郁、易怒、乳房痛和水肿，甚至不易耐受。

（3）子宫内膜癌　长期单用雌激素，可使子宫内膜异常增殖和子宫内膜癌危险性增加。有子宫的妇女，必须加用孕激素，而联合应用雌、孕激素，不增加子宫内膜癌发病风险。

（4）卵巢癌　长期应用 HRT，卵巢癌的发病风险可能增加。

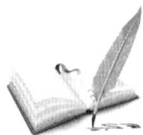

（5）乳腺癌 应用天然或接近天然的雌孕激素可使增加乳腺癌的发病风险减小，但乳腺癌患者仍是 HRT 的禁忌证。

（6）心血管疾病及血栓性疾病 绝经对心血管疾病有负面影响，HRT 对降低心血管疾病的发生有益。没有证据证明天然雌、孕激素会增加血栓风险，但对于有血栓疾病者应尽量选择经皮给药。

（7）糖尿病 HRT 能降低糖尿病风险。

（三）非激素类药物

对于不愿意应用激素补充治疗或存在激素补充治疗禁忌证的妇女，可选择非激素类药物治疗。常用药物有莉芙敏、希明亭、选择性 5 - 羟色胺再摄取抑制剂等。这些治疗对缓解绝经相关症状有一定效果。另外，可适当补充钙剂和维生素 D 以防治骨质疏松。

第四节 多囊卵巢综合征

扫码"学一学"

案例导入

患者，24 岁女性，以"月经不规律 10 年"为主诉来门诊就诊，患者月经初潮 14 岁，6~7/60~90，量中，无痛经，末次月经为 2 月前，现停经 2 月余，无明显不适，自测尿 HCG（－），患者结婚 2 年，规律性生活，一直未避孕未孕。

查体：身高 158 cm，体重 70 kg，血压 120/78 mmHg，面部多处痤疮，双侧乳房发育正常，无泌乳，腰围 80 cm，臀围 98 cm。

妇科检查：外阴正常，阴毛发育成男性型，阴道通畅，宫颈光滑，子宫后位，正常大小，质软，活动度可，无明显压痛，双侧附件未及明显包块。

辅助检查：超声检查示子宫后位，子宫大小正常，内膜 8 cm，双侧体积稍大，双侧卵巢可见多囊样改变。

实验室检查：FSH 4.7 mU/ml，LH 17.4 mU/ml，E_2 50.4pg/ml，PRL 345.24 μU/ml，T 1.34 mg/ml，P 0.40 ng/ml，HCG < 0.6 mIU/ml，甲状腺功能正常，空腹血糖 5.38 mmol/L，空腹胰岛素 16.4。

问题：

1. 该患者的诊断及诊断的依据是什么？

2. 该患者的治疗原则是什么？

多囊卵巢综合征（polycystic ovarian syndrome，PCOS）是生育年龄妇女常见的妇科内分泌紊乱的疾病之一，其特征是持续性无排卵、以雄激素过高的临床或者生化表现，卵巢多囊样改变，主要临床变现为月经周期不规律、不孕、多毛和（或）痤疮，对女性生殖有很大影响。1935 年 Stein 和 Leventhal 首次报告，故又称之为 Stein - Leventhal 综合征（S - L 综合征）。

一、发病机制

多囊卵巢综合征的病理生理改变十分复杂且不完全清楚被公认的有以下几个方面：雄

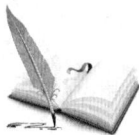

激素生成分泌过多；雌酮外周转换来源增加；促性腺激素分泌不协调；胰岛素抵抗与高胰岛素血症及卵巢胰岛素样生长因子/胰岛素样生长因子结合蛋白（IGFBP）系统异常等。产生这些变化的可能机制如下。

1. LH 分泌异常　下丘脑－垂体功能异常主要表现为患者 LH 分泌过多，其分泌的脉冲频率和幅度均增加，24 小时的平均血浓度及对 GnRH 的反应增加。LH 释放增加的原因可能与 GnRH 的脉冲分泌异常和垂体对其刺激敏感有关。高频率 GnRH 的分泌可刺激卵泡抑制素分泌，从而降低 FSH 的分泌，形成 PCOS 激素测定时的 LH/FSH 倒置，一般大于 2：1。

2. 雄激素分泌异常　目前对 PCOS 的发病机制尚无明确的结论，但是越来越多的研究表示，雄激素产生过多可能在疾病的发展中起关键性作用。长期雄激素的刺激可出现多囊卵巢的改变，即卵巢体积增大、皮质增厚、窦前和窦卵泡增多。

3. 胰岛素抵抗和高胰岛素血症　胰岛素抵抗是指外周组织对胰岛素的敏感性降低，使胰岛素的生物效能低于正常，从而对糖代谢的调节作用减弱，即胰岛素介导的糖代谢降低，血中葡萄糖不能充分利用，导致空腹和餐后血糖升高，胰岛素的代偿性分泌增加，形成高胰岛素血症，进而可发展为 2 型糖尿病。同时，过量的胰岛素作用于垂体的胰岛素受体，可增强 LH 释放并促进卵巢和肾上腺分泌雄激素；抑制肝脏性激素结合球蛋白合成，使雄激素增多。由此可见胰岛素抵抗和高胰岛素血症可引起雄激素分泌过多，且两者呈正相关。

4. 肾上腺分泌功能异常　最近大量研究表明，50% 多囊卵巢综合征患者的雄激素升高可能是肾上腺皮质细胞 P450 C17α 酶的合物失调，使类固醇激素在生物合成过程中从 17 - 羟孕酮与雌酮所需酶的缺乏有关。肾上腺分泌的脱氢表雄酮和硫酸脱氢表雄酮与胰岛素之间的关系呈负相关。胰岛素可使高雄激素患者的脱氢表雄酮下降。多囊卵巢综合征的患者中，肾上腺的重要作用还在于可通过肾上腺、卵巢之间的相互作用，使卵巢分泌雄激素增多，因为血清中硫酸脱氢表雄酮作为合成类固醇激素的前身物质，增加卵泡中雄激素的产生。

二、临床表现

PCOS 是生育年龄最常见的内分泌疾病，其临床变现多样化，以下几点为主要表现。

1. 月经失调　为最主要的临床症状，月经稀发以至闭经，绝大多数为继发性闭经，闭经前常有月经稀发或者月经量过少。青春期患者初潮年龄一般正常，症状常在初潮前后。

2. 无排卵及不孕　育龄期女性因排卵障碍而引起不孕。

3. 高雄激素体征　多毛和痤疮是高雄激素血症的最常见表现。①高雄激素性多毛特点：出现上唇、下颌、乳晕周围，下腹正中线等部位出现粗硬毛发。②高雄激素性痤疮特点：复发性痤疮，常位于额、双颊、鼻及下颌等部位。

4. 肥胖　患者体重指数≥24 为肥胖，常呈腹部肥胖型（腰围/臀围≥0.80）。另外，肥胖常伴随胰岛素抵抗、雄激素过多等。

5. 黑棘皮症　阴唇、颈背部、腋下、乳房下和腹股沟等皮肤皱褶部位出现灰褐色色素沉着，呈对称性，皮肤增厚。

三、辅助检查

1. 基础体温测定　是判断有无排卵的最简单的方法，月经规律或者稀发月经的患者应于每天早晨醒后立即测试口中舌下体温 5 分钟，至少一个周期，若单相型基础体温提示无

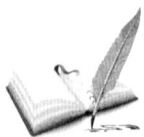

排卵。

2. B超检查 阴道超声较为准确，有性生活的女性建议经阴道超声检查。无性生活的女性建议行直肠超声检查。可见卵巢增大，包膜回声增强，轮廓较光滑，间质回声增强，一侧或者两侧卵巢各有 12 个以上直径 2~9 mm 的卵泡，或者卵巢体积≥10 ml。

3. 腹腔镜检查 不作为常规检查手段。腹腔镜可见卵巢体积增大，包膜增厚，表面光滑，呈灰白色，包膜下可见多个卵泡，无排卵征象。无排卵孔，无血体，无黄体。

4. 内分泌检查

（1）血清 FSH、LH 血清中 FSH 正常或者偏低，LH 升高。部分非肥胖型 PCOS 患者可能表现为 LH 的脉冲和幅度增加，LH/FSH 值 >2，甚至达到 3；但肥胖患者由于瘦素等因素对中枢 LH 的抑制作用，LH/FSH 值可在正常范围内。

（2）血清雌激素 血中雌激素的浓度往往相当于其卵泡期水平。

（3）血清雄激素 正常妇女体内雄激素有睾酮、双氢睾酮、雄烯二酮、脱氢表雄酮以及硫酸盐 5 种。通常睾酮水平不超过正常范围上限 2 倍，雄烯二酮常升高，脱氢表雄酮、硫酸脱氢表雄酮正常或者轻度升高。

（4）PRL 少部分的 PCOS 患者可伴有血清 PRL 轻度升高。

（5）血清黄体酮 稀发月经或者规律月经的患者偶可伴有黄体酮浓度增高，相当于黄体期水平。

（6）其他 同时要了解甲状腺功能，血糖和胰岛素测定以了解有无糖耐量异常。

四、诊断与鉴别诊断

（一）诊断

由于多囊卵巢综合征患者高度异质性，其诊断标准一直存在争议。目前较多采用的诊断标准为 2003 年欧洲人类生殖和胚胎与美国生殖医学学会于鹿特丹会议订立的诊断标准，即符合下列 3 条中的 2 条，即可拟诊为 PCOS：①稀发排卵或者无排卵；②高雄激素的临床表现和（或）高雄激素血症；③超声表现为卵巢多囊样改变。④3 项中符合 2 项并排除其他高雄激素病因，如先天性肾上腺皮质增生、库欣综合征、分泌雄激素的肿瘤。

（二）鉴别诊断

1. 库欣综合征 根据测定血皮质醇昼夜规律，24 小时尿游离皮质醇，小剂量地塞米松抑制试验确诊。

2. 先天性肾上腺皮质增生症 根据血基础 17α-羟孕酮水平和促肾上腺皮质激素刺激 60 分钟后 17α-羟孕酮反应鉴别。

3. 分泌雄激素的肿瘤 根据临床有无男性化的表现，进展迅速，血睾酮水平大 5.2~6.9 nmol/L 以上，以及影像学检查显示卵巢或者肾上腺存在占位性病变。

4. 药物性高雄激素症 追问病史有服药历史。

五、治疗

治疗目标为缓解临床症状，满足生育要求，维护身体健康，提高生活治疗。主要方法如下。

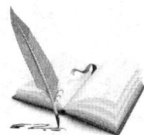

（一）调整生活方式

对于肥胖型多囊卵巢综合征的患者，良好的饮食习惯和运动可以促进体重减轻，可以使妊娠率提高。其中运动使腹部脂肪减少可使胰岛素抵抗减轻，轻型或者早期多囊卵巢综合征患者多出现临床综合征好转及月经恢复的表现。因此，减轻体重特别脂肪的含量是治疗多囊卵巢综合征的基本原则。

（二）药物治疗

1. 调整月经周期　定期应用药物，对抗雌激素的作用并调整月经周期。

（1）口服短效避孕药　为雌、孕激素联合周期治疗，孕激素通过负反馈抑制垂体 LH 异常增高，减少卵巢分泌雄激素，并可直接作用于子宫内膜，抑制子宫内膜过度增生和调整月经周期。用法：周期性应用。一般应用 3~6 个月，可重复应用，能有效治疗痤疮和改善多毛症状。

（2）孕激素后半周期疗法　可诱导人工月经周期，并预防子宫内膜增生，对高水平的 LH 也有抑制作用。用法：月经后半周期应用孕激素，长期应用，每周期至少用药 10 天。

2. 降低雄激素的药物治疗

（1）环丙孕酮　醋酸环丙孕酮（CPA）与炔雌醇复合制剂是一种短效避孕药，其中 CPA 可以通过竞争受体和抑制酶等作用使体内雄激素逐渐减少。一般从月经第 5 天起每天 1 片，连服 21 天，应用 6~9 个月，对 50%~70% 的多毛和痤疮有缓解作用，但停药 3 个月后往往症状复发。在周期性治疗时，可用替代方法使月经来潮，但不会引起排卵。

（2）螺内酯　常用于高血压治疗中的一种利尿剂，它可减少雄激素的生成而治疗雄激素升高引起的多毛和痤疮现象。从月经第 5 天每日 40 mg，分 2 次服，共 20 天，也可每天 60 mg，分 3 次服，待多毛减少后改为每天 40 mg。有时可能会出现排卵现象。但经常服用者要注意血钾和肝功能的变化。

（3）糖皮质类固醇　常用的为地塞米松片，每晚 0.25 mg 口服，抑制肾上腺皮质来源的雄激素，剂量上最好不超过 0.5 mg，以免过度抑制垂体 – 肾上腺轴功能。适用于多囊卵巢综合征中雄激素过多为肾上腺来源或者肾上腺和卵巢混合来源者。

（4）降低血胰岛素水平　对肥胖或者胰岛素抵抗的患者常用胰岛素增敏剂。胰岛素增敏剂可以减少高胰岛素对患者排卵的影响，降低患者的雄性激素，减轻患者的体重。常用的药物主要有二甲双胍及噻唑烷二酮类。

3. 促排卵治疗　对于有生育要求的多囊卵巢综合征的患者应在除上述治疗外给予促排卵治疗，其中一线的促排卵药物是枸橼酸氯米芬，对雌激素有弱的激动与强的拮抗双重作用。首先拮抗占优势，通过竞争性占据下丘脑雌激素受体，干扰内源性雌激素的负反馈，促使 LH 与 FSH 的分泌增加，刺激卵泡生长。氯米芬还可直接作用于卵巢，增强颗粒细胞对垂体促性腺激素的敏感性和芳香化酶的活性。当其与雌激素一同使用时，可减弱对子宫内膜厚度的影响。对于氯米芬促排卵无效或者效果差的患者可以改为来曲唑或者尿促性素，最好采用低剂量递增，以降低卵巢过度刺激的风险。

4. 腹腔镜下卵巢打孔术（LOD）　不常规推荐，主要适用于克罗米芬抵抗、来曲唑治疗无效、顽固性 LH 分泌过多、因其他疾病需腹腔镜检查盆腔、随诊条件差不能进行促性腺激素治疗监测者。LOD 的促排卵的机制为：破坏产生雄激素的卵巢间质，间接调节垂体 –

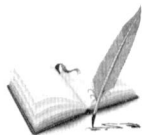

卵巢轴，使血清中 LH 及睾酮水平下降，增加妊娠机会，并可能降低流产的危险。LOD 可能出现的问题包括治疗无效、盆腔粘连、卵巢功能不全等。

5. 体外受精 - 胚胎移植　是 PCOS 不孕患者的三线治疗方案。PCOS 患者经上述治疗均无效时或者合并其他不孕因素（如高龄、输卵管因素或男性因素等）时需采用体外受精治疗。

本章小结

1. 功血分为无排卵性和有排卵性两类。前者多见于青春期及围绝经期妇女，后者多见于中年级绝经过渡期的妇女。功血的诊断应首先除外器质性疾病。功血的一线治疗任何闭经诊断前均应首先除外任娠。

2. 闭经分原发性闭经和继发性闭经两类。针对病变环节及病因，分别采用全身治疗、药物治疗及手术治疗。

3. 绝经综合征早期表现主要为月经紊乱、血管舒缩功能不稳定及神经精神症状。远期可表现为泌尿生殖功能异常、心血管系统疾病及骨质疏松等。治疗主要是采用激素补充治疗，并鼓励以乐观的心态面对，建立健康生活方式。

4. 多囊卵巢综合征多见于青春期，以雄激素过高的临床或生化表现、持续无排卵、卵巢多囊改变为特征，常伴有胰岛素抵抗和肥胖。内分泌特征为血清 LH 升高、雄激素升高。治疗包括降低雄激素水平、调整月经周期、改善胰岛素抵抗、促进排卵。

目标检测

一、选择题

【A1 型题】

1. 关于黄体功能不足，下列哪项是错误的

   A. 孕激素水平不够，子宫内膜分泌反应不良

   B. 黄体期短，约 10 天

   C. 基础体温双相型

   D. 月经周期缩短，往往伴不孕

   E. 基础体温缓慢下降

扫码"练一练"

2. 关于青春期与围绝经期无排卵功血，下列哪一项是错误的

   A. 两者均为下丘脑 - 垂体 - 卵巢轴功能不调所致

   B. 青春期功血子宫内膜为增殖型，围绝经期功血子宫内膜为分泌型

   C. 两者子宫内膜均为增殖型

   D. 月经后半期，两者黄体酮均为低水平

   E. 青春期功血适用内膜生长法治疗，围绝经期功血则适用内膜萎缩法治疗

3. 关于无排卵性功能失调性子宫出血的临床表现，下列哪项说法不正确

   A. 月经过多或正常　　　　　　　　B. 腹部肿块

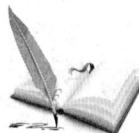

C. 月经频发   D. 子宫不规则出血

E. 月经周期紊乱

4. 正常月经的特点

A. 有一定的周期频率   B. 有一定的规律性

C. 经期 3~7 天   D. 经量 5~80 ml

E. 可以源自宫腔，也可以源自宫颈

5. 无排卵性功血的辅助检查，下列哪项不是必需的

A. 血常规   B. 盆腔彩超

C. 性激素检查   D. 已婚女性宫颈细胞学检查

E. 有性生活史患者妊娠试验

6. 青春期功血的治疗原则错误的有

A. 一般支持治疗   B. 内膜生长法止血

C. 内膜萎缩法止血   D. 复方口服避孕药法止血

E. 血止后调整月经周期

7. 围绝经期功血治疗方法为

A. 首先考虑手术治疗   B. 内膜生长法止血

C. 内膜萎缩法止血   D. 复方口服避孕药法止血

E. 雌、孕激素序贯法止血

8. 关于有排卵性功血的主要表现，错误的有

A. 排卵期出血   B. 月经周期缩短

C. 月经期延长，淋漓流血   D. 月经失去正常的节律性

E. 基础体温双相型

9. 子宫内膜不规则脱落的临床表现为

A. 排卵期出血   B. 月经周期缩短

C. 月经期延长，淋漓流血   D. 月经失去正常的节律性

E. 基础体温双相型，但高温相持续时间短于 11 天

10. 以下说法正确的是

A. 无排卵性功能失调性子宫出血主要缺乏雌激素

B. 无排卵性功能失调性子宫出血主要缺乏孕激素

C. 无排卵性功能失调性子宫出血 BBT 呈双相型

D. 有排卵性功能失调性子宫出血 BBT 呈单相型

E. 青春期功血首选药物止血治疗，围绝经期功血首选手术治疗

11. 未婚闭经女性，为了解卵巢功能，下列检查首选

A. 阴道细胞学涂片   B. 内膜活检

C. 基础体温测定   D. 宫颈黏液检查

E. 血中激素测定

12. 卵巢性闭经患者，体内垂体促性腺激素水平

A. 增加   B. 减少

C. 波动很大   D. 持续下降

E. 极低

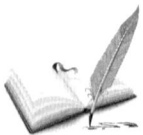

13. 因减肥闭经 6 个月的女性，为了解卵巢功能，下述检查最简便、易行、可靠的是
    A. 测定血中性激素水平
    B. 阴道细胞学检查
    C. 内膜活检病理检查
    D. 宫颈黏液检查
    E. 基础体温测定

14. 诊断子宫性闭经的依据是
    A. 注射黄体酮有撤退性出血
    B. 注射黄体酮无撤退性出血
    C. 雌 - 孕激素有撤退性出血
    D. 雌 - 孕激素无撤退性出血
    E. 雌激素有撤退性出血

15. 不属于围绝经期患者月经紊乱表现的是
    A. 经期延长
    B. 月经量多
    C. 月经周期不规律
    D. 痛经
    E. 闭经

16. 属于 HRT 适应证的是
    A. 严重高血压
    B. 血栓性静脉炎
    C. 重症肝炎
    D. 患乳癌的绝经后期患者
    E. 骨质疏松症

17. 下列不属于激素补充治疗禁忌证的是
    A. 妊娠
    B. 血栓性静脉炎
    C. 肝炎
    D. 乳癌病史
    E. 骨质疏松症

18. HRT 治疗主要的药物是
    A. 孕激素
    B. 雌激素
    C. 雄激素
    D. FSH
    E. GnRH

19. 单一雌激素治疗绝经综合征适用于
    A. 合并心血管疾病患者
    B. 合并肝脏疾病患者
    C. 子宫已切除患者
    D. 严重骨质疏松患者
    E. 合并糖尿病患者

20. 多囊卵巢综合征患者的内分泌特征是
    A. 雄激素过多
    B. 孕激素过多
    C. 卵泡刺激素过多
    D. 黄体生成激素过少
    E. 胰岛素过少

21. 多囊卵巢综合征患者月经失调多表现为
    A. 月经频发
    B. 月经量多
    C. 痛经
    D. 月经稀发或闭经
    E. 不规则流血

22. 多囊卵巢综合征患者血清 FSH 和 LH 的变化是
    A. FSH 升高
    B. LH 偏低
    C. FSH/LH≥5
    D. LH 升高
    E. 无排卵前 FSH 峰值出现

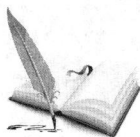

【A3/A4 型题】

(23～25 题共用题干) 患者, 女, 51 岁, 已婚, 育有一子, 体健。因"月经不规律伴烦躁、潮热、多汗 1 年, 停经 3 月"就诊。平素月经规律, 月经周期 28～30 天, 经期 5 天。近 1 年月经周期 19～60 天, 现停经 3 个月。近一年常有头颈部潮热感伴出汗。情绪不稳定, 易激动, 焦虑不安, 有时情绪低落, 性欲低下。近半年睡眠质量差, 多梦, 疲倦感。曾就诊于神经内科, 予镇静安眠药物, 病情有所好转, 但仍时常发作。体检: 神志清, 对答切题。心、肺、肝、脾及神经系统检查无异常发现, 乳房检查未触及肿块。妇科检查: 阴道黏膜皱襞较平坦, 宫颈中度糜烂样改变, 子宫大小正常, 活动度可, 无压痛, 双附件区未触及增厚和肿块。辅助检查: 子宫大小、形态正常, 回声均匀, 子宫内膜厚 6 mm, 双侧卵巢小于正常, 未探及明显窦状卵泡回声。

23. 该患者可能的诊断是
    A. 经前期紧张症
    B. 绝经综合征
    C. 继发性闭经
    D. 多囊卵巢综合征
    E. 焦虑症

24. 下列哪项检查为该患者所必需的
    A. 性激素检查
    B. 头颅 CT
    C. 血常规、尿常规
    D. 心电图
    E. 超声心动图

25. 如果该患者下一步检查未发现器质性疾病, 其治疗的主要方法是
    A. 抗焦虑
    B. 抗抑郁
    C. 镇静安神
    D. 激素补充治疗
    E. 口服避孕药

二、简答题

1. 何为子宫功能失调性失血?
2. 何为闭经?

(付秀虹)

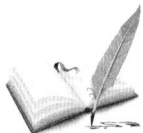

第二十一章 不孕症与辅助生殖技术

📖 **学习目标**

1. **掌握** 不孕症的定义，女性不孕的常见原因及检查方法。
2. **熟悉** 女性不孕症的治疗方式。
3. **了解** 辅助生殖技术的应用。
4. 具备对不孕症进行诊断和治疗的技能。
5. 询问病史亲切耐心，体格检查温和细致。

👉**案例导入**

28岁已婚女性，0-0-2-0，2年前于当地某诊所行无痛人流手术1次，术后无避孕至今未孕，月经周期正常，行经期3~4天，经量偏少，妇科检查子宫正常大小，表面光滑，无压痛，活动度差，双侧附件区未及包块，无压痛，活动度欠佳。

思考：

1. 该女性患者考虑哪种疾病？
2. 需进一步行哪些检查？

扫码"学一学"

第一节 不孕症

不孕症是指女性无避孕性生活至少12个月而未孕。临床分为原发性不孕和继发性不孕，原发性不孕指既往无妊娠史，无避孕而从未妊娠者；继发性不孕指既往有妊娠史，而后无避孕连续12个月未孕者。

考点提示

不孕症的定义。

一、病因

据调查，不孕症女性因素约占40%，男性因素占30%~40%，男女双方因素占10%~20%。女性卵细胞、男性精子、男女生殖系统解剖和功能，任何环节异常都有可能导致不孕症的发生。

（一）女性因素

1. 生殖器官疾病 以输卵管因素和排卵障碍常见。

（1）输卵管因素 占女性不孕因素的50%。主要是慢性输卵管炎（淋病奈瑟菌、沙眼衣原体、结核分枝杆菌等感染）引起输卵管伞端闭锁或输卵管黏膜破坏，可使输卵管完全

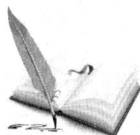

阻塞或积水而导致不孕。此外，输卵管发育异常、子宫内膜异位症、继发于盆腹腔手术后的炎症粘连等也，可导致输卵管性不孕。

（2）排卵障碍　占女性不孕因素的25%～35%。主要见于卵巢病变（如先天性卵巢发育不良、多囊卵巢综合征、卵巢早衰等）、下丘脑 - 垂体 - 卵巢轴功能紊乱（包括下丘脑、垂体器质性病变或功能障碍）和全身性疾病（如肾上腺及甲状腺功能异常）等。

（3）子宫因素　子宫腔解剖或功能异常。如子宫畸形、子宫黏膜下肌瘤、体积较大影响宫腔形态的肌壁间肌瘤、子宫内膜结核、子宫内膜炎、宫腔粘连等均能影响受精卵着床，导致不孕。

> **考点提示**
>
> 引起不孕症发生最常见的因素。

（4）宫颈因素　宫颈畸形、宫颈炎症、宫颈黏液分泌异常及宫颈黏液免疫环境异常等，均影响精子通过造成不孕。

（5）外阴与阴道因素　先天性发育异常、创伤和手术导致阴道瘢痕性狭窄以及严重阴道炎症等。

2. 全身性疾病　严重慢性病及内分泌失调等。

（二）男性因素

主要是精液异常与输精障碍。

1. 精液异常　性功能正常，因先天或后天因素导致精液异常，表现为无精、少精、弱精、畸精症等。常见原因有：①遗传因素；②先天发育异常；③睾丸损伤；④环境因素；⑤全身因素，如慢性疾病、慢性中毒（吸烟、酗酒）等；⑥免疫因素；⑦内分泌因素，如垂体、甲状腺及肾上腺功能障碍等。

2. 输精障碍　性功能障碍、附睾及输精管发育异常、附睾结核等。如外生殖器发育不良或勃起障碍、早泄、不射精、逆行射精等使精子不能正常射入阴道内，均可造成男性不育。

3. 免疫因素　在男性生殖道免疫屏障被破坏的条件下，精子、精浆在体内产生抗精子抗体，使射出的精子产生凝集而不能穿过宫颈黏液。

（三）男女双方因素

1. 知识缺乏　缺乏性生活的基本知识使性生活不能或不正常。

2. 免疫因素　①同种免疫：精子、精浆或受精卵作为抗原，被阴道及子宫内膜吸收后，通过免疫反应产生抗体物质，使精子与卵子不能结合或受精卵不能着床。②自身免疫：不孕妇女血清中存在透明带自身抗体，可阻止精子穿透卵子与卵子结合，进而影响受精。

二、检查与诊断

通过男女双方全面检查明确不孕原因，是诊断不孕症的关键。

（一）男方诊断

1. 病史　了解生育史以及性生活史，包括不育时间、性交频率和时间、有无勃起和（或）射精障碍、近期不育相关检查及治疗经过；询问既往病史，如发育史、疾病史及相关治疗史，手术史，个人职业和环境暴露史，吸烟、酗酒、吸毒史，药物治疗史及家族史。

2. 体格检查　包括全身检查和局部生殖器官检查。

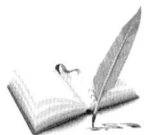

3. 精液常规检查 正常精液量为 2 ~ 6 ml，平均 3 ml；pH 7.0 ~ 7.8；室温放置 30 分钟内液化；精子密度 $\geqslant 20 \times 10^9/L$；精子存活率 $\geqslant 50\%$；正常形态精子占 66% ~ 88%。

（二）女方检查

1. 病史 现病史：不孕年限，是否存在低热、盗汗、月经改变、多毛、痤疮、体重改变、泌乳，有无异常阴道流血、下腹包块、进行性加重的痛经，是否有白带异常、下腹腰骶部疼痛等，针对异常做过何种检查及治疗；月经史：初潮年龄、经期、月经周期、末次月经时间、经量、颜色、是否痛经及严重程度等；婚育史：性生活情况、避孕方法、孕产史；既往史：是否存在重大疾病、慢性疾病及相关服药史，是否有结核等特殊传染病史、性传播病史及检查治疗情况，外伤、盆腹腔手术史，过敏史；个人史：吸烟、酗酒、吸毒史，职业及环境接触史；家族史：家族中是否有出生缺陷史等。

2. 体格检查 体格发育及营养状况，包括身高、体重、体脂分布特征，有无高雄激素体征，包括多毛、痤疮、黑棘皮征，乳房及甲状腺情况；妇科检查：外阴发育情况，阴毛分布特点；阴道通畅度，阴道内分泌物情况；宫颈是否有赘生物存在，宫颈光滑程度及黏膜情况；子宫是否有压痛或举痛，子宫的大小、位置、形状、表面光滑情况、活动度；双侧附件区压痛情况，是否存在包块；盆腔内触痛结节、包块的情况等。

3. 女性不孕特殊检查

（1）卵巢功能检查 包括排卵监测和黄体功能检查。①B 型超声监测卵泡发育及排卵；②子宫内膜活检：于月经前 1 ~ 2 天，或月经来潮 12 小时内，取子宫内膜，检查有无分泌期变化，确定有否排卵，同时排除内膜病变；③宫颈黏液检查；④阴道脱落细胞检查；⑤基础体温测定：周期性连续的基础体温测定可以大致反映排卵和黄体功能，但不能作为独立的诊断依据，需结合其他排卵监测结果使用；⑥女性激素测定等。

（2）输卵管通畅试验 ①输卵管通液术，用以测定输卵管畅通与否，并有一定治疗作用，但准确性差，诊断价值有限，而宫腔镜下输卵管插管通液有诊断价值；②子宫输卵管碘油造影术，能明确输卵管异常的部位，是目前应用最广、诊断价值最高的方法。

（3）宫腔镜检查 可直接观察子宫腔和子宫内膜的情况。能发现宫腔粘连、黏膜下肌瘤、子宫畸形等与不孕有关的病理情况。

（4）腹腔镜检查 一般常规检查不能发现不孕原因时，可进一步做此检查。腹腔镜可直接观察子宫、输卵管、卵巢有无病变或粘连，发现子宫内膜异位病灶，并可行输卵管通亚甲蓝液，直视下确定输卵管是否通畅。

（5）免疫学检查 测定女方抗精子抗体、抗子宫内膜抗体等，以排除免疫性不孕。

（6）性交后试验 可检测宫颈黏液对精子的反应及精子穿透黏液的能力。在性交后 2 ~ 8 小时内取阴道后穹隆液检查有无活动精子，验证性交是否成功，再取宫颈黏液观察，每高倍视野有 20 个活动精子为正常。性交后试验的临床意义尚有争论，还不能证明与不孕的关系。

> **考点提示**
>
> 女性不孕症的常用检查方法。

三、女性不孕的治疗

治疗原则是针对病因治疗。

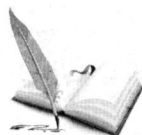

（一）一般治疗

包括增强体质，增进健康，纠正营养不良和贫血；改变不良生活方式，戒烟、戒毒、不酗酒；掌握性知识，学会预测排卵期性交（排卵前 2 ~ 3 天至排卵后 24 小时内），性交频率适中，以增加受孕机会。

（二）生殖器官器质性病变的治疗

若发现妇科肿瘤、生殖器炎症、生殖道畸形、宫腔病变等器质性疾病应积极治疗。

1. 输卵管因素

（1）输卵管通液注药术　适用于输卵管轻度粘连或闭塞。用地塞米松磷酸钠注射液 5 ml，庆大霉素 4 万 U，加于 0.9% 氯化钠注射液 20 ml 中，在 150 mmHg 压力下经宫颈管缓慢注入宫腔，能减轻输卵管局部充水肿，溶解或软化粘连。应予月经干净后 3 ~ 7 天进行，注意无菌操作预防感染。

（2）输卵管成形术　对输卵管不同部位阻塞或粘连可行造口术、吻合术、整形术以及输卵管子宫移植术，应用显微外科技术达到输卵管再通目的。

2. 卵巢肿瘤　有内分泌功能的卵巢肿瘤可影响卵巢排卵，应予切除；性质不明的卵巢肿块，应尽量不孕症治疗前得到诊断，必要时手术探查，根据快速病理诊断考虑是否进行保留生育能力的手术。

3. 子宫病变　子宫肌瘤、内膜息肉、子宫中隔、宫腔粘连等，如果影响宫腔环境，干扰受精卵着床和胚胎发育，可行宫腔镜下切除、粘连分离或矫形手术。

4. 子宫内膜异位症　首诊应进行腹腔镜诊断和治疗，对中重度病例术后辅以抗雌激素药物治疗，重症和复发者应考虑辅助生殖技术妊娠。

5. 生殖系统结核　活动期应抗结核治疗，用药期间应严格避孕，因盆腔结核多累及输卵管和子宫内膜，多数患者需借助辅助生殖技术妊娠。

（三）内分泌治疗

1. 诱发排卵　适用于无排卵患者。

（1）氯米芬（CC）　为首选促排卵药，适用于体内有一定雌激素水平者。宜从小剂量开始。月经周期自第 5 天开始，每日口服 50 mg（最大剂量 150 mg），连用 5 天，3 个周期为一疗程。排卵率达 80%，妊娠率为 30% ~ 40%。

（2）促绒毛膜激素（HCG）　具有类似 LH 作用，常在促排卵周期卵泡成熟后一次肌内注射 5000 ~ 10000U，模拟内源性 LH 峰值作用，诱导排卵。

（3）尿促性素（HMG）　75 U 制剂中含有 FSH、LH 各 75U，促使卵泡生长发育成熟。于周期第 2 ~ 3 天起，每天或隔天肌内注射 75 ~ 150 U，直至卵泡成熟。

（4）其他促排卵药物　还有纯化 FSH、GnRH 激动剂、GnRH 拮抗剂、溴隐亭（适用于高泌乳素血症）等。

2. 黄体功能不足的治疗

（1）补充性治疗　于月经周期第 20 日开始，每日肌内注射黄体酮 10 ~ 20 mg，连用 5 天。

（2）刺激黄体功能　目前多用 HCG 增强黄体功能，于排卵后 4、6、8、10 天给予 HCG 2000 U 肌内注射，用药后血黄体酮明显升高。

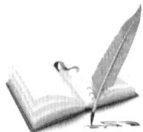

（四）免疫性不孕的治疗

因抗精子抗体阳性与不孕关系尚不确定，目前缺乏肯定有效的治疗方法和治疗指标。如患者抗精子抗体阳性，在性生活时应采用避孕套 6~12 个月，使患者体内抗精子抗体水平降低；如抗磷脂抗体综合征阳性的自身免疫性不孕的患者，应在明确诊断后，采用波尼松 10 mg，每天 3 次，加阿司匹林 80 mg/d，孕前和孕中期长期口服，防止反复流产和死胎发生。

第二节　辅助生殖技术

是指在体外对配子和胚胎采用显微操作技术，帮助不孕夫妇受孕的一组方法，包括人工授精、体外受精 - 胚胎移植及其衍生技术等。

1. 人工授精（AI）　是将精子通过非性交方式注入女性生殖道内使其受孕的一种技术。包括使用丈夫精液人工授精（AIH）和使用供者精液人工授精（AID）。按国家法规，目前供精者精液人工授精精子来源一律由卫生部认定的人类精子库提供和管理。

2. 体外受精 - 胚胎移植（IVF - ET）　体外受精 - 胚胎移植技术指从妇女卵巢内取出卵子，在体外与精子受精并培养 3~5 天，再将发育到卵裂期或胚囊期阶段的胚胎移植到宫腔内，使其着床发育成胎儿的全过程，通常被称为"试管婴儿"。我国大陆第一例"试管婴儿"于 1988 年在北京诞生。

临床上输卵管性不孕症、原因不明的不孕症、子宫内膜异位症、男性因素不孕症、排卵异常、宫颈因素等均为体外受精 - 胚胎移植的适应证。其主要步骤为：药物促进与监测卵泡发育，B 型超声介导下取卵，配子体外受精和胚胎体外培养，胚胎移植和黄体支持。常见并发症有卵巢过度刺激综合征及多胎妊娠。

3. 卵细胞质内单精子注射（ICSI）　主要用于治疗重度少、弱、畸形精子症的男性不育患者。

4. 胚胎植入前遗传学诊断　主要解决有严重遗传性疾病风险和染色体异常夫妇的生育问题，可以使得产前诊断提早到胚胎期，阻断部分严重的遗传性疾病在子代的下传。

本章小结

不孕症是指女性无避孕性生活至少 12 个月而未孕。原发性不孕指既往无妊娠史，无避孕而从未妊娠者；继发性不孕指既往有妊娠史，而后无避孕连续 12 个月未孕者。不孕症可能由女性因素、男性因素或男女双方因素导致。女性因素中以输卵管因素和排卵障碍常见。诊断不孕症的关键在于通过男女双方全面检查明确不孕原因。女性不孕症的特殊检查有：卵巢功能检查（包括 B 型超声监测卵泡发育及排卵、子宫内膜活检、宫颈黏液检查、阴道脱落细胞检查、基础体温测定、女性激素测定等）、输卵管通畅试验（包括输卵管通液术、子宫输卵管碘油造影术）、宫腔镜检查、腹腔镜检查等。不孕症的治疗原则是针对病因治疗，如生殖器官器质性病变的治疗、促排卵治疗等。通过积极治疗而仍然无法受孕者，可考虑辅助生殖技术帮助妊娠。

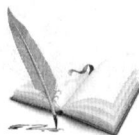

目标检测

一、选择题

【A1 型题】

扫码"练一练"

1. 在我国引起输卵管阻塞，导致女性不孕的常见重要因素是

  A. 子宫内膜异位症   B. 输卵管畸形

  C. 生殖器结核   D. 输卵管炎症

  E. 子宫肌瘤的压迫

2. 较理想的检查输卵管通畅性的方法是

  A. 输卵管通气   B. 输卵管通液

  C. 子宫输卵管造影   D. B 型超声检查

  E. 宫腔镜

【A2 型题】

3. 33 岁女性，结婚 4 年不孕，月经周期无规则，子宫内膜出现下列哪种组织学表现时为有排卵

  A. 子宫内膜萎缩期   B. 子宫内膜分泌期

  C. 子宫内膜增生过长   D. 子宫内膜增生期中期

  E. 子宫内膜增生期晚期

4. 女，32 岁，结婚 5 年未孕，经量减少 3 年，伴下腹坠胀，既往肺结核史，妇科检查：子宫后倾屈，活动受限，形状不规则。双附件区可触及形状不规则包块，质硬，表面不平。下列哪项无助于诊断

  A. 诊断性刮宫   B. 腹部 X 线摄片

  C. 子宫输卵管碘油造影   D. 宫腔分泌物结核菌素培养

  E. 基础体温测定

5. 28 岁妇女，结婚 4 年不孕。基础体温曲线呈单相型，经前 5 天取宫颈黏液，其特征应是

  A. 量少黏稠   B. 量少稀薄

  C. 量多黏稠   D. 量多稀薄

  E. 量极少，不易取出

【A3／A4 型题】

(6~7 题共用题干) 女性，32 岁，婚后 5 年，4 年前因自然流产 1 次，术后发热、腹痛 1 周，经抗感染治疗后症状消失，近两年未避孕、未孕，月经正常。

6. 该患者最可能的诊断为

  A. 输卵管性不孕   B. 男性不育

  C. 无排卵性不孕   D. 子宫性不孕

  E. 甲状腺功能低下不孕

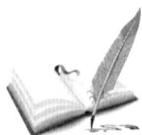

7. 下列最有诊断意义的辅助检查为
　　A. 子宫内膜活检　　　　　　　B. 宫腔镜检查
　　C. 子宫输卵管碘油造影　　　　D. 基础体温测定
　　E. 宫颈黏液检查

二、简答题

1. 引起不孕症发生最常见的因素？
2. 何为不孕症？

（张爱荣）

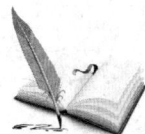

第二十二章　乳腺疾病

扫码"学一学"

第一节　概　　述

成年女性乳房呈半球形，位于胸大肌浅面，第 2～6 肋骨水平浅筋膜的浅、深层间。外上方的乳腺腋尾伸向腋窝。乳房的中心为乳头，其周围的色素沉着区为乳晕。

乳腺有 15～20 个腺叶，腺叶分成若干腺小叶，每一腺叶有一乳管，腺叶与乳管以乳头为中心呈放射状分布。腺小叶由腺泡与小乳管组成，小乳管集合成乳管最终开口于乳头，乳管近开口的 1/3 段是乳管内乳头状瘤的好发部位。腺叶间与皮肤垂直的纤维束，上连浅筋膜浅层、下连浅筋膜深层，称 Cooper 韧带。育龄期妇女乳腺随月经周期呈周期性变化，妊娠期乳腺明显增生，哺乳期腺泡分泌乳汁，绝经后腺体渐萎缩。

乳房有丰富的淋巴网，其淋巴液输出途径有：①约 75% 淋巴液流至腋窝淋巴结，然后大部分流至锁骨下淋巴结，少量流至胸大、小肌间淋巴结后直达锁骨下淋巴结；②25% 乳房内侧的淋巴液流至胸骨旁淋巴结；③乳房的淋巴液可流向对侧；④乳房深部淋巴网可流向肝。通常以胸小肌为标志，将腋区淋巴结分为三组。

Ⅰ组　腋下（胸小肌外侧）组，包括乳腺外侧组、中央组、肩胛下组、腋静脉淋巴结及胸大、小肌间淋巴结。

Ⅱ组　腋中（胸小肌后）组，为胸小肌深面的腋静脉淋巴结。

Ⅲ组　腋上（锁骨下）组，为胸小肌内侧的锁骨下静脉淋巴结。

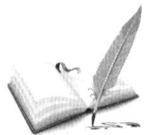

第二节 急性乳腺炎

案例导入

患者，女，30岁，初产妇，产后30天，左乳房结块，肿胀，疼痛，查体：T 39 ℃，左乳房外上象限局部发红，皮温升高，伴有压痛的肿块，无波动感。右乳正常。

问题：

1. 该患者的初步诊断、诊断依据及鉴别诊断分别是什么？

2. 该患者的进一步检查和治疗原则是什么？

一、概述

急性乳腺炎是乳腺的急性化脓性感染，常发生于产后哺乳的最初 3~4 周。

二、病因与病理

1. 乳汁淤积

2. 细菌入侵 乳头破损或皲裂，细菌主要经淋巴管入侵，也可直接侵入乳管而致感染。

三、临床表现与辅助检查

乳房局部红、肿、热、痛；随炎症发展，可出现高热、寒战、脉搏加快；常有患侧淋巴结肿大及压痛；局部早期呈蜂窝织炎表现，数天后可形成脓肿，脓肿可破溃，也可侵入乳房与胸肌间的疏松组织形成乳房后脓肿；严重感染可并发脓毒症；白细胞及中性粒细胞计数明显增高。

四、诊断

结合病史、临床表现及辅助检查诊断。

五、治疗

治疗原则为消除感染、排空乳汁。

1. 指导哺乳 患侧乳房停止哺乳，给予局部热敷并用吸乳器吸尽乳汁。若严重感染或脓肿引流后并发乳瘘，应停止哺乳并退乳，可用溴隐亭 1.25 mg 口服，2 次/天，连用 7~14 天或己烯雌酚 1~2 mg 口服，3 次/天，连用 2~3 天，也可用苯甲酸雌二醇 2 mg 肌内注射，1 次/天，至停止泌乳。

2. 药物治疗

（1）抗生素治疗 主要病原菌为金黄色葡萄球菌，可选用青霉素或耐酶的苯唑西林钠，1 g/次，4 次/天，肌内注射或静脉滴注。也可用头孢拉定。对青霉素过敏者可选用红霉素。已做细菌培养及药敏试验者根据其结果选用抗生素。

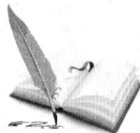

（2）中药治疗　可用野菊花、蒲公英等清热解毒。

3. 脓肿切开引流　手术时应做放射状切开；乳晕下脓肿应沿乳晕边缘做弧形切口（图 21 - 1）；深部脓肿或乳房后脓肿可沿乳房下缘做弧形切口；脓腔较大时，可于脓腔的最低部加一切口做对口引流。

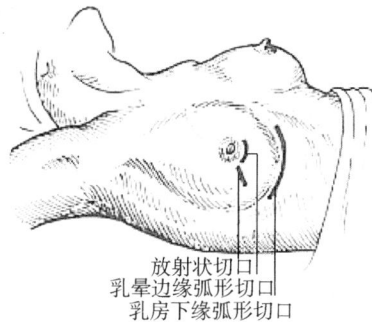

六、预防

矫正乳头内陷；哺乳前后清洁乳头；吸空乳房；婴儿不含乳头睡觉；及时处理乳头皲裂或破损。

放射状切口
乳晕边缘弧形切口
乳房下缘弧形切口

图 21 - 1　乳腺脓肿切口

第三节　乳腺囊性增生病

一、病因

乳腺囊性增生病是由女性雌孕、激素比例失调所致。

二、临床表现

是乳腺实质的良性增生。好发于中年妇女，发展缓慢，病程较长。典型表现为乳房胀痛与肿块。疼痛与月经周期有关，经前加剧，月经来潮后减轻或消失。检查可发现一侧或双侧乳腺局部或弥漫性增厚，肿块大小不一，呈颗粒状、结节状或片状，质韧，偶有触痛，与周围组织分界不清。少数患者可有乳头溢液。

三、诊断

结合病史及临床表现诊断。需与乳腺癌相鉴别，特别是可与乳腺癌并存，应嘱患者每 3~6 月随访一次。

四、治疗

主要采用对症治疗，可以中药或中成药调理，如逍遥散 3~9 g，口服，3 次/天。症状较重者也可予以三苯氧胺治疗，月经干净后 5 天开始口服，10 mg/次，2 次/天，连用 15 天，该药对子宫内膜及卵巢有影响不宜长期服用。对于局限性乳腺囊性增生病，应于月经干净后 5 天复查，若肿块无明显消退或局部病灶疑有恶性病变时，应手术切除并做快速病理检查，如有不典型上皮增生、年龄大伴肿块周围乳腺增生明显有对侧乳腺癌或有乳腺癌家族史者，可行单侧乳腺切除术。

第四节　乳房纤维腺瘤

一、病因

乳房纤维腺瘤主要为小叶内纤维细胞对雌激素敏感性异常升高。

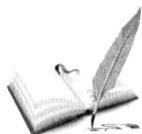

二、临床表现与辅助检查

高发年龄为 20～25 岁。好发部位为乳房外上象限，约 75% 为单发。患者多无自觉症状，主要表现为生长缓慢的肿块，有弹性、表面光滑、活动度好，其大小不受月经周期影响。B 超见肿块回声均质，边缘清晰。还可行穿刺活检。

三、诊断

结合病史、临床表现及辅助检查诊断。

四、治疗

唯一有效的方法是手术切除。由于妊娠可使纤维腺瘤增大，所以在妊娠前后发现的纤维腺瘤一般应手术切除并常规做病理检查。

第五节　乳管内乳头状瘤

乳管内乳头状瘤（intraductal papilloma）多见于 40～50 岁中年妇女。绝大多数（75%）病变发生于乳晕下扩张的乳管内。乳头状瘤一般较小，不容易触及，有时可在乳头乳晕下方触及小结节。乳头状的瘤体可突入乳管腔，富于薄壁血管，极易出血。

（一）临床表现

乳头血性溢液常为首发症状。一旦瘤体或血块堵塞导管，可引起疼痛。因为瘤体较小，体表较难触到。对有乳头溢液、乳晕下触到小结节者，多可确诊。有条件做乳腺导管纤维镜检或乳腺导管造影，有助于诊断。位于输乳管的乳头状瘤很少发生恶变，中小导管的乳头状瘤有恶变倾向。

（二）治疗

应尽早手术。对不能触及结节者，应循序轻压乳晕周围，根据乳头排血开口，找到患病乳管，插入细探针，沿探针切开乳管，找到肿瘤，连同邻近组织一起切除。必要时可做单纯乳腺切除术。若病理证实有恶变，则按乳腺癌手术。

第六节　乳腺癌

👉案例导入

患者，女，48 岁。因左乳腺肿物 1 年入院。

患者 1 年前发现左乳腺外上方有一豆粒大小的肿物，无红肿、疼痛及乳头溢液，未就医。此后，肿物迅速增至拇指头大小，无局部红、肿、热、痛及乳头溢液，门诊以"左乳腺肿物"收入院。患者发病后无乳腺周期性疼痛，无明显体重减轻。体格检查：颈部及锁骨上浅表淋巴结无肿大。双侧乳头不对称，左侧略高，左乳房外上象限可见局限性凹陷，表面见"橘皮样"外观。在乳房外上象限可触及一直径

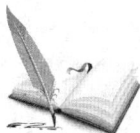

2.5 cm 肿物，质硬、边界欠清楚、表面不光滑、活动尚可、与胸肌无粘连。左腋窝可触及 2 个 1.5 cm×1.5 cm 肿大的淋巴结，活动良好，无粘连，右腋窝未触及肿大淋巴结。辅助检查：胸部 X 线摄片未见肺内阴影，无肋骨破坏，B 超检查肝、腹腔未见异常。

问题：

1. 该患者的初步诊断、诊断依据、鉴别诊断分别是什么？

2. 该患者的进一步检查和治疗原则是什么？

一、概述

乳腺癌是女性常见的恶性肿瘤之一，占恶性肿瘤的 7%～10%。发病率逐年上升，20 岁后发病率迅速增加，45～50 岁高发，绝经后发病率继续增加。其病因尚不清楚。

二、病理类型与转移途径

（一）病理类型

1. 非浸润性癌 属早期，预后较好。包括导管内癌（癌细胞未突破导管基底膜）、小叶原位癌（癌细胞未突破腺泡或末梢乳管基底膜）和乳头湿疹样乳腺癌。

2. 早期浸润性癌 仍属早期，预后较好。包括早期浸润性导管癌（癌细胞突破导管基底膜并向间质浸润）、早期浸润性小叶癌（癌细胞突破腺泡或末梢乳管基底膜，但仍位于小叶内）。

3. 浸润性特殊癌 分化较高，预后尚好。包括乳头状癌、小管癌（高分化腺癌）、伴大量淋巴细胞浸润的髓样癌、大汗腺样癌、腺样囊性癌、黏液腺癌、鳞状细胞癌等。

4. 浸润性非特殊癌 最常见的类型，分化低，预后较差，但尚需结合疾病分期等因素判断预后。包括浸润性导管癌、浸润性小叶癌、无大量淋巴细胞浸润的髓样癌、硬癌、腺癌、单纯癌等。

5. 其他罕见癌

（二）转移途径

1. 局部扩展 癌细胞沿筋膜间隙或导管蔓延，继而侵及 Cooper 韧带及皮肤。

2. 淋巴转移 主要途径有：①癌细胞侵入同侧腋窝淋巴结，再到达锁骨下淋巴结甚至锁骨上淋巴结；②癌细胞到达胸骨旁淋巴结，继而侵及锁骨上淋巴结，最后可经左侧胸导管或右淋巴管侵入静脉血流而致远处转移。

3. 血运转移 有些早期已有血运转移。癌细胞可经淋巴途径进入静脉或直接侵入血循环而致远处转移。常见的远处转移依次为肺、骨、肝。

三、临床表现

（一）早期

主要表现为患侧乳房出现单发的无痛性小肿块，质硬、表面不光滑、边界不清、活动

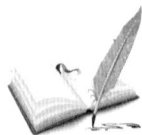

度差；若累及 Cooper 韧带，可使其缩短导致肿瘤表面皮肤凹陷，即"酒窝征"；乳头或乳晕周围的癌肿可侵入乳管使之缩短，把乳头牵向癌肿一侧，使乳头扁平、回缩、凹陷；若癌细胞堵塞皮下淋巴管影响淋巴回流，可出现真皮水肿，皮肤呈"橘皮样"改变。

（二）晚期

癌块固定于胸壁，不易推动。若癌细胞侵入大片皮肤，可出现多个小结节，甚至彼此融合。有时皮肤可见溃疡。

（三）转移症状

最早多见腋窝淋巴结转移，肿大淋巴结质硬、无压痛、活动，以后数目增多并融合成团，甚至与周围组织粘连。当远处转移至肺、骨、肝时，可出现相应的症状。

（四）特殊类型的乳癌

1. 炎性乳癌　发展迅速、预后差。局部皮肤可呈红、肿、增厚、粗糙、皮温升高等炎症样表现。

2. 乳头湿疹样乳腺癌　发展慢，恶性程度低，较晚发生腋淋巴结转移。乳头有瘙痒及烧灼感，随后出现乳头及乳晕皮肤粗糙、糜烂，湿疹样，进而形成溃疡，偶覆盖黄褐色鳞屑样痂皮，部分病例乳晕区可触及肿块。

四、辅助检查

1. X 线检查　常用方法是钼靶 X 线摄片及干板照相。乳腺癌的 X 线表现为密度增高的块影，边界不规则或呈毛刺征，有时可见细小密集的钙化点。

2. B 型超声显像　肿块形态不规则，回声不均匀。

3. 活组织病理检查　目前常用细针穿刺细胞学检查；疑为乳腺癌者，可一并切除肿块及周围乳腺组织，做快速病理检查；乳头溢液者可做乳头溢液涂片细胞学检查；乳头糜烂者可做印片细胞学检查。

五、诊断及分期

结合病史及临床表现，大多数可诊断，偶需结合辅助检查诊断。完善的诊断还应确定乳腺癌的病理类型及分期。现多采用国际抗癌协会建议的 T（原发癌瘤）、N（区域淋巴结）、M（远处转移）分期法。内容如下。

T_0　原发癌未扪及。

Tis　原位癌（非浸润性癌及未扪及肿块的乳头湿疹样乳腺癌）。

T_1　癌瘤最大径≤2 cm。

T_2　癌瘤最大径>2 cm，但不超过 5 cm。

T_3　癌瘤最大径>5 cm。

T_4　癌瘤侵及皮肤或胸壁（肋骨、肋间肌、前锯肌），包括炎性乳癌。

N_0　同侧腋窝无淋巴结肿大。

N_1　同侧腋窝有淋巴结肿大，尚可推动。

N_2　同侧腋窝肿大淋巴结彼此融合或与周围组织粘连。

N_3　同侧胸骨旁或锁骨上淋巴结转移。

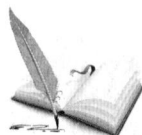

M_0　无远处转移。

M_1　有远处转移。

根据不同 T、N、M 对乳腺癌进行临床分期如下。

0 期　$TisN_0M_0$。

Ⅰ 期　$T_1N_0M_0$。

Ⅱ 期　$T_{0 \sim 1}N_1M_0$；$T_2N_{0 \sim 1}M_0$；$T_3N_0M_0$。

Ⅲ 期　$T_{0 \sim 2}N_2M_0$；$T_3N_{1 \sim 2}M_0$；T_4任何NM_0；任何TN_3M_0。

Ⅳ 期　包括 M_1 的任何 TN。

六、治疗

治疗原则以手术治疗为主，辅以化学药物、内分泌、放射治疗以及生物治疗。

(一) 手术治疗

病灶仍局限于局部及区域淋巴结者首选手术治疗。手术方式应结合患者本人意愿、肿瘤病理分型、临床分期及辅助治疗的条件选择。对可切除的乳腺癌患者，首先考虑切除病灶，提高生存率，再考虑外观。常用手术方式如下。

1. 保留乳房的乳腺癌切除术　完整切除肿块及肿块周围 1 ~ 2 cm 范围。适用于 Ⅰ 、Ⅱ 期乳腺癌且乳房有适当体积，术后能保持外观效果者。术后须辅以放疗等。

2. 乳腺癌根治术及乳腺癌扩大根治术　乳腺癌根治术整块切除整个乳房、胸大肌、胸小肌、腋窝及锁骨下淋巴结。乳腺癌扩大根治术在根治术基础上清除腋下、腋中、腋上三组淋巴结并切除胸廓内动、静脉及其周围的淋巴结。目前这两种术式已较少应用。

3. 乳腺癌改良根治术　常用，有两种术式。一种是切除胸小肌，保留胸大肌；另一种是保留胸大、小肌。适用于 Ⅰ 、Ⅱ 期乳腺癌患者。

4. 全乳房切除术　切除整个乳腺。适用于原位癌、微小癌或年迈体弱不宜行根治术者。

5. 前哨淋巴结活检术及腋淋巴结清扫术　对临床腋淋巴结阴性者行前哨淋巴结活检术，对临床腋淋巴结阳性者行腋淋巴结清扫术。

(二) 化学药物治疗

化疗效果较好。术后一般应早期辅以化疗，治疗期以 6 个月左右为宜。常用的有 CMF 方案，给予环磷酰胺（C）400 mg/m²、甲氨蝶呤（M）20 mg/m² 及氟尿嘧啶（F）400 mg/m²，静脉注射，于第 1 天及第 8 天各用 1 次作为 1 疗程，4 周后重复，共 6 个疗程。肿瘤分化差、分期晚的病例可采用环磷酰胺、阿霉素、氟尿嘧啶三药联合方案（CAF 方案）。患者化疗前应无明显骨髓抑制，每次化疗前应查白细胞计数，如白细胞 $< 3 \times 10^9/L$ 应延长用药间隔时间，化疗期间应定期查肝肾功能。术前化疗又称新辅助化疗，多用于局部晚期的病例，主要是缩小病灶争取手术机会，同时可探测肿瘤对药物的敏感性，一般用 4 ~ 6 疗程。

(三) 内分泌治疗

癌细胞中雌激素受体（ER）含量高者称激素依赖性肿瘤，对内分泌治疗有效；而 ER 含量低者称激素非依赖性肿瘤，对内分泌治疗效果差。常用药物为他莫昔芬，该药安全有效，常见副反应有潮热、恶心、呕吐、静脉血栓形成、阴道干燥或分泌物增多、眼部副反应等。

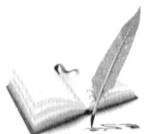

（四）放射治疗

放疗是保乳手术后的重要组成部分，应给予较高剂量放射治疗；单纯乳房切除术后可根据患者年龄及疾病分期等情况决定是否应用放疗；多数认为放疗对行根治术的Ⅰ期患者无效，可能降低Ⅱ期以后病例局部复发率。

（五）生物治疗

临床逐渐推广使用的曲托珠单抗注射液，对HER_2过度表达的乳腺癌患者有一定效果。

七、预防

重视普查，早期发现乳腺癌，一般认为乳房钼靶摄片是最有效的检出方法。

第七节 乳房检查方法

一、视诊

1. 体位 端坐或站立位，必要时让患者双手叉腰或在颈后交叉，背部后伸时更利于观察；乳房在充足光线下充分暴露，以利两侧对比。

2. 视诊内容 应包括双侧乳腺大小、位置及外形对比。①不对称、局部的隆起或凹陷都是不正常的表现；②观察乳腺皮肤：红肿多为炎症，大范围的浸润性红肿有炎症性乳腺癌的可能；③单侧乳房皮肤浅静脉怒张：常是乳腺癌晚期的皮肤改变；④橘皮样变：是乳腺癌的特征；⑤酒窝征：肿瘤侵犯Cooper韧带；⑤乳头：是否对称，内陷或偏侧、回缩都是异常情况；⑥乳头或乳晕区湿疹样改变：可能是乳头湿疹样癌。

二、触诊

1. 体位 提倡取端坐位。让患者两手叉腰，使胸部保持紧张状态。

2. 顺序 一般先查健侧，后查患侧。要循序检查乳腺外上（含尾部）、外下、内下、内上、中央区。

3. 触诊方法 手指和手掌平放在乳房上，以指腹轻施压力，来回滑动或触按检查。不能抓捏乳腺，以免造成误诊。

4. 肿块检查 应注意肿块大小、硬度、表面光滑度、边界清晰度及活动度，是否与皮肤粘连，若有粘连而无炎症表现，则应警惕是乳腺癌；良性肿瘤一般是边界清楚，活动度大；恶性肿瘤常常边界不清、质硬、表面不光滑、活动度小；同时还应检查肿块与深部组织的关系：让患者两手叉腰，使胸部保持紧张状态，若肿块活动度受限，表示肿瘤侵及深部组织。

5. 乳头检查 轻挤乳头，如有溢液，可依次挤压乳晕四周，注意溢液来自哪一乳管。乳头溢液有浆液性和血性，呈棕褐色或黄色等；除妊娠或哺乳期外，乳头溢液常见疾病有乳管内乳头状瘤、乳腺囊性增生病、乳腺癌。将溢液做涂片检查有助于明确病变性质。

6. 腋窝淋巴结检查 端坐位或直立位。检查者面对患者，以左手扪其右腋窝，右手扪其左腋窝，自腋顶部向下扪查腋顶、腋窝前壁、胸大肌深面淋巴结。站患者背面，检查背

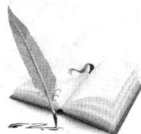

阔肌前内侧淋巴结，最后查锁骨下及锁骨上淋巴结。

本章小结

乳房是女性的性征器官和哺乳器官，发生病变的概率高，严重威胁女性健康。乳房肿块的鉴别，是常用的医学基本功，应掌握乳房的正确检查方法，并能初步判断肿块的性质。乳腺癌既有恶性肿瘤的特点，又是一种全身性疾病，看似简单，实为复杂，早期诊断、早期治疗对预后极为重要。其手术方式经历了从小到大再扩大、而后又缩小的过程，实为外科手术学发展的经典案例。急性乳腺炎病因明确，可防、可治，重在预防，故应重视预防知识的普及。鉴于乳房的特殊性，在理论学习和实践中，应注意学习沟通技巧，学会尊重患者的人格和隐私权，正确进行诊疗。

目标检测

一、选择题

【A1 型题】

1. 急性乳腺炎最常发生在产后
   A. 1 个月　　　　　　　　　　B. 3 个月
   C. 4 个月　　　　　　　　　　D. 5 个月
   E. 6 个月

2. 乳房后脓肿切开引流最好采用
   A. 乳房表面放射状切口　　　　B. 乳房表面横切口
   C. 乳晕下缘弧形切口　　　　　D. 乳房下缘弧形切口
   E. 乳房外侧斜切口

3. 乳房脓肿切开引流处理错误的是
   A. 可以作对口引流
   B. 应做放射状切开
   C. 切开乳管充分引流
   D. 乳晕下脓肿应沿乳晕边缘作弧形切口
   E. 深部脓肿可沿乳房下缘作弧形切口

4. 初产妇哺乳期预防急性乳腺炎的措施错误的是
   A. 养成定时哺乳习惯　　　　　B. 抗生素预防感染
   C. 防止乳头皮肤损伤　　　　　D. 注意婴幼儿口腔卫生
   E. 避免乳汁淤积

5. 乳癌最多发的部位在乳房的
   A. 外上象限　　　　　　　　　B. 内上象限
   C. 外下象限　　　　　　　　　D. 内下象限
   E. 乳晕区

扫码"练一练"

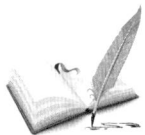

6. 根据乳腺癌在不同部位发生率的多少，扪诊乳腺时最需要注意的区域是

　　A. 内上象限　　　　　　　　　B. 内下象限

　　C. 外下象限　　　　　　　　　D. 外上象限

　　E. 中央区

7. 乳腺癌患者乳腺皮肤出现"酒窝征"的原因是

　　A. 肿瘤侵犯了周围腺体　　　　B. 肿瘤侵犯了胸大肌

　　C. 肿瘤侵犯了局部皮肤　　　　D. 肿瘤侵犯了 Cooper 韧带

　　E. 癌细胞堵塞了局部皮下淋巴管

8. 预后最好的乳腺癌病理类型是

　　A. 硬癌　　　　　　　　　　　B. 单纯癌

　　C. 导管内癌　　　　　　　　　D. 黏液腺癌

　　E. 髓样癌

9. 乳腺癌中，一般分化低、预后较差的病理类型是

　　A. 浸润性小叶癌　　　　　　　B. 髓样癌

　　C. 小管癌　　　　　　　　　　D. 乳头状癌

　　E. 黏液腺癌

10. 下列乳腺癌局部表现中，提示预后最差的是

　　A. 乳头内陷，偏向一侧　　　　B. 乳头湿疹样变

　　C. 皮肤红肿、炎症样变　　　　D. 局部皮肤凹陷，呈"酒窝状"

　　E. 皮肤呈橘皮样变

【A2 型题】

11. 患者，女，30 岁。左乳外上象限肿块 2 cm × 2 cm 大小，质如硬橡皮球，肿块表面光滑，活动。其诊断可能是

　　A. 乳腺皮下脂肪瘤　　　　　　B. 乳房纤维腺瘤

　　C. 皮脂腺囊肿　　　　　　　　D. 叶状囊肉瘤

　　E. 神经纤维瘤

12. 患者，女，20 岁。左乳肿块 2 年，生长缓慢。查体：左乳外上象限扪及 2.5 cm 分叶肿块，质硬，光滑，边界清楚，活动，无压痛，左侧腋窝未扪及肿大淋巴结。最可能的诊断是

　　A. 乳腺癌　　　　　　　　　　B. 乳房纤维腺瘤

　　C. 乳房肉瘤　　　　　　　　　D. 乳腺囊性增生症

　　E. 乳管内乳头状瘤

13. 患者，女，32 岁，主诉右乳房肿痛，与月经周期有关，检查乳房有多个结节状肿块，边界不清，可推动，诊断首先考虑

　　A. 乳腺癌　　　　　　　　　　B. 乳房内纤维瘤

　　C. 乳房囊性增生病　　　　　　D. 乳管内乳头状瘤

　　E. 乳房肉瘤

14. 患者，女，34 岁。双侧乳房胀痛 5 年余。胀痛症状在月经前出现，自己在乳房触

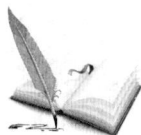

及不规则的"包块"，来月经后症状缓解，"包块"变小，另外与情绪和疲劳有一定关系。对这种疾病的描述，错误的是

  A. 多在双侧乳房出现不适症状

  B. 癌变发生率高，视为癌前病变

  C. 腺体可能会发生增生、萎缩等变化

  D. 常见于 25~45 岁的女性

  E. 一般认为与内分泌紊乱有关

15. 患者，女，双侧乳腺月经前明显胀痛，月经后可自行缓解。乳腺超声提示双侧乳腺多发小结节，大小约 0.4 cm，无明显血流信号，双侧腋窝未见肿大淋巴结，最可能的诊断是

  A. 乳腺癌   B. 乳腺纤维腺瘤

  C. 乳腺囊性增生病   D. 乳腺结核

  E. 非哺乳期乳腺炎

16. 患者，女，55 岁。左乳房红、肿、增大 1 个月，进展较快，无疼痛、发热。查体：左乳房红肿，局部温度略高，发硬，但未触及包块，左腋窝有肿大淋巴结，稍硬，活动度好，无压痛。血常规正常。最可能的诊断是

  A. 乳腺增生症   B. 急性乳腺炎

  C. 乳房结核   D. 导管内乳头状瘤

  E. 炎性乳腺癌

【A3/A4 型题】

(17~20 题共用题干) 患者，女，45 岁。左乳外上象限扪及 4~5 cm 质硬肿块，与皮肤、胸肌无粘连，左腋窝扪及肿大孤立的质硬淋巴结，活检穿刺细胞学检查见癌细胞。其余体检未见异常。

17. 该乳腺癌患者按 TNM 分期是

  A. $T_3N_1M_0$ B. $T_4N_1M_0$

  C. $T_2N_1M_0$ D. $T_2N_2M_0$

  E. $T_1N_1M_0$

18. 目前国内治疗Ⅰ、Ⅱ期乳腺癌最常用的手术方式是

  A. 乳腺癌根治术   B. 保留乳房的乳腺癌切除术

  C. 乳腺癌改良根治术   D. 全乳房切除术

  E. 乳腺癌扩大根治术

19. 乳腺癌扩大根治术的切除范围包括

  A. 乳房及同侧腋窝脂肪淋巴组织

  B. 乳房、胸大肌、胸小肌及其筋膜

  C. 乳房、胸大肌、胸小肌及同侧腋窝脂肪淋巴组织

  D. 乳房、胸大肌、胸小肌及同侧腋窝、锁骨上脂肪淋巴组织

  E. 乳房、胸大肌、胸小肌及同侧腋窝、胸骨旁脂肪淋巴组织

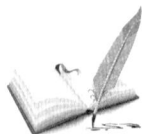

20. 乳腺癌术后必须辅以放疗、化疗的术式是

    A. 乳腺癌根治术   B. 乳腺癌扩大根治术

    C. 乳腺癌改良根治术   D. 保留乳房的乳腺癌切除术

    E. 全乳房切除术

二、简答题

1. 简述乳腺癌的临床表现及治疗方法。

2. 简述乳腺导管内乳头状瘤的临床表现，诊断依据及治疗方法。

3. 简述急性乳腺炎的预防与处理。

（李雪涛）

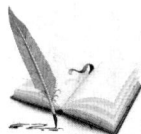

第二十三章　性激素类药与抗生育药

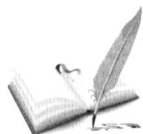

学习目标

1. **掌握**　性激素类药物、子宫平滑肌兴奋药的药理作用；缩宫素及麦角生物碱的用药指导；硫酸镁的不良反应及注意事项。

2. **熟悉**　性激素类药物、子宫平滑肌兴奋药的临床应用，子宫平滑肌抑制药的药理作用。

3. **了解**　各类药物的不良反应。

4. 能按照临床思维方法正确用药。

第一节　性激素类药物

性激素包括雌激素（E）、孕激素（P）和雄激素三大类。

一、雌激素类药物和抗雌激素类药物

（一）雌激素类药物

天然雌激素包括雌二醇（E_2）及其代谢产物雌酮和雌三醇（E_3）。临床常用人工合药物如炔雌醇、尼尔雌醇、戊酸雌二醇、己烯雌酚、妊马雌酮等。

1. 药理作用

（1）促进女性性成熟及维持女性性征　生理剂量雌激素对未成年女性能促进第二性征和性器官的发育成熟，对成年妇女可保持女性性征。

（2）子宫内膜反应　促使子宫肌层和内膜增殖变厚。生理情况下雌激素与孕激素共同形成月经周期，还可刺激阴道上皮增生，浅表层细胞角化，并增加子宫平滑肌对缩宫素的敏感性。

（3）影响排卵　小剂量雌激素尤其在孕激素作用下，促进促性腺激素分泌，促进排卵；但大剂量则通过负反馈作用抑制其释放，抑制排卵。

（4）调控腺垂体激素释放　可刺激生长激素的释放；较大剂量时可抑制催乳素的作用，抑制乳汁分泌；还有对抗雄激素的作用。

（5）对代谢的作用　雌激素可增加骨骼的钙盐沉积，加速骨骺闭合，预防骨质疏松；降低低密度脂蛋白和胆固醇，增加高密度脂蛋白，预防动脉粥样硬化。

2. 临床应用

（1）替代疗法　卵巢功能不全和闭经、双侧卵巢切除术后、绝经期综合征、萎缩性阴

> **考点提示**
>
> 雌激素类药物的药理作用。

道炎、女阴干枯症等，可用雌激素作补充治疗。

（2）绝经期和老年性骨质疏松症　可用雌激素与雄激素联合治疗。

（3）避孕　雌激素与孕激素合用于女性避孕。

（4）回乳　妇女停止授乳后，可用大剂量雌激素抑制乳汁分泌而退乳、消痛。

（5）绝经后晚期乳腺癌　绝经5年以上的晚期乳腺癌患者可用雌激素治疗，缓解率可达40%。但绝经以前的患者禁用，因此时可促进肿瘤细胞的生长。

考点提示

雌激素类药物的临床应用。

（6）前列腺癌　大剂量雌激素抑制垂体促性腺激素的分泌，可使睾丸萎缩及雄激素分泌减少，且雌激素有拮抗雄激素的作用，可明显改善前列腺癌症状。

3. 不良反应及注意事项　常见不良反应有食欲不振、恶心。长期大量应用可引起子宫内膜过度增生及子宫出血，有子宫出血倾向及子宫内膜炎者慎用。大剂量可使水、钠潴留而导致高血压、水肿，肝功能不良者可致胆汁淤积性黄疸，高血压和肝功能不良者慎用或禁用。有致畸作用，孕妇禁用。

（二）抗雌激素类药物

本类药物竞争性拮抗雌激素受体，从而抑制或减弱雌激素的作用，代表药物为氯米芬。

1. 氯米芬　有较弱的雌激素活性和中等程度的抗雌激素作用。临床用于功能性不孕症、功能性子宫出血、月经不调、晚期乳腺癌及长期应用避孕药后发生的闭经等。长期大剂量应用可引起卵巢肥大。卵巢囊肿者禁用。

2. 他莫昔芬　又称三苯氧胺，能与乳腺癌细胞的雌激素受体结合，抑制雌激素依赖的肿瘤细胞增殖。主要用于晚期、复发或不能耐受手术的乳腺癌患者，尤其适用于绝经后的高龄患者。还可用于乳腺癌术后辅助治疗或乳腺增生的短期治疗。不良反应主要有胃肠道反应及生殖系统反应（月经失调、阴道流血等），偶有肝功能异常及血小板、白细胞减少，长期大剂量使用可致视力障碍。

二、孕激素类药物和抗孕激素类药物

（一）孕激素类药物

天然孕激素即黄体酮。临床上常用的人工合成孕激素有甲羟孕酮、甲地孕酮、炔诺酮、双醋炔诺酮和炔诺孕酮等。

1. 药理作用

（1）对生殖系统作用　①在月经后期，使子宫内膜由增生期转变为分泌期，有利于受精卵的着床和胚胎发育。②降低子宫对缩宫素的敏感性，抑制子宫收缩，有保胎作用。③促进乳腺腺泡发育，为泌乳做好准备。

考点提示

孕激素类药物的药理作用。

④大剂量孕激素能反馈抑制垂体黄体生成素的分泌，抑制排卵；⑤可使子宫颈口闭合、黏液变稠、精子不易穿透，均有利于避孕。

（2）其他　此类药物还有利尿和升高基础体温的作用。

2. 临床应用　主要用于功能性子宫出血、痛经、子宫内膜异位症、先兆流产、习惯性

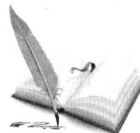

流产和避孕，还可用于子宫内膜腺癌和乳腺癌的治疗。

3. 不良反应 较少，偶见恶心、呕吐、头晕、乳房胀痛及腹痛等。长期应用，可使月经量减少，并易发生阴道真菌感染。大剂量 19 – 去甲睾酮类可致肝功能障碍。大剂量黄体酮可引起胎儿生殖器畸形。

（二）抗孕激素类药物

本类药主要为黄体酮受体阻断药，代表药物为米非司酮。

米非司酮能阻断黄体酮受体，拮抗黄体酮对子宫内膜的作用，导致内膜脱落和月经出现，发挥抗受精卵着床的作用。口服有效，生物利用度高，血浆蛋白结合率高，半衰期长。主要用于抗早孕、房事后避孕和诱导分娩。不良反应少，偶有腹痛、恶心、呕吐和皮疹等。

> **考点提示**
> 米非司酮的药理作用。

三、雄激素类药物、同化激素类药物及抗雄激素类药物

（一）雄激素类药物

天然雄激素主要是睾酮。临床多用人工合成的睾酮衍生物，如甲睾酮、丙酸睾酮、氟甲睾酮等。睾酮口服无效。

1. 药理作用

（1）生殖系统 促进男性生殖器官和第二性征的发育；还能抑制腺垂体分泌促性腺激素。对女性睾酮可减少卵巢分泌雌激素，具有抗雌激素作用。

> **考点提示**
> 雄激素类药物的药理作用。

（2）同化作用 能显著地促进蛋白质的合成（同化作用），抑制蛋白质的分解（异化作用），使肌肉增长，体重增加，降低氮质血症，有利于生长发育及虚弱体质的恢复。

（3）骨髓造血功能 较大剂量的雄激素可以刺激骨髓造血功能，特别是红细胞生长加速。

2. 临床应用 主要用于无睾症或类无睾症、男性性功能低下的替代治疗。还可用于功能性子宫出血、绝经后晚期乳腺癌、卵巢癌和子宫肌瘤的治疗。用于再生障碍性贫血，持续用药 3~4 个月，可改善骨髓造血功能。

3. 不良反应及注意事项 女性患者长期应用可出现男性化现象，如痤疮、声音变粗、闭经、乳腺退化等。多数雄激素可引起胆汁淤积性黄疸，一旦发生立即停药。孕妇、哺乳期妇女和前列腺癌患者禁用。肾炎、肾病综合征、高血压及心衰患者慎用。

（二）同化激素类药物

同化激素是以同化作用为主，男性化作用较弱的睾酮衍生物，如苯丙酸诺龙、司坦唑醇及美雄酮等。临床主要用于蛋白质吸收不足或分解亢进或蛋白质损失过多的患者，如营养不良、严重烧伤、术后恢复期、骨折不易愈合、老年性骨质疏松症及恶性肿瘤晚期等。用药时应同时增加食物中蛋白质成分。孕妇及高血压、前列腺癌患者禁用。本类药物是国际体育竞赛的违禁药。

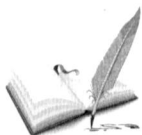

（三）抗雄激素类药物

对抗雄激素的生理作用。包括雄激素合成抑制剂、雄激素受体拮抗剂、5-α还原酶抑制剂。代表药物有环丙孕酮、非那雄胺。

1. 环丙孕酮　具有较强的孕激素作用，反馈抑制垂体 FSH、LH 分泌，从而减少雄激素分泌，还可抑制雄激素受体。临床用于降低男性倒错的性欲、不能手术的前列腺癌、女性多毛症、痤疮及秃发等。

> **考点提示**
>
> 环丙孕酮的药理作用。

2. 非那雄胺　为 5-α 还原酶抑制剂，抑制睾酮转化为二氢睾酮，产生抗雄激素效应。临床用于良性前列腺增生。不良反应有性欲减退、男性乳房发育及精液减少。

第二节　子宫平滑肌兴奋药

子宫平滑肌兴奋药是一类选择性兴奋子宫平滑肌，引起子宫不同程度收缩的药物，包括缩宫素、麦角生物碱和前列腺素。其作用可因药物种类、用药剂量以及子宫生理状态的不同而有差异，可使子宫产生节律性收缩（催产或引产时）或强直性收缩（产后止血及产后子宫复原时）。如使用不当，可能造成子宫破裂或胎儿窒息的严重后果，因此在应用时必须严格掌握其适应证和用药剂量。

一、缩宫素（催产素）

目前临床应用的缩宫素为人工合成品或从猪、牛的垂体后叶提取分离的制剂（垂体后叶素）。我国药典规定缩宫素的效价以单位计算，1 个单位相当于 2 μg 纯缩宫素。该药在消化道易被酶破坏，故口服无效；肌内注射吸收良好，3~5 分钟生效，维持 20~30 分钟；静脉注射作用快，维持时间短；也可经口腔和鼻黏膜吸收；大部分经肝脏和肾脏代谢。

（一）药理作用

1. 兴奋子宫　缩宫素能直接兴奋子宫平滑肌，加强子宫收缩力和收缩频率。其收缩强度及性质取决于剂量和性激素水平。

（1）剂量　小剂量（2~5 U）缩宫素加强子宫（特别是妊娠末期子宫）的节律性收缩，其收缩性质与正常分娩相似，对子宫底部产生节律性收缩，对子宫颈则产生松弛作用，可促使胎儿顺利娩出。大剂量（5~10 U）缩宫素使子宫产生持续强直性收缩，不利于胎儿娩出。

（2）性激素水平　雌激素能提高子宫平滑肌对缩宫素的敏感性，孕激素则降低其敏感性。在妊娠早期，孕激素水平高，缩宫素对子宫平滑肌收缩作用较弱，可保证胎儿安全发育；在妊娠后期，雌激素水平高，临产时子宫对缩宫素最敏感，有利于胎儿娩出，故此时只需小剂量缩宫素即可达到引产、催产的目的。

2. 其他作用　缩宫素可使乳腺腺泡周围的肌上皮（平滑肌）细胞收缩，促进排乳但不影响乳汁总量。大剂量还能松弛血管平滑肌，引起短暂的降压作用，还有轻度抗利尿作用。

> **考点提示**
>
> 缩宫素的药理作用。

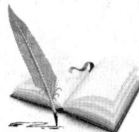

（二）临床应用

小剂量（2~5 U）缩宫素可用于催产和引产，对于死胎、过期妊娠或因患严重心脏病、结核病等的孕妇，需提前终止妊娠者，可用缩宫素引产；大剂量（5~10 U）缩宫素用于产后及流产后因宫缩无力或子宫收缩复位不良而引起的子宫出血；滴鼻可促进排乳。

（三）不良反应

（1）一般症状　偶见恶心、呕吐、出冷汗、面色苍白、心律失常等。

（2）过量可引起子宫强直性收缩，可致胎儿窒息甚至子宫破裂。因此，用于催产或引产时必须注意以下两点：①严格掌握用药剂量，注意观察用药过程中宫缩及胎心状况，并随时调整给药速度，避免发生强直性收缩。②严格掌握禁忌证，凡有产道异常、胎位不正、头盆不称、前置胎盘及三胎以上经产妇或有剖腹产史者一律禁用，以防止发生胎儿窒息或子宫破裂。

（3）剂量过大时，可导致抗利尿作用。如患者输液过多或过快，可出现水钠潴留和低钠血症。

（4）提取制成的缩宫素，因有杂质，偶有过敏反应，人工合成品则无过敏反应发生。

（四）用药要点

1. 注意药物的相互作用　①环丙烷等碳氢化合物吸入全麻时，使用缩宫素可导致产妇出现低血压、窦性心动过缓或房室节律失常。②其他宫缩药与缩宫素同时用，可使子宫张力过高，导致子宫破裂或宫颈撕裂。

2. 用药指导与正确给药　①做好用药宣传工作，向产妇（或患者）及家属讲清药物可能出现的不良反应，使用缩宫素前必须对产妇（或患者）进行检查并询问其

身体概况。②静脉滴注用于催产或引产，准确控制进药速度十分重要，并经常监测宫缩强度与胎心率。如出现宫缩过强，立即停止滴入，则宫缩刺激可迅速消除。一般每次2~5 U，用5%葡萄糖溶液500 ml稀释后，先以8~10滴/分的速度静脉滴注，以后根据子宫收缩和胎心情况调节滴注速度，必须严密观察，一般不超过40滴/分。产后出血一般采用皮下注射或肌内注射的给药方法。

3. 密切观察用药后反应　要加强用药监护，缩宫素应用过程中及分娩后，要注意子宫的回缩情况，测量宫底，观察阴道出血情况。

二、麦角生物碱

麦角是寄生在黑麦麦穗上的一种麦角菌干燥菌核。麦角中含有多种生物活性成分，麦角生物碱是其主要成分。如麦角新碱、麦角胺、麦角毒等。麦角新碱口服、皮下注射或肌内注射均吸收快而完全，代谢和排泄较快，维持时间短暂。麦角胺与麦角毒口服吸收慢而不规则，麦角胺口服量要比肌内注射量大8~10倍，20分钟左右才出现作用，但作用维持较久。

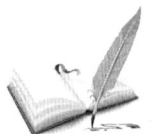

（一）药理作用

1. 兴奋子宫 选择性兴奋子宫平滑肌，其中以麦角新碱作用强而迅速。妊娠子宫对麦角碱类比未妊娠子宫敏感性高，在临产时最敏感，作用较缩宫素强而持久。剂量稍大可引起子宫强直性收缩，对子宫体和子宫颈的作用无显著差异，因此不能用于催产和引产，只用于产后止血和子宫复旧。

2. 收缩血管 麦角胺能收缩末梢血管，作用强大。大剂量损伤血管内皮细胞，导致肢端干性坏疽。也能使脑血管收缩，减少脑动脉搏动幅度，从而减轻偏头痛。

3. 阻断 α 受体 麦角毒的氢化物称双氢麦角碱（海得琴），可阻滞 α 受体，翻转肾上腺素的升压作用，还具有中枢抑制作用。麦角新碱无此作用。

> **考点提示**
> 麦角生物碱的药理作用。

（二）临床应用

1. 子宫出血 麦角新碱通过使子宫平滑肌强直性收缩，机械性压迫血管而止血。主要用于产后、刮宫后，或其他原因引起的子宫出血。

2. 产后子宫复原 产后的最初 10 天子宫复原过程进行很快，若进行缓慢就易发生出血或感染。因此，须服用麦角制剂等子宫兴奋药以加速子宫复原。常用麦角流浸膏。

3. 偏头痛 麦角胺与咖啡因合用能通过收缩脑血管，减少搏动幅度而治疗偏头痛。

4. 人工冬眠 麦角毒的氢化物称双氢麦角碱，具有中枢抑制作用，可与异丙嗪、哌替啶配成冬眠合剂，用于人工冬眠。

> **考点提示**
> 麦角生物碱的临床应用。

（三）不良反应

注射麦角新碱可引起恶心、呕吐、血压升高，伴有妊娠毒血症的产妇应慎用。偶可见过敏反应，严重者出现呼吸困难。麦角流浸膏中含有麦角毒和麦角胺，长期应用可损害血管内皮细胞，特别是肝脏病或外周血管有病变者更为敏感。

（四）用药要点

1. 注意药物的相互作用 低钙血症能减弱麦角新碱的作用，故缺钙者在使用麦角新碱前，需先注射 10% 葡萄糖酸钙 10～20 ml。麦角胺与咖啡因合用在收缩脑血管方面有协同作用。

2. 用药指导与正确给药 明确用药指征，严格执行医嘱，正确使用药物剂量；用药期间加强用药监护，注意不良反应的发生；麦角制剂禁用于催产和引产、血管硬化及冠状动脉疾病患者。

> **考点提示**
> 麦角生物碱的用药指导。

3. 密切观察用药后反应 对产后使用麦角新碱的妇女，用药后应检查宫底高度和位置、子宫硬度及恶露情况。

三、前列腺素类药物

前列腺素（PG）是一类广泛存在于体内的不饱和脂肪酸，早期是从羊精囊提取，现可用生物合成法或全合成法制成，对循环、呼吸、消化以及生殖系统等有广泛的生理和药理

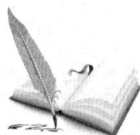

作用。与缩宫素不同，前列腺素对各期妊娠子宫都有显著的兴奋作用，对分娩前的子宫更敏感些。故除用于足月引产外，对早期或中期妊娠子宫也能引起足以导致流产的高频率和大幅度的收缩。常用药物有米索前列醇、地诺前列酮。给药方法有静脉滴注或阴道内、宫腔内、羊膜腔内给药。前列腺素也可用于抗早孕。不良反应主要为恶心、呕吐、腹痛等胃肠平滑肌兴奋现象。不宜用于支气管哮喘和青光眼患者。引产时的禁忌证和注意事项与缩宫素相同。

第三节　子宫平滑肌抑制药

子宫平滑肌抑制药又称抗分娩药。抑制子宫平滑肌收缩，主要用于防治早产。包括 β_2 受体激动剂、硫酸镁、钙拮抗剂、前列腺素合成酶抑制剂、缩宫素受体拮抗剂。

一、β_2 受体激动剂

选择性作用于子宫平滑肌 β_2 受体，松弛平滑肌，防治早产。常用药物为利托君。一般先静脉滴注，然后口服维持治疗。不良反应有心悸、胸闷、心律失常、升高血糖、降低血钾。还可通过胎盘屏障，用药时要密切注意胎心率。

二、硫酸镁

（一）体内过程

无论静脉注射还是肌内注射，都可引起子宫收缩，药物经肾脏排出。

（二）药理作用

镁离子通过拮抗钙离子作用，最终使骨骼肌松弛，可抗惊厥，扩张血管降压；还可使子宫平滑肌松弛并降低其对缩宫素的敏感性；还具有保护胎儿中枢神经系统的作用。

（三）临床应用

可防治早产、防治子痫发作、保护胎儿中枢神经系统等。

考点提示
硫酸镁的临床应用。

（四）不良反应及注意事项

不良反应包括腱反射消失、呼吸抑制、心搏骤停。用药时一定要准备 10% 葡萄糖酸钙 10 ml，中毒时缓慢静脉推注。用药时保证腱反射存在，呼吸大于 16 次/分，尿量 >400 ml/24 h。肾功能不全者减量或停用。

考点提示
硫酸镁用药的不良反应及注意事项。

三、钙通道阻滞剂

选择性阻滞钙通道，降低细胞内钙离子浓度，从而抑制子宫收缩，防治早产。常用药物为硝苯地平。尤其适用于糖尿病、心脏病、多胎妊娠及胎膜早破者。

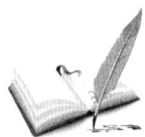

四、前列腺素合成酶抑制剂

抑制前列腺素酶活性，减少前列腺素合成与释放，抑制子宫收缩，防治早产。常用药物为吲哚美辛。但此类药物可致动脉导管过早关闭，仅用于 34 周前的早产。

五、缩宫素受体拮抗剂

抑制缩宫素受体增加，降低缩宫素作用，抑制子宫收缩，防治早产。代表药物为阿托西班。主要用于 18 岁以上、24 ~ 33 孕周、胎心正常的孕妇。不良反应有恶心、呕吐、头痛、头晕、心悸、低血压等。

本章小结

女性生殖系统常用药物有性激素类药物、子宫平滑肌兴奋药及子宫平滑肌抑制药。性激素类药物包括雌激素类药物及抗雌激素类药物、孕激素类药物及抗孕激素类药物、雄激素类药物及抗雄激素类药物。子宫平滑肌兴奋药主要有缩宫素、麦角生物碱及前列腺素类药物。子宫平滑肌抑制药主要有 β_2 受体激动剂、硫酸镁、钙通道阻滞剂、前列腺素合成酶抑制剂、缩宫素受体拮抗剂。

目标检测

一、选择题

1. 缩宫素对子宫的作用特点是

    A. 妊娠早期子宫对缩宫素的敏感性高于妊娠末期子宫

    B. 对宫体和宫颈的作用无选择性

    C. 小剂量引起子宫节律性收缩

    D. 大剂量引起子宫节律性收缩

    E. 作用强大、持久

2. 宫缩无力性难产，应选用

    A. 大剂量麦角新碱静脉滴注　　　　B. 大剂量缩宫素肌内注射

    C. 大剂量缩宫素静脉注射　　　　　D. 大剂量麦角新碱肌内注射

    E. 小剂量缩宫素静脉滴注

3. 麦角新碱禁用于催产、引产的原因是

    A. 作用强大而持久，易致子宫强直性收缩

    B. 作用弱而短，效果差

    C. 吸收慢而不完全，难以达到有效浓度

    D. 妊娠子宫对其不敏感

    E. 对子宫颈的兴奋作用明显小于子宫底

4. 产后子宫出血首选的药物是

扫码"练一练"

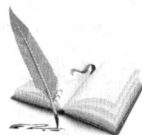

A. 前列腺素　　　　　　　　　　B. 硫酸镁

C. 小剂量缩宫素　　　　　　　　D. 垂体后叶素

E. 麦角新碱

5. 下列不属于缩宫素作用的是

A. 利尿作用　　　　　　　　　　B. 松弛血管平滑肌

C. 使乳腺泡周围的肌上皮细胞收缩　　D. 小剂量引起子宫节律性收缩

E. 大剂量引起子宫强直性收缩

6. 催产素属于

A. 子宫兴奋药　　　　　　　　　B. 子宫平滑肌松弛药

C. 降血糖药　　　　　　　　　　D. 抗高血压药

E. 抗肝病药

7. 麦角生物碱与缩宫素均可用于

A. 产后子宫复旧　　　　　　　　B. 催产

C. 产后止血　　　　　　　　　　D. 催乳

E. 引产

8. 不能用于保胎的药物是

A. 沙丁胺醇　　　　　　　　　　B. 利托君

C. 硫酸镁　　　　　　　　　　　D. 缩宫素

E. 特布他林

9. 由卵巢成熟滤泡分泌的雌激素是

A. 雌三醇　　　　　　　　　　　B. 己烯雌酚

C. 炔雌醇　　　　　　　　　　　D. 雌二醇

E. 戊酸雌二醇

10. 关于同化激素，下列哪一项描述是错误的

A. 同化作用强，男性化作用弱

B. 雄激素样作用较弱

C. 无水钠潴留作用

D. 可引起钙、磷、钾和水的潴留

E. 促进蛋白质合成

11. 下列关于氯米芬的叙述，正确的是

A. 抑制卵巢雌激素合成，发挥抗雌激素作用

B. 可用于卵巢囊肿的治疗

C. 主要用于不孕症的治疗

D. 阻滞下丘脑的雌激素受体，从而增强雌二醇的负反馈性抑制

E. 激动下丘脑的雌激素受体，从而消除雌二醇的负反馈性抑制

12. 卵巢功能低下可选用的药物是

A. 己烯雌酚　　　　　　　　　　B. 睾酮

C. 甲睾酮　　　　　　　　　　　D. 泼尼松龙

E. 苯丙酸诺龙

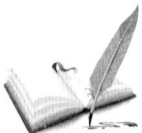

13. 雌激素的临床用途不包括
    A. 绝经期综合征　　　　　　　B. 功能性子宫出血
    C. 痤疮　　　　　　　　　　　D. 避孕
    E. 水肿

14. 老年性骨质疏松症宜选用
    A. 黄体酮　　　　　　　　　　B. 泼尼松
    C. 甲睾酮　　　　　　　　　　D. 苯丙酸诺龙
    E. 炔诺酮

15. 大剂量孕激素的适应证是
    A. 痛经　　　　　　　　　　　B. 子宫内膜异位症
    C. 子宫内膜腺癌　　　　　　　D. 功能性子宫出血
    E. 先兆流产和习惯性流产

16. 孕激素类药物可用于
    A. 晚期乳腺癌　　　　　　　　B. 先兆流产
    C. 退乳　　　　　　　　　　　D. 老年性阴道炎
    E. 乳房胀痛

17. 雌激素类药和孕激素均可用于
    A. 前列腺癌　　　　　　　　　B. 绝经期综合征
    C. 乳房胀痛　　　　　　　　　D. 晚期乳腺癌
    E. 痤疮

18. 下列具有抗早孕作用的药物是
    A. 缩宫素　　　　　　　　　　B. 麦角新碱
    C. 前列腺素 E_2　　　　　　　D. 依沙吖啶
    E. 硫酸镁

19. 雄激素不宜用于
    A. 睾丸功能不全　　　　　　　B. 功能性子宫出血
    C. 再生障碍性贫血　　　　　　D. 前列腺癌
    E. 晚期乳腺癌

二、简答题

1. 激素避孕的禁忌证是什么？
2. 复方短效口服避孕药的注意事项有哪些？

（张　琴　胡清伟）

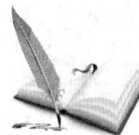

第二十四章 计划生育

扫码"学一学"

计划生育是我国的一项基本国策，它是指全国或整个地区范围内，对人口发展进行有计划的调节，使人口的增长同社会、经济的发展相适应。包括晚婚、晚育、节育、优生优育。节育以避孕为主，包括激素避孕、宫内节育器避孕及其他避孕方法，辅以绝育术及避孕失败的补救措施。

第一节 避 孕

一、激素避孕

（一）概述

激素避孕又称药物避孕，通常指用女性甾体激素避孕，类固醇激素成分为雌激素及孕激素。激素避孕是一种高效、简便、可靠、可逆的避孕方法。

（二）避孕机制

1. 抑制排卵 ①抑制下丘脑释放 GnRH，减少垂体分泌 FSH 和 LH，影响卵泡发育，为激素避孕最主要的作用机制；②抑制垂体对 GnRH 的反应，不出现排卵前 LH 高峰，从而不发生排卵。

2. 改变宫颈黏液性状 孕激素使宫颈黏液变少变稠，不利于精子穿透。此为单孕激素制剂最主要的作用机制。

3. 抑制子宫内膜增殖变化 孕激素抑制子宫内膜增殖，使胚胎发育与子宫内膜生理变化过程不同步，影响受精卵着床。

4. 影响输卵管的功能 雌、孕激素使输卵管正常的分泌和蠕动发生异常，使受精卵运行速度与子宫内膜发育不同步，从而干扰受精卵着床。

（三）适应证与禁忌证

1. 适应证 适用于无激素避孕禁忌证、有避孕要求的健康育龄妇女。

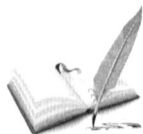

2. 禁忌证 ①严重血栓性疾病（如静脉栓塞）或心血管疾病（高血压病、冠心病等）；②内分泌疾病（糖尿病、甲亢等）；③急、慢性肝炎或肾炎；④恶性肿瘤、癌前病变、子宫或乳房包块；⑤哺乳期；⑥需药物治疗的精神病；⑦不明原因的阴道流血、月经稀少者；⑧年龄 >35 岁的吸烟妇女或吸烟成瘾者；⑨反复发作的严重偏头痛；⑩可疑妊娠。

（四）种类

1. 复方口服避孕药 为含有低剂量雌激素与孕激素的复合制剂，是全球广泛使用的避孕方法。包括复方短效口服避孕药和复方长效口服避孕药。

（1）复方短效口服避孕药（COC） 为炔雌醇与孕激素组成的复合制剂。孕激素成分各不相同，构成不同配方及制剂。第一代 COC 的孕激素主要为炔诺酮，有较强的雄激素活性，现已少用；第二代 COC 的孕激素为左炔诺孕酮，活性强于第一代；第三代 COC 的孕激素为孕二烯酮、诺孕酯、去氧孕烯，结构接近天然黄体酮，活性更强；现代 COC 的孕激素（第三代孕激素）更新、更高效。

常用药物、用法及注意事项 ①复方避孕片、复方甲地孕酮片、复方炔诺酮片：于月经第 5 天服药，连服 22 天，停药 7 天后服第 2 周期；②复方孕二烯酮片、复方去氧孕烯片、炔雌醇环丙孕酮片、屈诺酮炔雌醇片：于月经第 1 天服药，连服 21 天，停药 7 天后服第 2 周期；③左炔诺孕酮/炔雌醇三相片：于月经第 1 天服药，服药者按顺序依次服用各相药片，连服 21 天；④漏服 1 片应在 12 小时内补服，且警惕有妊娠可能；漏服超过 12 小时或漏服 2 片，立即补服 1 片且加用其他避孕措施，若剩余药片 <7 片，服完本周期后立即服下一周期药；漏服 3 片应停药，待出血后开始服下一周期药。

（2）复方长效口服避孕药 为长效雌激素——炔雌醚（CEE）和孕激素制成的复合制剂。CEE 口服后储存于脂肪组织内缓慢释放，起长效避孕作用，服药1次可避孕 1 个月。孕激素使子宫内膜呈分泌期变化，引起撤退性出血。避孕有效率达 96% ~98%。该类药物由于激素含量大，副反应较多，如类早孕反应、月经失调等，目前市场上已较少见。

2. 长效避孕针 有单孕激素制剂与雌激素、孕激素复合制剂两种。尤其适用于使用 COC 胃肠道反应明显者。有效率达 98% 以上。常见副反应有点滴出血、月经紊乱、闭经等。雌、孕激素复合制剂由于激素剂量大，副反应明显，现已少用。常用单孕激素制剂及用法：①醋酸甲羟孕酮避孕针：于月经来潮 5 天内或产后 6 周肌内注射 1 次，以后每 3 个月注射 1 次；②庚炔诺酮避孕针：每隔 2 个月肌内注射一次。由于单孕激素制剂对乳汁影响较小，较适用于哺乳期妇女。

3. 探亲避孕药 适用于分居两地的夫妻探亲时服用，不受经期限制，避孕效果可靠，达 98% 以上。包括双炔失碳酯、单孕激素制剂及雌、孕激素复合制剂。由于该类药物激素剂量大，同时目前激素避孕药种类不断增加替代，已较少使用。

4. 缓释避孕药（缓释避孕系统） 将类固醇激素主要是孕激素，与具备缓慢释放性能的高分子化合物（如聚乙烯、医用硅橡胶及制备微囊的包衣材料等）配制而成。具有简便、

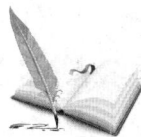

安全、激素释放微量而恒定、长效的优点。常用药物及用法如下。

（1）皮下埋置剂　主要成分左炔诺孕酮以硅胶棒为载体，有效率达99%以上。皮下埋置剂Ⅰ型含6根硅胶棒，使用年限5~7年；皮下埋置剂Ⅱ型含2根硅胶棒，使用年限3~5年。目前出现了单根埋置剂，含依托孕烯，使用年限3年。

皮下埋置剂用法为月经周期开始的7天内均可放置，将硅胶棒扇形埋入左上臂内侧肘关节上7~8 cm皮下。主要副反应为不规则出血、点滴出血甚至闭经，一般不需特殊处理，多于3~6个月后减轻或消失。若流血时间长者，可予以雌激素、前列腺素合成酶抑制剂、止血药治疗，必要时取出皮下埋置剂。

（2）缓释阴道避孕环　如国产的甲地孕酮硅胶环，含甲地孕酮200 mg或250 mg，于月经周期第5天放入阴道，每天释放0.1 mg，可避孕1年。

（3）避孕贴片　将避孕药放在特殊贴片内，粘贴在皮肤上。每周1片，连用3周，停用1周，每月共3片。

（4）微球和微囊避孕针　正在研制的一类新型缓释系统。将类固醇激素与可降解的高分子化合物混合制成微球或微囊，注入皮下，达到避孕效果。

（五）副反应及处理

1. 类早孕反应　少数妇女服药1~2周出现食欲下降、恶心、呕吐、乏力、头晕等症状，似早孕反应。一般不需处理，重者可更换制剂或改用其他避孕措施。

2. 经量减少或闭经　常发生于月经不规则妇女。停药后月经多能恢复正常。若停药后月经不来潮且除外妊娠者，应停药7日后继续服下一周期的药。若连续停经3个月，需停药观察。

3. 阴道不规则流血　表现为点滴出血或突破性出血，多发生于服药初期，多因激素水平变化或迟服、漏服避孕药所致。点滴出血者不需处理；流血较多者每晚服用避孕药时可加服炔雌醇1~2片，直至停药；若流血似月经量或流血时间接近月经期，应停药并于流血第5日开始服下一周期的药；重者可更换避孕药。

4. 体质量增加　避孕药中的第一代和第二代孕激素成分有弱雄激素活性，同时雌激素可引起水钠潴留，导致体质量增加。可更换含第三代孕激素的避孕药。

5. 皮肤褐斑　少数妇女颜面皮肤出现蝶形淡褐色色素沉着。停药后多能自行消退或减轻。

6. 其他　头痛、复视、乳房胀痛、皮疹或性欲改变等。可对症处理，严重者停药做进一步检查。

> **考点提示**
> 激素避孕的副反应。

（六）长期用药对人体的影响

1. 生育和子代发育　使用COC的妇女大多停药后第一个月经周期就能恢复排卵，停药后即可妊娠。同时，激素避孕不增加胎儿畸形的发病率，使用COC期间妊娠或妊娠后误服COC也不会导致新生儿畸形。激素避孕还能减少非意愿妊娠、调节月经、减少盆腔炎的发生，从而保护生育力。但使用长效避孕药者最好停药6个月再考虑妊娠。

2. 心血管疾病　使用激素避孕与静脉血栓栓塞、脑卒中、心肌梗死等心血管疾病风险增加有关，高危因素有高龄、肥胖、吸烟、高血压、脂代谢异常及有血栓性疾病史等。目前使用的是含低剂量雌激素（<35 μg）的COC，明显降低了发生血栓性疾病风险；含新型

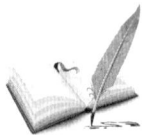

孕激素（第 3 代孕激素及屈螺酮）的 COC 发生脑卒中、心肌梗死的风险明显降低。

3. 肿瘤 长期服用 COC 可降低子宫内膜癌、卵巢上皮性癌、结直肠癌的发病率，可增加宫颈癌的发生风险，不增加或轻微增加乳腺癌的发生风险。

4. 机体代谢 部分女性长期使用激素避孕可出现糖耐量异常，停药后胰岛功能及糖耐量均能恢复正常。雌激素可使低密度脂蛋白（LDL）降低，高密度脂蛋白（HDL）升高，孕激素可降低 HDL。HDL 对心脏和血管有保护作用，LDL 作用相反。因此，有上述心血管疾病高危因素的妇女不宜长期使用激素避孕。

二、宫内节育器

（一）概述

宫内节育器（IUD）是将避孕装置放置在子宫腔内，具有安全、简便、有效、长效、可逆、经济等优点，有效率为 90% 以上，是我国育龄妇女常用的避孕方法。

（二）种类

1. 第一代 IUD（惰性宫内节育器） 由金属、硅胶、塑料、尼龙等惰性材料制成，理化性能稳定。我国最早使用的不锈钢金属单环因脱落率及带环妊娠率均较高，已于 1993 年停产。

2. 第二代 IUD（活性宫内节育器） 该类 IUD 内含有活性物质如金属离子（Cu^{2+}、Zn^{2+} 等）、激素、止血药物及磁性材料等，可减少副反应，提高避孕效果。分为含铜 IUD 和含药 IUD 两大类。

（1）含铜 IUD 为含铜的小型节育器，目前我国已生育女性中应用最广泛。根据不同类型可放置 5 ~ 10 年或以上。避孕效果与含铜表面积呈正比，避孕有效率为 94% ~ 97%。副反应主要有点滴出血、带器妊娠、IUD 脱落等。含铜 IUD 具有不同形态。

1）T 形带铜 IUD（TCu – IUD） 呈 T 字形，以聚乙烯为支架，在纵臂或横臂上绕有铜丝或铜套，有尾丝，是我国目前临床常用的宫内节育器之一。根据含铜表面积分为 TCu – 200（含铜表面积 200 mm^2）、TCu – 220C、TCu – 380A 等，以 TCu – 200 应用较广。由于铜丝易断裂，含铜丝 IUD 一般放置 5 ~ 7 年，含铜套 IUD 可放置达 10 ~ 15 年。由于 TCu – IUD 适应宫腔形态，所以不易脱落，同时 TCu – IUD 带有尾丝，便于检查及取出，但其出血发生率稍高。

2）V 型带铜 IUD（VCu – IUD） 呈"V"字形，以不锈钢为支架，外套硅橡胶管，在横臂及斜臂上绕有铜丝或铜套，两横臂中间相套为中心扣，有尾丝，临床常用。放置年限 5 ~ 7 年。其优缺点似 TCu – IUD。

3）多负荷 IUD（母体乐，MLCu – 375） 呈伞状，以聚乙烯为支架，两弧形臂上各有 5 个小齿，具有可塑性，纵臂上绕有铜丝，含铜表面积 250 mm^2 或 375 mm^2。可放置 5 ~ 8 年。1995 年引入我国。

4）宫铜 IUD 呈螺旋状，以不锈钢丝为支架，内置铜丝，形态更接近宫腔形状，含铜表面积 300 mm^2，分大、中、小号，无尾丝。可放置 20 年左右。临床效果好，出血副反应少，在我国四川省应用广泛。

5）含铜无支架 IUD（吉妮 IUD） 6 个铜套串在尼龙丝上，无支架，用特制的针把尼龙

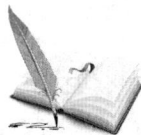

线结插入子宫底部肌层固定，使铜套悬挂在宫腔内，含铜表面积 330 mm^2，有尾丝。可放置 10 年。出血副反应少。

（2）含药 IUD　该类 IUD 通过每日缓慢微量释放药物提高避孕效果，减轻副反应。

1）左炔诺孕酮 IUD（LNG-IUD、曼月乐）　为含孕激素左炔诺孕酮的 IUD。呈 T 形，以聚乙烯为支架，有尾丝，左炔诺孕酮（总量 52 mg）储存在纵管中，纵管外包有含聚二甲基硅氧烷的膜控制药物释放，每日释放左炔诺孕酮 20 μg，放置年限为 5 年。主要副反应为点滴出血、经量减少甚至闭经，取器后恢复正常。

2）含吲哚美辛 IUD　主要有宫铜 IUD、吉妮致美 IUD 等。通过每日释放吲哚美辛，减少月经过多等副反应。

（三）避孕机制

IUD 避孕机制较复杂，至今未完全明了。除活性物质的作用外，异物反应起着较大作用。

1. 对精子及胚胎具有毒性作用　异物反应所致的无菌性炎性反应使白细胞及巨噬细胞增多，对胚胎产生毒性作用并吞噬精子。

2. 干扰受精卵着床　①异物反应改变子宫液组成；②异物反应损伤子宫内膜后产生前列腺素，改变输卵管蠕动，使受精卵运行速度与子宫内膜发育不同步。

3. 影响囊胚发育　子宫内膜受压缺血，激活纤溶酶原，局部纤溶活性增强，致使囊胚溶解吸收。

4. 含铜 IUD 避孕机制　①异物反应更重；②铜的长期缓慢释放可改变内膜依锌酶系统（如碱性磷酸酶和碳酸酐酶）活性，并影响 DNA 合成、糖原代谢及雌激素摄入，使子宫内膜细胞代谢受到干扰，不利于受精卵着床及囊胚发育；③影响精子获能，增强避孕效果。

5. 含孕激素 IUD 避孕机制　①孕激素使子宫内膜腺体萎缩和间质蜕膜化，不利于受精卵着床；②孕激素使宫颈黏液变稠，妨碍精子运行。

（四）放置 IUD 的适应证及禁忌证

1. 适应证　凡育龄妇女要求放置 IUD 而无禁忌证者。

2. 禁忌证　①生殖道急性炎症；②生殖器官肿瘤；③近 3 个月月经过多、过频，阴道不规则流血者；④妊娠或可疑妊娠者；⑤人工流产、中期引产、自然分娩或剖宫产后有感染可能者；⑥宫颈内口过松、重度陈旧性宫颈裂伤或子宫脱垂者；⑦畸形子宫；⑧宫腔深度 <5.5 cm 或大于 9.0 cm；⑨严重全身性疾患；⑩有铜过敏史者禁用含铜 IUD。

（五）放置时机

①常规选择月经干净后 3~7 天无性生活；②人工流产或中期引产后立即放置；③药物流产 2 次正常月经后或自然流产未清宫者转经后；④自然分娩后 42 天，恶露已净、会阴伤口愈合、子宫恢复；⑤剖宫产术后半年；⑥哺乳期应先排除早孕再放置；⑦含孕激素 IUD 在月经第 3 天放置；⑧无保护性生活后 5 天内可放置含铜 IUD 紧急避孕。

（六）放置方法

1. 术前准备　排空膀胱，取膀胱截石位。

2. 双合诊　检查子宫大小、位置及附件情况。

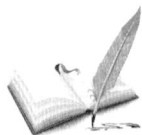

3. 消毒、铺巾、探测宫腔深度 外阴阴道常规消毒铺巾，窥器暴露宫颈，消毒宫颈及阴道穹隆，以宫颈钳夹持宫颈前唇，用子宫探针顺子宫屈向探测宫腔深度。

4. 扩张宫颈 宫颈管较紧者应按宫颈扩张器顺序扩至 6 号。

5. 放置 IUD 用放置器将节育器推送入宫腔，其上缘必须抵达宫底部，带有尾丝者在距宫口 2 cm 处剪断。

6. 观察 无出血即可取出宫颈钳及阴道窥器。

（七）术后注意事项及随访

1. 休息 术后休息 3 天，1 周内忌重体力劳动，2 周内忌性交及盆浴。

2. 观察 3 个月内每次经期或大便时注意有无 IUD 脱落。

3. 随访 术后于第 1 年的第 1、3、6、12 月进行随访，以后每年随访 1 次。

（八）放置 IUD 的副反应

1. 不规则阴道流血 常见，表现为经量过多、经期延长或经期点滴出血。一般无须处理，3～6 个月后逐渐恢复。重者需补充铁剂，并选用吲哚美辛 25～50 mg，每天 3 次口服。按上述治疗 3 个周期无效者，应考虑取环或换环，仍无效应改用其他避孕措施。

2. 其他 白带增多、腰酸、腹坠等。

（九）放置 IUD 的并发症

1. 节育器异位 常因子宫穿孔、操作不当、节育器过大过硬或子宫壁过薄过软等所致。确诊节育器异位后，应经腹、经腹腔镜或经阴道将节育器取出。

2. 节育器嵌顿、断裂 由于放置节育器时损伤子宫壁、带器时间过长或节育器过大等因素，致节育器断裂或部分嵌入子宫肌壁。确诊后应及时取出。若取出困难，应在 X 线、B 型超声定位或在宫腔镜直视下取出。

3. 节育器脱落 由于操作不当、月经过多、节育器过小、宫颈内口松弛或子宫过度敏感等引起。常发生于带器后第 1 年，尤其放置后的前 3 个月内。

4. 带器妊娠 多见于 IUD 脱落、下移或异位者。确诊后在行人工流产时取出 IUD。

5. 感染 常因无菌操作不严、生殖道本身存在感染灶或经尾丝逆行感染等引起。应取出 IUD，给予抗生素治疗。

（十）IUD 取出术

1. 适应证 ①计划再生育者或已无性生活者；②绝经一年者；③放置期限已满，需更换者；④改用其他避孕措施或绝育者；⑤出现副反应或并发症，治疗无效者；⑥带器妊娠者。

> **考点提示**
>
> IUD 取器适应证。

2. 禁忌证 ①全身情况不良或疾病的急性期，待情况好转后再取；②生殖道炎症，治愈后再取出 IUD。严重感染者抗感染同时应取出 IUD。

3. 取器时间 ①常规于月经干净后 3～7 天；②带器妊娠者行人工流产时取器，中期引产者于产后 3 个月或月经复潮后取器；③因感染或子宫出血需取器者，随时可取，必要时应行诊断性刮宫，刮出组织送病理检查，排除内膜病变。

4. 取器方法 有尾丝者，常规消毒后用血管钳夹住尾丝轻轻取出。无尾丝者，经妇科

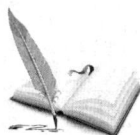

检查及常规消毒铺巾后，用子宫探针查清 IUD 位置，然后将取环钳放入宫颈管内夹住 IUD 纵杆牵引取出；金属单环用取环钩钩住环下缘轻轻牵引取出。取器困难时可在 B 型超声监护下操作，必要时在宫腔镜下取出。

5. 注意事项 取器前应通过 B 型超声检查或 X 线检查确定 IUD 是否在宫腔内并了解其类型；取器时动作轻柔。术后注意事项同 IUD 放置术。

考点提示

宫内节育器的避孕机制、禁忌证、放置时机、副反应、并发症及取器时间。

三、其他避孕方法

1. 阴茎套 为乳胶橡皮套，在其顶端有贮精液用的小囊，性交时将其套于阴茎上，阻止精子进入阴道，达到避孕目的。具有高效、简便、可防止性传播疾病的优点，可预防 HIV 感染，是全世界最常用的男用避孕法。

用法与注意事项：①选择合适的型号；②一次性使用；③用前行充气试验检查有无漏气并排去小囊内空气；④射精后在阴茎未软缩时捏住套口和阴茎一起取出。

考点提示

预防性传播疾病首选的避孕方法。

2. 阴道套 为女用避孕套，既能避孕，又能防止性传播疾病。我国目前尚无供应。

3. 紧急避孕 指无防护性生活或避孕失败后的一段时间内，为防止妊娠而采用的避孕方法，常用的有口服紧急避孕药及放置含铜宫内节育器（见宫内节育器）。口服紧急避孕药是最常用的方法，应在无保护性生活后 72～120 小时内应用。副反应似激素避孕，但由于激素含量较大，较常规避孕药物副反应大，不能长期使用。常用药物及用法如下。

（1）雌、孕激素复方制剂 我国目前有复方左炔诺孕酮片，应在无保护性生活后 72 小时内即服 4 片，12 小时后再服 4 片。

（2）单孕激素制剂 目前有左炔诺孕酮片（毓婷），应在无保护性生活 72 小时内服 1 片，12 小时再服 1 片。

（3）米非司酮 为孕激素受体拮抗剂，应在无保护性生活 120 小时内服 1 片。副反应较小。

考点提示

紧急避孕的定义及常用方法。

3. 外用杀精剂 由活性成分壬苯醇醚与基质制成，能灭活或杀死精子的一类化学避孕制剂。目前临床常用的有避孕片剂、栓剂、凝胶剂、胶冻剂及避孕薄膜等。用法及注意事项：①每次性交前将其置入阴道深部；②片剂、栓剂、避孕薄膜置入阴道后需等待 5～10 分钟，待其溶解后行性生活，若置入 30 分钟尚未性交，须再次放置；③不是首选的避孕方法，宜与其他避孕方法配合使用；④绝经过渡期妇女最好选用胶冻剂或凝胶剂。

4. 安全期避孕 又称自然避孕。排卵通常发生在下次月经来朝前 14 天，排卵前后 4～5 天为易受孕期，其余时间可视为相对安全期，在易受孕期禁欲可达到避孕目的。可以采用日历表法、观察宫颈黏液性状、测量基础体温推算排卵期。日历表法适用于月经周期规则的妇女。该避孕方法的影响因素较多，失败率较高，不宜推广。

考点提示

失败率最高的避孕方法。

5. 其他避孕方法 如体外排精、LHRH－a 避孕等。

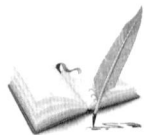

第二节　输卵管绝育术

输卵管绝育术是用手术结扎或器械堵塞输卵管腔，阻断精子与卵子结合的一种永久性节育措施。目前常用的方法有经腹输卵管结扎术及经腹腔镜输卵管绝育术。

一、经腹输卵管结扎术

（一）概述

是国内目前应用最广的绝育方法。经腹输卵管结扎术切口小，组织损伤小，操作简易、方便、安全。

（二）适应证

①患全身性疾病不宜生育者；②自愿要求接受绝育手术且无禁忌证者。

（三）禁忌证

①全身情况差不能耐受手术者；②疾病急性期；③严重神经官能症患者；④腹部皮肤感染或患急、慢性盆腔炎者；⑤24 小时内测 2 次体温≥37.5℃。

> **考点提示**
>
> 经腹输卵管结扎术的禁忌证、手术时机、并发症。

（四）手术时机

①常规选择月经干净后 3～4 天；②人工流产、分娩或取宫内节育器后 48 小时内；③哺乳期或闭经应先排除早孕；④剖宫产术时。

（五）术前准备

1. 医患沟通　做好受术者的术前咨询与解释工作。

2. 病史及体检　详细询问病史，进行全身检查、妇科检查。

3. 完善相关检查　查白带常规，血、尿常规，凝血功能，肝功能等。

4. 腹部准备　按妇科腹部手术常规准备。

5. 镇静　术前晚给予镇静剂。

（六）手术步骤

1. 准备工作　排空膀胱，取头低臀高仰卧位，留置导尿管，腹部常规消毒铺巾。

2. 麻醉　采用局部浸润麻醉或硬膜外麻醉。

3. 切开腹壁　非孕期或手术流产后以耻骨联合上缘中点上 2 横指为起点，产后或中期引产后以宫底下方 2～3 cm 处为起点，作约 2 cm 纵切口。

4. 提取输卵管　常用的有卵圆钳取管法、指板法及吊钩法。卵圆钳取管法是术者左手食指经切口沿宫角找到一侧输卵管，右手持卵圆钳夹持输卵管提至切口外。

5. 确认输卵管　见到输卵管伞证实为输卵管。常规检查双侧卵巢。

6. 结扎双侧输卵管

（1）抽芯包埋法　该法血管损伤少，并发症少，成功率高，应用广泛。用两把鼠齿钳夹持输卵管峡部，选择峡部无血管区，在浆膜下注入 0.5% 利多卡因 1 ml 后切开浆膜并游离输卵管，用两把蚊式钳夹住两端，中间切除 1 cm，用 4 号丝线分别结扎两断端，再用 1 号

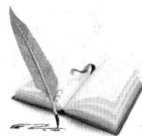

丝线连续缝合输卵管浆膜，将近端包埋于系膜内，远端固定于系膜外。

（2）输卵管银夹法　将银夹置于放置钳上，钳嘴对准输卵管峡部后缓缓压紧钳柄，使银夹紧压于输卵管上。

（3）输卵管折叠结扎切断法　仅于上述方法不能施行时采用。

7. 放回输卵管　检查断端无出血后送回腹腔。

（七）术后注意事项

①尽早活动；②术后 2 周内禁止性交。

（八）并发症

1. 出血、血肿　过度牵拉、钳夹损伤输卵管或输卵管系膜血管结扎不紧或未结扎所致。

2. 脏器损伤　主要损伤膀胱或肠管，多因解剖关系辨认不清或粗暴操作所致。

3. 感染　多因消毒不严、手术操作污染或体内原有感染灶未控制所致。

4. 输卵管再通　因误扎、漏扎输卵管或绝育措施本身缺陷所致。

二、经腹腔镜输卵管绝育术

（一）概述

经腹腔镜输卵管绝育术手术时间短，恢复快，但设备复杂，费用较高，目前应用较少。

（二）适应证

同经腹输卵管结扎术。

（三）禁忌证

①凝血功能差；②心、肺功能低下；③各种疝（膈疝、腹股沟疝等）；④肠粘连；⑤余同经腹输卵管结扎术。

（四）手术步骤

1. 麻醉　局麻、硬膜外麻醉或全身麻醉。

2. 放置腹腔镜　于脐孔下缘做 1 cm 横弧形切口，按腹腔镜手术常规进行气腹、套管针穿刺及腹腔镜放置。

3. 处理输卵管　在腹腔镜直视下处理输卵管。可酌情选用弹簧夹法、套扎法或电凝法。机械性绝育术损伤较电凝术小，更有利于行输卵管复通术。

4. 后续处理　检查手术视野及盆腔脏器，放出气体，取出外套管，缝合腹壁。

（五）术后注意事项

①静卧 4～6 小时；②观察生命体征、腹痛、腹腔内出血或脏器损伤征象。

第三节　避孕失败的补救措施

人工流产是指因意外妊娠或疾病等原因需用人工方法终止妊娠，是避孕失败的补救措施，主要包括药物流产及手术流产。

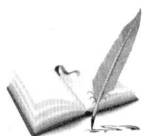

一、药物流产

案例导入

女，25 岁，因药物流产术后 2 周，阴道大量出血 2 小时急诊就诊。患者于 2 周前行药物流产，2 小时前无明显诱因出现阴道大量流血，色鲜红，伴头晕、眼花，无腹痛、恶心、呕吐。G_3P_0，曾有两次药物流产史。

全身体检：T 36.8℃，P110 次/分，R 18 次/分，BP 90/55 mmHg，贫血貌。

妇科检查：外阴呈已婚型；阴道通畅，内见大量鲜红色血块；宫颈口已开，见组织物堵塞宫口，宫口见大量活动性出血；子宫稍饱满，轻压痛；附件（－）。

问题：

1. 该患者的初步诊断及诊断依据是什么？

2. 该患者需鉴别诊断的是什么？

3. 该患者的进一步检查及处理原则是什么？

（一）概述

药物流产简称药流，联合应用米非司酮与米索前列醇口服终止早孕，是一种避孕失败的补救措施。米非司酮为新型抗孕激素制剂，可使子宫蜕膜变性坏死；米索前列腺素类似物，可使子宫收缩、宫颈软化。两者配伍终止早孕的完全流产率达 90% 以上。

（二）适应证与禁忌证

1. 适应证 ①停经 ≤49 天，年龄 <40 岁自愿要求终止妊娠的健康妇女，停经 >49 天者酌情选择，必要时住院；②B 型超声确诊为宫内妊娠者；③不宜行手术流产的高危妊娠；④多次人流术后对手术流产有恐惧心理者。

2. 禁忌证 ①米非司酮使用禁忌：肝肾功能异常、糖尿病或肾上腺疾病等内分泌疾病、妊娠期皮肤瘙痒史、血液病或血栓性疾病等；②米索前列醇使用禁忌：青光眼、哮喘、心脏病、癫痫、结肠炎等；③带器妊娠或可疑异位妊娠者；④其他：性传播疾病或外阴、阴道等生殖器炎症未经治疗者，妊娠剧吐，过敏体质，长期服用抗结核、抗癫痫、抗抑郁或抗前列腺素药物等。

（三）用法与注意事项

1. 用法 米非司酮可顿服或分次口服，顿服法于用药第 1 天顿服 200 mg，分服法于用药第 1 天、第 2 天晨各服 100 mg。第 3 天晨于门诊口服米索前列醇 400 μg 或阴道放置米索前列醇 600 μg。服用米索前列醇后住院或门诊观察 6 小时。若无妊娠物排出，间隔 3 小时口服或间隔 6 小时阴道重复给予米索前列醇 400 μg，给药次数 ≤4 次。若第 4 次给予米索前列醇后 24 小时内未完全排出妊娠物，为药流失败。

考点提示

药物流产的适应证、禁忌证、注意事项。

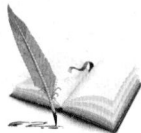

2. 注意事项 ①出血多、出血时间长是药物流产的主要副反应，服药后应严密监测孕妇血压及脉搏，观察有无腹痛、腹泻和出血等副反应；②专人监护检查胎囊排出时间及完整性；③极少数人因

大出血需急诊刮宫，因此药物流产必须在有正规抢救条件的医疗机构进行。

二、手术流产

案例导入

女，25岁，G_1P_0。因"停经56天，要求终止妊娠"于门诊行人工流产术。术中患者诉头晕、心慌、恶心、胸闷，大便失禁。

全身体检：T 36.8℃，P 56次/分，R 20次/分，BP 85/60 mmHg，面色苍白，心率56次/分。

妇科检查：外阴呈已婚型；阴道通畅；宫颈光滑，宫口紧；子宫如孕8周大；附件（-）。

问题：

1. 该患者的初步诊断及诊断依据是什么？

2. 该患者需鉴别诊断的是什么？

3. 该患者的处理原则是什么？

（一）概述

手术流产习称"人流"，指通过手术终止妊娠14周内的妊娠的方法，也是一种避孕失败的补救方法。包括负压吸引术和钳刮术。

（二）负压吸引术

指将吸管放入宫腔，利用负压吸引原理将妊娠产物从宫腔内吸出。

1. 适应证 ①妊娠10周内要求终止妊娠而无禁忌证者；②患心脏病、慢性肾炎等不宜继续妊娠者。

2. 禁忌证 ①严重的全身性疾病或疾病的急性期；②生殖道炎症；③妊娠剧吐未纠正酸中毒者；④术前两次（间隔4小时）体温>37.5℃。

> **考点提示**
> 负压吸引术的适应证、禁忌证。

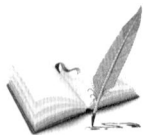

3. 术前准备

（1）病史询问、全身体检及妇科检查。

（2）完善相关辅助检查 ①血常规、凝血功能及肝肾功能检查；②白带常规；③尿、血HCG测定及B型超声检查；④乙肝、梅毒、HIV血清学检查；⑤心电图。

（3）预防感染 术前1小时可给予多西环素100 mg口服，术后再次口服200 mg。

（4）解除患者思想顾虑。

4. 手术步骤

（1）准备工作 排空膀胱，取膀胱截石位，常规消毒外阴及阴道，铺无菌巾。

（2）双合诊 复查子宫大小、位置及附件情况。

（3）暴露宫颈，消毒 窥器暴露宫颈，消毒阴道及宫颈管，然后用宫颈钳夹持宫颈前唇。

（4）扩张宫颈 用子宫探针顺子宫方向探测宫腔深度，然后用宫颈扩张器顺宫腔曲度扩张宫颈管，逐渐扩张到比选用吸头大半号或一个号，孕周 <7 周者可不行扩宫术。

（5）行负压吸引　将橡皮管一端接吸头，另一端接负压吸引器，调节负压至 400 ~ 500 mmHg。将吸头缓慢送至宫底后退出少许，打开吸引器，将吸头按顺时针方向由宫底至宫颈内口吸宫腔 1 ~ 2 圈，若感觉宫腔缩小、宫壁粗糙、吸头紧贴宫壁，表示组织吸净，此时折叠橡皮管，取出吸头。

（6）刮宫　用刮匙刮宫壁一周，检查是否吸净。

（7）刮宫后处理　再次测量宫腔深度，取下宫颈钳，用棉球拭净宫颈及阴道血迹。

（8）术后检查　过滤吸出物，测量阴道流血量及组织容量，检查有无绒毛，若未见绒毛，组织物应送病理检查。

5. 注意事项

（1）术中　①严格无菌操作；②动作轻柔；③使用静脉麻醉时应有麻醉医师监护。

（2）术后　①留院观察 1 ~ 2 小时；②预防感染；③休息 2 周；④术后 2 周或阴道流血未净前禁止盆浴，禁止性生活 1 个月；⑤指导避孕；⑥术后 1 个月门诊随访。

（三）钳刮术

适用于妊娠 10 ~ 14 周内要求终止妊娠而无禁忌证者。术前可口服或阴道放置米索前列醇，或宫腔放置导尿管，充分扩张并软化宫颈。术中用卵圆钳夹破羊膜、钳夹胎儿、胎盘。术后检查胎儿、胎盘完整性。此时由于胎儿较大，易并发出血、宫颈裂伤、子宫穿孔等，应尽量避免大月份钳刮术。注意事项同负压吸引术。

> **考点提示**
> 钳刮术的适应证。

（四）并发症及处理

1. 人工流产综合反应　是常见并发症。指受术者在术中或手术结束时出现心动过缓、心律不齐、血压下降、面色苍白、恶心、呕吐、出汗、头晕、胸闷，甚至晕厥和抽搐等症状。

（1）原因　主要由于宫颈和子宫受到机械性刺激使迷走神经兴奋所致，常见诱因有孕妇精神紧张、不能耐受宫颈扩张及牵拉或吸宫时负压过高等。

（2）处理　立即停止手术，吸氧，休息，心率减慢者可予以阿托品 0.5 ~ 1 mg，静脉注射。预防措施包括术前给予精神安慰，逐号扩张宫颈，术中操作轻柔，吸宫时负压适当，勿反复吸刮宫壁等。

2. 子宫穿孔　为手术流产严重的并发症。

（1）原因　①子宫本身情况，如妊娠或哺乳期子宫、瘢痕子宫、子宫畸形或过度倾屈等；②手术者操作幅度过大，过于粗暴等。

（2）诊断　器械进入宫腔突感无底感或其深度明显超过检查时宫腔深度提示子宫穿孔。孕妇突感腹痛、出现休克表现时也应考虑子宫穿孔。

（3）处理　立即停止手术。手术已完成，穿孔小者，给予缩宫素及抗生素保守治疗，严密观察受术者生命体征、阴道流血、腹痛及腹腔内出血征象。宫内组织尚未吸净，情况稳定者，可在 B 型超声或腹腔镜引导下由有经验的医师清宫；尚未开始吸宫者，可等待 1 周后再清宫；破口大、疑有脏器损伤或内出血者应行剖腹探查术或腹腔镜检查。

3. 吸宫不全　是指术后有部分妊娠物残留，较常见。常因操作者技术不熟练或宫体过度屈曲所致。主要表现为术后流血超过 10 天，血量过多，或流血停止后又有多量流血。复

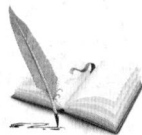

查妊娠试验及 B 型超声检查有助于诊断。若无明显感染征象，应尽早行刮宫术，刮出物送病理检查，术后使用抗生素预防感染；若同时伴有感染，应控制感染后再行刮宫术。

4. 漏吸 是指确诊宫内妊娠但术中未吸出胚胎及绒毛。常因胎囊过小、位置异常、子宫畸形或操作不熟练所致。必须将吸刮的组织全部送病理检查并除外异位妊娠。确诊漏吸者应再次行负压吸引术。

5. 空吸 是指误诊为宫内妊娠行手术流产。若吸出物未见绒毛或胚胎组织，需复查血、尿 HCG 及 B 型超声，宫内未见妊娠囊者确诊为空吸。

6. 出血 术中出血 >200 ml 称流产出血。多发生于妊娠月份较大的钳刮术，因组织不能迅速排出，致宫缩乏力而出血。手术时可扩张宫颈后在宫颈注射缩宫素，并尽快取出胎体、胎盘。吸管过细、胶管过软或负压不足时应及时更换吸管、胶管或调整负压。必要时给予补液、输血。

7. 感染 可出现急性子宫内膜炎、子宫肌炎、附件炎、盆腔腹膜炎等，甚至发展为败血症。多因无菌操作不严、吸宫不全或术后过早性交所致。主要表现为体温升高、下腹疼痛、不规则阴道流血、脓性分泌物、子宫或附件区有压痛等。应卧床休息，及时应用抗生素，宫腔内残留妊娠物者按流产合并感染处理。

8. 羊水栓塞 偶见于钳刮术，常因宫颈损伤或胎盘剥离使血窦开放、羊水入血所致。早、中期妊娠羊水中有形成分较少，其症状及严重性不如晚期妊娠发病凶险，但确诊后仍应立即抢救。

9. 远期并发症 宫颈及宫腔粘连、月经失调、盆腔炎后遗症、继发性不孕、流产等。

> **考点提示**
>
> 手术流产的并发症。

本章小结

激素避孕最主要的作用机制是抑制排卵，激素避孕药主要为雌孕激素复合制剂。宫内节育器是一种可逆的避孕工具，主要有含铜 IUD 和含左炔诺孕酮 IUD，适用于无禁忌证的育龄期妇女。阴茎套阻碍精子与卵子的结合，可预防性传播疾病。输卵管绝育术是一种阻断精子与卵子结合的永久性节育措施，常用的为经腹输卵管结扎术。药物流产适合于停经 7 周内的妊娠。负压吸引术适合于停经 10 周内的妊娠，钳刮术适合于停经 10~14 周的妊娠，手术流产的并发症有人工流产综合反应、子宫穿孔、吸宫不全、漏吸、空吸、出血、感染、羊水栓塞等。

目标检测

一、选择题

【A1 型题】

1. 人工流产综合反应发生的主要原因是

    A. 受术者有心脏病

    B. 受术者精神高度紧张

扫码"练一练"

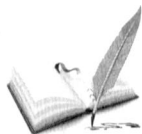

  C. 人流术中对子宫或宫颈局部刺激引起迷走神经反应

  D. 人流术中出血过多

  E. 空气栓塞

2. 负压吸宫术的适应证为

  A. 妊娠 10 ~ 14 周   B. 急性生殖道炎症

  C. 各种慢性病的急性期   D. 术前相隔 4 小时，两次体温超过 37.5℃

  E. 妊娠 10 周以内

3. 药物流产的禁忌证不包括

  A. 青光眼   B. 长期服用抗抑郁药物

  C. 肝、肾功能异常   D. 宫颈内口闭锁不全

  E. 癫痫

4. 关于放置宫内节育器的时间，下列说法不正确的是

  A. 月经干净后 3 ~ 7 天   B. 人工流产后立即

  C. 哺乳期闭经者随时可以放置   D. 剖宫产后半年

  E. 足月产后 42 天恶露已净，子宫恢复

5. 有关使用避孕药的注意事项，下列说法错误的是

  A. 乳房有肿块者忌服   B. 针剂应深部肌内注射

  C. 肾炎患者忌服   D. 防止避孕药片潮解影响效果

  E. 哺乳期妇女适宜服避孕药

6. 下述哪项不是放置 IUD 的禁忌证

  A. 乳房有肿块者   B. 急性盆腔炎

  C. 月经过频   D. 生殖道肿瘤

  E. 宫颈口过松

7. 放置宫内节育器的并发症除外

  A. 感染   B. 节育器异位

  C. 节育器脱落   D. 带器妊娠

  E. 血肿

8. 避孕失败后最常用的补救措施是

  A. 服用避孕药   B. 放置宫内节育器

  C. 人工流产术   D. 妊娠中期引产

  E. 输卵管绝育术

9. 口服避孕药的作用原理不包括

  A. 抑制排卵   B. 直接杀死精子

  C. 改变宫颈黏液性状   D. 影响输卵管蠕动

  E. 影响子宫内膜的增殖反应

10. 我国育龄妇女采取的主要避孕措施是

  A. 药物避孕   B. 宫内节育器

  C. 安全期避孕   D. 免疫避孕

  E. 长效避孕针

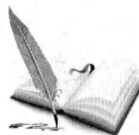

11. 采用阴茎套避孕的原理是

    A. 阻止精子进入阴道　　　　　　　B. 改变宫腔内环境

    C. 抑制排卵　　　　　　　　　　　D. 杀死精子

    E. 子宫内膜分泌不良

12. 下列可以口服避孕药的是

    A. 严重的冠心病患者　　　　　　　B. 子宫肌瘤患者

    C. 糖尿病患者　　　　　　　　　　D. 人工流产术后 1 个月者

    E. 正常产后 4 个月哺乳期者

13. 下列不是口服避孕药副反应的是

    A. 类早孕反应　　　　　　　　　　B. 患者腰酸腹胀

    C. 体重增加　　　　　　　　　　　D. 面部出现色素沉着

    E. 发生闭经

14. 人工流产手术过程中，患者出现腹痛、出冷汗及血压下降等症状，其产生的原因可能是

    A. 人工流产综合征　　　　　　　　B. 子宫穿孔

    C. 出血性休克　　　　　　　　　　D. 手术操作粗暴

    E. 脏器损伤

15. 药物流产后主要的不良反应是

    A. 出血时间过长和出血量过多

    B. 恶心、呕吐　　　　　　　　　　C. 下腹痛

    D. 乏力　　　　　　　　　　　　　E. 闭经

16. 服用短效避孕药期间如漏服，补服的时间应在

    A. 4 小时内　　　　　　　　　　　B. 8 小时内

    C. 12 小时内　　　　　　　　　　 D. 24 小时内

    E. 36 小时内

17. 下列避孕方法中失败率较高的是

    A. 放置宫内节育器　　　　　　　　B. 按期口服避孕药

    C. 使用避孕套　　　　　　　　　　D. 长效避孕针

    E. 安全期避孕

18. 关于宫内节育器避孕原理，下列说法错误的是

    A. 通过异物的局部效应发挥作用

    B. 异物刺激子宫内膜产生非细菌性炎症反应，不利于胚胎发育

    C. 机械作用，阻止孕卵着床

    D. 宫内节育器通过抑制下丘脑 - 垂体 - 卵巢轴起作用

    E. 节育器刺激内膜产生前列腺素，影响孕卵着床

19. 最适于行输卵管结扎术的时间是

    A. 月经干净后 15 天　　　　　　　B. 正常产后 10 天

    C. 难产后 72 天　　　　　　　　　D. 人流后 35 天

    E. 月经干净后 3 ~ 7 天

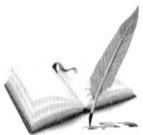

20. 复方短效口服避孕药含以下哪种激素
    A. 雌激素
    B. 孕激素
    C. 雌激素 + 雄性激素
    D. 孕激素 + 雄激素
    E. 雌激素 + 孕激素

21. 口服避孕药后不规则出血，下列处理方法正确的是
    A. 加服少量雌激素
    B. 需立即停药
    C. 加服少量孕激素
    D. 加服少量雄激素
    E. 加倍服药

22. 输卵管绝育术的作用是
    A. 抑制排卵
    B. 杀灭精子
    C. 阻止精子与卵子相遇
    D. 降低宫颈黏液的黏稠度
    E. 降低精子存活率

【A2 型题】

23. 30 岁已婚女性，正确使用避孕失败率较低且可能防止性传播疾病的是
    A. 口服避孕药
    B. 宫内节育器
    C. 避孕套
    D. 长效避孕针
    E. 安全期避孕

24. 32 岁已婚女性，正确使用失败率较低且可能预防子宫内膜异位的避孕方法是
    A. 口服避孕药
    B. 宫内节育器
    C. 避孕套
    D. 阴道隔膜
    E. 安全期避孕

25. 经产妇，第二胎产后半年月经未复潮，仍在哺乳，要求避孕。妇科检查：宫颈光滑，外口松，宫颈位于阴道口以上 2 cm。子宫正常大小，后倾、无压痛、活动，附件无异常。适宜的节育方法为
    A. 宫内节育器
    B. 避孕套
    C. 输卵管结扎
    D. 安全期
    E. 避孕药

26. 女，妊娠 90 天，需终止妊娠，适宜的方法是
    A. 钳刮术
    B. 负压吸引术
    C. 天花粉肌内注射
    D. 催产素静脉滴注
    E. 中期引产

27. 30 岁已婚女性，要求使用口服避孕药，下列不宜服用避孕药的情况是
    A. 月经过多
    B. 阴道炎
    C. 宫颈糜烂
    D. 血栓性静脉炎
    E. 子宫内膜异位症

28. 女，妊娠 55 天，要求终止妊娠，适宜的方法是
    A. 钳刮术
    B. 负压吸宫术
    C. 静脉滴注催产素
    D. 利凡诺羊膜腔内注射
    E. 药物流产

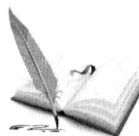

29. 38 岁女性。妊娠 58 天，在负压吸宫术中，感胸闷、头晕、脸色苍白。检查血压 70/50 mmHg，脉搏 52 次/分。首选的药物是

    A. 安定静脉推注   B. 阿托品静脉推注

    C. 哌替啶肌内注射   D. 苯巴比妥钠肌内注射

    E. 氯丙嗪肌内注射

30. 女，妊娠 8 周时行吸宫术后半个月，阴道持续流血，量时多时少。妇科检查：宫口松，子宫如 40 天妊娠大小，较软，尿妊娠试验阳性。应考虑的诊断为

    A. 绒毛膜癌   B. 侵蚀性葡萄胎

    C. 子宫内膜炎   D. 吸宫不全

    E. 子宫复旧不良

二、简答题

1. 简述 IUD 取器的适应证？

2. 手术流产患者应怎样制定保健计划？

（张 琴）

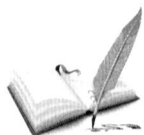

第二十五章 妇女保健

学习目标

1. **熟悉** 妇女保健工作的目的和重要意义。
2. **了解** 妇女保健工作的工作范围及内容。

扫码"学一学"

案例导入

　　患者，36岁，主因"停经30^{+4}周，B超提示胎儿偏小"入院。平素月经规律，停经40^+天查尿妊娠试验（＋），无明显早孕反应，停经4个月始觉胎动。停经20周检查血压126/84 mmHg，B超示胎儿符合孕周，唐氏筛查为低危，糖筛查为正常。自述停经30周时测宫高25 cm，腹围86 cm。B超提示胎儿双顶径7.2 cm，腹围23.5 cm，股骨长5.3 cm，为进一步诊治于30^{+4}周入院。孕期无发热、无毒物及放射线接触史，无腹痛、阴道流血史。月经4/28～35天，25岁结婚，G_2P_0，2007年药流一次。既往高血压5年，最高150/100 mmHg，经常口服柳氨苄心定，血压维持着120～130/80～90 mmHg，否认糖尿病、心脏病、肾脏病病史；抽烟10余年，每天10余支，孕期减至每日3～5支。

　　查体：T 36.5℃，P 80次/分，R 16次/分，BP 130/90 mmHg，一般情况好，心肺无异常，腹膨隆，肝脾肋下未触及，双下肢水肿（－），胎儿头位，胎心140次/分。无宫缩。子宫弛缓好，骨盆测量：坐骨棘间径9 cm，坐骨结节间径7.5 cm，耻骨弓角度85°。

　　辅助检查：B超示胎儿双顶径7.2 cm，腹围23.5 cm，股骨长5.3 cm，胎盘位于子宫前壁，成熟度Ⅱ级，羊水量中等。

　　问题：

1. 该病例特点、初步诊断与鉴别诊断是什么？

2. 为明确诊断，还需做哪些辅助检查？

3. 该患者的孕期保健重点是什么？

第一节　妇女保健的意义和工作的内容

一、妇女保健工作的意义

妇女保健工作的重要意义体现在以下三方面：①女性特有的生理及心理特点尤其是在

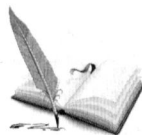

青春期、孕产期、更年期特殊生理时期带来的身心理变化需要更多针对性的保健支持；②妇女健康直接关系到子代健康；③妇女健康直接影响到家庭的健康、和谐、稳定与幸福。妇女保健是公共卫生的一个重要组成部分，做好妇女保健工作对于促进妇女及子代健康、家庭和谐幸福、社会稳定健康具有特殊和重要的意义。

二、妇女保健工作的内容

维护和促进妇女生命全过程健康是妇女保健的目标要求。为了保护、促进和提高妇女的健康水平，妇女保健工作应包括妇女一生从生命开始到终止的全部内容，即"生命全周期""生育全过程"。由于妇女生命全程各个阶段都有不同的健康问题风险及保健需求，在实际工作策略及重点优先领域确定上，首先应该是解决母婴生存权的问题，即降低孕产妇死亡率和婴幼儿死亡率，在此基础上提高妇女的健康水平，提高生命质量、生活质量。总体来说，妇女保健工作主要包括以下几个方面的内容：①妇女各期保健；②实行孕产妇系统管理，提高围产期保健质量；③计划生育指导与服务；④常见妇女病及恶性肿瘤的普查、普治；⑤贯彻落实妇女劳动保健制度。

1. 青春期保健 分三级。

（1）一级预防 根据青春期少女的生理、心理、社会行为特点，为培养良好的健康行为而给予的保健指导。

（2）二级预防 通过学校保健，定期体格检查，早期发现各种疾病和心理行为异常，避免或控制危险因素。

（3）三级预防 指青春期女性疾病的干预和康复。青春期保健以预防为重点，需探索创新医教结合模式以取得防治结合好成效。

2. 围婚期（婚前）保健 婚前医学检查是对准备结婚的男女双方，对可能患有的影响结婚和生育的疾病进行的医学检查与咨询，并采取针对性干预措施。

3. 生育期保健 通过加强孕前、孕产期及生育后期的保健，及时筛查生育风险因素，评估及调控生育能力，提供针对性咨询、教育、监测与服务。尤其重要的是关注高风险妇女的妊娠准备与孕育新生命全过程，降低孕产妇死亡率和围产儿死亡率；给予计划生育指导服务，避免妇女在生育期内因孕育或节育引发各种疾病；根据妇女的生理、心理及社会特征，主要加强疾病的动态监测与检查及相关的健康教育与健康促进，以便早期筛查与诊断疾病，早期干预治疗，确保妇女身心健康。

4. 孕产期保健 从妊娠前开始历经妊娠期、分娩期、产褥期、哺乳期、新生儿期，持续为孕产妇和胎婴儿提供高质量、全方位的保健措施，提高产科工作质量，降低死亡率与出生人口质量。

（1）孕前期保健 指导夫妻双方选择最佳的受孕时期，如适宜年龄、最佳的身体心理状态、良好的社会环境等，为母婴安全与优生奠定基础。

（2）孕期保健 目的是加强母儿监护，预防和减少孕产期并发症，确保孕妇和胎儿在妊娠期间的安全健康。通过孕产期风险评估与分类管理来及时发现与干预母亲安全风险因素。同时，早期检测与咨询影响胎儿健康的风险因素，减少出生缺陷，提高出生人口质量。

（3）分娩期保健 主要目的是确保分娩顺利、母婴安全。持续性地给予母亲生理上、心理上和精神上的帮助和支持，缓解其疼痛和焦虑症状，促进自然分娩，减少不必要的产

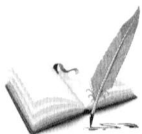

时干预与损伤。

（4）产褥期保健　主要目的是预防产后出血、感染等并发症的发生及产褥期心理问题，促进产妇产后生理功能的恢复及心理健康。

（5）产后检查及计划生育指导　产后检查包括产后访视及产后健康检查。产后访视开始于产妇出院后一周内及一个月内，根据各地情况及产妇个体情况酌情调整访视频度。其目的是了解母体康复与新生儿情况，包括产妇子宫复旧、会阴部切口或剖宫产切口愈合情况，乳房及母乳喂养情况及产妇的饮食、休息、心理及新生婴儿的健康状况等，并及时给予正确指导和处理。产妇于产后42天需带婴儿到医院接受全面的健康检查，包括全身检查和妇科检查，并给予计划生育指导，使夫妇双方知情、选择适宜的避孕措施。同时检查婴儿的生长发育情况并督导预防接种。

（6）哺乳期保健　哺乳期是指产妇用自己的乳汁喂养婴儿的时期，纯母乳喂养6个月，加辅食后继续母乳喂养到2岁。近年来国际上将保护、促进和支持母乳喂养作为妇幼保健工作的重要内容，因此，哺乳期保健的主要目的是促进和支持母乳喂养。

5. 围绝经期保健　围绝经期是指妇女从接近绝经时出现的与绝经有关的内分泌、生物学和临床特征至绝经后1年内的时期。由于在围绝经期内性激素的减少可引发一系列躯体和精神心理症状，围绝经期保健的主要目的是，提高围绝经期妇女的自我保健意识和生活质量。

（1）通过多途径健康教育，使围绝经期妇女了解这一特殊时期的生理、心理特点，合理安排生活，加强营养，适度运动，并保持心情愉悦。指导其保持外阴部清洁，防止感染。此期是妇科肿瘤的好发年龄，建议每1~2年定期进行1次妇科常见疾病和肿瘤的筛查。

（2）为预防张力性尿失禁发生，应鼓励并指导妇女进行缩肛运动，每天2次，每次15分钟。积极防治绝经前期月经失调；对绝经后阴道流血者，给予明确诊断。

（3）在医师的指导下，必要时应用激素补充疗法或补充钙剂等综合措施防治围绝经期综合征和骨质疏松等。

6. 老年期保健　随着中国老龄化社会的到来，老年人逐渐成为社会关注的焦点，其中老年妇女的问题也引起了全社会的广泛重视。从目前的研究成果来看，研究者大多关注的是现阶段我国老年妇女的健康和养老问题，对老年妇女的发展问题、老年妇女养老观念的变化以及未来进入老年阶段的妇女可能面临的诸多问题，还需加强调查研究并根据相关问题导向与需求导向提供相关服务，达到健康中国提出的"提供治疗期住院、康复期护理、稳定期生活照料、安宁疗护一体化的健康和养老服务等促进健康老龄化"要求，提高老年妇女的生活质量。

第二节　妇女保健统计的指标

做好妇女保健统计可以客观地反映妇幼保健工作的水平，评价工作的质量和效果，并为制定妇幼保健工作计划、指导妇幼保健工作的开展和科研提供科学依据。

一、妇女病普查普治的常用统计指标

1. 妇女病普查率 = 期内（次）实查人数/期内（次）应查人数×100%

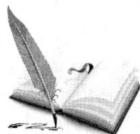

2. 妇女病患病率 = 期内患病人数/期内受检查人数 × 10 万/10 万

3. 妇女病治愈率 = 治愈例数/患妇女病总例数 × 100%

二、孕产期保健指标

（一）孕产期保健工作统计指标

1. 产前检查覆盖率 = 期内接受一次及以上产前检查的孕妇数/期内孕妇总数 × 100%

2. 产前检查率 = 期内产前检查总人次数/期内孕妇总数 × 100%

3. 产后访视率 = 期内产后访视产妇数/期内分娩产妇总数 × 100%

4. 住院分娩数 = 期内住院分娩产妇数/期内分娩产妇总数 × 100%

（二）孕产期保健质量指标

1. 高危孕妇发生率 = 期内高危孕妇数/期内孕（产）妇总数 × 100%

2. 妊娠期高血压疾病发生率 = 期内患病人数/期内孕妇总数 × 100%

3. 产后出血率 = 期内产后出血人数/期内产妇总数 × 100%

4. 产褥感染率 = 期内产褥感染人数/期内产妇总数 × 100%

5. 会阴破裂率 = 期内会阴破裂人数/期内产妇总数 × 100%

（三）孕产期保健效果指标

1. 围生儿死亡率 =（孕 28 足周以上死胎、死产数十生后 7 天内新生儿死亡数）/（孕 28 足周以上死胎、死产数 + 活产数）× 1000‰

2. 孕产妇死亡率 = 年内孕产妇死亡数/年内孕产妇总数 × 10 万/10 万

3. 新生儿死亡率 = 期内生后 28 天内新生儿死亡数/期内活产数 × 1000‰

4. 早期新生儿死亡率 = 期内生后 7 天内新生儿死亡数/期内活产数 × 1000‰

三、计划生育统计指标

1. 人口出生率 = 某年出生人数/该年平均人口数 × 1000‰

2. 人口死亡率 = 某年死亡人数/该年平均人口数 × 1000‰

3. 人口自然增长率 = 年内人口自然增长数/同年平均人口数 × 1000‰

4. 计划生育率 = 符合计划生育的活胎数/同年活产总数 × 100%

5. 节育率 = 落实节育措施的已婚育龄夫妇任一方人数/已婚育龄妇女数 × 100%

6. 绝育率 = 男和女绝育数/已婚育龄妇女数 × 100%

本章小结

妇女保健工作的重要意义体现在以下三方面：妇女的生理及体质特点、妇女健康关系到子代健康、妇女特殊社会地位对健康产生的影响。妇女保健工作主要包括：①妇女各期保健；②实行孕产妇系统管理，提高围产期保健质量；③计划生育指导与服务；④常见妇女病及恶性肿瘤的普查、普治；⑤贯彻落实妇女劳动保健制度。

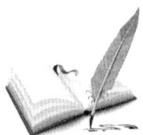

目标检测

一、选择题

【A1 型题】

扫码"练一练"

1. 哺乳时间定为
   - A. 半年
   - B. 10 个月
   - C. 1 年
   - D. 4 个月
   - E. 2 年

2. 妇幼卫生处属于
   - A. 部级机构
   - B. 省、市级机构
   - C. 局级机构
   - D. 县级机构
   - E. 工矿、企业机构

3. 下列哪项不是妇女保健统计指标
   - A. 产科工作质量统计指标
   - B. 妇女保健效果统计指标
   - C. 计划生育统计指标
   - D. 孕产妇保健工作统计指标
   - E. 妇科工作质量统计指标

4. 关于母乳喂养，下列哪项不正确
   - A. 哺乳期间可吸吮橡皮奶头作安慰物
   - B. 指导母亲如何喂奶
   - C. 与其婴儿分开时应保持泌乳
   - D. 禁止给婴儿喝饮料
   - E. 促进母乳喂养，支持组织的建立

5. 关于孕期保健，下列哪项正确
   - A. 目的是保护孕妇在产时的安全
   - B. 于孕晚期预防致畸
   - C. 于孕早期定期监护胎儿宫内发育
   - D. 于孕中期及时发现异常胎位并矫正胎位
   - E. 于孕晚期定期进行产前检查

6. 降低孕产妇死亡率及围生儿死亡率属于
   - A. 孕期保健
   - B. 生育期保健
   - C. 产时保健
   - D. 哺乳期保健
   - E. 围婚期保健

7. 关于与妇科手术有关的心理问题，下列哪项正确
   - A. 手术切除卵巢或子宫，对受术妇女的健康无影响
   - B. 手术切除卵巢，不影响正常月经
   - C. 手术切除子宫，会失去女性特征
   - D. 手术切除卵巢或子宫，对有较长时间性生活的受术妇女的性欲无明显影响
   - E. 子宫半切术会增加残端癌的发生率

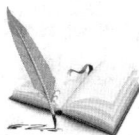

8. 下述哪项不属于妇女保健内容

    A. 孕期保健　　　　　　　　　　B. 青春期保健

    C. 围婚期保健　　　　　　　　　　D. 哺乳期保健

    E. 儿童期保健

9. 妇女保健以下述哪项为目的

    A. 维护和促进妇女的健康　　　　B. 保护妇女的合法权益

    C. 保证妇女婚姻自由　　　　　　D. 促进卫生事业的发展

    E. 提高妇女的身体素质

10. 围绝经期保健的内容不包括

    A. 注意锻炼身体　　　　　　　　B. 保持外阴清洁

    C. 定期体检　　　　　　　　　　D. 进食低蛋白、高维生素食物

    E. 进行肛提肌锻炼

11. 母婴同室是指

    A. 母亲与其婴儿每日至少 8 小时在一起

    B. 母亲与其婴儿每日至少 12 小时在一起

    C. 母亲与其婴儿每日至少白天在一起

    D. 母亲与其婴儿每日至少夜间在一起

    E. 母亲与其婴儿一日 24 小时在一起

12. 下列哪项不是围婚保健的目的

    A. 保证健康的婚配　　　　　　　B. 避免有血缘的近亲婚配

    C. 减少人群中遗传病的蔓延　　　D. 保证夫妻感情的持续

    E. 避免遗传病患者之间不适当婚配或生育

13. 产时保健的五防不包括

    A. 防感染　　　　　　　　　　　B. 防滞产

    C. 防产伤　　　　　　　　　　　D. 防早产

    E. 防窒息

14. 哺乳期是指产后

    A. 6 周　　　　　　　　　　　　B. 4 个月

    C. 6 个月　　　　　　　　　　　D. 10 个月

    E. 1 年

【X 型题】

15. 母乳喂养的好处包括

    A. 母乳适合婴儿消化吸收

    B. 母乳温度适合

    C. 母乳哺育省时、省力、经济、方便

    D. 通过频繁母婴皮肤接触增加母子感情

    E. 母乳含锌量极高

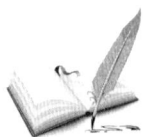

16. 妇女保健工作的目的包括
    A. 促进妇女身心健康
    B. 降低孕产妇死亡率
    C. 降低围生儿死亡率
    D. 减少传染病的发生
    E. 控制 STD 的传播

17. 下列哪些是妇女保健工作的任务
    A. 做好妇女各期保健
    B. 做好计划生育技术指导
    C. 做好家庭保健
    D. 做好劳动保护
    E. 女性心理保健

18. 围婚期保健的内容包括
    A. 婚前医学检查
    B. 婚育知识宣传
    C. 维护生殖功能的正常
    D. 异常情况分类指导
    E. 降低孕妇死亡率

二、简答题

1. 会阴切开术的适应证有哪些？手术步骤如何？
2. 产钳术的适应证、禁忌证有哪些？手术步骤如何？
3. 剖宫产术的适应证有哪些？临床上常用术式有哪些？

（宋文嘉）

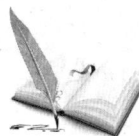

第二十六章　妇产科常用手术

扫码"学一学"

> **学习目标**
>
> 1. **掌握**　会阴切开缝合术常用操作方法与适应证。
> 2. **熟悉**　诊断性刮宫术操作方法与适应证；剖宫产术常用术式及操作方法。
> 3. **了解**　产钳术、前庭大腺囊（脓）肿造口术操作方法。

产科常用手术有会阴切开缝合术、产钳术、诊断性刮宫术、剖宫产术等。

第一节　会阴切开缝合术

会阴切开缝合术（Episiotomy）是产科常用手术之一，手术的目的是减轻分娩时的阻力，避免造成严重会阴裂伤。包括会阴侧斜切开及正中切开两种术式。

一、适应证

（1）初产妇阴道助产术者，如产钳助产、胎头吸引及臀位助产术。

（2）第二产程延长者或胎儿宫内窘迫。

（3）可能会引起会阴严重撕裂，如会阴坚韧、会阴过紧、胎儿较大者。

（4）预防早产儿颅内出血。

二、物品准备

会阴侧切剪刀 1 把，持针器、有齿镊、无齿镊、线剪各 1 把，20 ml 注射器 1 个，2% 利多卡因或 1% 普鲁卡因，针和线（可吸收线或丝线），纱布卷、纱布、棉签、棉球若干，消毒液等。

三、操作方法

（一）体位

产妇取仰卧屈膝位或膀胱截石位，常规外阴消毒。

（二）麻醉

会阴阻滞麻醉或局部浸润麻醉。局部浸润麻醉，避免刺入过深进入直肠。

（三）手术步骤

1. 会阴侧斜切开术　左右均可，临床上以左侧斜切开为多见。

（1）切开　术者以左手中指和示指伸入阴道内，撑起左则阴道壁，右手持会阴切开剪，

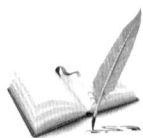

自会阴后联合中线向左侧呈45°角处放入，与皮肤垂直放好，于宫缩时，剪开会阴全层，切口长 4 ~ 5 cm。会阴高度膨胀时应采用 60°~ 70°角，娩出胎儿后可恢复至 45°角（图 26 - 1）。局部压迫或结扎止血。

（2）缝合　缝合前先检查阴道和宫颈有无裂伤，再将纱布卷塞入阴道上段，以免宫腔血液下流，妨碍手术视野。用肠线连续缝合阴道黏膜，缝针应超过切口顶端上方 0.5 cm。以同线间断缝合肌层，达到止血和关闭无效腔为目的。皮下及皮肤组织以 1 号丝线间断缝合。缝合完毕取出阴道内纱布卷，常规行肛诊检查有无缝线穿透直肠黏膜。

2. 会阴正中切开缝合术

（1）切开　局部浸润麻醉后，沿会阴联合正中点向肛门方向垂直切开，长 2 ~ 3 cm（图 26 - 2），注意不要损伤肛门括约肌。

（2）缝合　同会阴侧斜切开术。

> **考点提示**
>
> 会阴切开缝合术后常规肛诊的目的及术后体位。

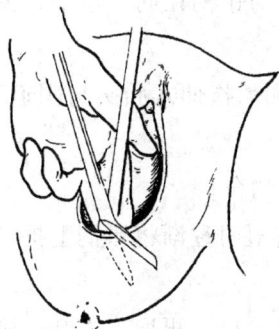

图 26 - 1　会阴左斜侧切开

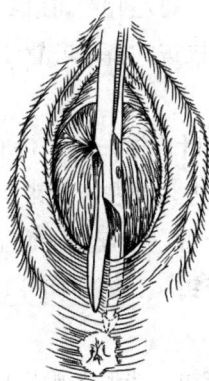

图 26 - 2　会阴正中切开

（四）术后处理

保持外阴清洁，用 0.5% 聚维碘酮溶液擦洗外阴及切口，每天 2 次。产后注意休息，一般以健侧卧位为宜。每天观察切口，有水肿者用 50% 硫酸镁溶液湿热敷。术后 3 ~ 5 天拆线。

第二节　产钳术

产钳术（Forceps Delivery）是利用产钳牵引胎头，协助胎儿娩出的手术。产钳根据放置时胎头在盆腔位置的高低分为低位产钳、中位产钳和高位产钳。目前较为常用的是低位产钳。

一、适应证

（1）第二产程延长者。

（2）胎儿窘迫或有合并症需要缩短第二产程者。

（3）有剖宫产史或子宫有瘢痕者。

（4）颏前位或臀位后出头困难者。

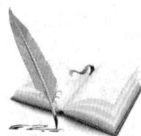

二、禁忌证

（1）胎膜未破，宫口未开全。

（2）胎头未衔接，明显的头盆不称。

（3）胎位异常，如面先露、额先露等。

（4）胎儿畸形或死胎。

三、操作方法及步骤

1. 体位及术前准备　膀胱截石位，常规外阴消毒、铺巾，导尿。

2. 阴道检查　明确胎方位及手术条件。

3. 麻醉　一般采用双侧阴部神经阻滞及局麻。

4. 放置左叶产钳　左手持左钳柄，使钳叶垂直向下，凹面朝前。右手掌面置于阴道后壁与胎头之间，将左叶产钳沿右手掌伸入掌心与胎头之间，在右手指引下将钳叶缓缓向胎头左侧及深部推进，将钳叶置于胎头左侧耳前额部，钳叶与钳柄在同一水平，由助手固定左叶产钳。

5. 放置右叶产钳　右手持右叶产钳如前，左手中指和示指伸入胎头与阴道后壁之间，引导右叶产钳进入到左叶产钳相对应的位置。

6. 合拢产钳　检查无阴道壁或宫颈软组织夹入，扣锁吻合。

7. 牵拉产钳　宫缩时向外、向下牵拉产钳，当胎头着冠时逐渐将钳柄上提，使胎头仰伸娩出。

8. 取下产钳　当胎头娩出后，即可松开产钳，先取下右叶，再取下左叶，顺胎头缓缓滑出，按自然分娩机转牵出胎体。

9. 胎盘娩出后　仔细检查宫颈及阴道有无撕裂，然后缝合会阴。

四、术后处理

会阴擦洗，每天 2 次。术后 3 ~ 5 天拆线。产程长者，留置导尿 24 小时。酌情使用抗生素。

第三节　诊断性刮宫术

诊断性刮宫术（Diagnostic Curettage），简称诊刮，是妇科常用的诊断手段之一。其方法是刮取子宫内膜病灶组织做病理检查，以协助诊断。如同时怀疑有宫颈病变时，应依次对颈管和宫腔进行诊断性刮宫，简称分段诊刮。

一、适应证

1. 子宫异常出血或阴道排液　以明确诊断。

2. 月经失调　功能失调性子宫出血或闭经，需了解子宫内膜变化及其对性激素的反应。

3. 不孕症　了解有无排卵或有宫内膜结核。

4. 疑有宫内组织残留或功能失调性子宫出血致长期多量出血　彻底刮宫有助于诊断并

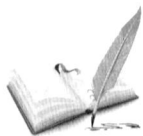

迅速止血。

二、禁忌证

（1）内、外生殖器急性炎症，慢性盆腔炎急性或亚急性发作者。

（2）术前体温超过 37.5 ℃者。

三、物品准备

阴道窥器 1 个，卵圆钳 1 把，宫颈钳 1 把，刮匙 2~3 把，宫颈扩张器 4~8 号，子宫探针 1 把，弯盘 1 个，洞巾 1 块，消毒液，棉球、纱布、棉签若干，标本瓶 2~3 个。

四、操作方法及步骤

一般不需麻醉，对宫颈内口较紧者，酌情给镇痛剂、局麻或静脉麻醉。

（1）患者排尿后取膀胱截石位，外阴常规消毒铺巾。

（2）双合诊了解子宫大小、位置及附件情况。

（3）阴道窥器暴露宫颈，消毒阴道、宫颈、宫颈管，钳夹宫颈前唇，探针探测宫腔深度及方向。

（4）根据子宫屈向，用 4 号宫颈扩张器逐号扩张宫颈至 8 号，然后将刮匙送入宫腔。

（5）刮匙由内向外沿宫腔四壁、宫底、两侧宫角有序刮取子宫内膜。

（6）如需分段诊刮，以小刮匙由宫颈内口至外口刮取宫颈管一周，再将刮匙送入宫腔全面诊刮。

（7）不同部位的标本应编号注明，并分别装瓶、固定，送病理检查。

（8）术后观察生命体征及阴道出血情况。指导患者保持外阴清洁，2 周内禁止性生活及盆浴，按医嘱服用抗生素。

第四节　剖宫产术

妊娠满 28 周及以上，切开腹壁与子宫壁，取出体重 1000 g 以上胎儿及胎盘的方法，称为剖宫产术。是妇产科最常见的手术，是解决难产的重要手段之一。

一、适应证

1. 产道异常

（1）头盆不称　骨盆显著狭小或畸形、胎头与骨盆腔不对称，经过充分试产胎头仍未入盆者。

（2）软产道异常　瘢痕组织或盆腔肿瘤阻碍胎先露下降者，宫颈水肿坚硬不易扩张者，宫颈特殊病变或先天性发育异常。

2. 产力异常　原发性或继发性宫缩乏力经处理无效者。

3. 胎儿或胎位异常

（1）胎位不正　如横位、额后位、枕后位或枕横位合并头盆不称或产程延长阴道分娩有危险者；臀位合并以下情况放宽剖宫产指征：足先露、骨盆狭窄、胎膜早破、胎头过度

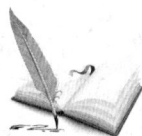

仰伸、宫缩乏力、完全臀位而有不良分娩史、估计胎儿在 3500 g 以上者。

（2）胎儿窘迫　经吸氧等处理无效，短期内不能经阴道分娩者。

（3）脐带脱垂　胎儿存活者。

（4）胎儿过大　体重超过 4000 g，可疑头盆不称者。

4. 妊娠合并症和并发症

（1）产前出血　如前置胎盘、胎盘早剥。

（2）瘢痕子宫　有剖宫产史，前次的剖宫产指征在此次妊娠依然存在，或估计原子宫切口愈合欠佳者，以及前次剖宫产切口位于子宫体部；曾做过子宫肌瘤剔除术且切入宫腔者。

（3）妊娠合并症或并发症病情严重者　如妊娠合并严重的心脏病、糖尿病、肾病等，严重妊娠期高血压疾病、肝内胆汁淤积症等。

（4）做过生殖道瘘修补或陈旧性会阴Ⅲ度撕裂修补术者。

（5）先兆子宫破裂不论胎儿存活与否均应做剖宫产术。

（6）高年初产妇，多年不育或药物治疗后受孕者。

（7）有难产史、反复自然流产史，迫切希望得到活婴者，应适当放宽剖宫产指征。

（8）胎儿畸形　如双胎联胎。

二、禁忌证

死胎、严重畸形或生活无存活能力的胎儿经过处理后能经阴道分娩者。

三、术前准备

（1）术前查血常规、凝血功能及尿常规。

（2）术前备皮，留置导尿管，配血。若为选择性剖宫产，术前晚进流食，术日晨禁食、灌肠。

（3）术前禁用呼吸抑制剂，如吗啡等，以防新生儿窒息。

（4）产妇有酸中毒、脱水、失血性心力衰竭等并发症，术前应予以纠正。

（5）做好新生儿复苏准备。

四、手术过程

常用术式有子宫下段剖宫产术、子宫体部剖宫产术、腹膜外剖宫产术。目前临床上以子宫下段剖宫产术最为常用。

（一）子宫下段剖宫产术

切口在子宫下段，术时出血少，便于止血；因子宫切口有膀胱腹膜反折覆盖，伤口愈合较好，瘢痕组织少，术后粘连或腹膜炎较少见，为临床上常规剖宫产术的方法。手术步骤如下。

1. 切开腹壁　方式有中线纵切口、中线旁切口和耻骨联合上横切口。切口大小应充分暴露子宫下段及顺利娩出胎儿为原则。

2. 探查腹腔　探查子宫旋转方向及程度、胎头大小、先露高低。探查后分别在宫体两

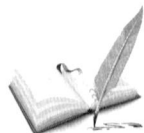

侧与腹壁之间填入盐水纱垫，以推开肠管和防止羊水及血液进入腹腔。

3. 剪开膀胱返折腹膜　距子宫膀胱腹膜返折 2 cm 处钳起返折腹膜，横行剪开一小口，向两侧弧形延长至 10 ~ 12 cm，两侧各达圆韧带内侧。

4. 分离下推膀胱　用鼠齿钳将子宫下段返折腹膜切口近膀胱侧的游离缘提起，术者以左手示指及中指钝性将膀胱后壁与子宫下段分离并向下推移，使子宫下段充分暴露。如果膀胱后血管明显，可将宫颈前筋膜剪开，在筋膜下推离膀胱，减少出血。

5. 切开子宫　以子宫下段横切口为例，根据胎头位置高低，选子宫下段正中膨隆处横行切开 2 ~ 3 cm，两手示指向左右两侧钝性撕开延长切口至 10 cm 左右。

6. 娩出胎儿　用血管钳刺破羊膜，吸出羊水，右手从胎头下方进入宫腔，将胎头慢慢托出子宫切口，助手同时压宫底，协助胎头娩出。若胎头高浮娩出有困难，可产钳协助。若胎头过低娩出有困难，台下助手戴消毒无菌手套，由阴道向上推胎头助娩。胎头娩出后立即挤出新生儿口鼻黏液。若为臀位，则牵一足或双足，按臀牵引方式娩出胎儿。若为单臀位，同头位娩出法娩出胎儿，或牵引胎儿腹股沟，以臀助产方式娩出。

7. 胎儿娩出后　助手立即在宫底注射缩宫素 20U。术者再次清理呼吸道，断脐后交台下处理。止血钳夹住子宫切口的血窦。徒手剥离胎盘，检查胎盘、胎膜是否完整。干纱布擦拭宫腔，用 1 - 0 可吸收线缝合子宫肌层，间断缝合 1 次。检查子宫切口和缝合处有无出血，2 - 0 可吸收线连续缝合膀胱腹膜反折。检查双附件无异常。逐层关腹。

（二）子宫体部剖宫产术

子宫体部剖宫产术又称古典式剖宫产术，切口在子宫体部，为直切口，操作简单，无损伤子宫动静脉危险。但术中出血多，术后伤口愈合较差，切口易与大网膜、肠管、腹壁粘连，术后肠胀气、肠麻痹也较易发生；再次分娩时较易发生子宫破裂，故多已被子宫下段剖宫产所代替。主要适应证为子宫下段前壁前置胎盘、下段窄或形成不好，或第二次剖宫产粘连严重者。

（三）腹膜外剖宫产术

不打开腹膜，故术后反应小，适用于合并宫内感染或可疑感染而需剖宫产者。因其操作较复杂，费时亦长，有胎儿窘迫存在或胎儿巨大者及技术操作不熟练者不适用。

五、术后处理

（1）术后 12 小时内密切观察子宫收缩及阴道出血情况，并用缩宫素。

（2）术后留置导尿管 24 小时，去除导尿管后可适当起床活动。

> **考点提示**
> 每种剖宫产术式的优缺点、适应证和禁忌证。

（3）酌情补液及应用抗生素预防感染。

（4）术后 7 天拆线，横切口 5 天拆线。

第五节　前庭大腺囊（脓）肿造口术

前庭大腺囊肿或脓肿是女性外阴部常见疾病，由于炎症致使前庭大腺导管粘连、分泌

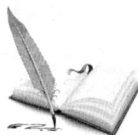

物堵塞所致。前庭大腺囊肿或脓肿有多种治疗方法，造口术的方法简单、出血少、恢复快，并能保持腺体的功能。

一、适应证

前庭大腺脓肿或囊肿形成者，皆须手术治疗。

二、禁忌证

前庭大腺急性炎症尚未形成脓肿者。

三、操作方法及步骤

患者取膀胱截石位。一般采用局部麻醉或阴部神经阻滞麻醉。

1. 消毒　常规冲洗外阴、阴道、预定的切口，切开前再重新消毒切口部位。

2. 切开　在患侧小阴唇内侧黏膜与皮肤交界处，沿脓肿的直径纵向切开，切口长度与脓肿长度等长，把暴露的脓肿壁再纵行切开，钝性分离囊壁与周围组织。

3. 引流　排除脓液，清洗脓腔，用生理盐水及抗生素液反复冲洗脓腔，放置皮片引流。

4. 缝合　将囊壁外翻，用 2 - 0 肠线间断缝合切开的囊壁及同侧皮肤。

四、术后处理

保持局部清洁，每日消毒液冲洗外阴和切口。术后 24 小时去除皮片引流。当无分泌物排出时，每日用 1∶5000 高锰酸钾或其他外阴消毒液坐浴。1 个月内禁止性生活。

本章小结

会阴切开缝合术、产钳术为常见的外阴、阴道产科手术；前庭大腺囊（脓）肿造口术为常见的外阴、阴道妇科手术；诊断性刮宫术既可明确诊断，又能治疗疾病。患者常取膀胱截石位。剖宫产手术术式有子宫下段剖宫产术、子宫体部剖宫产术和腹膜外剖宫产术，术者应根据各种术式的适应证、禁忌证以及自己对各种术式的掌握程度，选择手术方式。

目标检测

一、选择题

【A1 型题】

1. 会阴切开缝合术的产妇，术后宜采取的体位是
   - A. 平卧位
   - B. 半卧位
   - C. 健侧卧位
   - D. 患侧卧位
   - E. 俯卧位

2. 前庭大腺囊肿造口术后取引流条的时间是
   - A. 48 小时后
   - B. 24 小时后

扫码"练一练"

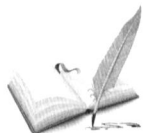

C. 72 小时后　　　　　　　　D. 12 小时后

E. 4～5 天后

3. 下列各项中，不属于剖宫产适应证的是

　　A. 胎儿窘迫　　　　　　　　B. 产妇要求

　　C. 前置胎盘　　　　　　　　D. 头盘不称

　　E. 妊娠合并症

4. 会阴切开缝合术的指征，下列说法错误的是

　　A. 会阴坚韧　　　　　　　　B. 预防早产儿颅内出血

　　C. 第二产程延长者　　　　　D. 骨盆出口狭窄

　　E. 胎头吸引术

5. 会阴侧切术的正确方法是

　　A. 宫缩间隙切开

　　B. 皮肤切口应大于阴道黏膜切口

　　C. 缝合时应注意恢复原解剖关系

　　D. 皮肤缝线必须用力紧扎，有利于切口愈合

　　E. 会阴高度膨胀时应采用45°角

6. 关于产钳术的描述，下列正确的是

　　A. 外阴见少许胎儿头皮，说明无头盆不称，可行产钳术

　　B. 适用于所有头先露

　　C. 胎儿窘迫，因情况紧急，固定好产钳后不需做阴道检查

　　D. 禁用于胎头未衔接，明显的头盆不称

　　E. 禁用于额前位或臀位后出头困难者

7. 刮取子宫内膜组织做病理学检查，以明确诊断并指导治疗的检查是

　　A. 子宫颈活体组织检查　　　B. 宫腔镜检查

　　C. 腹腔镜检查　　　　　　　D. 诊断性刮宫术

　　E. 阴道及宫颈细胞学检查

8. 剖宫产术后，正确的是

　　A. 留置导尿管 12 小时

　　B. 产后 24 小时开始哺乳

　　C. 术后取半卧位，有利于恶露排出

　　D. 产后 12 小时严密观察阴道出血、子宫收缩情况

　　E. 体温超过38℃不必处理

9. 以下不属于诊断性刮宫适应证的是

　　A. 慢性盆腔炎急性发作

　　B. 子宫异常出血

　　C. 功能失调性子宫出血或闭经，需了解子宫内膜变化及其对性激素的反应

　　D. 不孕症

　　E. 疑有宫内组织残留致长期多量出血时

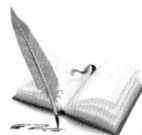

10. 以下不属于前庭大腺囊肿造口术优点的是

    A. 方法简单   B. 出血少

    C. 恢复快   D. 保持腺体的功能

    E. 不复发

11. 子宫下段剖宫产术以下描述不正确的是

    A. 出血少   B. 伤口愈合较好

    C. 再次分娩时较易发生子宫破裂   D. 术后粘连或腹膜炎少

    E. 临床上最为常用

12. 以下不适宜行剖宫产术的是

    A. 胎盘早剥   B. 死胎

    C. 头盆不称   D. 胎儿宫内窘迫

    E. 先兆子宫破裂

【A3/A4 型题】

(13～15 题共用题干) 患者，女，28 岁，外阴部肿块 3 月余，两日前出现疼痛。检查：体温 38℃，在大阴唇后有一囊性肿物，约 6 cm×5 cm×3 cm 大，表面红、肿、热，触痛明显，有波动感。

13. 本例最可能的诊断是

    A. 前庭大腺炎   B. 外阴囊肿

    C. 前庭大腺囊肿   D. 外阴肿瘤

    E. 前庭大腺脓肿

14. 本例最恰当的处理是

    A. 观察   B. 局部用抗生素湿敷

    C. 局部热敷   D. 前庭大腺脓肿造口术

    E. 抗生素控制感染，暂不考虑行造口术

15. 本例不恰当的处理是

    A. 中药活血化瘀治疗   B. 卧床休息

    C. 选用广谱抗生素   D. 确定病原体

    E. 囊肿剥除

二、简答题

1. 简述会阴切开缝合术的适应证。

2. 简述每种剖宫产术式的优缺点及适应证。

(谭   丽)

目标检测选择题答案

第二章

1. A 2. C 3. B 4. A 5. D 6. C 7. B 8. E 9. C 10. C 11. C

12. C 13. D 14. A 15. A 16. E 17. B 18. E

第三章

1. C 2. B 3. D 4. E 5. C 6. E 7. E 8. B 9. D 10. D 11. B

12. C 13. D 14. E 15. B 16. E 17. D 18. C 19. C 20. E 21. E 22. D

23. B 24. B 25. D 26. A 27. B 28. D 29. B 30. B

第四章

1. B 2. A 3. B 4. C 5. E 6. B 7. D 8. B 9. A 10. C

第五章

1. A 2. B 3. E 4. C 5. C 6. B 7. B 8. A 9. D 10. D 11. C

12. D 13. B 14. D 15. E 16. D 17. A 18. C 19. B 20. E 21. C

第六章

1. E 2. A 3. D 4. D 5. D 6. C 7. E 8. A 9. C 10. C 11. E

12. A 13. B 14. A 15. C 16. E 17. C 18. E 19. C 20. A 21. B 22. C

23. A

第七章

1. A 2. B 3. E 4. E 5. B 6. D 7. C 8. A 9. B 10. D 11. E

12. B 13. C 14. D 15. B 16. B 17. A 18. D 19. D 20. A

第八章

1. D 2. B 3. D 4. B 5. A 6. D 7. C 8. C 9. C 10. D 11. C

12. C 13. A 14. E 15. E 16. A 17. E 18. D 19. E 20. C 21. E 22. D

23. B

第九章

1. C 2. E 3. E 4. E 5. A 6. A 7. C 8. B 9. D 10. D 11. C

12. E 13. D 14. E 15. E 16. C 17. B 18. E 19. A 20. C 21. B 22. B

23. A 24. C 25. A 26. E 27. B 28. E 29. A 30. B 31. C 32. A

第十章

1. B 2. D 3. B 4. D 5. E 6. E 7. C 8. C 9. A 10. A 11. D

12. E 13. A 14. B 15. A 16. C 17. A 18. C

第十一章

1. E 2. B 3. B 4. A 5. D 6. B 7. B 8. B 9. B 10. B 11. A

12. A 13. A 14. E 15. B 16. C 17. C 18. B 19. D 20. B 21. C 22. E

第十二章

1. E 2. E 3. C 4. B 5. A 6. B 7. C 8. D 9. B 10. B 11. E

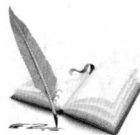

12. A　13. E　14. C　15. A　16. D　17. C　18. B　19. A　20. D　21. C　22. E

23. B　24. C　25. B　26. B　27. B　28. C　29. B　30. D　31. C　32. C　33. E

34. C　35. A　36. A　37. D　38. D　39. BCD　　40. AB　　41. CD

第十三章

1. D　2. B　3. D　4. C　5. B　6. D　7. E　8. D　9. B　10. B

第十四章

1. E　2. D　3. E　4. E　5. A　6. E　7. D　8. B　9. C　10. D　11. A

12. A　13. C　14. A

第十五章

1. C　2. E　3. A　4. D　5. A　6. B　7. D　8. C　9. B　10. D　11. B

12. C　13. C　14. C　15. E　16. E　17. E　18. E　19. C　20. B　21. C　22. D

23. B　24. E　25. B　26. D　27. E　28. B　29. A　30. A

第十六章

1. C　2. A　3. A　4. D　5. A　6. D　7. A　8. A　9. D　10. C　11. B

12. B　13. A　14. B　15. A　16. A　17. B　19. B　19. C　20. A

第十七章

1. D　2. C　3. A　4. C　5. B　6. A　7. C　8. B　9. D　10. A　11. E

12. C　13. A　14. D　15. E　16. D　17. D　18. C　19. C　20. D　21. A　22. B

23. D　24. D　25. B　26. E　27. C　28. A　29. A　30. B　31. C　32. B　33. D

34. E　35. B　36. A　37. A　38. C　39. C　40. A

第十八章

1. C　2. C　3. A　4. B　5. E　6. B　7. E　8. E　9. C　10. C　11. B

12. D　13. D　14. B　15. D　16. E　17. E　18. E　19. C　20. B

第十九章

1. A　2. A　3. E　4. E　5. A　6. E　7. C　8. C　9. B　10. D　11. D

12. A　13. D　14. B　15. D　16. B　17. D　18. E　19. A　20. C　21. A　22. B

23. C　24. B　25. E

第二十章

1. E　2. B　3. B　4. E　5. C　6. C　7. C　8. D　9. C　10. B　11. E

12. A　13. A　14. D　15. D　16. E　17. E　18. B　19. C　20. A　21. D　22. D

23. B　24. A　25. D

第二十一章

1. D　2. C　3. B　4. B　5. D　6. A　7. C

第二十二章

1. A　2. D　3. C　4. B　5. A　6. D　7. D　8. C　9. B　10. E　11. B

12. A　13. C　14. C　15. C　16. E　17. E　18. C　19. E　20. D

第二十三章

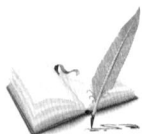

1. C　2. E　3. A　4. E　5. A　6. A　7. C　8. D　9. D　10. C　11. C

12. A　13. E　14. D　15. C　16. B　17. A　18. C　19. D

第二十四章

1. C 2. E 3. D 4. C 5. E 6. A 7. E 8. C 9. B 10. B 11. A
12. D 13. B 14. B 15. A 16. C 17. E 18. D 19. E 20. E 21. A 22. C
23. C 24. A 25. C 26. A 27. D 28. B 29. B 30. D

第二十五章

1. C 2. B 3. E 4. A 5. E 6. B 7. D 8. E 9. A 10. D 11. E
12. D 13. D 14. D 15. ACD 16. ABCE 17. ABDE 18. ABD

第二十六章

1. C 2. B 3. B 4. D 5. C 6. D 7. D 8. E 9. A 10. E 11. C
12. B 13. E 14. D 15. E

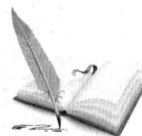

参考文献

[1] 谢幸, 苟文丽. 妇产科学 [M]. 8版. 北京: 人民卫生出版社, 2015.

[2] 乐杰. 妇产科学 [M]. 7版. 北京: 人民卫生出版社, 2010.

[3] 茅清, 李丽琼. 妇产科学 [M]. 7版. 北京: 人民卫生出版社, 2015.

[4] 吴素慧. 妇产科学. 二十一世纪创新立体化医学教材 [M]. 北京: 中国协和医科大学出版社, 2011.

[5] 王泽华. 妇产科学 [M]. 5版. 北京: 人民卫生出版社, 2004.

[6] 郑修霞. 妇产科护理学 [M]. 5版. 北京: 人民卫生出版社, 2012.

[7] 吕杰强, 罗晓红. 妇产科学 [M]. 北京: 中国医药科技出版社, 2015.

[8] 李旭, 徐丛剑. 女性生殖系统疾病 [M]. 北京: 人民卫生出版社, 2015.

[9] 曹泽毅. 中华妇产科学 [M]. 北京: 人民卫生出版社, 2014.

[10] 孙爱军. 实用生殖内分泌疾病诊治精要 [M]. 北京: 中国医药科技出版社, 2013.

[11] 张惜阴. 实用妇产科学前置胎盘 [M]. 北京: 人民卫生出版社, 2004.

[12] 丰有吉, 沈铿. 妇产科学 [M]. 2版. 北京: 人民卫生出版社, 2010.

[13] 沈铿, 马丁. 妇产科学 [M]. 3版. 北京: 人民卫生出版社, 2015.

[14] 熊立新, 李耀军. 妇产科护理学 [M]. 北京: 科学技术出版社, 2013.

[15] 刘彦, 张琴. 泌尿生殖系统疾病诊疗技术 [M]. 北京: 科学技术出版社, 2014.

[16] 兰丽坤. 妇产科学 [M]. 北京: 科学技术出版社, 2012.

[17] 苏应宽, 刘新民. 妇产科手术学 [M]. 2版. 北京: 人民卫生出版社, 1994.

[18] 曹泽毅. 中华妇产科 [M]. 北京: 人民卫生出版社, 2000.

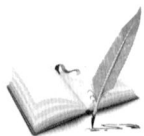